지역사회간호
단원별
기출문제집

지역사회간호
단원별 기출문제집

초판 1쇄 인쇄 2021년 4월 1일
초판 1쇄 발행 2021년 4월 5일

편저자 김명애
발행처 ㈜IMRN
주　소 경기도 파주시 금릉역로 84, 청원센트럴타워 606호 (금촌동)

ISBN 979-11-971867-2-1

* 책값은 뒤표지에 있습니다.

간호직 공무원의 꿈을 이룰 수험생 여러분의 모든 열정을 응원합니다.

　우리는 간호사이고 명예로운 사람들입니다. 간호사들의 멋진 꿈을 이루어주고자 ㈜아이엠알엔 회사를 창립하고 명품교육브랜드 위아너스를 만들었습니다.

　그리고 새로운 인생의 터닝 포인트를 찾고자 무던히도 많은 고민 끝에 공무원의 길을 택한 수험생 여러분들을 위해 문제집을 출간하게 되었습니다. 여러분들의 고민과 불안한 마음을 너무나 잘 알기에 최선을 다해 완성도가 높은 교재를 만들고자 뜨거운 열정으로 교재를 재구성하고 내용을 정리하여 한자한자 써내려간 것 같습니다.

　원하는 바를 성취하고자 하는 마음은 누구나 똑같지만 한걸음에 높은 계단을 껑충 올라갈 수는 없을 것입니다. 그러나 하나씩 계단을 밟아올라가면서 꾸준히 자신의 길을 간다면 어느 순간 목표 지점에 도달한 자신을 보게 될 것입니다. 이 때 가장 중요한 것은 한걸음 한걸음을 쉬지않고 가야한 다는 것이겠죠. 중간에 쉬거나 뒤돌아보지 말고 묵묵히 자신의 길을 걸어가는 수험생 여러분들의 마음으로 힘든 집필 기간을 이렇게 마무리 짓고 제가 원하던 모습의 지역사회 간호학 문제집을 결실로 거두게 되어 매우 감개무량합니다.

　간호사들이 공부하고 활동하는 여러 가지 간호영역 중에서 지역사회 간호는 매우 생소하고 익숙 치 않은 분야이지만 앞으로의 발전 가능성을 볼 때 큰 의미를 지니고 있습니다. 현재 우리나라의 간 호는 대부분 병원 중심으로 치우져있어서 지역사회에서 전문가의 역할을 실질적으로 감당하는 것 은 아직 미흡한 실정입니다. 그러기에 지역사회 간호는 향후 발전 가능성이 무궁무진합니다.

　수험생 여러분들이 지역사회 간호의 한 획을 긋는 공무원이 되기를 진심으로 소망하는 일인으로 서 진심다해 여러분이 지역사회의 리더자로 성장하기를 꿈꾸며 간호직 공무원의 꿈을 이룰 그날까 지 보다 높은 비전과 뜨거운 열정으로 꿈을 꾸며 나아가시길 기도하겠습니다.

꿈을 이룰 수험생 여러분 모두를 진심으로 응원하며
위아너스 **김명애**교수

" We are nurse! We honor"
우 리 는 간 호 사 입 니 다 !
우 리 는 명 예 로 운 사 람 들 입 니 다 !

목차

P A R T　0 3

실전모의고사

간
호
공
무
원
시
험
의
결
을

파
악
하
라

PART 01

핵심
요약
문제

CHAPTER 01

지역사회간호학

01 지역사회의 분류

(1) (　　　) 지역사회

지역사회 주민 간에 공간적·시간적 관계에 의하여 모여진 공동체

① 집합체 : (　　　) 그 자체이며 모인 이유와 상관없다.

② (　　　　　) : 서로 얼굴을 대하는 공동체로 소식이 쉽게 전달되어 친근감과 공동의식을 소유하고 구성원 간의 교류가 빈번한 공동체

③ 생태학적 문제의 공동체 : (　　　) 특성, 기후 등의 요인으로 동일한 생태학적 문제를 내포하고 있는 집단

④ (　　　) 공동체 : 법적·지리적 경계로 정의된 지역사회로 합법적인 지리적 경계를 기준으로 하는 행정 관할 구역단위

⑤ (　　　) : 특정 목표를 추구하며 일정한 환경 아래에서 일정 구조를 가진 사회단위

⑥ (　　　) 공동체 : 문제를 확인하고 공유하며 해결할 수 있는 범위 내의 구역으로 문제를 가지고 있는 지역뿐 아니라 문제해결 지지업무를 갖는 정부기관도 포함

(2) (　　　) 지역사회

단순히 지리적 경계로 나누기보다는 공동의 문제해결과 목표성취라는 과업의 결과로 나타나는 공동체로, 목적과 요구에 따라 유동적으로 구성될 수 있으며 어떤 것을 성취하는 데도움이 되는 지역적 공감을 기반으로 하는 집합체

① 동일한 요구를 가진 지역사회 : 동일한 요구를 가진 공동체는 생태학적 문제의 공동체나특수 흥미 공동체와 같다

정답

01 (1) 구조적 ① 집합 ② 대면공동체 ③ 지리적 ④ 지정학적 ⑤ 조직 ⑥ 문제해결 (2) 기능적

② (　　　　　) : 지리적인 경계를 벗어나 어떤 문제를 해결하기 위한 자원의 활용범위를 기반으로 모인 공동체이다.

(3) 감정적 지역사회

① (　　) 공동체 : 종친회, 동창회, 지연, 학연 등 고향을 중심으로 한 공동체로서, 감정적인 측면에서의 집단을 말한다.

② 특수 흥미 공동체 : 낚시회, 독서회, 산악회 등 특수 분야에 서로 같은 요구와 관심을 가지고 모인 공동체이다.

02 지역사회간호 개념틀

(1) 지역사회간호대상 : (　　　　　)

(2) 지역사회간호(　　)

　　간호제공 및 보건교육과 관리

(3) 지역사회간호목표 : (　　　　　　　　　)

(4) 지역사회간호(　　)

　　지역사회간호대상과 지역사회간호활동과의 관계

(5) 지역사회간호(　　)

　　지역사회간호활동과 지역사회간호목표와의 관계

(6) (　　　　　)

　　지역사회간호대상과 지역사회간호목표와의 관계

 정답

② 자원 공동체 (3) ① 소속 **02** (1) 지역사회 (2) 활동 (3) 지역사회의 적정기능 수준 향상 (4) 과정 (5) 수단 (6) 기능연속지표

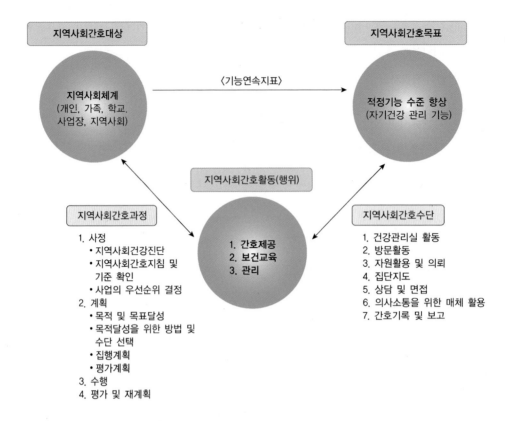

 지역사회간호대상 / 지역사회간호목표 다이어그램 내용:

지역사회간호대상
지역사회체계
(개인, 가족, 학교, 사업장, 지역사회)

〈기능연속지표〉

지역사회간호목표
적정기능 수준 향상
(자기건강 관리 기능)

지역사회간호활동(행위)
1. 간호제공
2. 보건교육
3. 관리

지역사회간호과정
1. 사정
   • 지역사회건강진단
   • 지역사회간호지침 및 기준 확인
   • 사업의 우선순위 결정
2. 계획
   • 목적 및 목표달성
   • 목적달성을 위한 방법 및 수단 선택
   • 집행계획
   • 평가계획
3. 수행
4. 평가 및 재계획

지역사회간호수단
1. 건강관리실 활동
2. 방문활동
3. 자원활용 및 의뢰
4. 집단지도
5. 상담 및 면접
6. 의사소통을 위한 매체 활용
7. 간호기록 및 보고

03 지역사회의 기능

(1) (　　　) 기능

일상생활을 영위하는 데 필요한 물자와 서비스를 생산. 분배. 소비하는 과정과 관련된 기능. 특산품 개발, 기업을 유지하는 등 자립을 위한 활동이 포함

(2) (　　　) 기능

지역사회가 공유하는 사회적 (　　　), 일반적 (　　　), 행동양상을 창출, 유지, 전달하면서 이러한 과정을 통해 사회 구성원들이 다른 지역 구성원들과 구별되는 생활양식을 터득하는 것

(3) (　　　) 기능

지역사회가 그 구성원에게 사회의 (　　　)에 순응하고 행동을 통제하게 하는 기능

 정답

03 (1) 경제적 (2) 사회화 / 가치 / 지식 (3) 사회통제 / 규범

(4) 참여적 (　　　) 기능

지역사회가 유지되기 위하여 결속력과 사기를 높이고 주민공동의 문제해결을 위하여 공동으로 노력하는 활동이 포함

(5) (　　　)의 기능

지역사회 내의 질병, 사망, 실업 등 경조사나 도움이 필요한 상황에서 서로 지지해 주고 조력해 주는 기능

04 보건간호와 지역사회간호 비교

구분	보건간호	지역사회간호
사업목적	총체적 관점에서 지역사회의 건강증진, 취약계층의 의료이용 접근성 제고 - (　　　　　)	지역사회 주민의 적정기능 수준 향상 - 질병예방, (　　　　　), 삶의 질 향상
운영주체	정부	정부, 지역사회 주민 및 기관
재정	국비, 지방비	국비, 지방비, 지역사회 기금
사업대상	(　　　) 인구집단 - 가족단위, 고위험집단	개인, 가족, 기관, 지역사회
사업운영방법	정부정책 지원사업, 지역진단에 의한 보건 사업	대상자의 요구에 근거한 (　　　)사업
간호체계	보건사업체계	건강관리 사업체계(개별적 간호서비스 전달)
사업전달	하향식(정부 → 지역사회), 수직적	상향식(지역사회 → 정부 및 기관), (　　)적
지역사회 개발	지역사회 개발사업과 별개	지역사회 개발사업의 일환
실무	건강수준, 의료요구 사정	(　　　), 일반적 건강 관련 실무

05 외국의 지역사회간호 발달사

(1) 최초의 지역사회간호사

A.D. 60년경 여집사 (　　　　　)

(2) 성 빈센트 폴(St. Vincent de Paul)

(　　　　　) 창설, 현대 방문간호사업의 원칙을 체계적으로 도입하여 환자 간호과 사회개혁활동을 전개

(4) 사회통합 (5) 상부상조 **04** 질병예방, 건강보호 / 선택된 / 건강유지·증진 / 지역보건 / 수평 / 포괄적 **05** (1) 뵈베(Phoebe) (2) 자선 수녀단

(3) (　　　　　　　　　　　　　)

영국 리버풀에서 비종교적인 바탕 위에 최초의 방문간호단을 조직하였고 정식 간호사인 로빈슨 (Robinson)을 고용하여 가난하고 병든 자들을 돌보기 시작

(4) (　　　　　　　　　　　)

① 헨리가 미국 (　　　　)의 빈민구호소에서 방문간호사업 시작하여 가난한 사람을 간호하고, 생활환경 위생문제, 직장문제, 경제적인 문제 등을 지원함으로써 감염질환으로 인한 사망률을 감소시켰음.

② 1912년에는 (　　　　　　　　　　)를 발족하여 지역사회 중심의 보건간호사 조직 구성

06 우리나라의 지역사회간호 발달사

(1) (　　　　)(1923년) : 태화여자관에 보건사업부를 설치한 것이 우리나라 지역사회간호사업의 시초

(2) 1946년 서울 및 각 도의 대도시에 (　　　　　)가 설립된 것이 보건소의 시초

(3) (　　　　) : 「보건소법」 제정

(4) (　　　　) : 「농어촌 등 보건의료를 위한 특별조치법」이 제정되어 읍·면 단위의 무의촌에 보건진료소 설치

(5) 1981년 : (　　　　　) 설치 및 (　　　　　) 배치

(6) (　　　　) : 「국민건강증진법」 제정, 「보건소법」을 「지역보건법」으로 개정

07 지역사회 관련 이론

(1) (　　　　)이론

① 간호이론 개발에 가장 많이 사용되는 이론으로 1952년 버틀란피가 일반체계이론을 개발하였는데 부분들과 구성요소들의 조직, 상호작용, 상호의존성에 초점을 두며 모든 유기체는 하나의 체계이며 상호작용하는 여러 구성요소로 이루어진 하나의 복합물로 본다.

② (　　　　) : '무질서의 에너지'로 일로 전환될 수 없는 체계 내 에너지이며, 체계에 혼잡과 비조직화를 조장하는 에너지이다.

정답

(3) 윌리암 라스본(William Rathbone) (4) 릴리안 왈드(Lillian Wald) ① 뉴욕 ② 공중보건간호사회 06 (1) 로선복 (2) 모범보건소 (3)1956년 (4) 1980년 (5) 보건진료소 / 보건진료원 (6) 1995년 07 (1) 체계 ② 엔트로피

③ (　　　　) : '자유 에너지'로 체계의 질서를 증진시키는 에너지, 곧 체계에 의해 사용되는 일할 수 있는 에너지를 말한다.

④ (　　　　) : 체계 내 요소가 균형상태를 유지하면서 자가조절 능력에 의해 안정상태를 이루는 것을 말한다.

⑤ (　　　　) : 개방체계의 특성으로 시작 상태와 관계없이 과정에 장애가 있어도 동일한 목표에 도달하는 것이다.

⑥ (　　) 체계(open system) : 환경과 내부의 구성요소 간에 상호작용이 있는 집합체

⑦ (　　) 체계(closed system) : 환경과 내부의 구성요소 간에 상호작용이 없는 집합체

(2) 교환이론

인간의 상호작용을 보상과 처벌 및 비용의 교환으로 보는 이론으로 (　　　　) 시 가장 많이 적용되는 이론이다.

(3) (　　　　)이론

간호대상자는 기본구조와 이를 둘러싼 3가지 방어선, 즉 정상방어선, 유연방어선, 저항선으로 형성된 체계이다. 또한 인간은 환경과 상호작용하는 개방체계이며 대상자는 개인, 가족. 지역사회 또는 집단이 되므로 지역사회간호 대상자를 모두 포함하고 있다.

① (　　　　) : 대상자의 생존요인, 유전적 특징, 강점 및 약점이 모두 포함되어 있는 생존에 필요한 에너지 자원

② 유연방어선 : 기본구조를 둘러싸고 있는 선 중 가장 (　　)에 위치하여 쿠션과 같은 기능을 하면서 외부자극으로부터 대상체계를 일차적으로 보호

③ (　　　　) : 저항선 바깥에 존재하는 것으로서 개인의 안녕상태나 적응상태, 대상체계가 오랫동안 유지해 온 평형상태로 어떤 외적인 자극이나 스트레스원에 대해 나타나는 정상적인 반응의 범위

④ 저항선 : 대상체계가 스트레스원에 의해 기본구조의 손상을 주는 것을 보호하기 위한 (　　　　)으로 기본구조를 보호하는 3개의 선 중 가장 (　　　　)인 힘이며, 기본구조에 가장 가까운 곳에 자리 잡고 있다.

(4) (　　　　)이론

인간은 자가간호요구가 자가간호역량보다 (　　) 경우 자가간호결핍현상이 일어난다. 따라서 간호는 자기간호결핍이 있는 사람에게 제공되는 것으로 오렘(Orem)은 개인을 위한 간호의 필요성을 결정하고 간호체계를 설계하여 제공하는 간호사들의 복합적인 능력으로 간호역량을 설명하였다.

③ 네겐트로피 ④ 항상성 ⑤ 균등종국성 ⑥ 개방 ⑦ 폐쇄 (2) 간호수행 (3) 건강관리체계 ① 기본구조 ② 바깥 ③ 정상방어선 ④ 내적 요인 / 내면적 (4) 자가간호 / 높을

(5) 적응이론

간호의 대상인 인간은 주위환경으로부터 끊임없이 자극을 받고 있으며 이러한 자극에 대하여 내부의 과정인 대처기전을 활용하여 적응양상을 나타내는데, 이때 자극에 대해 긍정적으로 반응하기 위해서 인간 스스로가 환경 변화에 효과적으로 대응해야 한다고 보았다.

① (　　　)자극 : 변화가 요구되는 즉각적이고 직접적인 사건이나 상황

② (　　　)자극 : 초점자극이 주어졌을 때 개인에게 영향을 주는 초점자극 외의 모든 자극

③ (　　　)자극 : 현재의 상황에 영향을 미치나 측정하기 어려운 자극

④ 조절기전 : 자극이 투입되었을 때 중추신경, 자율신경계 및 호르몬계에서 자율적으로 반응하는 (　　　　　)

⑤ (　　　)기전 : 자극이 투입되었을 때 인지적 정보처리과정, 학습, 판단, 정서과정을 통한 대처기전

⑥ 생리적 양상 : 인간이 환경의 자극에 신체적으로 반응하는 양상으로 수분과 전해질, 활동과 휴식, 배설, 영양, 감각, 체온 등

08 지역사회간호사의 역할

(1) (　　　　　) 제공자 : 개인, 가족을 포함한 지역사회의 다양한 대상자들의 요구를 파악하고 필요한 간호를 제공

(2) (　　　　) : 대상자의 교육요구를 사정하여 보건교육을 실시

(3) (　　　　　) : 동기부여에 조력하여 변화의 수행을 도움

(4) (　　　　) : 지역사회 주민의 건강문제에 대해 전문적인 지식과 기술을 기반으로 상담

(5) (　　　　　) : 대상자의 문제가 스스로 해결할 수 있는 범위에서 벗어난 경우 유용한 기관에 의뢰

(6) 대변자/(　　　) : 간호대상자 자신의 이익을 위한 활동이 되도록 대상자를 보호

09 전문간호사

13종 분야 : 보건, (　　　), 정신, 가정, 감염관리, (　　　), 응급, 노인, (　　　　), 호스피스, (　　　), (　　　), 아동

(5) ① 초점 ② 관련 (연관) ③ 잔여 ④ 대처기전 ⑤ 인지 **08** (1) 직접간호 (2) 교육자 (3) 변화촉진자 (4) 상담자 (5) 자원의뢰자(알선자) (6) 옹호자 **09** 마취 / 산업 / 중환자 / 임상 / 종양

CHAPTER 02
지역사회보건행정

01 국가보건의료체계의 구성요소

(1) (　　　)은 육성과 개발 및 수요 예측이 어렵고 자원개발에 장기간이 소요되기 때문에 바람직한 자원을 육성·개발하려면 수요와 공급을 정확하게 추정하여야 한다.

(2) 보건의료조직은 다양한 사업목적을 가지며 보건의료 생산을 위한 복잡한 전환과정을 통해 다양한 전문직종이 모여 조직을 이루고 각 조직간에는 (　　　)과 (　　　)을 갖고 있다는 특징이 있고 이중화된 지휘관리체계로 인한 조직간의 갈등이 조성된다는 문제점도 안고 있다.

(3) 보건의료서비스의 제공
제공되는 보건의료서비스에 따라 질병 발생을 막고 건강을 증진시키는 (　　　)과 개인 또는 인구집단의 불건강 상태를 조기에 발견하여 조치하는 (　　　), 이미 발병한 질환에 대해 기능장애를 줄이고 질병의 고통을 완화시키는 데 목적을 둔 (　　　)으로 나뉜다.
또한 국민들의 보건의료 요구가 제공되는 절차에 따라 분류하여 1차 의료(　　　), 2차 의료, 3차 의료로 단계화 할 수 있다.

(4) (　　　　　)
① (　　　　　)－FFS : Fee－For－Service
제공된 진료내용과 진료의 양에 따라 진료보수가 결정되는 방식으로, 제공된 의료서비스의 단위당 가격에서 서비스의 양을 곱한 만큼 보상하는 방식이다.
② (　　　　　)－capitation
등록환자수 또는 실 이용자수를 기준으로 일정액을 보상받는 방식이다 서비스의 내용과 수가는 관련이 없다.

---

01 (1) 보건의료자원 (2) 연속성 / 응급성 (3) 1차 예방 / 2차 예방 / 3차 예방 / 의원, 보건소, 약국 (4) 경제적지원 ① 행위별수가제 ② 인두제

③ **봉급제**—salary

서비스의 양이나 제공받는 사람의 수에 상관없이 (　　　)에 따라 보상받는 방식이다.

④ (　　　　　　)—case payment

환자의 종류당 포괄보수단가를 설정하여 보상하는 방식으로, 질병별, 요양일수별, 환자 1인당 정해진 단가에 의해 경제적인 진료가 이루어지도록 유도한다.

⑤ (　　　　　　)—negotiation system

지불자측과 진료자측이 진료보수 총액에 대한 계약을 사전에 체결하고, 계약된 총액범위 내에서 의료서비스를 이용하는 제도이다.

(5) (　　　　　)

보건의료체계의 관리는 지도력, 의사결정, 규제의 3가지 측면이 있다.

02 국가보건의료체계의 유형

(1) (　　　　　)

의료서비스의 제공이 민간부문에 의하여 (　　)으로 이루어지는 형태로 정부의 통제나 간섭이 최소화되고, 소비자가 스스로 판단하여 의료기관을 제약없이 이용할 수 있는 체계로 '무제도의 제도'라고도 한다. 미국을 중심으로 (　　), 독일, 프랑스, 일본 등이 이 유형에 속한다.

(2) (　　　　　)

개인의 자유는 존중하되 (　　)가 보건의료서비스를 기획, 총괄하여 보건의료자원의 효율적 활용을 유도하고 의료기능의 분담화가 지역화되어 있는 방식으로 국민 전체에게 조세에 의한 의료서비스를 제공하므로 누구나 의료서비스를 받을 수 있다. (　　), 호주, 뉴질랜드, 북유럽 국가 등이 여기에 속하며 예방을 중시한다.

(3) **사회주의형**

개인의 의료서비스 이용의 선택이 제한되고, 보건의료자원의 배분, 기획을 중앙정부가 직접 관여하여 (　　)을 높이는 방식으로 북한 등 (　　) 국가에서 채택하고 있다.

정답

③ 일정 기간 ④ 포괄수가제 ⑤ 총액계약제 (5) 관리 **02** (1) 자유방임형 / 자율적 / 한국 (2) 사회보장형 / 정부 / 영국 (3) 형평성 / 공산주의

03 양질의 보건의료서비스의 조건 - Myers

(1) (   )

필요하면 언제 어디서든 쉽게 이용할 수 있도록 재정적·지리적·사회·문화적인 측면에서
주민에게 공급되어야 한다.

(2) (   )

보건의료와 관련하여 의학적 적정성과 사회적 적정성이 질적으로 동시에 달성될 수 있어야
한다.

(3) (   )

보건의료는 시간적·지리적으로 상관성을 가져야 하고 보건의료기관들 간에 유기적인 관계
를 가지고 협동적으로 보건의료서비스를 수행해야 한다.

(4) (   )

보건의료의 목적을 달성하는 데 투입되는 자원의 양을 최소화하거나 일정한 자원의 투입으
로 최대의 목적을 달성할 수 있어야 한다.

04 의료기관의 구분

(1) 의원급 의료기관

의사, 치과의사 또는 한의사가 주로 외래환자를 대상으로 각각 그 의료행위를 하는 의료기
관 (   )

(2) (   )

조산사가 조산과 임부·해산부·산욕부 및 신생아를 대상으로 보건활동과 교육·상담을 하
는 의료기관

(3) 병원급 의료기관

의사, 치과의사 또는 한의사가 주로 입원환자를 대상으로 의료행위를 하는 의료기관
(   )

정답

03 (1) 접근용이성 (2) 질적 적정성 (3) 지속성 (4) 효율성 04 (1) 의원, 치과의원, 한의원 (2) 조산원 (3) 병원, 치과병원, 한방병원,
요양병원, 종합병원

05 (   )

질병·장애·노령·실업·사망 등의 사회적 위험으로부터 모든 국민을 보호하고 빈곤을 해소하며 국민생활의 질을 향상시키기 위하여 제공되는 (   )·(   )·사회복지서비스 및 관련 복지제도를 말한다.

06 5대 사회보험

(1) (   )보험 : 산업재해보상보험으로 업무상의 재해에 관한 것

(2) (   )보험 : 폐질·사망·노령 등에 관한 것

(3) (   )보험 : 실업에 관한 것

(4) 건강보험 : 질병과 부상에 관한 것

(5) 노인장기요양보험 : 65세 이상 노인과 65세 미만 노인성 질병을 가진 자의 요양에 관한 것

※ 보험료 징수는 모두 (   )에서 시행한다.

07 의료보장의 유형

(1) (   ) - 비스마르크 방식

피보험자인 국민이 의료비에 대한 자기 책임의식을 견지하여 보험료를 납부하고 보험자는 마련된 재원의 운용을 통해 의료를 보장하는 제도이다. 독일, 프랑스, 한국, 일본, 대만 등

(2) (   ) - 조세 방식, 베버리지 방식

1948년 영국에서 시작되었으며 정부의 일반조세로 재원을 마련하여 모든 국민에게 필요한 보건의료서비스를 국가가 무료로 제공하는 제도이다. 영연방국가 대부분, 이탈리아 등

05 사회보장 / 사회보험 / 공공부조 **06** (1) 산재 (2) 연금 (3) 고용 (5) 국민건강보험공단 **07** (1) 국민건강보험 - NHI (2) 국가보건서비스 - NHS

08 건강보험 제도의 발전과정

(1) (　　　)년 의료보험과 의료보호제도가 실시되었고, 이후 공무원 및 사립학교 교직원, 군인가족을 대상으로 한 공교의료보험이 5인 이상 고용사업장의 근로자들과 부양가족을 적용대상으로 하는 직장의료보험으로 확대되었다.

(2) 1989년에 자영업자와 지역주민을 대상으로 하는 지역의료보험이 실시되면서 (　　　)시대로 들어서게 되었다.

(3) (　　) 7월 1일부터는 이들 세 가지 보험의 관리기관인 지역의료보험조합, 공교의료보험관리공단과 139개 직장의료조합을 하나로 묶어 (　　　)으로 통합하여 건강보험의 관리ㆍ운영 조직을 하나로 묶게 되었다.

(4) (　　　)년 7월 직장과 지역가입자의 재정이 통합 운영되면서 관리와 재정까지 완전히 통합되었다.

09 우리나라 보험급여의 분류

(1) (　　　　　)급여
요양기관 등으로부터 본인이 직접 제공받는 (　　) 일체를 말한다.

(2) 현금급여
가입자 및 피부양자의 신청에 의하여 공단에서 (　　)으로 지급하는 것을 말한다.

10 보험급여의 지급형태

(1) (　　　)은 피보험자의 자유로운 선택에 따라 의료기관을 이용하고 진료비를 지불한 후 영수증을 보험자에게 제출하면 약정한 비율의 보험급여액을 보험자로부터 돌려받는 제도로, 프랑스 등이 채택하고 있다.

(2) (　　　)은 피보험자가 의료기관에서 진료를 받는 것 자체를 급여 내용으로 하며, 피보험자는 본인일부부담액만 진료기관에 납부하고, 나머지 금액은 제3자인 보험자가 부담하는 유형으로 한국, 독일, 일본 등이 채택하고 있다.

정답

08 (1) 1977 (2) 전국민의료보험 (3) 2000년 / 국민건강보험공단 (4) 2003년 09 (1) 현물 / 의료서비스 (2) 현금 10 (1) 현금급여형
(2) 제3자 지불형

(3) (　　　)은 의료기관을 직접 소유하거나 의료기관과 계약을 체결한 보험자가 포괄적인 의료서비스를 피보험자에 제공하는 유형으로, 진료비 심사가 필요 없고 행정절차가 간편하다.

11 (　　　　　)의 개념

단순한 일차진료만을 의미하는 것이 아니라 개인, 가족, 지역사회를 위한 건강증진, (　　　), 치료 및 (　　　) 등의 서비스가 통합된 기능이며 제도적으로 지역사회 주민들이 보건의료체계에 처음 접하는 단계이자 예방과 치료가 통합된 포괄적 보건의료를 의미한다.

12 1978년 WHO의 알마아타 선언 - 일차보건의료 내용

(1) 만연한 보건의료 문제에 대한 교육과 그 문제의 예방과 관리

(2) (　　　)과 (　　　)

(3) 안전한 (　　　) 제공과 기본환경위생관리

(4) 가족계획을 포함한 (　　　)

(5) 주요 감염병에 대한 면역수준 증강(　　　)

(6) 그 지역 지방병 예방과 관리

(7) (　　　) 질병과 상해에 대한 적절한 치료[(　　　)에 대한 기초적 진료

(8) (　　　)의약품의 공급

(9) (　　　)보건의 증진

13 일차보건의료의 핵심적 특성 - WHO

(1) (　　　) - Accessible

지역적·지리적·경제적·사회적으로 지역주민이 이용하는 데 차별이 있어서는 안 되며 개인이나 가족 단위의 모든 주민이 시간적으로도 장소적으로도 보건의료서비스를 쉽게 이용할 수 있어야 한다는 것이다.

정답

(3) 변이형 **11** 일차보건의료 / 예방 / 재활 **12** (2) 식량공급 / 영양증진 (3) 식수 (4) 모자보건 (5) 예방접종 (7) 흔한 / 통상질환 (8) 필수 (9) 정신 **13** (1) 접근성

(2) (　　　) - Acceptable

주민이 수용할 수 있는 건강문제 해결을 위한 접근으로 지역사회가 쉽게 받아들일 방법으로 사업을 제공하여야 한다는 것이다.

(3) (　　　) - Available

일차보건의료는 지역사회개발정책의 일환으로 이를 위해서는 지역 내의 보건의료 발전을 위한 지역주민의 참여가 무엇보다도 중요하기 때문에 지역사회 주민들의 적극적인 참여를 통해 이루어져야 한다는 것이다.

(4) (　　　) - Affordable

보건의료사업은 국가나 지역사회가 재정적으로 부담이 가능한 방법으로 지역사회의 지불능력에 맞는 보건의료수가로 제공되어야 한다는 것이다.

14 보건소의 조직

(1) 보건소의 설치

보건소는 (　　)별로 1개소씩 설치한다.

보건소 중「의료법」에 의한 병원의 요건을 갖춘 보건소는 (　　)이라는 명칭을 사용할 수 있다.

(2) 보건지소의 설치

보건지소는 (　　)마다 1개소씩으로 한다(보건소가 설치된 곳은 제외).

(3) 보건진료소의 설치·운영

시장 또는 군수는 보건의료 (　　)의 주민에게 보건의료를 제공하기 위하여 보건진료소를 설치·운영한다.

보건진료 전담공무원은 (　　)·(　　) 면허를 가진 사람으로서 보건복지부장관이 실시하는 (　　) 이상의 직무교육을 받은 사람이어야 한다.

 정답

(2) 수용가능성 (3) 주민참여 (4) 지불부담능력 14 (1) 시·군·구 / 보건의료원 (2) 읍·면 (3) 취약지역 / 간호사 / 조산사 / 24주

15 보건소의 기능 및 업무(지역보건법 제11조 5)

보건소는 지역주민의 건강증진 및 질병예방·관리를 위한 다음의 지역보건의료서비스의 제공해야 한다.

(1) 국민건강증진·(　　　)·(　　　)사업 및 보건교육

(2) (　　　)의 예방 및 관리

(3) (　　　)과 (　　　)의 건강유지·증진

(4) 여성·노인·장애인 등 보건의료 (　　　)의 건강유지·증진

(5) (　　　)증진 및 생명존중에 관한 사항

(6) 지역주민에 대한 진료, 건강검진 및 (　　　)등의 질병관리에 관한 사항

(7) 가정 및 사회복지시설 등을 (　　　)하여 행하는 보건의료사업

16 보건진료 전담공무원의 업무(농어촌등 보건의료를 위한 특별조치법 시행령 제14조)

(1) 질병·부상상태를 판별하기 위한 (　　　)

(2) 환자의 (　　　)

(3) 외상 등 흔히 볼 수 있는 환자의 (　　　) 및 (　　　)가 필요한 환자에 대한 응급처치

(4) (　　　)의 악화 방지를 위한 처치

(5) (　　　) 환자의 요양지도 및 관리

(6) 정상분만 시의 (　　　)

(7) (　　　)

(8) (1)부터 (7)까지의 의료행위에 따르는 (　　　)의 투여

정답

15 (1) 구강건강 / 영양관리 (2) 감염병 (3) 모성 / 영유아 (4) 취약계층 (5)정신건강 (6) 만성질환 (7) 방문 **16** (1) 진찰·검사 (2) 이송 (3) 치료 / 응급조치 (4) 질병, 부상 (5) 만성병 (6) 분만도움 (7) 예방접종 (8) 의약품

CHAPTER 03

지역사회간호과정

01 지역사회사정을 위한 자료수집방법

(1) 직접 자료수집(   )

① (   ) : 지역사회를 두루 다니며 지역사회의 특성을 관찰하는 방법이며, 지역사회 전반에 대한 사항을 가장 신속하게 관찰할 수 있는 방법이다.

② (   ) : 지역사회의 공식·비공식 지역지도자의 면담을 통해 자료를 수집하는 방법이다.

③ (   ) 조사 : 조사대상자의 가정, 시설 및 기관 등을 찾아가 대상자와 직접 면담하여 자료를 얻는 방법이다.

④ (   ) : 그 지역에서 진행되는 행사에 직접 참여하여 지역사회를 파악하는 방법이다.

(2) 기존자료 수집(   )

공공기관의 보고서, 인구센서스, 생정통계자료, 공식적인 통계자료, 회의록, 조사자료, 지방자치단체의 연보, 건강보험자료, 의료기관의 건강기록, 연구논문 등을 이용하는 것으로, 지역사회의 문제를 규명하기 위한 경제적이며 효율적인 자료수집방법이다.

02 (   )진단분류체계

지역사회간호실무 영역에 가장 효율적으로 적용할 수 있는 간호진단분류체계이다.
문제분류틀은 (   ), 문제, (   ), 증상/징후의 4개 수준으로 이루어져 있다.

정답

01 (1) 1차 자료 ① 차창 밖 조사 ② 정보원 면담 ③ 설문지 ④ 참여관찰 (2) 2차자료 **02** 오마하 / 영역 / 수정인자

(1) 수준 1 : 영역

환경, (　　　　), (　　), 건강관련행위 등 4가지

(2) 수준 2 : 문제

현재나 미래에 개인이나 가족의 건강상태에 영향을 미칠 수 있는 어려움으로 42가지 대상자 문제로 구성

① 환경영역 문제 : 수입, (　　), 주거, 이웃/직장의 안전

② (　　　　)영역 : 지역사회 자원과의 의사소통, 사회접촉, 역할변화, 대인관계, 영적 고통, 슬픔, 정신건강, 성욕, 돌봄/양육, 아동/성인 (　　), 아동/성인 (　　), 성장과 발달

③ (　　)영역 : 청각, 시각, 언어와 말, 구강/치아 건강, 인지, 통증, 의식, 피부, 신경/근육/골격, 호흡, 순환, 소화와 수분, 배변기능, 배뇨기능, 생식기능, (　　), (　　), 전염성/감염성 상태

④ 건강관련 행위영역 : 영양, 수면과 휴식 양상, 신체적 활동, 개인위생, 약물사용, 가족계획, 건강 관리 감시, 투약처방

(3) 수준 3 : (　　　　) 2개로 개인이나 가족의 실제적·잠재적 문제로 구성

(4) 수준 4 : 증상/징후

각각의 문제와 관련된 독특한 증상과 징후로 구성

03 지역사회간호진단의 우선순위 결정기준

(1) BPRS(Basic Priority Rating System)

공식을 이용하여 건강문제별로 점수를 산출하고 각 평가항목마다 점수를 부여하는 방법으로 보건사업의 (　　　　) 결정기준으로 보건소 등에서 가장 널리 사용되는 방법이다.

(2) BPRS의 공식

$$BPRS = (　　　　) \times C$$

- A : 건강문제의 (　　　　)
- B : 건강문제의 (　　　)
- C : 보건사업의 (　　　)
- BPRS는 300점 만점이다.

 정답

(1) 심리사회 / 생리　(2) ① 위생　② 심리사회 / 방치 / 학대　③ 생리 / 임신 / 산후　(3) 수정인자　03 (1) 우선순위　(2) A + 2B/크기/심각도/효과성

(3) PATCH(Planned Approach To Community Health)

미국의 질병관리본부가 지역보건요원의 보건사업 기획 지침서로 개발한 기준으로, (　　　)
과 (　　　)을 건강문제의 우선순위를 결정하는 두 가지 기준으로 사용한다.

(4) (　　　)

사업의 실행가능성 등을 확인하기 위해 BPRS의 보조지표로 사용되기도 한다.

(5) 목표설정의 기준

① (　　　　): 해결할 문제가 국가 및 지역사회 보건정책과 관련이 있어야 한다.

② (　　　　　): 문제의 성격, 지역사회 자원의 동원가능성, 제공자의 문제해결능력 여부를
확인하여야 한다.

③ (　　　)가능성: 사업이나 일의 성취 결과를 명확히 눈으로 확인할 수 있는 것이어야 한다.

④ (　　　)가능성: 성취된 결과가 양적으로 수량화가 가능해야 정확하게 판단할 수 있는 객
관적인 목표가 된다.

(6) SMART 목표설정 기준

① Specific(　　　　): 목표는 구체적으로 기술하여야 한다.

② Measurable(　　　　　): 목표는 측정가능해야 한다.

③ Aggressive(　　　　) & Achievable(　　　　　): 목표는 진취적이면서 성취가능한 현실적
인 것이어야 하며, 별다른 노력 없이도 달성되는 소극적 목표는 안 된다.

④ Relevant(　　　　): 사업목적 및 문제해결과 직접 관련성이 있어야 한다.

⑤ Time limited(　　　): 목표달성의 기한을 밝혀야 한다.

04 지역사회간호사업 평가의 유형별 분류

(1) 투입 - 산출 모형에 따른 평가의 유형

① (　　　)평가: 사업에 투입되는 자원이 충분하고 적절한지를 평가하는 것으로 인력의 양적
충분성과 질적 전문성, 시설 및 장비의 적절성, 사업정보의 적정성 등이 포함된다.

② 과정평가: 목표 대비 사업의 (　　　　　), 자원의 (　　　　)과 사업의 (　　　) 정도, 사업
이용자 특성, 사업전략 및 활동의 적합성과 제공된 서비스의 질 등을 평가하는 것이다.

③ (　　　)평가: 사업의 종료 시 사업효과를 측정하기 위한 것이다.

(3) 중요성 / 변화가능성　(4) PEARL　(5) ① 관련성 ② 실현가능성 ③ 관찰 ④ 측정　(6) ① 구체성 ② 측정가능성 ③ 적극성 / 성취가
능성 ④ 연관성 ⑤ 기한　**04** (1) ① 구조 ② 진행 정도 / 적절성 / 효율성 ③ 결과

(2) 체계모형에 따른 평가범주

① (　　　　) 평가 : 사업에 투입된 노력은 재정적 예산보다 투입된 인력의 동원 횟수, 방문 횟수를 의미하며 인적 자원의 소비량과 물적 자원의 소비량을 산출하여 효율과 효과에 대해 평가한다.

② 사업진행 평가 : 계획단계에서 마련된 수단 및 방법을 통해 집행계획을 수립한 것을 기준으로 하여 내용 및 일정에 맞도록 수행되었는지를 파악한다.

③ 목표의 (　　　　) 평가 : 설정된 목표가 기간 내에 어느 정도 성취되었는지를 파악한다.

④ 사업 (　　　) 평가 : 사업을 수행하는 데 투입된 노력, 즉 인적 자원·물적 자원 등을 비용으로 환산하여 그 사업의 단위 목표량에 대한 투입된 비용이 어느 정도인지를 산출한다.

⑤ 사업 적합성 평가 : 투입된 노력에 대한 (　　), 즉 모든 사업의 (　　)을 산출하고 그 산출한 자료로 지역사회 (　)과의 비율을 계산한다.

정답

(2) ① 투입자원 ③ 달성정도 ④ 효율성 ⑤ 결과 / 실적 / 요구량

CHAPTER **04**
가족간호

01 가족의 특징

(1) 가족은 (　　　) 집단이다.

구성원 간에 직접적으로 대면하는 관계로 매우 친밀한 집단이다.

(2) 가족은 (　　　　)집단이다.

이익사회와 대립되는 개념이며 공동사회에서 구성원은 서로 애정과 상호이해로 결합되어 강력한 결합관계를 지닌다.

(3) 가족은 (　　　) 집단이다.

집단구성원이 되기 위한 자격의 획득이나 포기가 용이하지 않은 집단이다.

(4) 가족은 (　　　) 집단이다.

객관적 조직과 특정한 관습적 절차 체계를 지니며, 이것에 의해 구성원의 행동이 통제되는 집단이다.

(5) 가족은 (　　) 집단이다.

부부관계가 소멸되어도 부모와 자식 간의 관계는 본질적으로 영원히 존재하게 된다. 가족 외에는 (　　)을 기반으로 하는 집단은 존재하지 않는다.

02 가족생활주기 - 듀발(E. Duvall)

첫 자녀 나이, 취학을 기준으로 8단계로 분류
- 1단계 -신혼부부기 가족 : 결혼에서 첫 자녀 (　　　)까지

01 (1) 일차적 (2) 공동사회 (3) 폐쇄적 (4) 형식적 (5) 혈연 / 혈연 **02** 출생전

- 2단계 - 자녀 출산기 가족 : 첫 자녀의 출생~(   )개월
- 3단계 - (   ) 아동기 가족 : 첫 자녀가 30개월~6세
- 4단계 - 학령 아동기 가족 : 첫 자녀가 6~(   )세
- 5단계 - 10대 청소년자녀 가족 : 첫 자녀가 (   )세
- 6단계 - (   ) 가족 : 첫 자녀 결혼~막내 결혼(   )
- 7단계 - 중년기 가족 : 자녀들이 집을 떠난 후 은퇴할 때까지
- 8단계 - 노년기 가족 : 은퇴 후~사망

03 가족이론

(1) (   )이론

가족은 기능적 요구를 가진 사회체계이며 상호작용의 과정보다 구조 자체와 상호작용의 결과에 중점을 둔다.

(2) (   )이론

인간은 인간이 사물에 대해 가지고 있는 의미에 근거하여 행동하며 이러한 의미는 인간이 동료들과 관계를 형성하고 있는 사회적 상호작용으로부터 나온다.

04 가족건강사정도구

(1) (   )란 가족구조도로 도식화하여 3세대 이상에 걸친 가족구성원에 관한 정보와 그들 간의 관계를 도표로 기록하는 방법이다.

(2) (   )란 가족을 이해함에 있어 가족의 구조뿐만 아니라 구조를 구성하고 있는 관계의 본질을 파악한다.

(3) (   )는 가족체계를 둘러싼 외부체계와 가족구성원과의 상호작용을 통해 가족에게 유용한 체계나 스트레스, 갈등이 발생하는 외부체계를 파악할 수 있다.

(4) (   )는 가족의 역사 중에서 중요한 사건을 순서대로 열거하여 그러한 사건들이 가족구성원 에게 어떤 영향을 미쳤는가를 파악하는 것이다.

(5) (   )는 가족 중 가장 취약한 구성원을 중심으로 부모형제관계, 친척관계, 친구와 직장동료 등 이웃관계, 그 외 지역사회와의 관계를 그려봄으로써 취약가족구성원의 가족하위체계뿐 아니라 가족 외부체계와의 상호작용을 파악할 수 있다.

정답

30 / 학령전기 / 13 / 13~19 / 진수기 / 자녀들이 집을 떠나는 단계 **03** (1) 구조-기능 (2) 상징적 상호작용 **04** (1) 가계도 (2) 가족밀착도 (3) 외부체계도 (4) 가족연대기 (5) 사회지지도

지역사회간호사업

01 가정간호의 범위

(1) 간호

(2) 검체의 (　　) 및 (　　)

(3) (　　)

(4) 주사

(5) (　　　　) 등에 대한 교육 및 훈련

(6) 상담

(7) 다른 보건의료기관 등에 대한 건강관리에 관한 의뢰

02 가정간호사의 자격조건

간호사 면허증을 소유하고 보건복지부장관이 지정한 전문간호사 교육기관에서 (　　) 이상의 교육을 받은 후 전문간호사 시험에 합격한 자이어야 한다.

03 가정간호수가 지불방법

(1) 가정간호는 입원대체서비스로 「국민건강보험법」에 따라 (　　　　　　)를 적용하는 급여기준과 동일하다.

(2) 건강보험 급여항목으로 기본방문료와 개별행위료에 대해서는 본인이 (　　)를 부담하고, (　　)는 건강보험 재정에서 부담한다.

 정답

01 (2) 채취 / 운반 (3) 투약 (5) 응급처치 **02** 2년 **03** (1) 입원진료비 (2) 20% / 80%

(3) 비급여항목인 ( )는 가정간호사의 이동거리에 관계없이 정액으로 본인이 ( ) 부담하게 되어 있다.

04 방문간호와 가정간호의 차이

(1) 방문간호

맞춤형 방문건강관리와 ( )보험법에 의하여 시행되었으며 간호사, 의사, 사회복지사, 간호조무사, 치과위생사 등 ( )이 참여하는 사업이다.

(2) 가정간호

( )에 의하여 의료기관 이외의 가정에서 의료행위를 할 수 있는 법적 배경을 갖고 2001년부터 전면 확대 실시되었다.

05 ( )보험

(1) 고령이나 노인성 질병 등의 사유로 일상생활을 혼자서 수행하기 어려운 노인 등에게 신체활동 또는 가사활동 지원 등의 장기요양급여를 사회적 연대 원리에 따라 제공하는 사회보험을 말한다.

(2) ( ) 4월 27일 「노인장기요양보험법」이 제정되어 2008년 7월 1일 시행되었다.

(3) 장기요양대상자

1) 65세 이상의 노인 또는 65세 미만의 자로서 ( )·( ) 질환 등 대통령령으로 정하는 노인성 질병을 가진 자

2) 등급판정위원회는 ( ) 이상의 기간 동안 일상생활을 혼자서 수행하기 어렵다고 인정되는 경우 장기요양서비스를 받을 자를 결정하고 정도에 따라 등급을 판정한다.

  ① ( ) 수행능력(ADL；Activities of Daily Living)：목욕, 옷 갈아입기, 식사하기, 외출하기, 화장실 이용 등

  ② ( ) 일상생활(IADL；Instrumental Activities of Daily Living)：가벼운 집안일 하기, 일상용품 구매, 전화걸기, 버스나 전철타기 등

3) 장기요양보험가입자는 ( )보험가입자와 동일하다.

4) 장기요양보험사업은 ( )장관이 관장하고 ( )이 관리·운영을 담당한다.

정답

(3) 교통비 / 100% **04** (1) 노인장기요양 / 다직종 (2) 가정전문간호사 **05** 노인장기요양 (2) 2007년 (3) 1) 치매 / 뇌혈관성 2) 6개월 ① 일상생활 ② 수단적 3) 국민건강 4) 보건복지부 / 국민건강보험공단

06 장기요양보험과 건강보험의 비교

구분	노인장기요양보험	국민건강보험
수급자	(　　　) 노인 또는 65세 미만 노인성 질환자	전 국민
목적	고령이나 노인성 질병 등으로 인하여 일상생활을 혼자서 수행하기 어려운 노인 등에게 신체활동 또는 가사지원 등의 요양서비스 제공	질병·부상에 따른 예방·진단·치료·재활 및 출산·사망 및 건강증진 서비스 제공
이용절차	국민건강보험공단에 요양인정신청서 제출 → 요양등급 판정을 받아야 함(　　) 분류)	건강보험증 지참하여 의료기관 방문
수가	① 시설급여는 (　　　), 재가급여는 (　　　) 본인이 부담함 ② 기타 의료급여수급권자 등은 각각 (　　)로 경감(시설 : 10%, 재가 : 7.5%) ③ 국민기초생활수급권자는 (　　　)	본인일부부담금 20%
관리·운영	국민건강보험공단	

07 정신보건간호사의 역할

(1) 일차예방 관점에서의 역할

어떤 인구집단에서 직업의 상실, 질병, 사별, 이사와 같은 예측할 수 없는 (　　　　　)의 (　　　)을 지지하거나 도와줌으로써 정신보건을 증진시키며 새로운 질환의 발병을 감소시키는 것이다.

(2) 이차예방 관점에서의 역할

이차예방은 급성 질환으로 발생한 정신장애의 기간을 단축시켜 정신장애의 발병을 감소시키는 데 목표를 두며 이를 위해 조기에 환자를 발견하고 효율적인 치료를 하도록 한다.

(3) 삼차예방 관점에서의 역할

삼차예방은 정신장애의 결과로 발생한 결함을 (　　　)시키고 질환의 재발을 막으며 정상적인 사회생활로 (　　)가 가능하도록 돕는 데 목표를 둔다.

08 재활의 목표

재활이란 사회복귀 또는 (　　　　)으로 이해되며 장애인의 잠재적 기능을 극대화하여 수용할 만한 삶의 질을 성취하도록 하는 것이며 장애로 인해 변화된 삶에 적응하면서 최적의 안녕상태를 촉진하여 가정과 지역사회에 복귀시키는 것이다.

 정답

06 65세 이상 / 5등급 ① 20% / 15% ② 1/2 ③ 무료 **07** (1) 상황위기 / 경험 (3) 최소화 / 복귀 **08** 사회통합

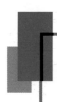

CHAPTER 06
환경보건

01 대기오염의 개념

오염물질이 한 가지 또는 그 이상이 인위적으로 배출되어 (　　　)에 존재하면서 오염물의 양, 농도, 지속시간에 따라 오염된 지역의 불특정 대상에게 불쾌감을 주거나 (　　　　) 위해를 미치고 인간이나 식물, 동물의 활동에 해를 주어 생활과 재산을 누릴 수 있는 정당한 권리를 방해받는 상태를 말한다.

02 오존경보 단계별 조치사항

(1) 주의보 : 오존농도가 (　　)ppm 이상일 때

(2) 경보 : 오존농도가 (　　)ppm 이상일 때

(3) 중대경보 : 오존농도가 (　　)ppm 이상일 때

03 대표적인 화학적 소독법은 (　　)소독이며 (　　)와 냄새의 단점이 있지만 값이 싸고 조작이 간편하면서 소독력이 강하므로 보편적으로 사용되고 있다.

정답

01 대기상 / 공중보건상 **02** (1) 0.12 (2) 0.3 (3) 0.5 **03** 염소 / 독소

04 음용수 수질검사 횟수

(1) 매일 1회 이상 : (   ), 맛, 색도, (   ), 수소이온농도, (   )

(2) 매주 1회 이상 : 총대장균군, (   ), 일반세균, (   )성 질소, (   )성 질소, 과망간산칼륨, 증발잔류물

05 먹는물에서 일반세균은 1mL 중 (   ) CFU를 넘지 아니할 것.

총대장균군은 (   )mL에서 검출되지 아니할 것(샘물·먹는샘물, 염지하수·먹는염지하수 및 먹는해양심층수의 경우에는 250mL)

06 심미적 영향물질에 관한 기준에 의해 경도는 (   )mg/L를 넘지 아니할 것

07 색도는 (   )를 넘지 아니할 것

08 수소이온 농도는 pH (   ) 이상 pH (   ) 이하이어야 할 것

09 (   ) - BOD

세균이 호기성 상태에서 유기물질을 20℃에서 (   ) 안정시키는 데 소비한 산소량을 말한다. BOD가 높다는 것은 물에 분해가능한 유기물질이 많이 포함되어 있다는 것이며 따라서 오염도가 (   )을 의미

정답

04 (1) 냄새 / 탁도 / 잔류염소 (2) 대장균 / 암모니아 / 질산 05 100 / 100 06 1,000 07 5도 08 5.8 / 8.5 09 생화학적 산소요구량 / 5일간 / 높음

10 ( )는 식품의 원료, 제조·가공 및 유통의 모든 과정에서 위해요소가 식품에 혼합되거나 오염되는 것을 미연에 방지하고자 각 과정을 중점적으로 관리하는 기준이다.

11 ( ) 식중독

식품 중에서 증식한 균이 장관에 정착하여 ( )를 산출하며, 그 독소에 의하여 증상을 일으키는 것으로 ( ) 식중독, ( ) 식중독, Welchii균 식중독 등이 있다.

12 감염형 식중독

식품에서 미리 ( )으로 ( )한 균이 식품과 함께 섭취되어 소장에서 더욱 증식한 후, 중독증상을 일으키는 것으로 ( ) 식중독, 장구균식중독, ( ) 식중독, 병원성대장균 식중독 등이 있다.

13 ( )이란 지역사회가 정상적으로 기능할 수 있는 능력을 능가한 인간 생태계의 붕괴를 의미한다.

	( )재난	태풍, 홍수, 호우, 강풍, 풍랑, 해일, 대설, 낙뢰, 가뭄, 지진, 황사, 적조, 그 밖에 이에 준하는 자연현상으로 인하여 발생하는 재해
사회재난	( )재난	화재, 붕괴, 폭발, 교통사고, 화생방사고, 환경오염사고, 그 밖에 이와 유사한 사고로 대통령이 정하는 규모 이상의 피해
	( ) 재난	에너지, 통신, 교통, 금융, 의료, 수도 등 국가기반체계의 마비와 전염병 확산으로 인한 피해

정답

10 HACCP **11** 독소형 / 독소 / 포도상구균 / 보툴리누스 **12** 대량 / 증식 / 살모넬라 / 장염비브리오 **13** 재난 / 자연 / 인적 / 사회적

CHAPTER **07**
역학과 질병관리

01 역학의 정의

(　　)은 인구집단을 대상으로 질병발생 요인에 대한 빈도와 분포를 기술하여 발생요인 간의 상호관계를 규명하고 이를 통해 (　　　)과 (　　　)을 위한 실제적인 수단을 개발하는 학문이다.

02 감염성 질환의 발생과정

(1) (　　　) : 일반적으로 박테리아, 바이러스, 리켓치아, 메타조아(후생동물), 곰팡이 등으로 구분된다.

(2) (　　　) : 병원체가 생활하고 증식하며 생존하고 있는 숙주를 말한다.

(3) 병원체 (　　) : 병원체가 숙주에서 나오는 것을 말한다.

(4) (　　) : 병원체가 직접 전파, 공기매개 전파, 간접 전파등을 통해 새로운 숙주로 옮겨지는 과정이다.

(5) 새로운 숙주로 (　　) : 병원체가 탈출하는 것과 같은 방법으로 새로운 숙주로 들어가는 것이다.

 정답

01 역학 / 질병예방 / 건강증진 **02** (1) 병원체 (2) 병원소 (3) 탈출 (4) 전파 (5) 침입

03 (1) (　　　) : 인체가 태어날 때부터 체내에 가지고 있는 (　　　)면역이다.

(2) 후천면역 : 항체나 항독소를 숙주 스스로 생성하는지에 따라 (　　　　)과 (　　　　)으로 나눈다.

04 (　　　)

(1) 지역사회 또는 집단에 병원체가 침입하여 전파하는 것에 대한 집단의 저항성을 나타내는 지표로 집단의 총인구 중 면역성을 갖고 있는 사람의 비로 정의된다.

(2) (　　　　)는 유행이 일어나는 집단면역의 한계치이다.

05 역학모형

(1) **생태학적 모형**

질병은 (　　), (　　), (　　　)의 세 요인 사이에 일어나는 상호작용에 따라 결정된다는 모형이다.

(2) **(　　　) 모형**

숙주인 인간과 환경의 상호작용에 의해 만성병이 발생하는 것을 설명하는 모형으로 다른 두 모형과는 달리 (　　　) 요인을 배제하고 질병의 발생을 설명하였다.

(3) **거미줄 모형**

다요인 모형, (　　　) 모형이라고도 하며 질병의 발생은 한 가지 원인에 의해서는 이루어 질 수는 없으며 사람의 내부와 외부의 여러 환경이 서로 얽히고 연결되어 발생됨을 설명하는 모형이다.

정답

03 (1) 선천면역 / 자연 (2) 능동면역 / 수동면역 **04** 집단면역 (2) 한계밀도 **05** (1) 숙주 / 환경 / 병원체 (2) 수레바퀴 / 병원체 (3) 원인망

06 감염이나 발병과 관계되는 생물병원체의 특성

(1) (　　　) : 병원체는 종류에 따라 각각 다른 질병을 일으키는데 한 가지 병원체는 반드시 한 가지의 질병만을 일으키는 것이다.

(2) 병원성 : 병원체가 임상적으로 질병을 일으키는 능력으로 (　　　)이라고도 하며, 감염된 숙주 중 (　　　)을 나타내는 수준을 의미한다.

(3) (　　　) : 임상적으로 증상을 발현한 사람에게 매우 심각한 정도를 나타내는 미생물의 능력으로 현성감염으로 인한 사망이나 후유증을 나타내는 정도이다.

07
(1) (　　　)연구는 질병에 이환된 대상으로 한 (　　)과 질병이 없는 (　　)을 선정하여 질병발생과 관련이 있다고 의심되는 요인들과 질병발생의 원인관계를 규명하는 연구방법이다.

(2) (　　　) 연구는 연구하고자 하는 질병이 발생하기 전에 연구대상에 대하여 원인으로 의심되는 요인들을 조사해 놓고 (　　) 관찰한 후, 발생한 질병의 크기와 의심되는 요인의 상관성을 비교위험도로 제시하는 연구이다.

08 (　　　　)

특정 위험요인에 노출된 사람들의 발생률과 노출되지 않은 사람들의 발생률을 비교하는 것으로 비교위험도라고도 한다.

09 (　　　　)

특정질병이 있는 집단에서 (　　　　)에 노출된 사람과 그렇지 않은 사람의 비, 특정 질병이 없는 집단에서의 위험요인에 노출된 사람과 그렇지 않은 사람의 비를 구하고, 이들 두 비 간의 비를 구한 것이다. 질병발생률이 매우 드문 희귀성 질환의 경우 상대위험비와 비슷하게 된다.

정답

06 (1) 특이성 (2) 병원력 / 현성감염 (3) 독력 **07** (1) 환자 - 대조군 / 환자군 / 대조군 (2) 코호트 / 장기간 **08** 상대위험비 **09** 교차비 / 위험요인

10 (　　　)이란 유행지에서 들어오는 사람들을 떠난 날부터 계산하여 병원기의 잠복기 동안 그들이 유숙하는 곳을 신고하게 하거나 일정한 장소에 머물게 하여 감염 여부를 확인할 때까지 감시하는 것이다.

11 법정 감염병

(1) 제1급 감염병 : (　　　　)감염병 또는 (　　　)이 높거나 집단 발생의 우려가 커서 발생 또는 유행 (　　) 신고하여야 하고, (　　　　)와 같은 높은 수준의 격리가 필요한 감염병

(2) 제2급 감염병 : 전파가능성을 고려하여 발생 또는 유행 시 (　　　) 이내에 신고하여야 하고, (　　)가 필요한 감염병.

(3) 제3급 감염병 : 발생을 계속 감시할 필요가 있어 발생 또는 유행 시 (　　　) 이내에 신고하여야 하는 감염병

(4) 제4급 감염병 : 제1급감염병부터 제3급감염병까지의 감염병 외에 유행 여부를 조사하기 위하여 (　　　) 활동이 필요한 감염병우로 (　)이내 신고

정답

10 검역 **11** (1) 생물테러 /치명률 / 치명률 / 즉시 / 음압격리 (2) 24시간 / 격리 (3) 24시간 (4) 표본감시 / 7일

CHAPTER 08
건강증진과 보건교육

01 ( ) 보고서

(1) 1974년 캐나다에서 보건의료의 중점을 치료중심의 의학적 모형에서 예방중심의 총체적 모형으로 전환시킨 보고서로 ( )의 중요성에 대해 제시하였다.

(2) 건강결정요인을 ( ) 요인, 물리적 환경 요인, 개인의 ( ), 보건의료서비스로 구분하면서 가장 중요한 요인은 생활양식임을 강조하였다.

02 건강증진 관련 국제회의

(1) 제1차 ( ) 국제회의

건강이란 삶의 목적이 아닌 일상생활을 위한 것이며, 건강증진은 사람들이 자신의 건강에 대한 통제력을 증대시키고 건강을 향상시키는 능력을 갖도록 하는 개념을 정립하였다.

(2) 건강증진의 3대 원칙

① ( ) : 건강에 대한 관심을 불러일으키고, 보건의료의 수요를 충족할 수 있는 건강한 보건정책을 수립해야 한다.

② ( ) : 개인과 가족의 건강권을 인정하고, 그들 스스로 건강관리에 적극 참여하여 자신의 행동에 책임을 갖도록 해야 한다.

③ ( ) : 모든 사람들이 건강하도록 관련 전문가들이 연합해야 한다.

 정답

01 라론드 (1) 건강증진 (2) 유전적 / 생활양식 02 (1) 오타와 (2) 옹호 / 역량강화 / 연합

(3) 건강증진 원칙의 5대 활동요소

① 건강한 (   )의 수립   ② (   ) 환경의 조성

③ 지역사회 활동의 강화   ④ (   )의 개발

⑤ 보건의료서비스의 방향 재설정

(4) 제8차 헬싱키 국제회의(Helsinki, 2013)

핀란드의 수도 헬싱키에서 "건강을 모든 (   )들에서"를 주제로 개최

(5) 제 9차 상하이 국제회의 (Shanghai, 2016)

"(   )의 건강과 건강을 위한 (   )"이라는 주제로 개최, 지속가능한 발전의 본질이 되는 것
은 (   )과 (   )임을 인식

03 건강증진 및 건강행위이론

(1) PRECEDE - PROCEED 모형

보건교육의 계획부터 수행평가과정은 연속적인 단계를 제공하여 포괄적인 건강증진계획
이 가능한 모형으로 PRECEDE와 PROCEED 두 과정으로 구성된다.

[PRECEDE－PROCEED모형의 8단계]

① (   ) 진단 : 지역사회 주민의 삶의 질에 영향을 미치는 사회적 요인을 규명하는 단계
이다.

② (   ) 진단, (   ) 및 (   ) 진단 : 사회적 진단 단계에서 규명된 삶의 질에 영향을 미치는 구
체적인 건강문제를 재조명하고, 건강문제들에 순위를 결정하여 부족한 자원을 사용할
가치가 있는 건강문제를 확인하여, 건강문제와 원인적으로 연결되어 있는 건강 관련 행
위와 환경요인을 규명하는 단계이다.

③ 교육 및 조직적 또는 생태학적 진단 : 건강 행위에 변화를 가져오기 위한 보건교육 프로그
램을 설정하는 단계로 전단계에서 규명된 건강행위에 영향을 주는 (   )요인, (   )요
인, (   )요인을 사정한다.

④ 행정·정책적 진단 : 건강증진 프로그램에 이용 가능한 예산, 자원, 시간, 프로그램 수행시
극복해야 할 장애, 프로그램 지원 정책 등이 있는지를 사정하는 단계이다.

정답

(3) 공공정책 / 지지적 / 개인기술 (4) 정책 (5) 모두 / 모든 것 / 건강 / 웰빙 **03** (1) 사회적 / 역학적 / 행위 / 환경적 / 성향 / 강화 / 촉진

(2) 건강신념모형의 개념(HBM : Health Belief Model)

① 지각된 (　　　　) : 자신이 어떤 질병에 걸릴 위험이 있다는 가능성에 대한 인지 정도이다.

② 지각된 (　　　　) : 질병의 심각한 정도를 인지하는 정도로, 죽음, 통증, 불구 등과 같은 의학적 결과나 직장, 가족생활과 같은 사회적 결과를 포함한다.

③ 지각된 (　　　　) : 특정 행위를 함으로써 오는 혜택과 유익에 대한 인지 정도이다.

④ 지각된 (　　　) : 특정 건강행위에 대한 부정적인 인지 정도로 이것은 건강행위의 방해요소로 작용한다.

⑤ (　　　　　) : 질병에 대한 지각된 위험성에 영향을 주는 요소로 사람들에게 특정 행위에 참여하도록 자극을 주는 중재를 말한다.

⑥ 질병에 대한 지각된 (　　　) : 특정 행위에 대한 지식의 제공으로 자신에게 나타나는 증상이나 이웃의 발병 등에 대해 질병을 인식하는 정도이다.

(3) 건강(　　) 모형(HPM : Health promotion model)

건강증진행위에 인지·지각요인이 미치는 영향이 크다는 것을 강조하면서 인지·지각요인은 고정된 것이 아니라, 중재에 의해 변화가 가능하므로 이를 변화시켜 건강증진행위를 촉진해야 한다고 제시했다.

04 제5차 국민건강증진종합계획(Health Plan 2030)의 사업내용

(1) 비전 : (　　　) 사람이 (　　　　　)을 누리는 사회

(2) 목표 : 건강수명 (　　　)과 건강(　　　) 제고

(3) 사업과제 : 건강생활실천, (　　　) 관리, (　　　　)질환 예방관리, 감염 및 (　　　)질환 예방관리, 인구집단별 건강관리, (　　　　　) 환경구축

05 보건교육이란

인간이 건강을 유지·증진하고 질병을 예방함으로써 적정기능 수준의 건강을 항상 유지하는 데 필요한 지식, (　　), 습성 등을 바람직한 방향으로 (　　)시켜 놓는 것

정답

(2) 민감성 / 심각성 / 유익성 / 장애 / 행위의 계기 / 위험성 (3) 증진 **04** (1) 모든 / 평생건강 (2) 연장 / 형평성 (3) 정신건강 / 비감염성 / 환경성 / 건강친화적 **05** 태도 / 변화

06 보건교육 관련 이론

(1) (　　　　) 학습이론 : 인간의 학습현상을 행동과 그 행동의 발생 원인이 되는 외부환경에 초점을 주고 설명하는 이론으로, 목표한 행동의 변화가 일어나면 학습이 이루어졌다고 본다.

(2) (　　　　) 학습이론 : 인간을 문제해결을 위한 정보를 적극적으로 탐색하며 이미 알고 있는 것을 재배열하고 재구성함으로써 새로운 학습을 성취하는 능동적이고 적극적인 존재로 보았다.

(3) (　　　　) 학습이론 : 학습자가 자발적인 사람이기 때문에 교육자의 역할은 학습자의 요청에 반응하는 것이고, 학습에서 필수적인 것은 학습자가 경험에서 의미를 이끌어내는 것이다.

07 보건교육 요구의 4가지 유형(Bradshaw)

(1) (　　　) 요구 : 보건의료전문가에 의해 정의되는 요구

(2) 내면적 요구 : 언행으로 드러나지 않으나 학습자가 바라는 대로 정의되는 요구

(3) 외향적 요구 : 자신의 건강문제를 다른 사람에게 호소하거나 (　　　)으로 나타내는 요구

(4) (　　　) 요구 : 다른 대상자와의 비교를 통해 나타내는 요구

08 블룸(Bloom)의 학습목표의 분류

(1) 인지적 영역

① 인지적 영역은 (　　　)의 증가와 이를 활용하는 능력을 나타내며 행동의 복합성에 따라 가장 낮은 수준의 지식 습득부터 가장 높은 수준의 평가로 분류된다.

② 인지적 영역의 6가지 수준

- (　　　) : 정보를 회상해 내거나 기억하는 것이다.
- (　　　) : 학습자는 의사소통되고 있는 물질이나 아이디어를 다른 것과 관련시키지 않고도 무엇이 의사소통되고 있는지 알고 있다.
- (　　　) : 구체적이고 특수한 상황에 일반적인 아이디어나 규칙, 이론, 기술적인 원리 혹은 일반화된 방법의 추상성을 사용한다.
- (　　　) : 의사소통을 조직적·효과적으로 분명히 하기 위해 표현된 아이디어의 위계와 관계가 분명해지도록 의사소통을 부분으로 나누는 것을 의미한다.

06 (1) 행동주의 (2) 인지주의 (3) 인본주의 07 (1) 규범적 (3) 행동 (4) 상대적 08 (1) ① 지식 ② 지식 / 이해 / 적용 / 분석 /

- (   ) : 부분이나 요소를 합하여 분명히 보이도록 완성된 구조로 구성하는 것이다.
- (   ) : 주어진 목표에 대해 자료와 방법이 범주를 충족시키는 정도에 관해 질적·양적으로 판단한다.

(2) 정의적 영역

① 정의적 영역은 느낌이나 정서의 (   )가 깊어짐에 따라 대상자의 성격과 가치체계에 통합되어 가는 과정을 나타낸다.
② 정의적 영역의 5단계
- (   ) : 학습자는 단순히 어떤 것에 의식적이거나, 선호하는 자극에 주의를 기울인다.
- (   ) : 학습자가 반응을 보인다.
- (   ) : 학습자가 스스로 몰입하며 가치를 갖고 있음을 타인이 확인할 수 있다.
- (   ) : 복합적인 가치를 적절히 분류하고 순서를 매겨 체계화하고 가치들의 관계가 조화롭고 내적으로 일관성을 이루도록 한다.
- (   ) : 새로운 가치를 생활 속으로 통합하여 효과적으로 행동하도록 한다.

(3) 심리운동 영역(psychomotor domain)

심리운동의 영역의 학습은 (   )이 가능하기 때문에 확인과 측정이 쉽다.

09 보건교육방법

(1) (   )

동일한 주제에 대해 전문적인 지식을 가진 전문가 2~5명을 초청하여 각자 10~15분씩 의견을 발표하게 한 후 발표내용을 중심으로 사회자가 청중을 공개토론 형식으로 참여시키는 교육방법이다.

(2) (   )

집단의 구성원이 많아서 모두 토론에 참가하기 곤란한 경우에 상반되는 의견을 가진 전문가 4~7명이 사회자의 안내에 따라 토의를 진행하는 방법으로, 전문가들이 발표한 후 청중과 질의 응답으로 전체 토의가 진행된다.

(3) (   )

'묘안 착상법' 또는 '팝콘회의'라고도 하며 번개처럼 떠오르는 기발한 생각을 잘 포착해낸다는 뜻을 내포하고 있다. 구성원이 가능한 많은 아이디에 기록하여 목록화하고 가장 최상의 아이디어를 선택하는 방법이다.

정답

종합 / 평가 (2) ① 내면화 ② 감수 / 반응 / 가치화 / 조직화 / 성격화 (3) 관찰 **09** (1) 심포지엄 (2) 배심토의 (3) 브레인스토밍

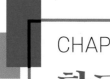
CHAPTER 09
학교보건

01 교육환경 보호구역의 설정[교육환경보호에 관한 법률 제 8조]

(1) 절대보호구역 : (   )으로부터 직선거리로 (   )까지의 지역으로 한다.

(2) 상대보호구역 : (   ) 또는 학교설립예정지 경계선에서 직선거리로 (   )까지의 지역 중 절대보호구역을 제외한 지역으로 한다.

02 보호구역의 관리[교육환경보호에 관한 법률 시행령 제 24조]

(1) 상·하급 학교 간의 보호구역이 서로 중복될 경우에는 (   )가 보호구역을 관리한다. 단, 하급학교가 (   )인 경우에는 그 상급학교의 장이 관리한다.

(2) 같은 급의 학교 간에 보호구역이 서로 중복될 경우에는 학생 수가 (   ) 학교의 장이 관리한다.

(3) 학교 간에 절대보호구역과 상대보호구역이 서로 중복될 경우에는 (   )정화구역이 설정된 학교의 장이 이를 관리한다.

 정답

01 (1) 학교출입문 / 50m (2) 학교경계선 / 200m **02** (1) 하급학교 / 유치원 (2) 많은 (3) 절대

03 「학교보건법」상 건강검사

건강검사란 신체의 발달상황 및 능력, 정신건강 상태, 생활습관, 질병의 유무 등에 대하여 조사하거나 검사하는 것이다.

(1) (   ) : 예방접종 및 병력, 식생활 및 비만, 위생관리, 신체활동, 학교생활 및 가정생활, 텔레 비전 · 인터넷 및 음란물의 이용, 안전의식, 학교폭력, 흡연 · 음주 및 약물의 사용, 성 의식, 사회성 및 정신건강, 건강상담 등에 관하여 조사한다.

(2) (   ) : 학생들의 질병을 예방하고 질병 또는 신체적 이상이 발견된 학생에 대해서 적절한 조치와 (   ) 및 (   ) 등의 대책을 강구하기 위해 취학 후 (   )마다 실시한다.

(3) 신체의 발달상황, 신체의 능력, 건강조사 및 정신건강 상태 검사는 (   )이 실시하고, 건강검진은 지정된 (   ) 에서 실시한다.

04 건강검사 결과 관리

당해 학생이 휴학, 퇴학, 사망 및 중·고등학교 미진학시에는 (   )으로 재적하였던 학교에서 학생건강기록부 전산자료 및 출력물을 (   ) 당해 학교에 보존하여야 한다.

05 건강검진 항목 및 방법

구분	초등학교 1학년	초등학교 4학년	중학교 1학년	고등학교 1학년
기본공통항목	근 · 골격 및 척추, 눈, 귀, 코, 목, 피부, 구강, 기관능력, ( )검사, 혈압			
추가항목	( )	색각검사	색각검사, 간염검사, 결핵검사	결핵검사, ( )-여학생
		비만학생( ), AST, ALT)		

03 (1) 건강조사 (2) 건강검진 / 지도 / 건강상담 / 3년 (3) 해당 학교의 장 / 검진기관 04 최종적 / 5년간 05 소변 / 혈액형 / 혈색소 / 총콜레스테롤

06 학교보건교사의 직무

① 학교(　　　　)의 수립

② 학교 (　　　　)의 유지·관리 및 개선에 관한 사항

③ 학생과 교직원에 대한 건강진단의 (　　　)와 실시에 관한 협조

④ 각종 질병의 (　　　　) 및 보건지도

⑤ 학생과 교직원의 건강관찰과 학교의사의 건강상담, 건강평가 등의 실시에 관한 (　　　)

⑥ 신체가 (　　　) 학생에 대한 보건지도

⑦ 보건지도를 위한 (　　　　) 방문

⑧ 교사의 보건교육 협조와 필요시의 보건교육

⑨ 보건실의 시설·설비 및 약품 등의 관리

⑩ 보건교육자료의 수집·관리

⑪ (　　　　　　)의 관리

⑫ 다음의 의료행위(간호사 면허를 가진 사람만 해당한다)

　　㉠ 외상 등 (　　　) 볼 수 있는 환자의 치료

　　㉡ 응급을 요하는 자에 대한 (　　　　)

　　㉢ 부상과 질병의 악화를 방지하기 위한 처치

　　㉣ 건강진단결과 발견된 질병자의 요양지도 및 관리

　　㉤ ㉠ 내지 ㉣의 의료행위에 따르는 의약품의 투여

⑬ 그 밖에 학교의 보건관리

정답

06 보건계획 / 환경위생 / 준비 / 예방처치 / 협조 / 허약한 / 학생가정 / 학생건강기록부 ㉠ 흔히 ㉡ 응급처치

CHAPTER **10**
산업보건

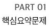

01 건강진단 결과 관리

(1) A (   ) : 건강관리상 사후관리가 필요 없는 자

(2) C1(   ) : 직업성 질병으로 진전될 우려가 있어 추적검사 등 관찰이 필요한 자

(3) C2(   ) : 일반질병으로 진전될 우려가 있어 추적관찰이 필요한 자

(4) D1(   ) : 직업성 질병의 소견을 보여 사후관리가 필요한 자

(5) D2 (   ) : 일반 질병의 소견을 보여 사후관리가 필요한 자

(6) R (   ) : 일반 건강진단에서의 질환의심자

02 직업병의 종류

(1) 진폐증

① (   ) : 유리규산을 함유한 분진을 장기간 흡입함으로써 발생, 호흡곤란, 기침, 전신쇠약, 흉부통증, 혈담, 합병증으로 (   )이 나타난다.

② (   ) : 석면에 의한 진폐증으로 석면종이, 석면직물, 타일을 다루는 근로자 중에서 근무 경력 4~5년 만에 발병하며 합병증으로 (   )이 발생할 수 있다.

정답

01 (1) 건강자 (2) 직업병 요관찰자 (3) 일반질병 요관찰자 (4) 직업병 유소견자 (5) 일반질병 유소견자 (6) 제2차 건강진단 대상자
02 (1) ① 규폐증 / 폐결핵 ② 석면폐증 / 폐암

(2) 납중독의 4대 증상

① 소변 중의 (   )의 증가 : 초기 진단

② 구강 치은부에 암청회색의 황화연이 침착한 청회색선

③ 혈관수축이나 (   )로 인한 피부 창백

④ 호염기성 과립적혈구의 증가

(3) 수은중독의 3대 증상

① 구내염

② (   )

③ 정신증상

(4) 열중증 또는 고열장애

① (   ) : 고온환경에서 심한 육체적 노동 시 지나친 발한으로 체내 수분 및 염분의 손실로 인한 장애

② (   ) : 고온다습한 환경에 폭로되어 중추성 체온조절의 기능장애

③ (   ) : 오랫동안 고온환경에 폭로되어 말초혈관 운동신경의 조절장애와 심박출량의 부족으로 인한 순환부전

④ (   ) : 고온작업 시 비타민 B1의 결핍으로 발생하는 만성적인 열소모

(5) (   )

고압에서 급격히 감압하는 과정에서 나타나는 신체장애로 잠수작업, 터널공사, 해저작업 시 급격한 감압으로 질소가 체외로 배출되지 못하고 기포 상태로 혈관이나 조직에 남아 혈액순환을 저해하거나 조직손상을 일으키는 것

정답

(2) ① 코프로폴피린 ③ 빈혈 (3) ② 근육경련 (4) ① 열경련 ② 열사병 ③ 열피로 ④ 열쇠약 (5) 잠함병

03 산업재해지표

(1) (   )

　　① 발생상황을 파악하기 위한 표준적인 지표이며 연 100만 작업시간당 재해발생건 수이다.

　　② 재해건수/(　　　　)×1,000,000

(2) (   )

　　① 산업재해의 발생상황을 총괄적으로 파악하는 데 적합하나 작업시간이 고려되지 않는 결점이 있다.

　　② 재해율, 천인율 또는 발생률이라고 하며, 조사기간 중의 산업체 종업원 1,000명당 재해발생건수를 표시하는 것이다.

　　③ 재해건수/(　　　　)×1,000

(3) 강도율(severity rate)

　　① 연 1,000 작업시간당 (　　　　)로 재해에 의한 손상의 정도를 의미한다.

　　② 강도율 = 손실 작업일수/연 근로시간수×1,000

CHAPTER 11
생애주기별 인구집단간호

01 모자보건지표

(1) (　　　　　)

생후 12개월 미만의 한정된 집단을 대상으로 하고 국가 간 변동범위가 크기 때문에 국가사회나 지역사회의 보건수준을 나타내는 대표적인 지표이다.

(2) 주산기 사망률

주산기사망은 임신 만 (　　) 이후의 사산과 생후 (　　) 미만의 신생아 사망을 합한 것이며 모자 보건의 주요한 지표로 삼고 있다.

(3) (　　　)

영아 사망과 신생아 사망의 관련지표로서 결과값이 (　) 에 근접할수록 영아기간 중의 사망이 신생아 고유질환에 의한 사망뿐이라는 의미를 갖기 때문에 그 지역의 건강수준이 높은 것을 의미한다.

02 성비의 구분

(1) 1차 성비 : (　　) 의 성비

(2) 2차 성비 : (　　) 시의 성비

(3) 3차 성비 : (　　　) 의 성비

정답

01 (1) 영아사망율 (2) 28주 / 1주 (3) α - Index / 1 02 태아 / 출생 / 현재인구

03 부양비

인구의 사회경제적 구성을 나타내는 지표이며 총부양비가 높을수록 경제적 투자능력이 상대적으로 떨어져서 경제발전에 어려움이 따르는 것으로 본다.

(1) (   ) = $\dfrac{15세\ 미만\ 인구 + 65세\ 이상\ 인구}{15\sim64세\ 인구} \times 100$

(2) (   ) = $\dfrac{15세\ 미만\ 인구(0\sim14세\ 인구)}{15\sim64세\ 인구} \times 100$

(3) (   ) = $\dfrac{(\quad)\ 이상\ 인구}{15\sim64세\ 인구} \times 100$

(4) 노령화지수 : 노인인구의 증가에 따른 노령화 정도를 나타내는 지표이다.

= $\dfrac{(\quad)\ 이상\ 인구}{(\quad)세\ 인구} \times 100$

04 인구 피라미드 유형

(1) (   )

저개발 국가의 인구구조 유형이며 (   )형으로 출생률과 사망률이 모두 높다.

(2) (   )

선진국의 인구구조 유형이며 출생률·사망률이 모두 낮고 0~14세 인구가 65세 이상 인구의 (   )가 되며 정체인구가 되는 단계로 (   )으로 본다.

(3) 항아리형

인구가 감소하는 인구구조 유형으로 출생률이 사망률보다 매우 (   ). 일부 선진국가들이 여기에 속하며 0~14세 인구가 65세 이상 인구의 2배에 미치지 못한다.

(4) 별형

생산연령의 인구 비율이 높은 (   ) 인구구조로 유입형이라고도 한다.

(5) 호로형

생산연령 인구의 유출이 큰 (   ) 인구구조로 유출형이라고도 한다.

 정답

03 (1) 총부양비 (2) 유년부양비 (3) 노년부양비 / 65세 (4) 65세 / 0~14   04 (1) 피라미드형 / 다산다사 (2) 종형 / 2배 / 인구정지형
(3) 낮다 (4) 도시형 (5) 농촌형

간
호
공
무
원
시
험
의
결
을
파
악
하
라

PART 02

최신기출문제
&
기출응용문제

CHAPTER 01

지역사회간호학

UNIT 01 _ 기출문제

01 **<보기>에 나타난 지역사회간호사의 역할로 가장 옳은 것은?** 2020

> <보기>
> 코로나19(COVID-19) 사태에서 사회적 약자들이 방치되는 것을 방지하기 위해 지역사회의 차상위계층, 기초생활수급자, 독거노인, 신체장애인에 전화를 걸어 호흡기 등의 건강상태와 정신건강 상태를 확인하였다.

① 상담자   ② 사례관리자

③ 교육자   ④ 변화촉진자

➕해설 전문적인 지식과 기술을 기반으로 대상자의 문제를 확인하고 문제해결 과정을 알도록 하는 것은 상담자의 역할이다.

 공부하기

> **[대상자 중심의 지역사회간호사의 역할]**
>
> 상담자(counselor, consultant)
> ① 지역사회 주민의 건강문제에 대해 전문적인 지식과 기술을 기반으로 상담해준다.
> ② 가족이나 개인 등 대상자가 자신의 건강문제를 유리한 방향으로 결정하도록 돕는다.
> ③ 대상자가 선택한 해결방법을 스스로 확인·평가하는 것을 돕는다.
> ④ 대상자가 해결해야 할 문제를 확인하고 이해하며 문제해결 과정을 알도록 한다.
>
> 사례관리자(case manager)
> ① 사례관리자는 오래 전부터 지역사회간호의 통합된 구성요소로 많은 대상자 중심의 역할을 함축하고 있

는 포괄적인 역할이다.

② 지역사회간호사는 지역사회의 다양한 보건의료서비스를 적합한 유형으로 연계시키는 관리자로서의 역할을 담당한다.

③ 미국사례관리협회는 사례관리를 "사정, 계획, 수행, 평가과정과 가능한 자원과의 의사소통을 이용하여 개인의 건강요구를 충족함으로써 질적 비용 효과를 높이는 사업에 협력하는 것"이라고 정의했다.

교육자(educator)

① 대상자의 교육요구를 사정하여 보건교육을 실시한다.

② 대상자 스스로를 돌볼 수 있도록 건강에 관련된 습관, 건강증진 행위 등에 필요한 사항을 교육한다.

③ 대상자의 건강문제와 관련된 결정에 필요한 지식을 제공하고 질병에 대한 인식을 돕는다.

변화촉진자

① 동기부여에 조력하여 변화의 수행을 돕는다.

② 대상자의 행동을 바람직한 방향으로 변화하도록 촉진한다.

③ 변화 상황에 작용하는 촉진요인과 방해요인을 확인한다.

④ 대상자의 건강에 대한 무관심한 상태를 분석하여 관심을 유도한다.

02 <보기>에 제시된 우리나라 지역사회간호 관련 역사를 시간순으로 바르게 나열한 것은? `2020`

<보기>

(가) 「산업안전보건법」의 제정으로 보건담당자인 간호사가 상시근로자 300명 이상인 사업장에 배치되었다.

(나) 「노인장기요양보험법」의 제정으로 노인장기요양사업이 활성화되었다.

(다) 「국민건강증진법」이 제정되어 지역사회 간호사의 역할이 더욱 확대되는 계기가 되었다.

(라) 「의료법」의 개정으로 전문간호사 영역이 신설되어 가정, 보건, 노인, 산업 등의 지역사회 실무가 강화되었고, 이후 13개 분야로 확대되었다.

① (가) – (나) – (다) – (라)

② (가) – (다) – (라) – (나)

③ (나) – (다) – (라) – (가)

④ (다) – (가) – (라) – (나)

➕해설 (가) 산업안전간호사업

　㉠ 1981년 「산업안전보건법」의 제정으로 보건담당자인 간호사를 배치하도록 하였다.

　㉡ 1990년 12월에 「산업안전보건법」이 개정되면서 산업장의 간호사가 보건관리자로 개칭되었고 근로자 50명 이상인 경우부터 1인의 보건관리자를 배치하도록 하였다.

　㉢ 1991년 산업안전보건법이 전면 개정되면서 사업장 보건관리체계가 강화되었다. 사업장 내 전담 보건관리자를 선임하도록 하였는데 다만, 300인 미만 중소규모 사업장 보건관리자는 보건관리업무에 지장을 주지 않는 범위에서 다른 업무를 겸임 할 수 있었다. 또한, 자체적인 보건관리가

어려운 300인 미만 중소규모 사업장에 대해서는 보건관리대행기관에 보건관리 업무를 위탁할 수 있도록 하였다.

(다) 1995년 「국민건강증진법」을 제정하고, 이 법에 근거하여 건강증진기금을 설치·운영함으로써 국민 건강증진사업을 실시하게 되었다.

(라) 2003년 : 전문간호사제도의 규정(「의료법」 제56조)

① 보건·마취·정신·가정·감염관리·산업·응급·노인·중환자·호스피스·종양·임상·아동분야로 전문간호사 의 자격을 구분

② 보건복지부령으로 종양·임상·아동분야 추가(2006년)

(나) 2007년 4월 27일 「노인장기요양보험법」이 제정되어, 2008년 7월 1일부터 노인장기요양보험제도 가 시행되었다.

03 Betty Neuman의 건강관리체계이론의 구성요소 중 '유연방어선'에 대한 설명으로 가장 옳은 것은? `2019`

① 대상체계가 스트레스원에 의해 기본구조가 침투되는 것을 보호하는 내적요인들이다.

② 개인의 일상적인 대처유형, 삶의 유형, 발달단계와 같은 행위적 요인과 변수들의 복합물이다.

③ 저항선 바깥에 존재하며, 대상자의 안녕상태 혹은 스트레스원에 대해 정상범위로 반응하는 상태를 말한다.

④ 외적변화에 방어할 잠재력을 가지고 환경과 상호작용하며, 외부자극으로부터 대상체계를 일차로 보호하는 쿠션과 같은 기능을 한다.

 해설 유연방어선은 기본구조를 둘러싸고 있는 선 중 가장 바깥에 위치하며 쿠션과 같은 기능을 한다.

📝 **공부하기**

[건강관리체계이론의 구성요인]

(1) 기본구조

① 대상자의 생존요인, 유전적 특징, 강점 및 약점이 모두 포함되어 있는 생존에 필요한 에너지 자원이다.

② 기본구조는 간호대상을 구성하는 필수적인 구성요소로서 여기에 문제가 생겼을 때 더 이상 하나의 대상으로 기능을 할 수 없다.

③ 예를 들면 정상범위 체온 유지를 위한 기전, 유전구조, 신체기관의 구조, 자아구조 등이다.

(2) 유연방어선(일차방어선)

① 기본구조를 둘러싸고 있는 선 중 가장 바깥에 위치하며 쿠션과 같은 기능을 한다.

② 외부자극으로부터 대상체계를 일차적으로 보호한다.

③ 스트레스원이 정상방어선을 침범하지 못하도록 완충적 역할을 한다.

④ 환경과 상호작용하면서 수시로 변하는 역동적 구조이다.

⑤ 스트레스원이 유연방어선보다 강하면 정상방어선에 침입하고 약하면 여기에서 영향이 차단된다.

⑥ 예를 들어 의료체계 부족, 부적절한 보건의료전달체계 등이다.

(3) 정상방어선

  ① 저항선 바깥에 존재하며 개인의 안녕상태나 적응상태, 대상체계가 오랫동안 유지해 온 평형상태를 의미한다.

  ② 인간의 안정상태를 유지하기 위해 필수적인 것 또는 일상적으로 정상으로 판단되는 적응상태를 유지하기 위한 기능이다.

  ③ 한 체계가 오랫동안 유지해 온 평형상태에서 어떤 외부의 자극이나 스트레스에 대해 나타내는 정상적 반응의 범위를 의미한다.

  ④ 예를 들어 개인의 일상적인 대처유형, 삶의 유형, 발달단계와 같은 행위적 요인의 복합물이라 할 수 있다.

(4) 저항선

  ① 대상체계가 스트레스원에 의해 기본구조가 손상되는 것을 방지하기 위한 내적 요인이다.

  ② 저항선은 기본구조를 보호하는 3개의 선 중 가장 내면적인 힘으로, 기본구조에 가장 가까운 곳에 자리잡고 있다.

  ③ 저항선이 외부에서 침입하는 스트레스원 때문에 무너지면 기본구조가 손상되어 생명이나 존재에 위협을 받게 되고, 이를 잘 중재하면 다시 재구성을 이룰 수 있다.

  ④ 예를 들어 스트레스에 대한 내적저항력을 갖는 것과 신체면역체계 등이다.

(5) 스트레스원

  ① 환경의 일부로 불균형의 원인이 되거나 긴장을 야기하는 자극으로서 인간의 개체 내부와 외부환경에 존재한다.

  ② 스트레스원의 유형

    ㉠ 내적 요인 : 통증, 상실, 분노와 같은 개체 내에서 발생하는 스트레스원

    ㉡ 대인적 요인 : 개개인의 역할 기대 등 개체 간에 발생하는 스트레스원

    ㉢ 외적 요인 : 관습의 변화, 실직, 경제상태, 재난 등 개체 외부에서 발생하는 스트레스원

---

04 지역사회간호사의 역할 중 지역사회의 포괄적인 보건사업을 이끌어 개인, 가족, 지역사회가 건강을 위해 적합한 의사결정을 내리도록 도와주는 역할에 해당하는 것은? `2019`

① 변화촉진자

② 지도자

③ 교육자

④ 옹호자

➕해설 변화촉진자는 대상자의 행동을 바람직한 방향으로 변화하도록 촉진한다.

 공부하기

[지역사회간호사 역할]

1. 변화촉진자

① 동기부여에 조력하여 변화의 수행을 돕는다.
② 대상자의 행동을 바람직한 방향으로 변화하도록 촉진한다.
③ 변화 상황에 작용하는 촉진요인과 방해요인을 확인한다.
④ 대상자의 건강에 대한 무관심한 상태를 분석하여 관심을 유도한다.
⑤ 지역사회의 포괄적인 보건사업을 이끌어 개인, 가족, 지역사회가 건강을 위해 적합한 의사결정을 한다.

2. 지도자(leader)

① 활동과 지도력에 대한 요구를 확인하고 지지자들의 지도력의 요구를 사정한다.
② 지지자들과 그 상황에 적합한 지도력의 유형을 선정하고 수행한다.
③ 조직구성원들의 요구를 파악하고 조직목표 달성을 위한 바람직한 방향으로 나아갈 수 있도록 한다.

3. 교육자(educator)

① 대상자의 교육요구를 사정하여 보건교육을 실시한다.
② 대상자 스스로를 돌볼 수 있도록 건강에 관련된 습관, 건강증진 행위 등에 필요한 사항을 교육한다.
③ 대상자의 건강문제와 관련된 결정에 필요한 지식을 제공하고 질병에 대한 인식을 돕는다.

4. 대변자/옹호자(advocator)

① 간호대상자가 자신의 이익을 위한 활동을 할 수 있도록 보호한다.
② 간호대상자가 좀 더 독립적으로 역할을 수행하도록 대변하거나 옹호한다.
③ 개인의 경우 대상자의 요구를 가족이나 다른 의료인 및 의료기관에 설명하여 대상자가 자신의 권리를 주장하도록 돕는 역할을 한다.
④ 가족의 경우 건강관리체계를 이용할 수 있도록 해당기관 및 전문가와 연결시킨다.
⑤ 지역사회의 경우 의견을 제시하고 지역사회를 조직한다.
⑥ 지역사회의 개인이나 집단의 이익을 위해 행동하거나 그들의 입장에 서서 의견을 제시하는 역할을 수행한다.
⑦ 대상자가 마땅히 가져야 할 보건의료 수혜의 권리를 스스로 찾고 가질 수 있게 유용한 보건의료를 충분히 설명하고 안내한다.

05 <보기>의 우리나라 공공보건사업의 발전 순서를 바르게 나열한 것은? 2019

<보기>

ㄱ. 보건소 기반 전국 방문건강관리사업 시행
ㄴ. 우리나라 전 국민을 위한 의료보험 실행
ㄷ. 국민건강증진법 제정으로 바람직한 건강행태 고취를 위한 토대 마련
ㄹ. 농어촌 보건의료를 위한 특별조치법 제정으로 일차보건의료서비스 제공

① ㄱ→ㄴ→ㄷ→ㄹ
② ㄹ→ㄴ→ㄷ→ㄱ
③ ㄴ→ㄷ→ㄱ→ㄹ
④ ㄹ→ㄴ→ㄱ→ㄷ

+해설　ㄹ. 1980년 - 농어촌 보건의료를 위한 특별조치법 제정으로 일차보건의료서비스 제공 및 읍·면 단위의
　　　　　무의촌에 보건진료소 설치
　　　　ㄴ. 1989년 - 우리나라 전 국민을 위한 의료보험 실행
　　　　ㄷ. 1995년 - 국민건강증진법 제정으로 바람직한 건강행태 고취를 위한 토대 마련
　　　　ㄱ. 2007년 - 보건소 기반 전국 방문건강관리사업 시행

📝 공부하기

[우리나라 지역사회간호의 발달사]

(1) 방문간호시대(1910~1945년)
　　㉠ 로선복(1923년): 태화여자관에 보건사업부를 설치한 것이 우리나라 지역사회간호사업의 시초
　　㉡ 사업내용은 아동의 건강관리, 전염병 예방, 외래 산부인과 및 치과 치료, 가정방문 등

(2) 보건간호시대(1945~1980년)
　　㉠ 1945~1948년: 미군정에 의해 후생부가 설치되고 광역적인 보건사업이 시작
　　㉡ 1946년 10월 서울 및 각 도의 대도시에 모범(시범)보건소가 설립된 것이 보건소 시초를 이룸
　　㉢ 대한민국정부수립 이후 사회국의 1개 국으로 축소
　　㉣ 1956년: 「보건소법」 제정
　　㉤ 1962년: 「보건소법」 전면 개정, 보건간호사업은 보건소 중심으로 전국적인 차원으로 실시(결핵관리,
　　　　모자보건, 가족계획 사업)
　　㉥ 1967년: 「학교보건법」이 제정되어 양호교사의 직무 구체화
　　㉦ 1973년: 분야별 간호사의 하나로 보건간호사 제도 마련
　　㉧ 1977년: 「의료보험법」 시행

(3) 지역사회간호시대(1980~현재)
　　㉠ 1980년: 「농어촌 등 보건의료를 위한 특별조치법」이 제정되어 읍·면 단위의 무의촌에 보건진료소 설치
　　㉡ 1981년: 보건진료소 설치 및 보건진료원 배치
　　　　• 지역사회의 일차보건의료 요구에 부응하는 포괄적 지역사회간호사업 수행
　　　　• 「산업안전보건법」 제정: 보건담당자로서 간호사를 두도록 명시
　　㉢ 1984년: 보건지소에 공중보건의 배치 완료하여 공공보건조직에 의사인력을 지원
　　㉣ 1985년: 통합보건사업 실시, 군 단위 보건소에 간호 인력을 배치하여 가족단위의 보건간호 제공
　　㉤ 1989년: 전국민 의료보험 실시
　　㉥ 1990년: 「산업안전보건법」 개정으로 산업장의 간호사가 보건관리자로 개칭
　　㉦ 1991년: 「학교보건법」 개정으로 양호교사의 직무로 학교에서의 일차보건의료 제공자로서의 역할과
　　　　독자적인 역할 강조(보건교육, 보건지도, 환경위생관리 강화)
　　㉨ 1991년: 가정간호사제도(1994년 병원 중심 가정간호시범사업 시작)
　　㉩ 1995년: 「국민건강증진법」 제정, 「보건소법」을 「지역보건법」으로 개정
　　㉪ 2002년: 양호교사를 보건교사로 개칭
　　㉫ 2003년: 전문간호사제도의 규정(「의료법」 제56조)
　　　　• 보건·마취·정신·가정·감염관리·산업·응급·노인·중환자·호스피스·종양·임상·아동분야로 전
　　　　　문간호사의 자격을 구분
　　　　• 보건복지부령으로 종양·임상·아동분야 추가(2006년)
　　㉬ 2007년: 방문건강관리인력 2,000여 명을 확대배치하여 맞춤형 방문건강관리사업 시행
　　㉭ 2008년: 장기요양보험제도 실시

---

06 다음 글에 해당하는 오렘(Orem)의 간호체계는?

2019 지방직

> ○ 가정전문간호사는 오렘(Orem)의 이론을 적용하여 수술 후 조기 퇴원한 노인 대상자에게 간호를 제공하려고 한다.
> ○ 노인 대상자는 일반적인 자가간호요구는 충족할 수 있으나 건강이탈 시의 자가간호요구를 충족하기 위한 도움이 필요한 상태이다.

① 전체적 보상체계　　　　　　　② 부분적 보상체계
③ 교육적 체계　　　　　　　　　④ 지지적 체계

╋ 해설 일반적인 자가간호요구는 충족할 수 있으나 건강이탈 시의 자가간호요구를 충족하기 위한 도움이 필요한 상태의 대상자에게 적용되는 간호체계는 부분적 보상체계이다.

[오렘(Orem)이론에서의 간호체계]
① 전체적 보상체계
　　㉠ 개인이 자가간호활동을 거의 수행하지 못할 때
　　㉡ 간호사가 전적으로 환자를 위하여 모든 것을 해주거나 활동을 도와주는 경우
② 부분적 보상체계
　　㉠ 개인 자신이 일반적인 자가간호요구는 충족시킬 수 있으나 건강이탈요구를 충족시키기 위해 도움이 필요한 경우
　　㉡ 간호사와 대상자가 함께 건강을 위한 간호를 수행
　　㉢ 일반적인 자가간호요구는 충족할 수 있으나 건강이탈 시의 자가간호요구를 충족하기 위한 도움이 필요한 상태의 대상자에게 적용된다.
③ 교육적 보상체계
　　㉠ 대상자가 자가간호요구를 충족시키는 자원을 가지고 있으나 의사결정, 행위 조절, 지식이나 기술을 획득하는 데 간호사의 도움이 필요한 경우
　　㉡ 돕는 방법 : 지지, 지도, 발전적 환경 제공 및 교육

07 다음 ㉠에 해당하는 지역사회 유형은?

2018

> 지역보건법 시행령 제8조(보건소의 설치)
> ① 법 제10조에 따른 보건소는 (㉠) 별로 1개씩 설치한다.
> 다만, 지역주민의 보건의료를 위하여 특별히 필요하다고 인정되는 경우에는 필요한 지역에 보건소를 추가로 설치·운영할 수 있다.

① 생태학적 문제의 공동체　　　② 특수흥미 공동체
③ 지정학적 공동체　　　　　　　④ 자원 공동체

+ 해설 지역보건법에 의거하여 보건소는 ㉠ (시, 군, 구) 별로 1개씩 설치하며 우리나라의 행정구역상 구분된 단위는 지정학적 공동체이다.

　　　지역사회 유형에서는 특별히 생태학적 문제의 공동체와 자원 공동체를 구분하여야 한다. 생태학적 문제의 공동체는 구조적 지역사회이며 지리와 기후 등이 동일한 곳에서 일어나는 문제해결이고, 자원 공동체는 자원 활용 범위를 경계로 모인 집단이어서 지역적 경계의 영향을 덜 받는다.

08 **다음과 같은 지역사회간호의 시대적 흐름과 관련한 설명으로 옳은 것은?**　　　2018

> (가) 1900년 이전: 방문간호시대
> (나) 1900년 ~ 1960년: 보건간호시대
> (다) 1960년 이후: 지역사회간호시대

① (가) − 한국에서 로선복(Rosenberger)이 태화여자관에 보건사업부를 설치하여 모자보건사업을 실시하였다.

② (나) − 라론드(Lalonde) 보고서의 영향을 받아 건강생활실천을 유도하는 건강증진사업이 활성화되었다.

③ (나) − 릴리안 왈드(Lillian Wald)가 가난하고 병든 사람들을 간호하기 위하여 뉴욕 헨리가에 구제사업소를 설립하였다.

④ (다) − 미국에서 메디케어(Medicare)와 메디케이드(Medicaid)의 도입 이후 가정간호가 활성화되었다.

+ 해설 (가) 로선복(1923년): 로젠버그가 태화여자관에 보건사업부를 설치한 것이 우리나라 지역사회간호사업의 시초이다.

　　　(나) 보건간호시대(1945~1948년)에는 미군정에 의해 후생부가 설치되면서 광역적인 보건사업이 시작되었다.

　　　(나) 릴리안왈드는 미국 뉴욕의 헨리가 빈민구호소에서 방문간호사업을 시작하였다.

　　　(다) 1965년 미국에서 전문간호사제도 도입과 노인을 위한 메디케어와 저소득층을 위한 메디케이드가 제정되었다.

09 <보기>의 내용에 근거한 지역사회간호사의 주요 역할은?

2018 서울시

<보기>

○○도 ○○군 보건소의 A간호사는 관할지역에 결혼 이민자 여성의 출산율이 타 지역보다 높고 지속적으로 증가함에도 관할지역 내에 산부인과 병원이 없음을 확인하였다. 절차에 따라 결혼이민자 여성의 임산부 건강관리를 위한 '찾아가는 산부인과 서비스'의 필요성을 보고하였다.

① 협력자
② 옹호자
③ 변화촉진자
④ 직접간호 제공자

＋해설 옹호자는 간호대상자가 자신의 이익을 위한 활동을 할 수 있도록 보호하며, 대상자의 요구를 가족이나 다른 의료인 및 의료기관에 설명하여 대상자가 자신의 권리를 주장하도록 돕는 역할을 한다.

[옹호자(advocator)]
① 간호대상자가 자신의 이익을 위한 활동을 할 수 있도록 보호한다.
② 간호대상자가 좀 더 독립적으로 역할을 수행하도록 대변하거나 옹호한다.
③ 개인의 경우 대상자의 요구를 가족이나 다른 의료인 및 의료기관에 설명하여 대상자가 자신의 권리를 주장하도록 돕는 역할을 한다.
④ 가족의 경우 건강관리체계를 이용할 수 있도록 해당기관 및 전문가와 연결시킨다.
⑤ 지역사회의 경우 의견을 제시하고 지역사회를 조직한다.
⑥ 지역사회의 개인이나 집단의 이익을 위해 행동하거나 그들의 입장에 서서 의견을 제시하는 역할을 수행한다.
⑦ 대상자가 마땅히 가져야 할 보건의료 수혜의 권리를 스스로 찾고 가질 수 있게 유용한 보건의료를 충분히 설명하고 안내한다.

10 다음 중 우리나라 지역사회 간호의 역사적 사건으로 옳은 것은?

2016

① 1990년 보건소법이 지역보건법으로 개정되면서 지역보건의료계획이 수립되어 포괄적인 보건의료사업이 수행되었다.
② 부분적이고 지역적인 수준에서 시행되던 보건간호사업이 1960년 보건소법이 제정되면서 보건소를 중심으로 전국적인 차원에서 이루어지게 되었다.
③ 국민의 의료에 대한 욕구가 증가하여 1989년 우리나라 최초로 의료보험이 시행되었다.
④ 1985년 정부는 군단위 보건소를 대상으로 보건간호인력 한 명이 세분화된 보건사업을 통합하여 제공하는 통합보건사업을 시도하였다.

➕해설 ① 보건소법이 지역보건법으로 개정된 것은 1995년이다. 이 때부터 전국적으로 포괄적인 보건의료사업
　　　　이 수행되었다.
　　　② 1946년부터 광역적 보건간호사업이 시작되었고, 1956년에 보건소법이 제정되고 그 후로 6년 뒤인
　　　　1962년에 보건소법이 전면개정되었다.
　　　③ 우리나라 최초의 의료보험은 1977년부터 시행되었으며 이후 12년만인 1989년에 처음으로 전국민
　　　　의료보험이 시행되었다.

11 향우회와 같은 집단은 어떤 지역사회 유형에 해당되는가? `2016`

① 기능적 지역사회　　　　　　　　② 경제적 지역사회
③ 구조적 지역사회　　　　　　　　④ 감정적 지역사회

➕해설 향우회는 감각이나 감성을 중심으로 모인 공동체로 감정적 지역사회에 해당된다.

[감정적 지역사회의 종류]
　㉠ 소속 공동체
　　자기가 속한 장소가 어디인가 하는 관점에서 구분되는 공동체이며 출신지가 어디인지에 대한 의미를
　　갖는다.
　　소속 공동체는 장소라는 구조를 의미하는 것이 아니라 고향과 같은 것이다.
　　종친회, 동창회, 지연, 학연 등 고향을 중심으로 하는 감정적인 측면의 공동체 집단이다.
　㉡ 특수 흥미 공동체
　　특수 분야에 대해 동일한 요구와 관심을 가지고 모인 공동체이며, 특별한 논제나 화제가 있을 때 더욱
　　부각된다.
　　낚시회, 독서회, 산악회와 같은 동호회를 의미한다.

12 지역사회간호사업에서 지역사회의 개념을 가장 잘 정의한 것은? `2015`

① 비슷한 관심, 위치, 특성으로 함께 모여 있는 인간의 공동체이다.
② 사회적 기능을 중심으로 모인 사람들의 집단이다.
③ 감각이나 감성이 중심이 되어 모인 공동체이다.
④ 단순한 행정단위와 같이 일정한 경계를 가진 지역주민을 말한다.

➕해설 ① 지리학적 위치, 직업, 인종, 주택, 생활환경 등 최소한 한 가지 이상의 공통 특성을 공유한 집단 또는 사
　　　　람들의 모임이다.

[지역사회간호사업에서 지역사회의 개념]
　㉠ 삶에 어떤 중요한 특징적인 것을 서로 나누며 사는 사람들의 집합체이다.
　㉡ 가치관이나 공공시설들을 서로 나누어 갖는 사람들의 모임이다.
　㉢ 일정한 단위를 형성하고 있는 사람들 중 공통적인 생활을 영위하고 있는 하나의 사회적 단위이다.

13 지역사회간호사가 오렘이론을 적용하여 간호목표를 설정하였다. 옳은 것은? 2015

① 가출청소년이 가족과의 원만한 의사소통과 상호작용을 유지한다.
② 당뇨질환을 가진 노인이 합병증 예방을 위해 자가간호를 수행한다.
③ 치매노인을 둔 가족이 환경 변화 속에서 역동적인 평형상태를 유지한다.
④ 재혼가족이 새로운 구성원과 변화된 가족환경에 적응반응을 나타낸다.

➕해설 오렘의 자가간호이론에 대한 이해를 바탕으로 풀수 있는 문제이다. 오렘의 이론은 자가간호역량을 높여서 대상자가 스스로를 간호 할 수 있도록 하는 "자가간호"에 그 중점을 둔다.
당뇨질환 노인이 스스로 자가간호를 수행할 수 있는 역량을 갖추어 합병증을 예방하도록 하는 것은 오렘이론을 적용한 간호목표로 적합하다.

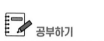 공부하기

[오렘(Dorothea E. Orem)의 자가간호이론]

(1) 인간이 가진 자가간호요구가 자가간호역량보다 높을 경우 자가간호결핍현상이 일어나게 된다. 따라서 간호는 자가간호결핍이 있는 사람에게 제공되는 것으로 개인을 위한 간호의 필요성을 결정하고 간호체계를 설계하여 제공하는 간호사들의 복합적인 능력으로 간호역량을 설명하였다.

(2) 주요 개념

　㉠ 자가간호요구
　　• 일반적 자가간호요구 : 모든 인간이 공통적으로 가진 자가간호요구로서 인간의 구조, 기능을 유지하기 위한 내적·외적 조건과 관련된 요구(공기, 물, 음식, 배설, 휴식과 활동, 고립과 사회적 상호작용, 위험제거, 기능증진 등) :
　　• 발달적자가간호요구 : 발달과정에서 특정하게 필요 되는 자가간호요구
　　• 건강이탈 자가간호요구 : 질병상태, 진단, 치료와 관계된 비정상적 상태에 대한 자가간호요구

　㉡ 자가간호역량 : 개인이 생과 건강과 안녕을 유지하기 위해 간호활동을 시도하고 자가간호를 수행할 수 있는 지식, 기술과 태도, 신념, 가치, 동기화들로 구성

　㉢ 자가간호결핍 : 자가간호요구가 자가간호역량보다 클 때 나타나는 현상

　㉣ 간호역량 : 자가간호결핍이 일어난 대상자들에게 간호의 필요성을 결정하고 간호체계를 설계, 제공하는 간호사들의 복합적인 능력

　㉤ 간호체계
　　• 전체적 보상체계 : 개인이 자가간호활동을 거의 수행하지 못하는 상황으로, 간호사가 전적으로 환자를 위하여 모든 것을 해주거나 활동을 도와주는 경우
　　• 부분적 보상체계 : 개인 자신이 일반적인 자가간호요구는 충족시킬 수 있으나 건강이탈요구를 충족시키기 위해 도움이 필요한 경우로서, 간호사와 대상자가 함께 건강을 위한 간호를 수행
　　• 교육적 보상체계 : 환자가 자가간호요구를 충족시키는 자원은 가지고 있으나 의사결정, 행위조절, 지식이나 기술을 획득하는 데 간호사의 도움을 필요로 하는 경우

---

14 우리나라 보건소는 어떤 지역사회 유형에 근거하여 설치되는가?

① 소속 공동체
② 대면공동체
③ 자원공동체
④ 문제해결공동체
⑤ 지정학적 공동체

➕해설 ⑤ 보건소는 시·군·구별 1개소씩 설치하기 때문에 행정구역 단위로 구분하는 지정학적 공동체로 볼 수 있다.

지정학적 공동체는 법적·지리적 경계로 정의된 지역사회로, 합법적인 지리적 경계를 기준으로 하는 행정적 관할구역 단위의 집단으로 특별시, 광역시, 시·군·구 등 행정구역, 보건소의 설립 기준이 된다.

15 윌리엄 라스본에 대한 업적으로 옳지 않은 것은?

① 비종교적 바탕 위에 최초의 방문간호단을 조직하였다.
② 영국의 리버풀에서 구역간호사업을 전개하였다.
③ 로빈슨(Robinson) 간호사를 고용하여 가난하고 병든 자들을 돌보게 하였다.
④ 나이팅게일의 영향을 받아 1859년 영국에 처음으로 구역공중보건간호협회를 조직하였다.
⑤ 구제사업소를 만들어 간호의 접근성을 높였으며 간호비용지불체계를 시작하였다.

➕해설 ⑤은 릴리안 왈드(Lillian Wald)에 대한 설명이다. 릴리안 왈드는 헨리가 구제사업소가 설립하였고 간호비용지불체계를 시작하는 계기를 만들었다.

[윌리엄 라스본(William Rathbone)]
1) 1859년 영국에서 최초의 비종교적 방문간호단을 조직하였다.
2) 로빈슨(Robinson)간호사를 고용하여 가난하고 병든 자들을 돌보게 하였다.
3) 영국 리버풀에서 간호사들을 훈련시켜 구역간호를 전개하였다.
4) 구역간호를 통해 담당구역 주민들의 건강요구에 대한 책임을 지며 다른 사람들을 위한 간호제공자의 역할과 사회개혁자로서의 역할을 수행하였다.
5) 윌리엄 라스본은 나이팅게일의 영향과 박애주의자들의 재정적 후원을 받아 1859년 영국에서 처음으로 공중보건간호협회를 조직하였다.

16 1980년 이후 우리나라 보건분야의 역사적 사실로 옳지 않은 것은? 2013

① 농어촌 등 보건의료를 위한 특별조치법 제정
② 국민건강증진법 제정
③ 지역보건법 개정(명칭변경)
④ 의료보험법 제정
⑤ 전 국민의료보험 실시

➕해설 ④ 의료보험법은 1977년에 제정되어 시행되었다.

　　　　1980년 농어촌 등 보건의료를 위한 특별조치법이 제정되었고 1977년에 건강보험이 도입 되고, 도입 이후 12년년 만인 1989년에 전 국민의료보험이 실시되었다. 1995년 국민건강증진법이 제정되고 보건 소법이 지역보건법으로 명칭이 변경되었다.

 공부하기

[지역사회간호시대(1980년대~현재)]

(1) 1980년 : 「농어촌 등 보건의료를 위한 특별조치법」 제정으로 읍·면 단위의 무의촌에 보건진료소 설치

(2) 1981년 : 보건진료소 설치 및 보건진료원 배치

　　① 지역사회의 일차보건의료 요구에 부응하는 포괄적 지역사회간호사업 수행

　　② 「산업안전보건법」 제정 : 보건담당자로서 간호사를 두도록 명시

(3) 1984년 : 보건지소에 공중보건의 배치 완료하여 공공보건조직에 의사인력을 지원

(4) 1985년 : 통합보건사업 실시, 군 단위 보건소에 간호인력을 배치하여 가족단위의 보건간호 제공

(5) 1989년 : 전국민 의료보험 실시

(6) 1990년 : 「산업안전보건법」 개정으로 산업장의 간호사가 보건관리자로 개칭

(7) 1991년 : 「학교보건법」 개정으로 양호교사의 직무로 학교에서의 일차보건 의료제공자로서의 역할과 독 자적인 역할 강조(보건교육, 보건지도, 환경위생관리 강화)

(8) 1994년 : 병원중심의 가정간호시범사업 시작

(9) 1995년 : 「국민건강증진법」 제정, 「보건소법」을 「지역보건법」으로 개정

(10) 2002년 : 양호교사가 보건교사로 개칭

(11) 2003년 : 전문간호사제도의 규정(「의료법」 제56조)

　　① 보건·마취·정신·가정·감염관리·산업·응급·노인·중환자·호스피스·종양·임상·아동분야로 전문 간호사의 자격을 구분

　　② 보건복지부령으로 종양·임상·아동분야 추가(2006년)

(12) 2008년 : 장기요양보험제도 실시

---

17 <보기>는 우리나라 지역사회 간호사업 발전에 기여한 관련법을 열거하였다. 제정된 순서대로 올바르게 나열한 것은? 2013

> 가. 보건소법 　　　　　　　　　 나. 학교보건법
> 다. 농어촌특별조치법 　　　　　 라. 국민건강증진법
> 마. 산업안전보건법

① 가 → 나 → 다 → 라 → 마
② 가 → 나 → 마 → 다 → 라
③ 가 → 다 → 나 → 라 → 마
④ 가 → 나 → 다 → 마 → 라
⑤ 가 → 다 → 나 → 마 → 라

 가. 보건소법 : 1956년
　　　나. 학교보건법 : 1967년
　　　다. 농어촌특별조치법 : 1980년
　　　라. 국민건강증진법 : 1995년
　　　마. 산업안전보건법 :1981년

공부하기

[우리나라 지역사회 간호사업의 발달사]	
1923년	로선복이 태화여자관에 보건사업부 설치
1946년	10월 서울 및 각 도의 대도시에 모범(시범)보건소 설립
1956년	12월 13일 「보건소법」 제정
1962년	9월 24일 「보건소법」 전면 개정, 보건간호사업은 보건소 중심으로 전국적인 차원으로 실시
1967년	「학교보건법」 제정
1980년	12월 「농어촌 등 보건의료를 위한 특별조치법」 제정, 읍·면 단위의 무의촌에 보건진료소 설치
1981년	보건진료소 설치 및 보건진료원 배치
1981년	「산업안전보건법」 제정
1991년	「학교보건법」 개정

18 로이(Roy)의 이론을 적용 시 사정해야 하는 것은?

2013

① 초점자극, 관련자극, 잔여자극
② 기본구조, 유연방어선, 정상방어선, 저항선
③ 내적·대인적·외적 스트레스원
④ 일반적·발달적·건강이탈 자가간호요구
⑤ 교환자원, 보상, 비용 또는 대가

 해설 ②는 뉴만의 건강관리체계이론에 대한 설명이고, ④는 오렘의 자가간호이론, ⑤는 교환이론에 대한 것이다.

로이(Callista Roy)가 개발한 적응이론은 간호의 대상인 인간은 주위 환경으로부터 끊임없이 자극을 받고 있으며 이러한 자극에 대하여 내부의 대처기전을 활용하여 적응 양상을 나타내는데, 이때 자극에 대해 긍정적으로 반응하기 위해서 인간 스스로가 환경 변화에 효과적으로 대응해야 한다고 보았다. 반응은 다시 회환되어 자극의 형태로 투입원이 된다.

✏️ **공부하기**

[로이의 적응이론]

1. 자극인간의 행동과 발달에 영향을 주는 모든 상황인 주위 여건이나 인간 내부에서 일어나는 상태 변화를 의미한다.

2. 대처기전(과정)조절기전 : 자극이 투입되었을 때 중추신경, 자율신경계 및 호르몬계에서 자율적으로 반응하는 대처기전이다.
   인지기전 : 자극이 투입되었을 때 인지적 정보처리과정, 학습, 판단, 정서과정을 통한 대처기전이다.
   적응양상 : 대처기전의 활동으로 나타나는 반응으로 생리적 양상, 자아개념 양상, 역할기능 양상, 상호의존 양상을 의미한다.

3. 반응 : 자극에 대한 대처기전의 활동 결과를 말한다.

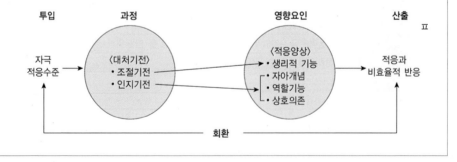

---

19 베티 뉴만(Betty Neuman)의 '건강관리체계이론'에 관한 설명으로 옳지 않은 것은? 2013

① 대상자는 환경과 상호작용하는 개방체계로서 서로 영향을 주고받으며 계속 변화한다.
② 간호란 스트레스에 대한 대상체계 반응에 영향을 주는 변수들에 대한 중재로서 개방 체계인 대상자의 변화에 목적을 두는 활동이다.
③ 일차예방이란 스트레스원이 의심되는 시점에서 시작되는 중세로 유연방어선과 정상방어선을 강화시키는 활동이다.
④ 이차예방이란 스트레스원이 저항선에 접함으로써 나타나는 증상을 감소시키고 저항선을 강화시키는 활동이다.
⑤ 삼차예방이란 기본구조가 파괴되었을 때 합리적인 적응정도를 유지하는 활동이다.

➕해설 이차예방이란 스트레스원이 정상방어선을 침입하여 저항에 도달함으로써 증상이 나타났을 때 시행하는 중재방법이다.
뉴만(Neuman) 모델의 기본구조의 핵심원은 모든 인간이 공통으로 가진 기본생존요인으로 구성되며 3가지의 선으로 둘러싸여 있다.

[건강관리체계이론의 3가지 방어선]
- 유연방어선(일차방어선) : 기본구조를 둘러싸고 있는 선 중 가장 바깥에 위치하여 외부자극으로부터 대상체계를 일차로 보호하는 쿠션과 같은 기능
- 정상방어선 : 저항선 바깥에 존재하는 것으로, 개인의 안녕상태나 또는 일상적으로 정상으로 고려되는 적응상태를 유지하기 위한 기능
- 저항선 : 기본구조를 보호하는 3개의 선 중 가장 내면적인 힘으로, 이 선이 외부에서 침입하는 스트레스원 때문에 무너지면 기본구조가 손상되어 생명이나 존재에 위협을 받게 되고, 이를 잘 중재하면 다시 재구성을 이루게 할 수 있다.

20 지역사회간호의 변화촉진자로서의 역할로 옳은 것을 잘 설명한 것은? 2011

① 지역사회 간호사업을 기획·조직·지휘·평가한다.
② 법적근거에 의하여 주민들의 입장을 지지한다.
③ 건강에 대한 무관심 상태를 분석하여 관심을 갖도록 한다.
④ 간호실무를 보다 효율적으로 하기 위한 자료수집 및 분석을 한다.
⑤ 지역사회 간호사의 능력밖에 문제 발생 시 적절한 기관을 소개한다.

➕해설 ③ 건강증진 활동에 전혀 관심이 없던 대상자를 변화시켜 행동에 변화를 주는 것은 변화촉진자의 역할이다.

[변화촉진자]
① 동기부여에 조력하여 변화의 수행을 돕는다.
② 대상자의 행동을 바람직한 방향으로 변화하도록 촉진한다.
③ 변화 상황에 작용하는 촉진요인과 방해요인을 확인한다.
④ 대상자의 건강에 대한 무관심한 상태를 분석하여 관심을 유도한다.

21 우리나라 지역사회보건의 발전양상을 설명한 것으로 옳은 것을 모두 고르면? 2011

> 가. 1960년대부터 가정간호사가 분야별 전문간호사로 법제화되었다.
> 나. 1970년대 후반에 건강증진개념이 도입되어 건강생활 실천사업이 시작되었다.
> 다. 1970년대부터는 공중보건 사업이 본격적으로 시작되면서 보건소를 중심으로 모자보건, 결핵관리, 전염병 예방사업을 중점적으로 수행하였다.
> 라. 1981년부터는 보건진료소에 보건진료원이 배치되었고 지역사회 일차보건의료 요구에 부응하는 포괄적인 지역사회간호사업을 수행하였다

① 가, 나, 다
② 가, 다
③ 나, 라
④ 라
⑤ 가, 나, 다, 라

➕해설 가) 2003년부터 가정간호사를 포함한 전문간호사가 법제화되었다.
　　　 나) 1995년 국민건강증진법이 도입되면서 건강증진개념과 더불어 본격적인 건강생활 실천사업이 시작되었다.
　　　 다) 1946년 광역적인 보건사업이 시작되면서 보건소를 중심으로 모자보건, 결핵관리, 가족계획 및 전염병 예방사업 등 보건간호를 수행하게 되었다.

22 지역사회 간호사업에서 지역사회 개념을 가장 잘 정의하고 있는 것은? 2011

① 주민의 개념과 동일한 것이다.
② 사회적 기능을 중심으로 모인 사람들의 집단이다.
③ 감각이나 감성이 중심이 되어 모인 공동체이다.
④ 단순한 행정단위와 같이 일정한 경계를 가진 지역주민을 말한다.
⑤ 비슷한 관심, 위치, 특성으로 함께 모여있는 인간의 공동체이다.

➕해설 ⑤ 공통적인 목표를 지닌 어느 특정한 시·공간에 있는 사람들의 집단을 지역사회로 정의할 수 있다.

　　　 [WHO의 지역사회 개념정의]
　　　 ㉠ 지리적 경계 또는 공동가치와 관심에 의해 구분되는 사회집단이다.
　　　 ㉡ 서로를 알고 상호작용하면서 특정 사회구조 내에서 기능한다.
　　　 ㉢ 새로운 규범, 가치, 사회제도를 창출한다.

23 주민을 대상으로 지역사회 간호를 제공하려고 할 때 고려해야 할 기본 원칙은? 2010

① 대상자의 요구에 근거한 지역사회 간호사업을 계획한다.
② 선택된 인구집단을 대상으로 국가가 정한 간호사업을 계획한다.
③ 질병치료를 주 목적으로 지역사회 간호사업을 계획한다.
④ 정부정책에 근거하여 이를 지원하기 위한 지역사회 간호사업을 계획한다.

➕해설 지역사회의 대상자는 각 지역사회에 속하는 주민으로 지역사회 간호는 무엇보다 대상이 되는 지역사회
주민의 요구를 고려하여 수행되어야 한다.

24 1980년 농어촌 등 보건의료를 위한 특별조치법이 공포되면서 일차보건의료를 담당하기 위
해 지역사회에 배치된 간호사는? 2010

① 보건간호사   ② 보건진료원
③ 노인전문간호사   ④ 가정전문간호사

➕해설 ② 현재는 정확한 명칭이 보건진료전담 공무원이며, 1980년 「농어촌 등 보건의료를 위한 특별조치법」
제정으로 읍·면 단위의 무의촌 지역에 보건진료소 설치 및 보건진료원이 배치되면서 지역사회간호사
의 역할이 확대되고 실무범위가 확장되는 계기가 되었다.

25 뉴만의 건강관리체계모형의 주요개념인 1차 예방으로 옳은 것은? 2010

① 학령전기 아동을 대상으로 손 씻기 교육을 하였다.
② 뇌졸중 환자의 자조모임에서 자가간호 교육을 실시하였다.
③ 30대 이상 여성에게 여성암 예방을 위한 자궁경부암 검진을 실시하였다.
④ 만성 천식아동을 대상으로 재입원율 감소를 위한 자가조절 천식프로그램을 교육하였다.

➕해설 ②④는 3차 예방이고, ③은 2차 예방에 해당된다.

📝 공부하기

[뉴만의 건강관리체계모형에 근거한 지역사회간호에의 적용]
(1) 일차예방
    ① 간호중재를 통해 스트레스원을 줄이거나 제거하는 활동을 한다.
    ② 스트레스 자체를 약화시키거나 중재할 수 없는 종류일 경우에는 유연방어선을 강화함으로써 스트레

스원이 정상방어선을 침범하지 못하게 보호한다.

③ 건강교육, 대상자의 식이조절, 적절한 운동, 수면 및 스트레스 대치전략 등이 이에 속한다.

(2) 이차예방

① 스트레스원이 정상방어선을 침입하여 이에 대한 반응이 이미 나타났을 때 저항선을 강화시키는 활동을 한다.

② 증상이 나타났을 때 시행하는 중재방법으로 우선적으로 증상을 완화시키거나 저항선을 강화시켜 스트레스원이 저항선을 뚫고 기본구조를 상하지 않게 한다.

③ 문제의 조기발견, 건강사정 및 진단, 문제해결을 위한 자원활용 및 의뢰가 이에 해당한다.

(3) 삼차예방

① 기본구조가 무너졌을 때 합리적인 적응 정도를 유지하는 것으로 재구성 과정을 돕는 중재활동을 한다.

② 스트레스원에 의하여 대상체계의 균형이 깨진 상태에서 체계의 균형상태를 재구성함으로써 바람직한 안녕상태로 되돌리기 위한 중재를 의미한다(재적응).

③ 새로운 삶의 양식에 적응하기 위한 재교육, 발생가능한 문제예방을 위한 재교육, 지역사회 차원의 재활사업 제공 등이 이에 속한다.

26 문제처리과정에서 도움을 주고 결과를 평가하는 지역사회간호사의 역할은? `2010`

㉠ 해결할 문제를 확인 및 이해
㉡ 선택된 해결방법을 확인하고 대상자를 도움
㉢ 해결할 범위를 정하는데 대상자를 조력
㉣ 선정된 해결방법을 평가하는데 대상자를 도움
㉤ 대상자가 문제해결 과정을 알도록 함

① 홍보자   ② 협력자
③ 상담자   ④ 교섭자
⑤ 알선자

➕해설 ③ 상담자의 역할에서 주의할 것은 대상자를 돕는 것이 주된 역할이며 결코 문제를 해결해주는 사람은 아니라는 것이다. 예를 들어 대상자의 문제를 상담을 통해 해결해준다라고 하면 틀린 내용이 된다.

[상담자(counselor, consultant)]
① 지역사회 주민의 건강문제에 대해 전문적인 지식과 기술을 기반으로 상담해준다.
② 가족이나 개인 등 대상자가 자신의 건강문제를 유리한 방향으로 결정하도록 돕는다.
③ 대상자가 선택한 해결방법을 스스로 확인·평가하는 것을 돕는다.
④ 대상자가 해결해야 할 문제를 확인하고 이해하며 문제해결 과정을 알도록 한다.

27 지역사회간호의 3대 구성요소로 바르게 짝지어진 것은?

2010

① 대상, 수단, 간호과정
② 목표, 대상, 활동
③ 대상, 활동, 수단
④ 대상, 간호과정, 적정기능수준
⑤ 목표, 수단, 기능연속지표

+해설 지역사회간호 개념 중 3대 구성요소는 목표, 대상, 활동이다.

 공부하기

[지역사회간호 개념틀]

(1) 지역사회간호대상 : 지역사회
(2) 지역사회간호활동 : 간호제공 및 보건교육과 관리
(3) 지역사회간호목표 : 지역사회의 적정기능 수준 향상
(4) 지역사회간호과정 : 지역사회간호대상과 지역사회간호활동과의 관계
(5) 지역사회간호수단 : 지역사회간호활동과 지역사회간호목표와의 관계
(6) 기능연속지표 : 지역사회간호대상과 지역사회간호목표와의 관계

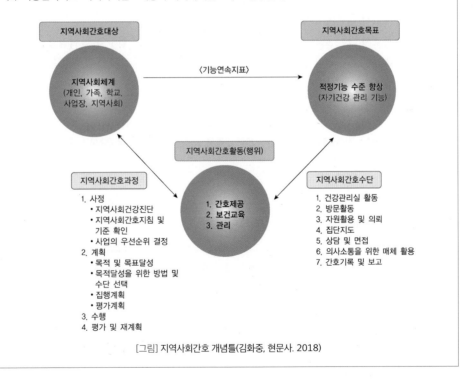

[그림] 지역사회간호 개념틀(김화중, 현문사. 2018)

UNIT 02 _ 기출응용문제

01 지역사회 간호의 역사에 관한 내용으로 맞지 않는 것은?

① 1956년 「보건소법」이 제정되었다.

② 1967년 「학교보건법」이 제정되어 양호교사의 직무가 구체화되었다.

③ 1964년 「보건소법」 전면 개정, 보건간호사업이 보건소 중심으로 전국적인 차원으로 실시되었다.

④ 1989년 의료보호와 함께 전국민의료보험을 시작하였다.

➕해설 1962년 : 「보건소법」 전면 개정되었고 보건간호사업이 결핵관리, 모자보건, 가족계획 사업이 보건소를 중심으로 전국적인 차원으로 실시되었다.

02 다음 지역사회간호사의 역할에 대한 설명으로 맞는 것은?

① 간호관리자가 되어 지역사회의 대표로서의 역할을 담당한다.

② 교육자로서 기관에서 쌓은 지식을 대상자에게 전달한다.

③ 알선자로서 다른 보건의료인과 동반자적 관계를 구축하고 업무를 협력적으로 추진한다.

④ 변화촉진자로서 건강증진에 도움이 되는 방향으로 의사결정을 하도록 돕는다.

➕해설 ① 지역사회의 대표로서의 역할을 담당하는 것은 대변자이다.
② 기관에서 쌓은 지식을 대상자에게 전달하는 것은 의사전달자의 역할이다.
③ 다른 보건의료인과 동반자적 관계를 구축하고 업무를 협력적으로 추진하는 것은 협력자의 역할이다.

03 다음에서 설명하고 있는 간호이론은 무엇인가?

> 간호가 존재하는 목적의 핵심은 바로 인간이며 간호를 기술하고 설명하기 위한 개념틀은 바로 전체적인 인간, 즉 전체 속에 있는 개인임을 주장하였다. 또한 간호과학이란 인간 발달의 본질과 방향에 대한 학문임을 강조하면서 인간은 환경과 끊임없이 물질, 에너지, 정보를 교환하는 살아있는 개방된 하나의 시스템으로 보았다.

① 오렘의 자가간호이론   ② 로이의 적응이론

③ 로저스의 인간중심이론   ④ 뉴만의 건강관리 체계이론

+해설 로저스의 이론은 인간고유성 이론 또는 인간환경이론이라고도 하며 지역사회간호에서 잘 다루어지지는 않으나 참고로 알아두면 도움이 될 수 있는 간호이론에 해당한다.

[로저스의 인간중심이론]
(1) 간호가 존재하는 목적의 핵심은 바로 인간이다.
(2) 간호를 기술하고 설명하기 위한 개념틀은 바로 전체적인 인간, 즉 전체 속에 있는 개인임을 주장
(3) 간호과학이란 인간 발달의 본질과 방향에 대한 학문임을 강조하면서 인간은 환경과 끊임없이 물질, 에너지, 정보를 교환하는 살아있는 개방된 하나의 시스템으로 보았다. 따라서 개방체제인 각 개개인은 보다 높은 차원의 삶을 향해서 계속 움직이며 발전한다.

04 영국의 구역간호협회가 구현한 근대 지역사회간호의 원리에 해당하는 것은?

① 종교활동과 간호활동의 통합
② 물질적 제공과 간호활동을 통합
③ 대상자 밀집 지역에 사업소를 설치
④ 간호사에게 지역사회 활동을 위한 특별교육 실시

+해설 윌리암 라스본은 1859년부터 비종교적 바탕위에서는 최초로 방문간호단을 조직하여 사회개혁을 실행하였다.

영국 구역간호 사업을 실시한 윌리엄 라스본이 제시한 근대 지역사회간호 원리는 다음과 같다.
첫째, 간호사에게 특별교육이 필요하다.
둘째, 순수한 간호를 제공해야 한다.
셋째, 간호사에 의한 종교개종은 금지한다.

05 우리나라 지역사회간호의 역사적 변천에 관한 설명으로 옳은 것은?

① 지역사회 간호사업은 1932년 로선복이 태화여자관에 보건사업부를 설치한 것이 시초이다.
② 2010년 노인장기요양보험법 제정 이후 간호사들에 의해 요양시설이 확충되고 시설운영에 참여하게 되었다.
③ 1980년 이후 시기에는 지역사회간호의 여러 실무영역이 발전되어 지역사회 간호사의 역할이 확대되고 실무범위가 확대되는 전환기이다.
④ 1945년에 제정된 보건소법이 1962년 개정된 이후 보건간호사업은 그 당시 가장 문제가 되었던 모자보건, 결핵관리, 가족계획사업 등이 주된 내용이었다.

+해설 ①은 1923년, ②는 2008년에 일어난 일이다.
④는 1956년에 보건소법이 제정되었고 1962년 전면개정되었으며 보건간호 시대에 주된 사업은 모자보건, 결핵관리, 가족계획이었다.

06 간호이론가들이 제시한 지역사회간호에 적용되는 간호목표에 관한 설명으로 옳은 것은?

① Freshman은 인간의 적응을 증진시키는 것을 간호목표로 보았다.
② Neuman은 간호대상자의 안정 상태를 이루는 것을 간호목표로 보았다.
③ Tinkham은 질병이 없는 신체적 정신적 사회적 안녕수준을 간호목표로 보았다.
④ Orem은 자가 간호능력과 자가 간호요구의 차이를 늘리는 것을 간호목표로 보았다.

➕해설 Neuman의 건강관리체계이론에서 간호대상자는 기본구조와 이를 둘러싼 3가지 방어선, 즉 정상방어선, 유연방어선, 저항선으로 형성된 체계를 의미한다. 또한 인간은 환경과 상호작용하는 개방체계이며 대상자는 개인, 가족, 지역사회 또는 집단이 되므로 지역사회간호 대상자를 모두 포함하고 있다. 그래서 뉴만의 건강관리체계이론은 다른 이론과 달리 간호활동을 예방을 위한 개념으로 설명하여 다른 어떤 이론보다 지역사회 영역에서 많이 활용되고 있다.

[뉴만의 건강관리체계이론 특징]
1) 뉴만(Neuman)은 간호대상인 인간을 총체적 인간으로 접근하여 생리적·심리적·사회문화적·발달적 그리고 영적 변수로 구성된 하나의 체계로 보았다.
2) 총체적 인간으로서의 체계는 생존의 필수요소로 구성되고 있는 기본구조와 이를 둘러싸고 있는 3가지 보호막으로 구성되어 있다.
3) 간호대상자에 환자 개인뿐 아니라 가족, 집단, 지역사회를 포함하고 있어 지역사회간호 분야 및 다양한 실무현장에 쉽게 적용할 수 있다.
4) 인간을 전체성, 상호작용, 변화의 특성을 지닌 시스템으로 간주하며 지속적으로 영향을 주는 스트레스 요인을 감소시키거나 대상자의 구성 여건을 강화시킴으로써 주어진 상황에서 최적의 기능을 수행할 수 있는 방향을 제시하고 있다.

07 지역사회간호의 차원 모형(dimensions model)의 중요 요인에 해당하지 않는 것은?

① 간호차원(dimensions of nursing)
② 건강차원(dimensions of health)
③ 건강관리차원(dimensions of health care)
④ 방어차원(dimensions of defense)

➕해설 **[차원 모형(dimensions model)의 개념]**
지역사회 간호실무는 최적의 건강목표 추구에 대상자와 간호사의 상호작용에 영향을 끼치는 3가지 차원(중요 요인)인 간호차원, 건강차원, 건강관리차원이 있다.
1) 간호차원(dimensions of nursing)
   인지차원 / 대인관계차원 / 윤리적 차원 / 기술차원 / 과정차원 / 반영차원
2) 건강차원(dimensions of health)
   생태학적 차원 / 정신적 차원 / 물리적 차원 / 사회적 차원 / 행동적 차원 / 보건체계차원
3) 건강관리차원(dimensions of health care, Leavell & Clark, 1965)
   ① 일차 예방차원:최적의 건강증진을 위하여 혹은 특별한 질병을 일으키는 원인으로부터 인간을 보호

하기 위해 고안된 방법이다. 일차 예방은 건강문제가 일어나기 이전에 행하는 활동이며, 건강증진과 건강보호의 영역을 포함한다. • 규칙적인 운동, 균형잡힌 식이, 보건교육, 예방접종 등
② 이차 예방차원:존재하는 건강문제를 조기발견하고, 조기치료하는 데 초점을 맞추며, 건강문제가 생긴 이후에 일어난다. • 집단검진 및 조기진단, 현존하는 질환의 치료 등
③ 삼차 예방차원:건강이 더 악화되는 것을 예방하고 최고의 건강수준으로 회복시키는 것이 목적인 활동이다. • 건강문제의 재발을 예방하고 불구된 기능을 재활시켜 사회에 잘 적응할 수 있도록 하는 단계(사회재적응 훈련, 자조집단 활용)

08 지역사회간호사의 역할확대 필요성에 관한 설명으로 옳은 것은?

① 의료인 간의 역할 중복을 피하고 간호를 제공하기 위함이다.
② 지역사회 간호대상자들이 간호업무를 많이 알고 있기 때문이다.
③ 지역사회 보건팀의 일원으로 다른 전문직과 협력적으로 일하기 위함이다.
④ 국민의 건강에 대한 관심이 커짐에 따라 증가하는 의료수요를 충족하기 위함이다.

＋해설 노인 인구 증가에 따른 인구 노령화와 만성질환의 증가 등으로 국민의 건강에 대한 관심과 요구가 커졌으며, 이에 따라 의료요구도가 증가하였다. 이러한 의료수요를 충족하기 위한 방안으로 전문직 간 역할과 관계에 변화가 필요하게 되었고 이에 간호사는 여러 분야에서 확대된 역할을 수행하게 된다.

09 <보기>에서 설명한 간호이론은?

• 간호목표 : 정상방어선 기초로 설명
• 간호행위 : 일차·이차·삼차 간호요구로 봄
• 간호대상 : 개인·지역·가족으로 설정

① 오렘의 자가간호이론   ② 로이의 적응이론
③ 길리스의 체계이론   ④ 뉴만의 건강관리체계이론

＋해설 지역사회간호에 적용하기 가장 적합한 뉴만의 건강관리체계이론에 대한 설명이다.

[건강관리체계이론의 개념]
(1) 건강관리체계이론에서 간호대상자는 기본구조와 이를 둘러싼 3가지 방어선, 즉 정상방어선, 유연방어선, 저항선으로 형성된 체계를 의미한다.
(2) 또한 인간은 환경과 상호작용하는 개방체계이며 대상자는 개인, 가족, 지역사회 또는 집단이 되므로 지역사회간호 대상자를 모두 포함하고 있다.
(3) 간호활동을 '예방활동을 위한 개념'으로 설명하여 다른 이론보다 지역사회영역에서 많이 활용되고 있다.

10 다음은 지역사회간호를 이루는 기본요소들이다. 연결이 바르게 이루어진 것은?

	대상	간호행위	간호목표
①	지역사회	간호행위, 간호원리	건강유지증진
②	가족	간호제공, 보건교육	질병치료, 불구예방
③	가족	보건교육, 간호관리	수명연장, 건강증진
④	지역사회	간호제공, 보건교육	적정기능 수준향상

➕ 해설 지역사회간호에서 가장 궁극적인 간호목표는 "적정기능 수준향상"이다. 이러한 문제가 나오는 경우에는 우선적으로 목표가 맞게 되어있는지를 확인하고 이후 다른 요소들을 확인하면 시간을 절약할 수 있다.

[지역사회간호 기본 개념도]

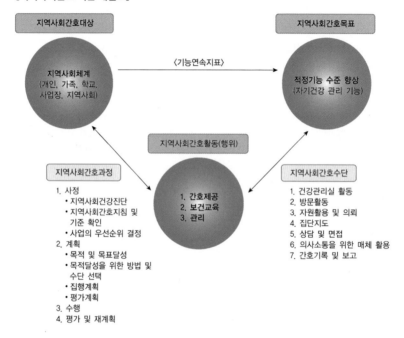

11 다음 중 연결이 바르게 이루어지지 않은 것은?

① Mary Robinson:자선단체인 우정의 방문자회 조직

② St. Vincent de Paul:자선수녀단을 창설

③ Lillian Wald:Henry Street Settlement(헨리가 구제사업소) 설립

④ William Rathbone:비종교적인 사업의 방문간호사업을 최초 실시

➕ 해설 1859년 라스본(William Rathbone)은 영국에서 비종교적인 바탕에서 최초의 방문간호단을 조직하였다.

로빈슨(Robinson)은 라스본이 방문간호사를 구성할 때 고용했던 간호사이다. 라스본은 구역간호협회를 조직하고 간호사를 고용하여 조직적으로 가난하고 병든 자들을 돌보게 하였다.

12 동대문 부인병원 간호부양성소를 졸업하고 1942년 서울 태화여자관에서 선교간호사 로젠버거(한국 이름 로선복)와 함께 보건간호사업을 시작한 간호사는 누구인가?

① 한신광   ② 이금전
③ 서서평   ④ 이효경

➕해설 한신광은 로젠버거(로선복) 선교간호사와 함께 가가호호 방문간호를 하여 환자들을 간호였고 모자보건의 증진을 위해 헌신적으로 일했다.

13 다음 중에서 가장 먼저 일어난 사건은 무엇인가?

① 노인장기요양보험의 전면 실시
② 양호교사의 명칭이 보건교사로 개칭
③ 보건소법을 지역보건법으로 전면개정
④ 일차보건의료를 위한 보건진료소 설치

➕해설 ④ 1980년 농어촌보건의료를 위한 특별조치법을 공포하여 일차보건의료를 제도화하고, 1981년부터 전국 보건진료소에 보건진료원을 배치하기 시작하였다.
① 노인장기요양보험은 2008년 전면 실시되었다.
② 보건교사로 명칭이 바뀐 것은 2002년이다.
③ 보건소법이 지역보건법으로 전면개정된 것은 1995년이다.

14 로이(Roy)의 이론을 적용 시 사정해야 하는 것은?

① 초점자극, 관련자극, 잔여자극   ② 기본구조, 유연방어선, 정상방어선, 저항선
③ 교환자원, 보상, 비용 또는 대가   ④ 일반적·발달적·건강이탈 자가간호요구

➕해설 로이(Callista Roy)가 개발한 적응이론은 간호의 대상인 인간은 주위 환경으로부터 끊임없이 자극을 받고 있으며 이러한 자극에 대하여 내부의 대처기전을 활용하여 적응 양상을 나타내는데, 이때 자극에 대해 긍정적으로 반응하기 위해서 인간 스스로가 환경 변화에 효과적으로 대응해야 한다고 보았다. 반응은 다시 회환되어 자극의 형태로 투입원이 된다.

15 P시와 S시 사이에 터널 공사로 인한 소음으로 문제를 겪고 있을 때 소음 해결을 위해 모인 것은 무슨 공동체인가?

① 소속 공동체
② 생태학적 공동체
③ 문제해결 공동체
④ 지정학적 공동체

+해설 터널 공사로 인해 P시와 S시가 모두 소음으로 인한 피해를 입고 있으므로 시, 공간을 같이 사용할 때 발생한 문제를 해결하기 위한 공동체는 구조적 지역사회의 문제해결 공동체로 볼 수 있다.
이러한 문제 유형에서 정답을 선택할 때 자원활용 범위를 경계로 모인 집단인 자원공동체와 혼돈을 가질 수 있으므로 주의해야 한다.
기능적 지역사회의 자원공동체는 시, 공간의 영향을 덜 받으므로 이러한 차이를 구별하여 문제를 풀기 바란다.

지역사회의 분류 : 구조적 지역사회 / 기능적 지역사회 / 감정적 지역사회 / 경제적 지역사회
① 소속 공동체 - 감정적 지역사회
② 생태학적 공동체 - 구조적 지역사회
④ 지정학적 공동체 - 구조적 지역사회

16 지역사회간호사가 사업을 진행할 때 지역주민이 변화를 잘 수용할 수 있도록 하는 것은?

① 지역주민에게 동의를 구하고 사업에 지역주민을 참여시킨다.
② 사업시기를 소개하고 활용가능한 자원을 확보한다.
③ 지역주민의 신뢰성을 얻는다.
④ 사업장소를 소개하고 장애를 점검한다.

+해설 지역사회 참여란, 주민들이 지역사회 일반적인 문제와 관련된 결정에 대하여 권력을 행사하는 과정을 의미한다. 지역사회 주민에게 동의를 구하여 수용성을 높이는 것은 변화를 이끌기 위해 필수적이다.

17 로이이론에서 지역사회간호에 적용되는 간호목표는 무엇인가?

① 인간의 환경에의 적응양상을 활성화한다.
② 대상자가 자가간호를 수행하게 한다.
③ 대상자 상호간의 관계를 변화시킨다.
④ 대상자에 대한 외부자극을 감소시킨다.

+ 해설 **[로이(Roy)의 적응이론의 지역사회간호 적용]**

(1) 적응이론은 개인을 주요 대상으로 하여 적응기전을 중심으로 개발된 이론이다.

(2) 가족이나 지역사회 단위의 접근보다는 지역사회나 가족 내의 환자를 중심으로 하는 개인 접근에 쉽게 적용될 수 있다.

(3) 간호의 목표는 인간이 포함된 총체적 상태인 적응의 상태를 유지하는 것이다.

(4) 간호활동은 자극 자체를 감소시키거나 내적 과정인 적응양상에 영향을 주어 자극에 대해 적응반응을 나타낼 수 있도록 돕는 것이다.

18 릴리안 왈드(Lillian Wald)에 관한 설명으로 옳지 않은 것은?

① 1912년 공중보건간호사회를 발족하고 초대회장을 역임하였다.

② 헨리가 미국 뉴욕에 빈민구호소를 설치하여 간호접근성을 높였다.

③ 지불능력이 있는 가족에게 간호비용을 받음으로써 간호비용지불제도를 시작하였다.

④ 나이팅게일의 영향을 받아 영국에서 처음으로 구역공중보건간호협회를 조직하였다.

+ 해설 ④ 나이팅게일의 영향과 박애주의자들의 재정적 후원을 받아 1859년 영국에서 처음으로 구역공중보건 간호협회를 조직한 인물은 윌리엄 라스본이다.

[릴리안 왈드(Lillian Wald)]

(1) 헨리가 미국 뉴욕의 빈민구호소에서 방문간호사업 시작

(2) 가난한 사람을 간호하고, 생활환경 위생문제, 직장문제, 경제적인 문제 등을 지원함으로써 감염질환으로 인한 사망률을 감소

(3) 1912년에는 공중보건간호사회를 발족하여 지역사회 중심의 보건간호사 조직 구성

(4) 구제사업소를 통해서 지역주민 가정을 방문하여 간호의 접근성을 높임

(5) 체계적이고 비종교적이며 전문적인 방문간호사에 의해 실시

(6) 서비스료를 받고 간호 실시

19 20세기 초 미국에서 보건간호사회를 발족하고, 간호사를 조직하여 뉴욕시 인플루엔자 유행 시 사망률을 낮추는데 크게 기여하였으며 뉴욕시에 학교간호사를 배치하고 최초로 지역사회 간호프로그램을 시작하도록 하는 등 지역사회 간호 발전에 업적을 남긴 사람은 누구인가?

① 릴리안 왈드(L. Wald) ② 마가렛 생거(M. Sanger)

③ 쉐핑 (E. J. Shepping) ④ 로젠버그 (Rosenberger)

+ 해설 릴리안 왈드는 미국 지역사회간호의 발전에 지대한 공헌을 한 지도자이다. 다른 인물들은 일제강점기 지역사회 간호 발전에 기여했던 외국인 선교간호사들이다.

20 지역사회간호사의 역할 중 의뢰자의 역할로 옳지 않은 것은?

① 지역사회 자원에 대한 정보수집　　② 해결할 문제 확인 및 이해
③ 의뢰에 대한 추후관리　　　　　　④ 의뢰의 요구와 적합성을 결정

＋해설 의뢰자는 알선자의 역할을 의미하며, 보기 외에도 의뢰수행 등의 역할을 한다.

　[자원의뢰자/알선자]
　(1) 대상자의 문제가 스스로 해결할 수 있는 범위에서 벗어난 경우 유용한 기관에 의뢰
　(2) 대상자의 문제가 전문적인 조치를 필요로 한다고 인식되는 경우 유용한 기관이나 자원에 의뢰
　(3) 지역사회 자원에 대한 정보수집
　(4) 의뢰의 요구와 적합성을 결정

21 지역사회 기능 중 지역사회가 그들이 공유하는 일반적인 지식, 사회적 가치, 행동 양상들을
　　새로 창출하고 전달하는 기능은?

① 경제적 기능　　　　　　　　　② 사회통제의 기능
③ 사회통합의 기능　　　　　　　④ 사회화 기능

＋해설 **[지역사회 기능]**
　(1) 경제적 기능 : 생산 · 분배 · 소비
　(2) 사회화 기능 : 공유하는 지식, 사회적 가치, 행동 양상
　(3) 사회통제의 기능 : 규범, 사회통합은 공동문제해결 위해 공동 노력
　(4) 상부상조 기능 : 상호간의 지지 · 조력

22 다음 중 지역사회개발보건원을 만들고 지역사회보건사업을 시작하여 이후 [한국보건개발원
　　법] 제정에 바탕을 주었던 사람은 누구인가?

① 쉐핑 (E. J. Shepping)　　　　　④ 시블리(John R. Sibley)
③ 로젠버그 (Rosenberger)　　　　② 마가렛 생거(M. Sanger)

＋해설 **[우리나라의 일차보건의료와 보건진료원]**
　(1) 1969년 선교사 시블리(John R. Sibley) 박사가 거제도에서 지역사회개발보건원을 만들고 지역사회
　　　보건사업을 시작함 → 지역보건사업의 출발점
　(2) 1975년 12월 31일 「한국보건개발원법」 제정
　(3) 1976~1980년 한국보건개발연구원을 설립하여 강원도 홍천군, 전북 옥구군, 경북 군위군을 대상
　　　으로 공중보건의 보건소 및 보건지소 배치와 보건진료원을 면 이하 단위에 배치하는 등 5년간의

시범사업을 실시하였다.

(4) 1980년 12월 31일 「농어촌 등 보건의료를 위한 특별조치법」 공포. 이 법에 의해 보건소, 보건지소, 보건진료소(보건진료원, 마을건강원)로 이어지는 일차보건의료체계 확립

23 지역사회간호사가 지역사회간호사업을 수행하는 데 대상자들이 사업에 대해 물질적·비물질적 보상을 받을 때 상호작용이 긍정적으로 지속된다는 이론은?

① 체계이론
② 기획이론
③ 교환이론
④ 상호작용이론

➕해설 교환이론은 인간의 행동을 타인과의 대가(cost) - 보수(reward)의 교환과정으로 취급하는 이론으로서 인간의 행동에 관한 사회적 상호작용을 바탕으로 한 분석방법이다.
교환이론은 간호수행 시 가장 많이 적용되는 이론이며, 교환과정에서 지역사회간호사는 지역사회 주민을 수혜자 입장이 아닌 서로 대등한 입장에서 접근한다.

24 다음 중 적정기능 수준 향상의 의미로 옳은 것은 무엇인가?

① 주민들의 환경위생을 향상시키는 것이다.
② 주민들이 보건에 관한 지식을 향상시키는 것이다.
③ 주민들이 매사에 적응을 잘 할 수 있는 것이다.
④ 주민들이 자신들의 건강문제를 스스로 해결할 수 있는 기능수준을 향상시키는 것이다.

➕해설 지역간호의 목표인 적정기능 수준 향상은 주민들 스스로 건강문제를 해결할 수 있도록 기능수준을 향상시키는 것으로서 이러한 유형의 문제는 출제빈도가 높으므로 정확한 개념을 숙지해야 한다.

25 다음 중 전문간호사 영역만으로 묶인 것은?

① 정신전문간호사, 가정전문간호사, 마취전문간호사, 보건전문간호사
② 종양전문간호사, 조산사, 보건영역 전문간호사, 임상전문간호사
③ 질관리 전문간호사, 보건심사 전문간호사, 아동전문간호사, 산업전문간호사
④ 건강증진 전문간호사, 응급전문간호사, 호스피스 전문간호사, 노인전문간호사

➕해설 전문간호사는 임상경험이 풍부하고 질적 수준이 높은 전문간호사를 양성, 배출하기 위해 도입되었다.

[전문간호사]
(1) 근거법 :「의료법」제56조의 전문간호사 조항과 「의료법 시행규칙」 제54조 전문간호사의 자격구분 및 기준에 의한다.
(2) 13종 분야 : 보건, 마취, 정신, 가정, 감염관리, 산업, 응급, 노인, 중환자, 호스피스, 임상, 종양, 아동

26 1920년대 한신광과 로선복(Rosenberger)이 태화여자관을 기반으로 시행한 보건사업의 주요 영역은?

① 모자보건사업   ② 성인 재활사업
③ 치매노인관리사업   ④ 금연사업

+해설 1942년 한신광과 로선복(Rosenberger)은 서울 인사동의 태화여자관에서 모자보건을 중심으로 하는 간호사업을 시작하였다.

27 미국 뉴욕시의 헨리가 빈민구호소에서 시행된 방문간호사업의 역사적 의미는?

① 조세에 의한 사업 제공
② 간호요구가 있는 지역에 사업소를 설치하여 접근성을 높임
③ 종교활동과 간호사업을 병행하여 효율성을 높임
④ 의사, 간호사, 물리치료사 등 학제간 협동을 강조

+해설 헨리가 빈민구호소는 자선기금을 바탕으로 환자와 가족에게 간호서비스 제공 비용을 받았으며, 1차 예방사업을 위주로 하였고, 종교활동을 내세우지 않았다. 또한 가난한 이주민이 집단으로 거주하며 보건복지 사정이 열악한 헨리가에 사업소를 설치하여 지역주민의 접근성을 높였다.

28 다음의 지역사회간호사의 역할 중 관리자의 역할에 해당하는 것은?

① 수술환자 드레싱
② 건강전시회 개최
③ 보건소 임산부교실 운영
④ 독거노인 기초생활수급을 위한 사회복지 의뢰

+해설 [지역사회간호사의 관리자 역할]
(1) 지역사회간호사는 지역사회의 다양한 보건의료서비스를 적합한 유형으로 연계시키는 관리자로서의

역할을 담당한다.
(2) 가족의 간호를 감독하고, 업무량 관리, 건강관리실 또는 보건실 운영, 지역사회보건계획을 수립하는 것이 관리자의 역할에 해당된다.

29 다음 중 다문화가정을 간호하기 위해 가장 요구되는 지역사회간호사의 역할은?

① 비판적 사고력을 기른다.
② 문화적 차이를 이해하고 고려한다.
③ 파트너십을 통한 갈등조절을 한다.
④ 지역네트워크를 형성하여 소통한다.

+해설 다른 보기도 다문화가정의 간호를 위해 요구되는 지역사회간호사의 역할로 볼 수 있으나 문제에서 원하는 것은 가장 요구되는 역할이므로 무엇보다 문화적 차이를 이해하고 고려하는 것이다.

[다문화가족]
(1) 특성
　　㉠ 「다문화가족지원법」(2008년 3월 21일 제정)에 따른 다문화가족은 여성결혼이민자(혹은 귀화자) 와 한국인으로 이루어진 가족을 말한다.
　　㉡ 다문화가족의 범주
　　　• 여성결혼이민자가족 : 한국인 남자와 외국인 여자, 외국인 남자와 한국인 여자
　　　• 외국인근로자가족 : 한국에서 결혼 또는 본국에서 결혼 후 한국으로 이주한 가족
　　　• 북한이탈주민가족 : 북한 태생으로 한국 입국, 한국에서 한국인과 결혼 또는 외국인과 결혼해 형 성된 가족
　　　• 1인외국인가족 : 외국인 근로자나 외국인 유학생
(2) 문제
　　㉠ 언어소통의 문제
　　㉡ 문화적응 스트레스 : 한국인의 편견과 차별, 불공평한 대우, 고향과 부모님에 대한 그리움, 낯선 환경에서의 생활, 정체성의 혼란 등
　　㉢ 가족갈등 : 남편의 권위적 태도, 순종과 복종을 강요하는 시부모님
(3) 간호중재
　　㉠ 언어적응
　　㉡ 문화적응
　　㉢ 결혼적응

30 1920년대 우리나라에서 태화여자관에 보건사업부를 설치하고 간호사를 초빙하여 임산부 위생, 아동의 위생지도, 가정방문 등 감염병예방과 환경위생사업을 실시했던 선교사는?

① 릴리안 왈드(Lillian Wald)
② 뵈베(Pheobe)
③ 로선복(Elma T. Rosenberger)
④ 윌리엄 라스본(W. Rathbone)

① 릴리안 왈드 : 헨리가에 세운 구제사업소
② 뵈베 : A.D 60년경의 여집사
③ 로선복(Elma T. Rosenberger) : 1923년 태화여자관에 보건사업부 설치
④ 윌리암 라스본 : 1859년 영국 최초의 비종교적 방문간호사 조직

31 지역사회간호사의 역할 중 대상자가 해결할 문제 확인 및 이해, 선택된 해결방법 확인, 해결 범위 확정, 해결방법 평가 등을 돕는 역할은?

① 변화촉진자
② 상담자
③ 교육자
④ 사례관리자

➕해설 ① 변화촉진자 : 변화를 위한 동기부여에 조력, 변화의 수행을 도움
② 상담자 : 대상자가 해결해야 할 문제를 확인하고 이해하며 문제해결 과정을 알도록 함
③ 교육자 : 대상자의 교육요구 사정, 보건교육 계획, 보건교육 수행, 보건교육 결과 평가
④ 사례관리자 : 사정, 계획, 수행, 평가과정과 가능한 자원과의 의사소통을 이용하여 개인의 건강요구를 충족함으로써 질적 비용 효과를 높이는 사업에 협력하는 것

32 다음 중 지역사회간호의 대상으로 옳지 않은 것은?

① 지역사회간호의 대상은 지역사회이다.
② 가족의 상위체계는 가족구성원이며 하위체계는 지역사회이다.
③ 지역사회간호의 대상에는 가족, 집단 등이 포함된다.
④ 결핵관리 대상집단은 지역사회 간호집단의 중요한 간호대상이다.

➕해설 ② 가족은 지역사회의 하위체계이자 가족구성원의 상위체계이다.

33 다음 중 지역사회간호사의 역할 중 가장 장기적인 효과를 얻을 수 있는 것은?

① 지역사회 주민들의 건강 관련 행위에 대한 계몽교육
② 지역사회 주민들의 환자들에 대한 집중적인 간호 제공
③ 역학조사를 통한 문제 발견과 원인규명
④ 지역사회 주민들의 예방접종

34 우리나라의 사회적 변화와 지역사회간호의 연관성에 관한 설명으로 바른 것은?

① 현대의 핵가족화 및 개인주의 경향은 보건의료의 사회적 책임을 증가시켜 공공보건사업을 축소시킨다.
② 의료불평등을 해결하기 위한 방안으로 정부는 의료법을 제정하였다.
③ 대한민국 정부가 수립되면서 간호기구가 확대되어 간호사업이 발전되었다.
④ 의료자원의 도시 편중으로 농촌지역에 일차보건의료를 도입하였다.

╋해설 ① 핵가족화와 개인주의 경향은 국가의 보건의료에 대한 책임을 증대시켰으며 이로 인해 공공의료 및 국가중심의 공공보건사업을 점차적으로 확대시키고 있다.
② 의료불평등의 해소를 위해 정부는 의료보험법(국민건강보험법)을 제정하였다.
③ 대한민국 정부 수립 이후 간호관련 기구는 축소되었으며 간호사업이 위축되는 암흑기를 맞이하게 된다.

35 다음에서 설명하는 역할은 무엇인가?

> 무분별하게 여러 병원을 돌아다니며 진료를 받고 약을 남용하는 독거노인에게 지역사회간호사가 보건의료서비스의 이용을 조정하고 자원의 활용을 통해 대상자의 요구를 충족시키고 비용을 최소화하기 위해 노력하였다.

① 대변자의 역할
② 상담자의 역할
③ 협력자의 역할
④ 사례관리자의 역할

╋해설 [사례관리자(case manager)]
① 사례관리자는 오래 전부터 지역사회간호의 통합된 구성요소로 많은 대상자 중심의 역할을 함축하고 있는 포괄적인 역할이다.
② 지역사회간호사는 지역사회의 다양한 보건의료서비스를 적합한 유형으로 연계시키는 관리자로서의 역할을 담당한다.
③ 사례관리자의 역할은 자원과 서비스를 연계하여 통합적으로 제공함으로써 양질의 의료를 적정하게 제공함은 물론 비용감소의 효과를 추구한다.

CHAPTER **02**

지역사회보건행정

UNIT 01 _ 최신기출문제

01 <보기>에서 설명하는 의료비 지불제도로 가장 옳은 것은?   2020

> <보기>
> • 진단, 치료, 투약과 개별행위의 서비스를 총합하여 의료행위를 한 만큼 보상하는 방식이다.
> • 서비스 행위에 대한 보상을 일단 점수로 받고, 그 점수들을 일정비율에 의해서 금액으로 환산하여 의료비 총액을 계산하는 방법인 점수제의 형태로 많이 사용된다.
> • 종류로는 시장기능에 의해 수가가 결정되는 관행수가제와 정부와 보험조합의 생산원가를 기준으로 계산한 후 의료수가를 공권력에 의해 강제 집행하는 제도수가제가 있다.
> • 장점으로 의료인의 자율성 보장, 양질의 서비스 제공을 들 수 있다.

① 인두제 　　　　　　　　　　　② 봉급제
③ 행위별수가제 　　　　　　　　④ 총액예산제(총괄계약제)

➕해설 **[행위별수가제(FFS ; Fee - For - Service)]**
　㉠ 제공된 진료내용과 진료의 양에 따라 진료보수가 결정되는 방식이다.
　㉡ 제공된 의료서비스의 단위당 가격에서 서비스의 양을 곱한 만큼 보상하는 방식이다.
　㉢ 자유경쟁 시장주의 국가인 한국, 미국, 일본 등에서 채택하고 있다.
　㉣ 장·단점

장점	단점
• 의료서비스의 양과 질이 확대 • 의료인의 재량권 및 자율권 보장 • 첨단 의학 및 과학기술의 발달 유도 • 의료수가 결정에 적합 • 환자와 의사의 원만한 관계유지 • 의사의 생산성 증가	• 의사의 행위가 수입과 직결되므로 과잉진료 및 의료남용 우려 • 과잉진료를 막기 위해 심사, 감사 등의 방법을 동원되어 행정적으로 복합적인 문제 발생 • 의료인과 보험자 간의 갈등 • 기술지상주의로 예방보다는 치료에 집중 • 상급병원으로 후송을 기피하여 지역의료 발전 저해

02 UN에서 발표한 새천년개발목표(Millennium Development Goals, MDGs)에 해당하지 않는 것은?

2020

① 절대빈곤 및 기아 퇴치
② 모든 사람의 건강한 삶을 보장하고 웰빙을 증진
③ 보편적 초등교육 실현
④ 지속가능한 환경의 확보

➕해설 새천년개발목표(Millennium Development Goals, MDGs)는 UN에서 2000년에 채택된 의제로, 2015년까지 세계의 빈곤을 반으로 줄인다는 내용을 담고 있다.

[8대 목표 및 목표별 주요 지표]
1. 절대빈곤 및 기아 근절 - 1일 소득 1.25달러 미만 인구 반감
2. 보편적 초등 교육 실현 - 모든 혜택 부여
3. 양성평등 및 여성능력의 고양 - 모든 교육수준에서 남녀차별 철폐
4. 아동사망률 감소 - 5세 이하 아동사망률 2/3 감소
5. 모성보건 증진 - 산모사망률 3/4 감소
6. AIDS, 말라리아 등 질병 예방 - 말라리아와 AIDS 확산 저지
7. 지속가능한 환경 확보 - 안전한 식수와 위생환경 접근 불가능 인구 반감
8. 개발을 위한 글로벌 파트너쉽 구축 - MDGs 달성을 위한 범지구적 파트너쉽 구축

03 고혈압에 대한 2차 예방 활동으로 가장 옳은 것은?

2020

① 금연
② 체중조절
③ 직장 복귀
④ 고혈압 검진

➕해설 고혈압 검진을 통해 불건강 상태를 조기에 발견하는 것은 2차 예방에 해당한다.
① 일차예방 : 질병 발생을 막고 건강을 증진시킨다.
② 이차예방 : 개인 또는 인구집단의 불건강 상태를 조기에 발견하여 조치한다.
③ 삼차예방 : 이미 발병한 질환에 대해 기능장애를 줄이고 질병의 고통을 완화시키는 데 목적을 둔다.

04 우리나라 보건의료제도에 대한 설명으로 가장 옳지 않은 것은?

2019

① 민간보건의료조직이 다수를 차지한다.
② 환자가 자유롭게 의료제공자를 선택할 수 있다.
③ 국민의료비가 지속적으로 증가하고 있다.
④ 예방중심의 포괄적인 서비스가 제공되고 있다.

+ 해설 우리나라의 의료전달체계는 자유방임형으로 예방 측면보다 치료 측면에 치중하고 있으며, 보건복지부와 행정안전부의 통제에 의한 다원적인 보건행정관리체계를 이루고 있어 보건행정에 대한 통제가 동시에 이루어지고 있다.

공부하기

우리나라의 보건의료 제공체계는 단계화와 지역화의 원칙에서 상당히 벗어나 있으며 다음과 같은 특징과 문제점이 있다.
(1) 국민의료비의 지속적인 증가
  ① 소득 수준 향상, 건강에 대한 욕구 증대
  ② 국민건강보험의 보장성 강화에 따른 의료이용 증대
  ③ 의료공급자에 의한 과잉진료 및 수요창출행위
  ④ 비효율적인 소비형태
  ⑤ 3차 진료기관 등 대형병원으로의 환자 집중
  ⑥ 의료기관 간의 기능 및 역할의 미분화
(2) 민간 위주의 의료공급체계로 공공보건의료의 취약함
  ① 의료기관의 90% 이상을 민간부문이 소유하고 있어서 의료비 지불수단이 취약한 저소득층에게 불리하다.
  ② 민간의료기관 간의 과도한 경쟁으로 합리적인 기능분담이 이루어지지 못하고 있다.
  ③ 필요 이상의 보건의료서비스 제공으로 자원의 낭비와 국민의료비 상승이라는 부작용을 초래하고 있으며 민간과 공공부문 상호 간 경쟁관계로 협조 또는 보완관계가 이루어지지 못하고 있다.
  ④ 공공부문의 의료서비스는 시설, 기관 등 자원의 양적·질적 미흡 등으로 독자적인 전달체계가 운영되지 못하고 있다.
(3) 대형병원 및 전문의료 위주의 의료정책
  1차 의료에 대한 불신으로 환자들은 간단한 질환임에도 종합병원을 찾게 되며, '의료인 고르기 현상(doctor shopping)'이 성행하고 있다.
(4) 보건의료공급자 간 기능의 미분화와 무질서한 경쟁
  ① 전문의와 일반의의 역할 및 기능이 분명하지 않고 병원과 의원의 기능이 미분화되어 의원에 입원병상이 있고, 병원에 대규모의 외래파트가 있다.
  ② 의료제공자 간의 기능 미분화와 무질서한 경쟁은 보건의료이용 선택 시 혼란을 가중시키고 보건의료서비스의 중복과 낭비를 초래한다.
(5) 포괄적인 의료서비스의 부재
  민간의료기관이 대부분을 차지함으로써 포괄적인 의료서비스가 제공되기보다는 치료 위주의 병원 의료서비스가 제공되어 왔다.
(6) 의료기관 및 의료인력의 지역 간 불균형 분포
  병원과 의료인력의 도시집중 현상이 두드러져 의료기관의 80% 이상이 도시에 집중되어 있다.
(7) 공공의료분야의 다원화
  보건의료분야의 관장부서가 다원화되어 보건복지부, 교육부, 안전행정부, 국방부, 고용노동부 등의 보건의료의 기획과 집행, 책임과 권한이 분산되어 있다.

이 외에도 지역보건기획의 결여, 후송체계의 결여 등을 들 수 있다.

05 우리나라 노인장기요양보험에 관한 설명으로 가장 옳은 것은?

① 국민건강보험 재정에 구속되어 있어서 재정의 효율성을 제고할 수 있다.
② 「국민건강보험법」에 의하여 설립된 기존의 국민건강보험공단을 관리운영기관으로 하고 있다.
③ 재원은 수급대상자의 본인부담금 없이 장기요양 보험료와 국가 및 지방자치단체 부담으로 운영된다.
④ 수급 대상자는 65세 이상의 노인 또는 65세 미만의 자로서 치매, 뇌혈관성질환, 파킨슨병 등 노인성 질병을 가진 자 중 6개월 이상 병원에 입원하고 있는 노인이다.

➕해설 노인장기요양보험은 고령이나 노인성 질병 등의 사유로 일상생활을 혼자서 수행하기 어려운 노인 등에게 신체활동 또는 가사활동 지원 등의 장기요양급여를 사회적 연대 원리에 따라 제공하는 사회보험을 말한다.

 공부하기

[노인장기요양보험의 필요성]
① 인구 고령화로 인한 치매, 중풍 등 보호가 필요한 노인의 수가 급격히 증가하고 있다.
② 장기입원으로 인한 노인의료비가 증가하고 있다.
③ 저출산, 이혼, 핵가족화, 여성의 사회활동 확대 등으로 가족간호에 어려움이 있다.
④ 노인 수발 비용이 과중되어 가계경제에 부담을 주고 있다.

구분	노인장기요양보험	국민건강보험
수급자	65세 이상 노인 또는 65세 미만 노인성 질환자	전 국민
목적	고령이나 노인성 질병 등으로 인하여 일상생활을 혼자서 수행하기 어려운 노인 등에게 신체활동 또는 가사지원 등의 요양서비스 제공	질병·부상에 따른 예방·진단·치료·재활 및 출산·사망 및 건강증진 서비스 제공
이용절차	국민건강보험공단에 요양인정신청서 제출 → 요양등급판정을 받아야 함(5등급 분류)	건강보험증 지참하여 의료기관 방문
수가	• 시설급여는 20%, 재가급여는 15% 본인이 부담 • 기타의료급여수급권자 등은 각각 1/2로 경감(시설 : 10%, 재가 : 7.5%) • 국민기초생활수급권자는 무료	본인일부부담금 20%
관리·운영	국민건강보험공단	

06 「지역보건법」상 보건소의 기능 및 업무를 <보기>에서 모두 고른 것은? `2019`

> <보기>
> ㄱ. 건강 친화적인 지역사회 여건의 조성
> ㄴ. 지역보건의료정책의 기획, 조사 · 연구 및 평가
> ㄷ. 국민보건 향상을 위한 지도 · 관리
> ㄹ. 보건의료 관련기관 · 단체, 학교, 직장 등과의 협력체계 구축

① ㄱ, ㄴ ② ㄷ, ㄹ
③ ㄱ, ㄴ, ㄷ ④ ㄱ, ㄴ, ㄷ, ㄹ

➕해설 보건소는 해당 지방자치단체의 관할 구역에서 다음 각 호의 기능 및 업무를 수행한다.
1. 건강 친화적인 지역사회 여건의 조성
2. 지역보건의료정책의 기획, 조사·연구 및 평가
3. 보건의료인 및 「보건의료기본법」 제3조제4호에 따른 보건의료기관 등에 대한 지도·관리·육성과 국민보건 향상을 위한 지도·관리
4. 보건의료 관련기관·단체, 학교, 직장 등과의 협력체계 구축
5. 지역주민의 건강증진 및 질병예방·관리를 위한 다음의 지역보건의료서비스의 제공
   가. 국민건강증진·구강건강·영양관리사업 및 보건교육
   나. 감염병의 예방 및 관리
   다. 모성과 영유아의 건강유지·증진
   라. 여성·노인·장애인 등 보건의료 취약계층의 건강유지·증진
   마. 정신건강증진 및 생명존중에 관한 사항
   바. 지역주민에 대한 진료, 건강검진 및 만성질환 등의 질병관리에 관한 사항
   사. 가정 및 사회복지시설 등을 방문하여 행하는 보건의료 및 건강관리사업
   아. 난임의 예방 및 관리

07 「지역보건법」의 내용으로 가장 옳지 않은 것은? `2019`

① 보건소는 매년 지역 주민을 대상으로 지역사회 건강실태조사를 실시한다.
② 보건소장은 관할 보건지소, 건강생활지원센터, 보건진료소의 직원 및 업무에 대하여 지도 · 감독한다.
③ 지역보건의료기관의 전문인력의 자질향상을 위한 기본교육훈련 기간은 1주이다.
④ 보건복지부장관은 지역보건의료기관의 기능을 수행하는 데 필요한 각종 자료 및 정보의 효율적 처리와 기록·관리 업무의 전자화를 위하여 지역보건의료정보 시스템을 구축·운영할 수 있다.

➕해설 지역보건의료기관의 전문인력의 자질향상을 위한 기본교육훈련 기간은 3주이다.

[지역보건법 시행령 제19조 (교육훈련의 대상 및 기간)]
교육훈련 과정별 교육훈련의 대상 및 기간은 다음의 구분에 따른다.
1. 기본교육훈련: 해당 직급의 공무원으로서 필요한 능력과 자질을 배양할 수 있도록 신규로 임용되는
   전문인력을 대상으로 하는 3주 이상의 교육훈련
2. 직무 분야별 전문교육훈련: 보건소에서 현재 담당하고 있거나 담당할 직무 분야에 필요한 전문적인
   지식과 기술을 습득할 수 있도록 재직 중인 전문인력을 대상으로 하는 1주 이상의 교육훈련

08 세계보건기구(WHO)에서 제시한 일차보건의료의 특성에 대한 설명으로 가장 옳지 않은 것은? `2019`

① 지역사회의 적극적 참여를 통해 이루어져야 한다.
② 지역사회의 지불능력에 맞는 보건의료수가로 제공되어야 한다.
③ 지리적, 경제적, 사회적으로 지역주민이 이용하는 데 차별이 있어서는 안 된다.
④ 자원이 한정되어 있으므로 효과가 가장 높은 사업을 선별하여 제공해야 한다.

➕해설 [일차보건의료의 의의]
일차보건의료란 단순한 일차진료(primary medical care)만을 의미하는 것이 아니고, 개인, 가족 및 지역사회를 위하여 건강증진, 예방, 치료 및 재활 등의 서비스가 통합된 기능으로, 제도적으로 주민이 보건의료체계에 처음 접하는 관문이 되며, 기술적으로는 예방과 치료가 통합된 포괄적 보건의료를 의미한다. 여기서 "모든 인류에게 건강을"이라는 개념은 모든 알려진 질병에 대한 치료, 모든 사람에게 고도의 수준 높은 진료, 그리고 아무도 질병에 걸리지 않고 불구가 되지 않게 하는 것을 뜻하는 것이 아니고 모든 사람에게 필수적이며, 기본적인 보건의료(essential health care) 제공, 건강수준 향상, 질병예방 노력의 향상을 의미하는 것이며, 전세계 모든 인구가 적어도 생산적으로 활동할 수 있고 그들이 살고 있는 지역 내의 사회생활에 능동적으로 참여할 수 있는 수준의 건강을 확보함을 의미한다.

09 농어촌 등 보건의료를 위한 특별조치법 시행령상 보건진료전담공무원 의료행위의 범위는? `2019 지방직`

① 급성질환자의 요양지도 및 관리
② 고위험 고령 임산부의 제왕절개
③ 상병상태를 판별하기 위한 진찰·검사
④ 거동이 불편한 지역주민에 대한 응급수술

➕해설 [보건진료 전담공무원의 업무(농특법 영 제14조)]
보건진료 전담공무원의 의료행위의 범위는 다음과 같다.
1. 질병·부상상태를 판별하기 위한 진찰·검사
2. 환자의 이송

3. 외상 등 흔히 볼 수 있는 환자의 치료 및 응급 조치가 필요한 환자에 대한 응급처치

4. 질병·부상의 악화 방지를 위한 처치

5. 만성병 환자의 요양지도 및 관리

6. 정상분만 시의 분만 도움

7. 예방접종

8. 제1호부터 제7호까지의 의료행위에 따르는 의약품의 투여

② 보건진료 전담공무원은 제1항 각 호의 의료행위 외에 다음 각 호의 업무를 수행한다.

1. 환경위생 및 영양개선에 관한 업무

2. 질병예방에 관한 업무

3. 모자보건에 관한 업무

4. 주민의 건강에 관한 업무를 담당하는 사람에 대한 교육 및 지도에 관한 업무

5. 그 밖에 주민의 건강증진에 관한 업무

③ 보건진료 전담공무원은 제1항에 따른 의료행위를 할 때에는 보건복지부장관이 정하는 환자 진료지침에 따라야 한다.

10 뢰머(Roemer)의 matrix형 분류에서 다음 글이 설명하는 보건의료체계는? `2019`

> 민간의료 시장이 매우 강력하고 크며 정부 개입은 미미하다. 보건의료비 지출의 절반 이상을 환자 본인이 부담하며, 보건의료는 개인의 책임이 된다.

① 복지지향형 보건의료체계

② 포괄적보장형 보건의료체계

③ 자유기업형 보건의료체계

④ 사회주의계획형 보건의료체계

➕ 해설 **[뢰머의 보건의료전달체계 유형(Milton I. Roemer, 1991)]**

(1) 자유기업형 : 프라이(Fry)의 자유방임형에 해당하며 자유기업형은 공공의료가 취약하고, 대부분 민간의료시장에 의해 서비스가 제공되고 보건의료는 개인의 책임이다.

(2) 복지지향형 : 사회보험이나 조세에 의한 재원 조달이 특징이며 국가가 의료자원이나 의료비에 대한 관리와 통제를 한다. 주로 공공주도의 의료보험제도를 가진 독일, 한국, 일본 등이 해당된다.

(3) 포괄적 보장형 : 포괄적 보장형은 복지지향형보다 시장개입의 정도가 더 심하며 포괄적 보장형은 전 국민이 완전한 보건의료서비스를 무상으로 받는다.

(4) 사회주의 계획형 : 사회주의 계획형은 정부에 의한 시장개입의 정도가 가장 심하며 사회주의 계획형은 말 그대로 보건의료를 중앙계획을 통한 통제체계로 대체하려는 것이다.

11 우리나라 사회보장제도에 대한 설명으로 가장 옳은 것은?

2019

① 산재보험은 소득보장과 함께 의료보장을 해주는 사회보험이다.
② 의료급여는 저소득층의 의료보장을 위한 사회보험에 해당한다.
③ 건강보험은 공공부조로 공공적 특성을 가지며 강제성을 띤다.
④ 노인장기요양보험은 공공부조로 재원조달은 국고지원으로 이루어진다.

➕해설 [사회보장제도의 분류]
(1) 사회보험
　　① 국민에게 발생하는 사회적 위험을 보험방식에 의하여 대처함으로써 국민건강과 소득을 보장하는 제도를 의미한다(「사회보장기본법」 제3조 제2호).
　　② 5대 사회보험
　　　㉠ 산재보험 : 소득보장과 함께 의료보장하며 산업재해보상보험으로 업무상의 재해에 관한 것
　　　㉡ 연금보험 : 폐질·사망·노령 등에 관한 것
　　　㉢ 고용보험 : 실업에 관한 것
　　　㉣ 건강보험 : 예측이 불가능하고 우발적인 질병 및 사고로 인한 경제적 위험에 대비하기 위하여 사전에 재정적 자원을 비축하여 의료수요를 상호분담하고 경제의 원활한 운영을 꾀하는 보험 제도
　　　㉤ 노인장기요양보험 : 65세 이상 노인과 65세 미만 노인성 질병을 가진 자의 요양에 관한 것
(2) 공공부조
　　① 공공부조는 국가 및 지방자치단체의 책임 아래 생활유지능력이 없거나 생활이 어려운 국민의 최저생활을 보장하고 자립을 지원하는 제도이다.
　　② 국민기초생활보장사업, 의료급여사업, 이재민구호사업, 의상자예우사업, 부랑인보호사업 등을 실시한다.
　　③ 의료급여는 의료비 부담 능력이 없는 생활무능력자 및 일정수준 이하의 저소득층을 대상으로 의료서비스가 필요한 경우 국가재정으로 의료서비스를 제공하는 공공부조 제도이다.

12 우리나라의 일차보건의료에 대한 설명으로 옳지 않은 것은?

2019 지방직

① 지역보건법 제정으로 일차보건의료 시행에 대한 제도적 근거를 마련하였다.
② 보건복지부장관이 실시하는 24주 이상의 직무교육을 받은 간호사는 보건진료 전담공무원 직을 수행할 수 있다.
③ 읍·면 지역 보건지소에 배치된 공중보건의사는 보건의료 취약지역에서 일차보건의료 사업을 제공하였다.
④ 정부는 한국보건개발연구원을 설립하여 일차보건의료 시범사업을 실시한 후 사업의 정착을 위한 방안들을 정책화하였다.

➕해설 우리나라의 일차보건의료는 「농어촌 등 보건의료를 위한 특별조치법」의 제정으로 일차보건의료 시행에 대한 제도적 근거를 마련하였다.

공부하기

> **[우리나라의 일차보건의료]**
> (1) 1969년 선교사 시블리(John R. Sibley) 박사가 거제도에서 지역사회개발보건원을 만들어 지역사회보건
>   사업을 시작하였고, 이를 시발점으로 1975년 「한국보건개발원법」이 제정되었다.
> (2) 1976~1980년 설립된 한국보건개발연구원을 중심으로 5년간 시범사업을 실시하여 보건소와 보건지
>   소에 공중보건의를 배치하고, 면 이하 단위에 보건진료원을 배치하였다.
> (3) 1980년 12월 31일 「농어촌 등 보건의료를 위한 특별조치법」을 공포하고 1981년부터 벽지와 오지에
>   보건진료원과 공중보건의를 배치하였다.

13 노인장기요양보험법령상 다음 사례에 적용할 수 있는 설명으로 옳은 것은? `2019 지방직`

> 파킨슨병을 진단받고 1년 이상 혼자서 일상생활을 수행할 수 없는 60세의 의료급여수급권
> 자인 어머니를 가정에서 부양하는 가족이 있다.

① 어머니는 65세가 되지 않았기 때문에 노인 장기요양 인정신청을 할 수 없다.
② 의사의 소견서가 있다면 등급판정 절차 없이도 장기요양서비스를 받을 수 있다.
③ 의료급여수급권자의 재가급여에 대한 본인일부부담금은 장기요양급여비용의 10분의 20이다.
④ 장기요양보험가입자의 자격관리와 노인성질환 예방사업에 관한 업무는 국민건강보험공단
   에서 관장한다.

➕해설 **[노인장기요양 대상자]**
① 65세 이상의 노인 또는 65세 미만의 자로서 치매, 뇌혈관성 질환 등 대통령령으로 정하는 노인성 질
   병을 가진 자가 대상자이다.
② 등급판정위원회는 6개월 이상의 기간 동안 일상생활(ADL ; Activities of Daily Living)을 혼자서 수행
   하기 어렵다고 인정되는 경우 장기요양서비스를 받을 자를 결정하고 정도에 따라 등급을 판정한다.
③ 장기요양보험가입자는 국민건강보험가입자와 동일하다(「국민건강보험법」 제5조 및 제109조).
④ 장기요양보험사업은 보건복지부장관이 관장하고 국민건강보험공단은 관리·운영을 담당한다.
⑤ 장기요양보험의 청구는 장기요양기관이 급여대상자에게 서비스를 제공하고 그 비용을 청구하고자 하
   는 때에는 장기요양비용청구서와 청구명세서를 전자문서교환방식(포탈 또는 국가정보시스템) 또는
   전자매체로 국민건강보험공단 본부에 청구한다.

 공부하기

> **[노인장기요양보험법 제2조 (정의)]**
> 1. "노인등"이란 65세 이상의 노인 또는 65세 미만의 자로서 치매·뇌혈관성질환 등 대통령령으로 정하는
>   노인성 질병을 가진 자를 말한다.
> 2. "장기요양급여"란 제15조제2항에 따라 6개월 이상 동안 혼자서 일상생활을 수행하기 어렵다고 인정되는

자에게 신체활동·가사활동의 지원 또는 간병 등의 서비스나 이에 갈음하여 지급하는 현금 등을 말한다.

3. "장기요양사업"이란 장기요양보험료, 국가 및 지방자치단체의 부담금 등을 재원으로 하여 노인등에게 장기요양급여를 제공하는 사업을 말한다.

4. "장기요양기관"이란 제31조에 따른 지정을 받은 기관으로서 장기요양급여를 제공하는 기관을 말한다.

5. "장기요양요원"이란 장기요양기관에 소속되어 노인등의 신체활동 또는 가사활동 지원 등의 업무를 수행하는 자를 말한다.

14 「농어촌 등 보건의료를 위한 특별조치법 시행령」에 의한 보건진료 전담공무원의 의료행위 범위로 가장 옳은 것은?

2018 서울시

① 암 환자의 진단 및 관리
② 고위험 임산부의 분만개조
③ 상병상태를 판별하기 위한 진찰·검사
④ 법정 감염병 환자의 요양지도 및 관리

╋해설 보건진료 전담공무원의 의료행위의 범위는 다음과 같다.
1. 질병·부상상태를 판별하기 위한 진찰·검사
2. 환자의 이송
3. 외상 등 흔히 볼 수 있는 환자의 치료 및 응급 조치가 필요한 환자에 대한 응급처치
4. 질병·부상의 악화 방지를 위한 처치
5. 만성병 환자의 요양지도 및 관리
6. 정상분만 시의 분만 도움
7. 예방접종
8. 제1호부터 제7호까지의 의료행위에 따르는 의약품의 투여

15 <보기>의 특징을 가진 진료비 지불제도는?

2018 서울시

<보기>

• 과잉진료 및 총 진료비 억제
• 행정적 업무절차의 간편
• 의료기관의 자발적 경영효율화 노력 기대
• 의료의 질적 저하 우려
• 질병군 분류정보 조작을 통한 부당 청구의 우려

① 인두제
② 봉급제
③ 포괄수가제
④ 총액예산제(총괄계약제)

➕ 해설 **[포괄수가제(case payment)]**

ⓐ 환자의 종류당 포괄보수단가를 설정하여 보상하는 방식이다.

ⓑ 질병별·요양일수별·환자 1인당 정해진 단가에 의해 경제적인 진료가 이루어지도록 유도한다.

ⓒ 의료기관의 생산성을 증대시키며 행정상 절차가 간편하다는 장점이 있다.

ⓓ 우리나라에서 적용하는 포괄수가제 질병군은 4개 진료과 7개 질병군으로 병원에 입원하는 수술을 받거나 분만한 경우에 적용된다.

16 「지역보건법 및 동 시행령」상, 지역보건의료기관의 설치에 대한 설명으로 가장 옳은 것은?

2018 서울시

① 보건소는 대통령령으로 정하는 기준에 따라 해당 지방자치단체의 조례로 정하여 설치한다.

② 동일한 시·군·구에 2개 이상의 보건소가 설치된 경우 대통령령으로 총괄 보건소를 지정하여 운영할 수 있다.

③ 건강생활지원센터는 읍·면·동(보건소가 설치된 읍·면·동을 포함한다)마다 1개씩 설치할 수 있다.

④ 보건복지부장관은 행정안전부장관과 협의하여 보건소를 추가로 설치할 수 있다.

➕ 해설 ① 지역주민의 건강을 증진하고 질병을 예방·관리하기 위하여 시·군·구에 대통령령으로 정하는 기준에 따라 해당 지방자치단체의 조례로 보건소(보건의료원을 포함)를 설치한다(「지역보건법」 제10조).

② 동일한 시·군·구에 2개 이상의 보건소가 설치되어 있는 경우 해당 지방자치단체의 조례로 정하는 바에 따라 업무를 총괄하는 보건소를 지정하여 운영할 수 있다.

③ 지방자치단체는 보건소의 업무 중에서 특별히 지역주민의 만성질환 예방 및 건강한 생활습관 형성을 지원하는 건강생활지원센터를 대통령령으로 정하는 기준에 따라 해당 지방자치단체의 조례로 설치할 수 있다[「지역보건법」 제14조(건강생활지원센터의 설치)].

④ 보건소는 시·군·구별로 1개씩 설치한다. 다만, 지역주민의 보건의료를 위하여 특별히 필요하다고 인정되는 경우에는 필요한 지역에 보건소를 추가로 설치·운영할 수 있다. 보건소를 추가로 설치하려는 경우에는 행정안전부장관은 보건복지부장관과 미리 협의하여야 한다[「지역보건법」 시행령 제8조 (보건소의 설치)].

17 세계보건기구(WHO)에서 채택한 일차보건의료의 필수사업에 해당하는 것을 <보기>에서 모두 고른 것은? 2018 서울시

<보기>

ㄱ. 필수 의약품의 공급
ㄴ. 안전한 응급의료체계
ㄷ. 가족계획을 포함한 모자보건
ㄹ. 지방 풍토병 예방과 관리
ㅁ. 만연한 보건의료문제에 대한 교육과 그 문제의 예방과 관리

① ㄱ, ㄴ, ㄷ   ② ㄱ, ㄷ, ㅁ
③ ㄱ, ㄷ, ㄹ, ㅁ   ④ ㄱ, ㄴ, ㄷ, ㄹ, ㅁ

➕해설 **[1978년 WHO의 알마아타 선언 - 일차보건의료 내용]**
(1) 만연한 보건의료 문제에 대한 교육과 그 문제의 예방과 관리
(2) 식량공급과 영양증진
(3) 안전한 식수 제공과 기본환경위생 관리
(4) 가족계획을 포함한 모자보건
(5) 주요 감염병에 대한 면역수준 증강(예방접종)
(6) 그 지역 지방병 예방과 관리
(7) 흔한 질병과 상해에 대한 적절한 치료(통상질환에 대한 기초적 진료)
(8) 필수의약품의 공급
(9) 정신보건의 증진

18 질병군별 포괄수가제에 대한 설명으로 옳지 않은 것은? 2018

① 진료의 표준화를 유도할 수 있다.
② 과잉진료 및 진료비 억제의 효과가 있다.
③ 진료비 청구를 위한 행정 사무가 간편하다.
④ 의료인의 자율성을 보장하여 양질의 서비스 제공이 가능하다

➕해설 **[포괄수가제]**
(1) 포괄수가제(case payment)는 환자에게 제공되는 의료서비스의 양과 질에 상관없이 환자 1인당 또는 질병별, 요양일수별로 보수단가를 설정하여 미리 정해진 진료비를 의료기관에 보상하는 제도이다. 외래환자인 경우에는 방문횟수별로 수가를 정하고, 입원환자인 경우에는 진단군(Diagnosis Related Group, DRG)에 따라 중증도, 진료과목 등을 고려하여 포괄적으로 수가를 적용하게 된다.
(2) 미국의 메디케어(medicare)에서 사용하는 DRG, 한국의 7개 시범질병군, 네덜란드 등이 포괄수가제의 대표적인 예이다.

(3) 우리나라의 포괄수가제 적용 질병군은 아래의 4개 진료과 7개 질병군으로 병원에 입원(외래는 제외됨)하여 수술을 받거나 분만한 경우에 적용된다. 2013년 7월 1일부터 포괄수가제가 모든 의료기관에서 확대 시행되어 포괄수가제 적용 대상병원이 병·의원급에서 종합병원과 상급종합병원까지 확대되었다.

ⓐ 안과:수정체 수술(백내장 수술)

ⓑ 이비인후과:편도 및 아데노이드 수술

ⓒ 일반외과:항문 및 항문주위 수술(치질 수술), 서혜 및 대퇴부 탈장 수술, 충수절제술(맹장염 수술)

ⓓ 산부인과:자궁 및 자궁부속기 수술(악성종양 제외), 제왕절개분만

19 지역주민의 건강증진을 위하여 '지역보건의료계획'을 수립하고 시행하도록 한 근거가 되는 법은? `2018`

① 보건소법

② 지역보건법

③ 국민건강보험법

④ 국민건강증진법

➕해설 '지역보건의료계획'은 지역보건법을 근거로 시행되고 있다.

[지역보건법]

제1조 (목적) 이 법은 보건소 등 지역보건의료기관의 설치·운영에 관한 사항과 보건의료 관련기관·단체와의 연계·협력을 통하여 지역보건의료기관의 기능을 효과적으로 수행하는 데 필요한 사항을 규정함으로써 지역보건의료정책을 효율적으로 추진하여 지역주민의 건강 증진에 이바지함을 목적으로 한다.

제7조 (지역보건의료계획의 수립 등)

① 시·도지사 또는 특별자치시장·특별자치도지사·시장·군수·구청장은 지역주민의 건강 증진을 위하여 다음 각 호의 사항이 포함된 지역보건의료계획을 4년마다 제3항 및 제4항에 따라 수립하여야 한다.

제7조 (지역보건의료계획의 수립 등) ① 특별시장·광역시장·도지사(이하 "시·도지사"라 한다) 또는 특별자치시장·특별자치도지사·시장·군수·구청장(구청장은 자치구의 구청장을 말하며, 이하 "시장·군수·구청장"이라 한다)은 지역주민의 건강 증진을 위하여 다음의 사항이 포함된 지역보건의료계획을 4년마다 수립하여야 한다.

1. 보건의료 수요의 측정

2. 지역보건의료서비스에 관한 장기·단기 공급대책

3. 인력·조직·재정 등 보건의료자원의 조달 및 관리

4. 지역보건의료서비스의 제공을 위한 전달체계 구성 방안

5. 지역보건의료에 관련된 통계의 수집 및 정리

20 지역보건법상 보건소의 기능 및 업무에 해당하지 않는 것은? 2018

① 보건의료 관련기관·단체, 학교, 직장 등과의 협력체계 구축
② 국민건강증진·구강건강·영양관리사업 및 보건교육
③ 정신건강증진 및 생명존중에 관한 사항
④ 기후변화에 따른 국민건강영향평가

＋해설 보건소는 지역주민의 건강증진 및 질병예방·관리를 위한 다음과 같은 지역보건의료서비스를 제공한다.
「지역보건법」 제11조제1항제5호]
가. 국민건강증진·구강건강·영양관리사업 및 보건교육
나. 감염병의 예방 및 관리
다. 모성과 영유아의 건강유지·증진
라. 여성·노인·장애인 등 보건의료 취약계층의 건강유지·증진
마. 정신건강증진 및 생명존중에 관한 사항
바. 지역주민에 대한 진료, 건강검진 및 만성질환 등의 질병관리에 관한 사항
사. 가정 및 사회복지시설 등을 방문하여 행하는 보건의료 및 건강관리사업
아. 난임의 예방 및 관리

21 우리나라 의료보장제도에 대한 설명으로 옳은 것은? 2018

① 1977년 전국민 의료보험이 실시되었다.
② 국민건강보험 가입은 국민의 자발적 의사에 따라 선택한다.
③ 사회보험 방식의 국민건강보험과 공공부조 방식의 의료급여제도를 운영하고 있다.
④ 국민건강보험 적용대상자는 직장가입자, 지역가입자와 피부양자, 의료급여 수급권자이다.

＋해설 우리나라 의료보장제도는 사회보험 방식의 국민건강보험과 공공부조 방식의 의료급여제도를 운영하고 있다.
① 1977년 의료보험법이 제정되면서 의료보험이 시행되었고 1989년 7월 1일부터 전 국민을 대상으로 실시되었다.
② 건강보험은 법률에 의한 강제가입이며 질병위험이 큰 사람만 가입할 경우 보험 역선택 현상이 나타나 원활한 건강보험 운영이 불가하다.
④ 국민건강보험 적용대상자는 직장가입자와 피부양자, 지역가입자 및 의료급여 수급권자이다.

22 보건소에 대한 설명으로 옳은 것은?

① 보건의료기본법에 따라 시·군·구별로 1개씩 설치한다.

② 보건복지부로부터 인력과 예산을 지원받는다.

③ 매 5년마다 지역보건의료계획을 수립한다.

④ 관할 구역 내 보건의료기관을 지도 및 관리한다.

 보건소는 보건의료인 및 보건의료기관 등에 대한 지도·관리·육성과 국민보건 향상을 위한 지도·관리하는 기능을 갖는다.

　① 지역보건법에 따라 시·군·구별로 1개씩 설치한다.

　② 행정안전부로부터 인력과 예산을 지원받는다.

　③ 지역보건의료계획은 매 4년마다 수립한다.

공부하기

[제11조 (보건소의 기능 및 업무)]

보건소는 해당 지방자치단체의 관할 구역에서 다음의 기능 및 업무를 수행한다.

1. 건강 친화적인 지역사회 여건의 조성
2. 지역보건의료정책의 기획, 조사·연구 및 평가
3. 보건의료인 및 보건의료기관 등에 대한 지도·관리·육성과 국민보건 향상을 위한 지도·관리
4. 보건의료 관련기관·단체, 학교, 직장 등과의 협력체계 구축
5. 지역주민의 건강증진 및 질병예방·관리를 위한 다음 각 목의 지역보건의료서비스의 제공

23 의료법상 의료기관에 대한 설명으로 옳지 않은 것은?

① 의료기관은 의원급 의료기관, 조산원, 병원급 의료기관으로 구분한다.

② 전문병원 지정은 병원급 의료기관을 대상으로 한다.

③ 상급종합병원은 20개 이상의 진료과목을 갖추어야 한다.

④ 종합병원은 30개 이상의 병상을 갖추어야 한다.

 종합병원은 100개 이상의 병상을 갖추어야 한다.

공부하기

의료법 제3조의3 (종합병원) ① 종합병원은 다음의 요건을 갖추어야 한다.

1. 100개 이상의 병상을 갖출 것
2. 100병상 이상 300병상 이하인 경우에는 내과·외과·소아청소년과·산부인과 중 3개 진료과목, 영상의학과, 마취통증의학과와 진단검사의학과 또는 병리과를 포함한 7개 이상의 진료과목을 갖추고 각 진료과

목마다 전속하는 전문의를 둘 것

3. 300병상을 초과하는 경우에는 내과, 외과, 소아청소년과, 산부인과, 영상의학과, 마취통증의학과, 진단검사의학과 또는 병리과, 정신건강의학과 및 치과를 포함한 9개 이상의 진료과목을 갖추고 각 진료과목마다 전속하는 전문의를 둘 것

② 종합병원은 필수진료과목 외에 필요하면 추가로 진료과목을 설치·운영할 수 있다. 이 경우 필수진료과목 외의 진료과목에 대하여는 해당 의료기관에 전속하지 아니한 전문의를 둘 수 있다.

24 의료급여법상 수급권자에 해당하지 않는 사람은?

2017

① 재해구호법에 따른 이재민으로서 보건복지부장관이 의료급여가 필요하다고 인정한 사람
② 의사상자 등 예우 및 지원에 관한 법률에 따라 의료급여를 받는 사람
③ 입양특례법에 따라 국내에 입양된 20세 미만의 아동
④ 국민기초생활 보장법에 따른 의료급여 수급자

➕해설 의료급여는 질병·부상·출산 등으로 도움이 필요한 기초생활보장수급자에게 지급된다(「의료급여법」 제7조제1항 참조).

 공부하기

[의료급여 지급대상자의 구분]

1종 수급권자(「의료급여법 시행령」 제3조제2항)

√ 다음 중 어느 하나에 해당하는 사람 또는 근로능력이 없거나 근로가 곤란하다고 인정해 보건복지부장관이 정하는 사람만으로 구성된 세대의 구성원

   ① 18세 미만인 사람

   ② 65세 이상인 사람

   ③ 중증장애인(「장애인고용촉진 및 직업재활법」 제2조제2호)

   ④ 질병·부상 또는 그 후유증으로 치료나 요양이 필요한 사람 중에서 근로능력평가를 통해 시장·군수·구청장이 근로능력이 없다고 판정한 사람

   ⑤ 임신 중에 있거나 분만 후 6개월 미만의 여자

   ⑥ 「병역법」에 따라 병역의무를 이행 중인 사람

√ 보장시설(「국민기초생활 보장법」 제32조)에서 급여를 받고 있는 사람

√ [「2021년 의료급여사업안내」 p 288]에 따른 중증질환, 희귀·중증난치질환(결핵질환 포함)을 가진 사람

√ 이재민으로서 보건복지부장관이 의료급여가 필요하다고 인정한 사람

√ 의상자 및 의사자 유족으로서 의료급여를 받는 사람

√ 국내에 입양된 18세 미만의 아동

√ 「독립유공자예우에 관한 법률」, 「국가유공자 등 예우 및 지원에 관한 법률」 및 「보훈보상대상자 지원에 관한 법률」의 적용을 받고 있는 사람과 그 가족으로서 국가보훈처장이 의료급여가 필요하다고 요청한 사람 중 보건복지부장관이 의료급여가 필요하다고 인정한 사람

√「무형문화재 보전 및 진흥에 관한 법률」에 따라 지정된 국가무형문화재 보유자(명예보유자 포함) 및 그 가족으로서 문화재청장이 의료급여가 필요하다고 추천한 사람 중 보건복지부장관이 의료급여가 필요하다고 인정한 사람

√「북한이탈주민의 보호 및 정착지원에 관한 법률」의 적용을 받고 있는 사람과 그 가족으로서 보건복지부장관이 의료급여가 필요하다고 인정한 사람

√「5·18민주화운동 관련자 보상 등에 관한 법률」에 따라 보상금 등을 받은 사람과 그 가족으로서 보건복지부장관이 의료급여가 필요하다고 인정하는 사람

√ 노숙인 등으로서 보건복지부장관이 의료급여가 필요하다고 인정한 사람

√ 일정한 거소가 없는 사람으로서 경찰관서에서 무연고자로 확인된 수급권자

√ 그 밖에 보건복지부장관이 1종 의료급여가 필요하다고 인정하는 사람

2종 수급권자

의료급여 수급권자 중 위의 ① ~ ⑥에 해당하지 않거나 보건복지부장관이 2종 의료급여가 필요하다고 인정하는 사람은 2종 수급권자에 해당합니다(「의료급여법 시행령」 제3조제3항).

25 세계보건기구(WHO)는 일차보건의료의 접근에 대하여 4개의 필수요소를 제시하였다. 다음 중 이에 해당되지 않은 것은? `2016`

① 접근성(Accessible)
② 달성가능성(Achievable)
③ 주민의 참여(Available)
④ 지불부담능력(Affordable)

해설 세계보건기구(WHO)가 제시한 일차보건의료의 필수요소 4A는 접근성(Accessible), 수용가능성(Acceptable), 주민참여(Available), 지불부담능력(Affordable)이다.
(1) 접근성(accessible)
접근성이란 지역적·지리적·경제적·사회적으로 지역주민이 이용하는 데 차별이 있어서는 안 되며 개인이나 가족 단위의 모든 주민이 시간적으로나 장소적으로 보건의료서비스를 쉽게 이용할 수 있어야 한다는 것이다.
(2) 수용가능성(Acceptable)
주민이 수용할 수 있는 건강문제 해결을 위한 접근으로 지역사회가 쉽게 받아들일 수 있는 방법으로 사업을 제공하여야 한다.
(3) 지역주민참여(Available)
일차보건의료는 지역사회개발정책의 일환으로, 이를 위해서는 지역 내의 보건의료 발전을 위한 지역주민의 참여가 무엇보다도 중요하다.
(4) 지불부담능력(Affordable)
보건의료사업은 국가나 지역사회가 재정적으로 부담할 수 있는 방법으로 지역사회의 지불능력에 맞는 보건의료수가로 제공되어야 한다.

26 우리나라에서 일차보건의료사업에 대한 법적근거를 마련하고 보건진료전담공무원을 양성하는 계기가 된 것은? `2016`

① 라론드 보고서 　　　　② 오타와 선언
③ 알마아타 선언 　　　　④ 몬트리올 의정서

➕해설 1978년 세계보건기구(WHO)와 UNICEF는 구소련 알마아타에서 공동으로 국제회의를 개최하여 '건강은 인간의 기본권이고, 건강의 향상은 사회개발의 최우선 목표이며, 이러한 목표는 일차보건의료를 통해 달성되어야 함'을 결의하고 'Health for All by the Year 2000'이라는 슬로건을 보건목표로 선언하였다. 이에 영향을 받은 우리나라도 1980년 12월 31일 「농어촌 등 보건의료를 위한 특별조치법」을 공포하고 1981년부터 벽지와 오지에 보건진료원과 공중보건의를 배치하였다.

27 「지역보건법」상 보건소의 기능 및 업무 중 주민의 건강증진 및 질병예방과 관리를 위한 지역보건의료서비스에 해당하는 것은? `2016`

① 급성질환의 질병관리에 관한 사항
② 생활습관 개선 및 건강생활 실천에 관한 사항
③ 보건에 관한 실험 또는 검사에 관한 사항
④ 정신건강증진 및 생명존중에 관한 사항

➕해설 보건소의 기능 및 업무에 해당하는 내용을 숙지하고 있어야 실수 없이 풀 수 있는 문제이다. 주민의 건강증진과 질병예방과 관리 중 정신건강증진 및 생명존중에 관한 사항은 「지역보건법」 제11조제5항마목에 해당한다.

 공부하기

[제11조 (보건소의 기능 및 업무)]
① 보건소는 해당 지방자치단체의 관할 구역에서 다음의 기능 및 업무를 수행한다.
　1. 건강 친화적인 지역사회 여건의 조성
　2. 지역보건의료정책의 기획, 조사·연구 및 평가
　3. 보건의료인 및 보건의료기관 등에 대한 지도·관리·육성과 국민보건 향상을 위한 지도·관리
　4. 보건의료 관련기관·단체, 학교, 직장 등과의 협력체계 구축
　5. 지역주민의 건강증진 및 질병예방·관리를 위한 다음 각 목의 지역보건의료서비스의 제공
　　가. 국민건강증진·구강건강·영양관리사업 및 보건교육
　　나. 감염병의 예방 및 관리
　　다. 모성과 영유아의 건강유지·증진
　　라. 여성·노인·장애인 등 보건의료 취약계층의 건강유지·증진
　　마. 정신건강증진 및 생명존중에 관한 사항

바. 지역주민에 대한 진료, 건강검진 및 만성질환 등의 질병관리에 관한 사항

사. 가정 및 사회복지시설 등을 방문하여 행하는 보건의료 및 건강관리사업

아. 난임의 예방 및 관리

② 보건복지부장관이 지정하여 고시하는 의료취약지의 보건소는 제1항제5호아목 중 대통령령으로 정하는 업무를 수행할 수 있다.

28 우리나라 보건소에 대한 설명으로 옳은 것은?　　2015

① 보건소 설치의 목적은 국민에게 건강에 대한 가치와 책임 의식을 함양하도록 건강에 관한 바른 지식을 보급하고 스스로 건강생활을 실천할 수 있는 여건을 조성함으로써 국민의 건강을 증진함을 목적으로 하고 있다.

② 우리나라 최초의 보건소는 경성보건소로 1925년 설치되었으나 일본의 형식적인 공공보건 정책으로 유명무실하게 운영되었다.

③ 보건소법은 1956년 처음으로 제정되었으며, 이후 인구구조 및 질병구조의 변화, 국민소득 수준의 향상 등으로 기능을 강화해야 할 필요성이 커지면서 1991년 지역보건법으로 전면 개편되었다.

④ 1977년 의료보호제도가 실시되면서 보건소는 일차보건 의료기관으로 지정되어 의료보호 (현 의료급여) 대상자들에게 의료사업을 제공하기 시작하였다.

+해설 ① 보건소는 건강증진, 질병예방, 치료, 재활서비스 등 포괄적인 보건의료서비스를 지역보건의료와 일차 보건의료의 중심기관으로서 제공하고 있다.

② 1946년 10월 서울 및 각 도의 대도시에 모범(시범)보건소가 설립된 것이 보건소의 시작이다.

③ 1995년 「국민건강증진법」이 제정되고 「보건소법」은 「지역보건법」으로 전면 개편되었다.

29 보건소에 근무하는 K 공무원은 [지역보건법]에 의거하여 보건의료계획서를 수립하려고 한다. K가 고려해야 할 사항으로 옳은 것은?　　2015

① 시장·군수·구청장은 당해 시·군·구의 지역보건의료계획 또는 그 연차별 시행계획의 시행 결과를 매 시행연도 다음해 2월말까지 보건복지부장관에게 제출하여야 한다.

② 시·도지사 또는 시장·군수·구청장은 지역보건의료계획을 수립하는 경우에 그 주요 내용을 1주 이상 공고한 후 공청회를 실시하여 지역주민의 의견을 수렴하여야 한다.

③ 시·도지사 또는 시장·군수·구청장은 지역보건의료계획을 매 5년마다 수립하여야 한다.

④ 지역보건의료계획 및 그 연차별 시행계획의 제출시기는 시장·군수·구청장의 경우에는 계획시행 전년도 6월말까지 해야 한다.

④ 지역보건의료계획 및 그 연차별 시행계획의 제출시기는 시장. 군수. 구청장의 경우에는 계획 시행 전년도 6월말까지 해야 하고 시·도지사의 경우에는 계획시행 전년도 11월말까지로 한다.

① 시·도지사는 지역보건의료계획 시행 결과의 평가를 위하여 해당 시·도 지역보건의료계획의 연차별 시행계획에 따른 시행 결과를 매 시행연도 다음 해 2월 말일까지 보건복지부장관에게 제출하여야 한다.

② 시·도지사 또는 시장·군수·구청장은 법 제4조 제2항의 규정에 의하여 지역보건의료계획을 수립하는 경우에는 그 주요내용을 2주 이상 공고하여 지역주민의 의견을 수렴하여야 한다.

③ 시·도지사 또는 시장·군수·구청장은 법 제4조 제2항의 규정에 의하여 지역보건의료계획을 4년마다 수립하여야 한다. 다만, 그 연차별 시행계획은 매년 수립하여야 한다.

📝 공부하기

[지역보건법 제7조 (지역보건의료계획의 수립 등)]

① 시·도지사 또는 특별자치시장·특별자치도지사·시장·군수·구청장은 지역주민의 건강 증진을 위하여 다음의 사항이 포함된 지역보건의료계획을 4년마다 제3항 및 제4항에 따라 수립하여야 한다.
 1. 보건의료 수요의 측정
 2. 지역보건의료서비스에 관한 장기·단기 공급대책
 3. 인력·조직·재정 등 보건의료자원의 조달 및 관리
 4. 지역보건의료서비스의 제공을 위한 전달체계 구성 방안
 5. 지역보건의료에 관련된 통계의 수집 및 정리

② 시·도지사 또는 시장·군수·구청장은 매년 제1항에 따른 지역보건의료계획에 따라 연차별 시행계획을 수립하여야 한다.

③ 시장·군수·구청장은 해당 시·군·구(특별자치시·특별자치도는 제외) 위원회의 심의를 거쳐 지역보건의료계획(연차별 시행계획을 포함)을 수립한 후 해당 시·군·구의회에 보고하고 시·도지사에게 제출하여야 한다.

④ 특별자치시장·특별자치도지사 및 제3항에 따라 관할 시·군·구의 지역보건의료계획을 받은 시·도지사는 해당 위원회의 심의를 거쳐 시·도의 지역보건의료계획을 수립한 후 해당 시·도의회에 보고하고 보건복지부장관에게 제출하여야 한다.

⑤ 제3항 및 제4항에 따른 지역보건의료계획은 사회보장 기본계획, 지역사회보장계획 및 국민건강증진종합계획과 연계되도록 하여야 한다. [개정 2019.1.15] [[시행일 2019.7.16]]

⑥ 특별자치시장·특별자치도지사, 시·도지사 또는 시장·군수·구청장은 제3항 또는 제4항에 따라 지역보건의료계획을 수립하는 데에 필요하다고 인정하는 경우에는 보건의료 관련기관·단체, 학교, 직장 등에 중복·유사 사업의 조정 등에 관한 의견을 듣거나 자료의 제공 및 협력을 요청할 수 있다. 이 경우 요청을 받은 해당 기관은 정당한 사유가 없으면 그 요청에 협조하여야 한다.

⑦ 지역보건의료계획의 내용에 관하여 필요하다고 인정하는 경우 보건복지부장관은 특별자치시장·특별자치도지사 또는 시·도지사에게, 시·도지사는 시장·군수·구청장에게 각각 보건복지부령으로 정하는 바에 따라 그 조정을 권고할 수 있다.

⑧ 제1항부터 제7항까지에서 규정한 사항 외에 지역보건의료계획의 세부 내용, 수립 방법·시기 등에 관하여 필요한 사항은 대통령령으로 정한다.

지역보건법 시행령 제7조 (지역보건의료계획 시행 결과의 평가)

① 시장·군수·구청장은 지역보건의료계획 시행 결과의 평가를 위하여 해당 시·군·구 지역보건의료계획의 연차별 시행계획에 따른 시행 결과를 매 시행연도 다음 해 1월 31일까지 시·도지사에게 제출하여야 한다.

② 시·도지사는 법 제9조제1항에 따른 지역보건의료계획 시행 결과의 평가를 위하여 해당 시·도 지역보건

의료계획의 연차별 시행계획에 따른 시행 결과를 매 시행연도 다음 해 2월 말일까지 보건복지부장관에게 제출하여야 한다.

③ 보건복지부장관 또는 시·도지사는 제1항 또는 제2항에 따라 제출받은 지역보건의료계획의 연차별 시행계획에 따른 시행 결과를 평가하려는 경우에는 다음 각 호의 기준에 따라 평가하여야 한다.

1. 지역보건의료계획 내용의 충실성
2. 지역보건의료계획 시행 결과의 목표달성도
3. 보건의료자원의 협력 정도
4. 지역주민의 참여도와 만족도
5. 그 밖에 지역보건의료계획의 연차별 시행계획에 따른 시행 결과를 평가하기 위하여 보건복지부장관이 필요하다고 정하는 기준

30 보건복지부는 2015년 국민의 건강한 삶을 보장하기 위한 의료비 부담경감 방안으로 4대 중증질환 환자부담 감소를 위한 급여항목을 추가하였다. 해당 질환이 아닌 것은? `2015`

① 암　　　　　　　　　　　　② 치매
③ 심장질환　　　　　　　　　④ 뇌혈관질환

➕해설 4대 중증질환은 암, 심장질환, 뇌혈관질환, 희귀성난치성질환 이상 4가지이다.

[4대 중증질환 보장 강화 계획 주요 내용]
보장 강화 원칙에 의거하여 의학적 타당성, 사회적 요구도 및 재정적 지속 가능성 등을 고려하여 보험 확대하였다.
1) 필수급여 : 의학적으로 필요한 필수 의료는 모두 급여화
2) 선별급여 비용 효과성 등은 미흡하지만 의학적 필요가 있는 의료는 선별 급여 적용하되, 본인 부담 상향 조정 등을 통해 재정적 지속 가능성 유지
3) 비급여 : 미용, 성형 등 치료와 무관한 의료는 비급여 존속
4) 기타질환 보장 : 4대 중증질환은 13~16년까지 건강보험을 확대하고, 그 외 질환에 대해서는 단계적으로 보장성 확대

31 2000년 9월, UN 새천년 정상회의에서 국제협력 활동을 통합적으로 진행하기 위해 채택된 UN의 「새천년개발목표(Millennium Development Goals)」에 해당하는 것은? `2014 서울시`

① 암 발생률 감소
② 노인보건의 향상
③ 대기오염의 감소
④ 모성보건의 개선
⑤ 만성 퇴행성 질환의 감소

+해설 기존의 기출문제에서 볼 수 없었던 새로운 문제유형으로 새천년개발목표는 인류 공통의 보건문제 해결임을 전제로 두고 풀어야하는 문제이다.

UN의 「새천년개발목표(Millennium Development Goals)」는 다음과 같다.

절대빈곤과 기아퇴치, 보편적 초등교육의 달성, 양성평등과 여성능력의 고양, 아동사망률 감소, 모성보건의 개선, 에이즈와 말라리아 및 기타 질병의 퇴치, 지속가능한 환경 확보, 개발을 위한 국제 파트너십 구축이 새천년개발목표에 해당한다.

 공부하기

[새천년개발목표]

1) 2000년 9월 뉴욕 유엔본부에서 개최된 밀레니엄 정상회의에서 채택된 의제다.

2) 당시 참여국은 세계의 빈곤 문제를 개선한다는 목표를 세우고, 2015년까지 목표를 실행해 가는 데 동의했다.

새천년 개발 8대 목표는 다음과 같다.

① 극한적인 가난과 기아 퇴치   ② 초등교육의 확대와 보장
③ 남녀평등과 여성 권익 신장   ④ 유아 사망률 감소
⑤ 임산부 건강 개선 (보기의 모성보건의 개선에 해당)   ⑥ 에이즈, 말라리아, 기타 질병 퇴치
⑦ 지속 가능한 환경 보호   ⑧ 개발을 위한 전 세계적 협력 구축

---

32 일차예방에 해당하는 지역사회간호활동은?

2014 서울시

① 6개월 영아에게 D.T.P 백신을 접종하였다.
② 뇌졸중의 편마비 남성에게 보행방법을 교육하였다.
③ 성적 접촉이 많은 여성에게 Pap-smear를 실시하였다.
④ 임신성 당뇨를 진단받은 임산부에게 식이교육을 실시하였다.
⑤ 전기드릴 작업군에게 Raynaud's phenimenon의 발생률을 조사하였다.

+해설 ①은 일차예방, ②는 삼차예방, ③은 진단을 위한 검사이므로 이차예방, ④는 조기 진단으로 이차 예방이다. ⑤는 위험군에 대한 직업병의 조사이며 예방과는 무관하다.

 공부하기

[건강예방 수준에서의 지역사회보건의 목표]

(1) 일차예방
① 건강문제의 발생 이전에 행하는 행동으로, 건강증진과 건강보호의 영역이다.
② 최적의 건강증진을 위하여 혹은 특별한 질병을 일으키는 원인으로부터 인간을 보호하기 위해 고안된 방법이다.
③ 규칙적인 운동, 스트레스 관리, 균형 잡힌 식이, 보건교육, 예방접종 등

(2) 이차예방

　① 건강문제의 조기 발견과 조기 치료를 위한 영역이다.

　② 건강문제를 조기에 해결하여 심각한 결과를 초래하는 것을 예방한다.

　③ 집단검진 및 조기 진단, 현존하는 질환의 치료가 포함된다.

(3) 삼차예방

　① 건강문제의 재발을 예방하고 불구된 기능을 재활시켜 사회에 잘 적응할 수 있도록 하는 영역이다.

　② 건강이 더 악화되는 것을 방지하고 최고의 건강 수준으로 회복시키는 것이다.

　③ 사회 재적응 훈련, 자조 집단

33 우리나라 보건의료체계에 관한 설명으로 옳지 않은 것은?　　　2013

① 우리나라 보건의료계체는 자유방임형이다.

② 의료보장제도는 건강보험과 의료급여가 있다.

③ 건강보험은 현물급여를 원칙으로 하되, 현금급여를 병행하고 있다.

④ 전국적으로 행정권과 생활권을 중심으로 진료권이 나뉘어져 있다.

+해설 우리나라의 의료전달체계는 자유방임형으로 예방 측면보다 치료 측면에 치중하고 있다. 또한 보건복지부와 안전행정부의 통제에 의한 다원적인 보건행정 관리체계를 이루고 있어 보건행정에 대한 통제가 동시에 이루어지고 있다.

 공부하기

우리나라의 보건의료 제공체계는 단계화와 지역화의 원칙에서 상당히 벗어나 있으며 다음과 같은 특징과 문제점이 있다.

(1) 국민의료비의 지속적인 증가

　소득 수준 향상, 건강에 대한 욕구 증대, 국민건강보험의 보장성 강화에 따른 의료이용 증대, 의료공급자에 의한 과잉진료 및 수요창출행위, 비효율적인 소비형태, 3차 진료기관 등 대형병원으로의 환자 집중, 의료기관 간의 기능 및 역할의 미분화 등에 의해 국민의료비는 지속적으로 증가하고 있다.

(2) 민간 위주의 의료공급체계로 공공보건의료의 취약함

　의료기관의 90% 이상을 민간부문이 소유하고 있어서 의료비 지불수단이 취약한 저소득층에게 불리하고, 민간의료기관 간의 과도한 경쟁으로 합리적인 기능분담이 이루어지지 못하고 있다.

(3) 대형병원 및 전문의료 위주의 의료정책

　1차 의료에 대한 불신으로 환자들은 간단한 질환임에도 종합병원을 찾게 되며, '의료인 고르기 현상(doctor shopping)'이 성행하고 있다.

(4) 보건의료공급자 간 기능의 미분화와 무질서한 경쟁

　전문의와 일반의의 역할 및 기능이 분명하지 않고 병원과 의원의 기능이 미분화되어 의원에 입원 병상이 있고, 병원에 대규모의 외래파트가 있는 등 의료제공자 간의 기능 미분화와 무질서한 경쟁은 보건의료이용 선택 시 혼란을 가중시키고 보건의료서비스의 중복과 낭비를 초래한다.

(5) 포괄적인 의료서비스의 부재

민간의료기관이 대부분을 차지함으로써 포괄적인 의료서비스가 제공되기 보다는 치료위주의 병원의료서비스가 제공되어 왔다.

(6) 의료기관 및 의료인력의 지역 간 불균형 분포

병원과 의료인력의 도시집중 현상이 두드러져 의료기관의 80% 이상이 도시에 집중되어 있다.

(7) 공공의료분야의 다원화

보건의료분야의 관장부서가 다원화되어 보건복지부, 교육부, 안전행정부, 국방부, 고용노동부 등의 보건의료의 기획과 집행, 책임과 권한이 분산되어 있다.

34 WHO의 일차보건의료의 업무에 포함되지 않는 것은?   2013

① 가족계획을 포함한 모자보건   ② 의약품의 공급
③ 안전한 식수제공   ④ 정신보건 증진
⑤ 식량공급

➕해설 ② 의약품 공급이 아니라 "필수의약품 공급"이라고 해야 정확히 답이 된다.
1978년 WHO의 알마아타 선언을 통한 일차보건의료의 내용을 묻는 것으로 이 회의를 통해 우리나라에 농어촌 특별 조치법이 도입되었다.

[일차보건의료 내용]
(1) 만연한 보건의료 문제에 대한 교육과 그 문제의 예방과 관리
(2) 식량공급과 영양증진
(3) 안전한 식수 제공과 기본환경위생 관리
(4) 가족계획을 포함한 모자보건
(5) 주요 감염병에 대한 면역수준 증강(예방접종)
(6) 그 지역 지방병 예방과 관리
(7) 흔한 질병과 상해에 대한 적절한 치료(통상질환에 대한 기초적 진료)
(8) 필수의약품의 공급
(9) 정신보건의 증진

35 진료보수지불제도에 대한 설명으로 옳지 않은 것은?   2013

① 행위별수가제 – 진료행위, 약품 등을 일일이 계산해야 한다.
② 포괄수가제 – 진료의 표준화를 통해 진료비의 청구심사를 간소화한다.
③ 인두제 – 전문적 의료인력에 적용한다.
④ 봉급제 – 안정된 급여 수입으로 진료에 매진할 수 있다.
⑤ 총괄계약제 – 의료비용을 억제할 수 있다.

➕해설 ③ 전문적 의료인력에 적용할 수 있는 것은 행위별 수가제(Fee - For - Service)이다.

인두제는 등록환자수 또는 실이용자수를 기준으로 일정액을 보상받는 방식으로 지역사회 등 1차 진료기관에 적합하며, 영국, 덴마크, 이탈리아 등에서 채택하고 있다.

[진료비 지불제도(=진료보수 지불제도)]
1. 행위별수가제(FFS ; Fee - For - Service)는 제공된 진료내용과 진료의 양에 따라 진료보수가 결정되는 방식으로, 제공된 의료서비스의 단위당 가격에서 서비스의 양을 곱한 만큼 보상하는 방식이다.
2. 봉급제(salary)는 서비스의 양이나 제공받는 사람의 수에 상관없이 일정 기간에 따라 보상받는 방식이다.
3. 포괄수가제(case payment)는 환자의 종류당 포괄보수단가를 설정하여 보상하는 방식으로, 질병별·요양일수별·환자1인당 정해진 단가에 의해 경제적인 진료가 이루어지도록 유도한다.
4. 총액계약제(negotiation system)는 지불자측과 진료자측이 진료보수 총액에 대한 계약을 사전에 체결하고, 계약된 총액범위 내에서 의료서비스를 이용하는 제도이다.

36 Kleczkowski(1984) 등이 제시한 바 있는 국가 보건의료 체계의 하부구조의 구성요소를 모두 고르면?

2013

가. 보건의료 관련 자원 개발	나. 경제적 지원
다. 자원의 조직적 배치	라. 보건의료 관리

① 가, 나, 다
② 가, 다
③ 나, 라
④ 라
⑤ 가, 나, 다, 라

➕해설 보건의료전달체계란 가용자원을 최대한 활용하여 양질의 의료급여를 의료보장대상자들에게 형평성 있고 효율적으로 전달하는 통로로 그 체계나 제도를 총칭한다.

[WHO의 보건의료전달체계 5가지 하위 구성요소]

보건의료자원 개발	보건의료인력, 보건의료시설, 보건의료 장비 및 물자, 보건의료 지식 및 기술
자원의 조직적 배치	국가 보건행정 조직, 건강보험 프로그램(공적), 기타 정부기관, 비정부기관(임의적), 독립 민간부문
보건의료제공	일차·이차·삼차 보건의료
경제적 지원	공공재원, 조직화된 민간기관(자선단체, 임의보험 등) 및 고용주, 지방 지역사회의 운동(금전적인 기부나 자원봉사), 외국의 원조(정부나 자선단체 차원의 원조), 개별 가계(조직화된 프로그램에 대한 납부와 순수한 개인적 구매에 대한 지불), 기타 가능 재원들(복권, 기부금 등)
관리	지도력, 의사결정, 기획, 실행 및 실천, 감시 및 평가, 정보지원, 규제

37 지역보건법에 명시된 보건소의 관장업무 내용을 모두 고른 것은? 2013

> 가. 노인보건사업 나. 응급의료에 관한 사항
> 다. 정신보건에 관한 사항 라. 학교보건에 관한사항

① 가, 나, 다 ② 가, 다
③ 나, 라 ④ 라
⑤ 가, 나, 다, 라

➕해설 「지역보건법」에 따른 보건소의 업무에는 노인보건사업과 정신보건에 관한 사항이 포함된다. 응급의료 및 학교보건에 관한 사항은 보건소의 업무와 무관하다.

38 다음 중 적정보건의료서비스의 요건과 그에 대한 설명으로 바르게 짝지어진 것은? 2011

> ㄱ. 접근용이성은 의료서비스가 필요하고, 이용할 의사가 있을 때 언제, 어디서라도 쉽게 이용할 수 있어야 하는 것이다.
> ㄴ. 질적 적정성은 의학적 적정성과 사회적 적정성이 동시에 달성되어야 하는 것으로 주위 여건을 고려한 적정 수준의 질 향상을 위한 노력이 필요하다.
> ㄷ. 지속성은 의료서비스는 시간적, 지리적으로 상관성을 갖고 적절히 연결되어야 하며 전인적 의료가 평생 지속되어야 한다.
> ㄹ. 효율성은 경제적 합리성을 추구하기 위한 노력으로 투입되는 자원의 양을 최소화하거나 일정한 자원의 투입으로 최대의 목적을 달성하는 것이다.

① ㄱ, ㄴ ② ㄴ, ㄷ
③ ㄱ, ㄴ, ㄹ ④ ㄱ, ㄷ, ㄹ
⑤ ㄱ, ㄴ, ㄷ, ㄹ

➕해설 **[양질의 보건의료서비스]**
(1) 양질의 보건의료서비스의 의미
   보건의료 소비자가 만족할 정도로 여러 측면에서 일정한 조건을 갖춘 형태의 보건의료 소비과정이 이루어지는 것을 양질의 보건의료서비스라고 한다.
(2) 양질의(적정) 보건의료서비스의 조건
   마이어스(Myers)는 보건의료서비스의 개념과 내용이 복합적 상호작용에 의하여 생산, 공급되므로 상호조화를 이루고 적정화되어야 한다고 주장하면서 4가지 조건을 제안했다.

접근용이성 (accessibility)	주민들이 필요하면 언제 어디서든 쉽게 이용할 수 있도록 재정적·지리적·사회·문화적인 측면에서 보건의료서비스가 공급되어야 한다.
질적 적정성 (quality)	보건의료와 관련하여 의학적 적정성과 사회적 적정성이 질적으로 동시에 달성될 수 있어야 한다.
지속성 (continuity)	보건의료는 시간적·지리적으로 상관성을 가져야 하고 보건의료기관들 간에 유기적으로 협동하여 보건의료서비스를 수행해야 한다.
효율성 (efficiency)	보건의료의 목적을 달성하는 데 투입되는 자원의 양을 최소화하거나 일정한 자원의 투입으로 최대의 목적을 달성할 수 있어야 한다.

39 우리나라 건강보험제도에 대한 설명으로 옳은 것은?　　　2011

① 전 국민을 대상으로 임의적용한다.
② 보험료의 일부는 국가가 지원한다.
③ 국가보건서비스 방식을 채택한다.
④ 1977년 후부터 전국민을 대상으로 시행했다.
⑤ 의료기관과 약국에서 시행한 요양급여에 대해서만 지불보장한다.

➕해설　② 국민건강보험법에 따른 보험료의 국가 부담

 공부하기

> **[제76조 (보험료의 부담)]**
> ① 직장가입자의 보수월액보험료는 직장가입자와 다음에 해당하는 자가 각각 보험료액의 100분의 50씩 부담한다. 다만, 직장가입자가 교직원으로서 사립학교에 근무하는 교원이면 보험료액은 그 직장가입자가 100분의 50을, 사용자가 100분의 30을, 국가가 100분의 20을 각각 부담한다. [개정 2014.1.1]
> 　1. 직장가입자가 근로자인 경우에는 해당 사업주
> 　2. 직장가입자가 공무원인 경우에는 그 공무원이 소속되어 있는 국가 또는 지방자치단체
> ② 직장가입자의 소득월액보험료는 직장가입자가 부담한다.
> ③ 지역가입자의 보험료는 그 가입자가 속한 세대의 지역가입자 전원이 연대하여 부담한다.
> ④ 직장가입자가 교직원인 경우 사용자가 부담액 전부를 부담할 수 없으면 그 부족액을 학교에 속하는 회계에서 부담하게 할 수 있다. [신설 2014.1.1.]
>
> ① 법률에 의한 강제가입 : 질병위험이 큰 사람만 가입할 경우 보험 역선택 현상이 나타나 원활한 건강보험 운영 불가하다.
> ③ 우리나라는 국민건강보험 방식을 채택하여 시행하고 있다.
> 　국민건강보험(NHI ; National Health Insurance)
> 　1) 피보험자인 국민이 의료비에 대한 자기 책임의식을 견지하여 보험료를 납부하고 보험자는 마련된 재원의 운용을 통해 의료를 보장하는 제도이다(한국, 독일, 프랑스, 일본, 대만 등).
> 　2) 국민건강보험제도의 특징

⊙ 보험료, 국가, 고용주에 의하여 재정을 충당하고 보험료를 부담하기 어려운 계층은 조세를 통해 재정을 충당한다.

ⓒ 제도운영의 민주성을 기할 수 있고 국민의 비용의식이 강하게 작용한다.

ⓒ 조합원이 의료보험운영에 관한 의사결정에 참여한다.

ⓔ 양질의 의료제공이 가능하나 보험료 부과의 형평성 부족, 의료비 증가 억제 기능이 취약하다.

④ 1989년부터 전국민을 대상으로 의료보험이 실시되었다.

⑤ 요양급여를 시행하는 기관은 다음과 같다.

　1. 「의료법」에 따라 개설된 의료기관

　2. 「약사법」에 따라 등록된 약국

　3. 「약사법」에 따라 설립된 한국희귀의약품센터

　4. 「지역보건법」에 따른 보건소·보건의료원 및 보건지소

　5. 「농어촌 등 보건의료를 위한 특별조치법」에 따라 설치된 보건진료소

40 세계보건기구의 일차보건의료의 필수 서비스로 옳지 않은 것은?

① 중증 희귀병의 치료
② 식량의 공급과 영양의 증진
③ 가족계획을 포함한 모자보건
④ 그 지역의 풍토병 예방과 관리

➕해설 ① 흔한 질병과 상해에 대한 적절한 치료가 맞는 답이다.

 공부하기

[1978년 WHO의 알마아타 선언 - 일차보건의료 내용]

(1) 만연한 보건의료 문제에 대한 교육과 그 문제의 예방과 관리

(2) 식량공급과 영양증진

(3) 안전한 식수 제공과 기본환경위생 관리

(4) 가족계획을 포함한 모자보건

(5) 주요 감염병에 대한 면역수준 증강(예방접종)

(6) 그 지역 지방병(풍토병) 예방과 관리

(7) 흔한 질병과 상해에 대한 적절한 치료(통상질환에 대한 기초적 진료)

(8) 필수의약품의 공급

(9) 정신보건의 증진

41 국민의료비 증가에 대한 대책으로 옳지 않는 것은?

① 진료비 일부를 본인에게 부담시킨다.
② 행위별수가제와 같은 진료비 보수지불체계를 도입한다.
③ 무절제한 고가 의료장비의 도입을 막는다.
④ 국가 또는 건강보험자 단체가 보건의료서비스의 양, 수가, 진료에 투입되는 자원을 통제한다.

➕해설 [국민의료비 증가에 따른 억제방안]

단기 방안	수요측	• 본인부담률 인상 • 보험급여 범위 확대를 억제하여 의료에 대한 과잉수요를 줄임
	공급측	• 의료수가 상승 억제 • 고가의료기술의 도입과 사용 억제 및 도입된 장비의 공동사용 방안 등을 강구하여 의료비 증가폭을 줄임 • 효율적 관리운영으로 의료비 상승 억제
장기 방안		• 지불보상제도의 개편 : 행위별 수가제는 사후 의료비 지불제도로 과잉진료 등으로 인한 의료비 및 급여 증가를 가속화하는 가장 큰 원인이 되고 있다. 사전결정방식의 형태로 개편할 필요성이 있다. • 의료전달체계의 확립 : 공공부문 의료서비스의 확대, 의료의 사회화와 공공성 확대로 안정적인 의료수가 수준을 유지하는 것이 필요하다. • 다양한 의료대체서비스, 인력개발 및 활용 : 지역사회간호센터, 가정간호, 호스피스, 낮병동, 너싱홈, 재활센터, 정신보건센터 등 대체의료기관과 서비스 개발 및 활용, 보건진료원, 전문간호사제도, 정신보건전문요원 등 다양한 보건의료전문가 양성으로 효율적인 인력관리를 통해 의료비 억제효과를 얻게 하는 것이 필요하다.

 공부하기

국민의료비 증가요인은 다음과 같다.
① 의료수용 증가
　　㉠ 소득 증가 및 건강보험 확대로 인한 의료서비스량 증가
　　㉡ 인구증가와 노령화로 의료수요 증가
② 의료생산비용 상승 : 원료비와 의료 소모품비, 약품비, 장비 등의 가격인상으로 인한 의료비의 증가
③ 의료공급자의 비용 증가 형태 : 고가 의료장비의 설치 등 공급자의 과대지출로 의료과잉 공급 초래
④ 진료비 지불방식 : 진료행위별 수가제에서는 제공한 의료서비스량에 따라 진료비가 결정되므로 의료공급자가 의도적인 과잉서비스를 제공하는 요인
⑤ 의학기술의 발전 : 계속적인 연구 등을 통한 고급의료기술 발전으로 인한 의료비용 상승과 고가장비 개발에 따른 의료비 상승

42 '국가보건의료체계를 이루는 하부구조 중 의료서비스에 대한 수요가 가용자원을 초과하므로 기획을 통해 보건의료서비스에 대한 우선순위를 결정한다' 이는 무엇을 설명하는 것인가?

2011

① 보건의료자원개발
② 보건의료제공
③ 자원의 조직적 배치
④ 경제적 재원확보
⑤ 관리

 ⑤ 기획, 실행 및 실현과 감시 및 평가 등은 하부구조 중에서 관리에 해당한다.

📝 공부하기

보건의료체계의 하부구조는 단순화하여 5가지 구성요소로 제시되며, 보건의료자원의 개발, 자원의 조직적 배치, 의료서비스의 제공으로 이어지는 3개의 주요 분야와 이를 지원하는 경제적 지원과 정책 및 관리의 2개 분야로 구성된다.

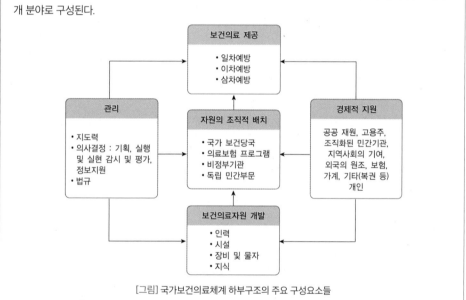

[그림] 국가보건의료체계 하부구조의 주요 구성요소들

43 보건진료원의 역할에 해당되지 않는 것은?

2010

① 상병의 악화방지를 위한 처치
② 응급을 요하는 환자의 응급처지
③ 정상분만 개조 및 가족계획을 위한 피임기구 삽입
④ 예방접종
⑤ 급성병 환자의 요양지도 및 관리

＋해설 ⑤ 급성병이 아닌 만성병 환자의 요양지도 및 관리가 해당된다.

 공부하기

보건진료 전담 공무원의 역할은 다음과 같다.

농어촌 등 보건의료를 위한 특별 조치법 시행령 제14조 (보건진료 전담공무원의 업무)

① 보건진료 전담공무원의 의료행위의 범위는 다음 각 호와 같다.

    1. 상병(傷病)상태를 판별하기 위한 진찰·검사

    2. 환자의 이송

    3. 외상 등 흔히 볼 수 있는 환자의 치료 및 응급 조치가 필요한 환자에 대한 응급처치

    4. 상병의 악화 방지를 위한 처치

    5. 만성병 환자의 요양지도 및 관리

    6. 정상분만 시의 분만개조(分娩介助) → 기존의 "피임기구 삽입"에 대한 항목은 삭제되었다.

    7. 예방접종

    8. 제1부터 제7까지의 의료행위에 따르는 의약품의 투여

② 보건진료 전담공무원은 의료행위 외에 다음의 업무를 수행한다.

    1. 환경위생 및 영양개선에 관한 업무

    2. 질병예방에 관한 업무

    3. 모자보건에 관한 업무

    4. 주민의 건강에 관한 업무를 담당하는 사람에 대한 교육 및 지도에 관한 업무

    5. 그 밖에 주민의 건강증진에 관한 업무

③ 보건진료 전담공무원은 의료행위를 할 때에는 보건복지부장관이 정하는 환자 진료지침에 따라야 한다.

[보건복지부령에 따른 보건진료 전담공무원 직무교육 운영에 관한 고시]

제4조(직무교육 기간) 보건진료 전담공무원 직무교육의 기간은 이론교육과정 10주, 임상실습과정 10주, 현지실습과정 6주로 한다.

44 다음 중 공공부조에 해당하는 것으로 맞는 것은?

2010

    ㉠ 의료급여   ㉡ 건강보험

    ㉢ 생활보호   ㉣ 산재보험

① ㉠, ㉡, ㉢   ② ㉠, ㉢

③ ㉡, ㉣   ④ ㉣

⑤ ㉠, ㉡, ㉢, ㉣

＋해설 [공공부조]

    ① 정의 : 공공부조는 국가 및 지방자치단체의 책임 아래 생활유지능력이 없거나 생활이 어려운 국민의 최저생활을 보장하고 자립을 지원하는 제도이며, 국민기초생활보장사업, 의료급여사업, 이재민구호

사업, 의상자예우사업, 부랑인보호사업 등을 실시한다.
② 공공부조의 특성
　　㉠ 국가책임에 의한 생활보호대책이다.
　　㉡ 민주주의 정신을 바탕에 둔 인간존중사상의 특성을 지닌다.
　　㉢ 현대의 산업화에 따른 경제적 불안에 대한 보완책이다.
　　㉣ 국가의 공적인 최저생활 보장을 통한 건전한 성장과 생활에 기여한다.
공공부조 항목
① 소득보장 : 기초생활보장(생활보호), 기초노령연금
② 의료보장 : 의료급여(의료보호)

45 다음 중 일차보건의료의 접근방법에 해당하는 것은? 2010

> ㉠ 주민참여　　　　　　　　㉡ 접근가능성
> ㉢ 수용성　　　　　　　　　㉣ 지불부담능력

① ㉠, ㉡, ㉢　　　　　　　　② ㉠, ㉢
③ ㉡, ㉣　　　　　　　　　　④ ㉣
⑤ ㉠, ㉡, ㉢, ㉣

➕해설 일차보건의료의 접근방법에는 주민참여, 접근가능성, 수용성, 지불부담능력이 해당된다.

 공부하기

[일차보건의료의 핵심적 특성(WHO)]

세계보건기구(WHO)가 제시한 일차보건의료의 필수요소 4A는 접근성(Accessible), 수용가능성(Acceptable), 주민참여(Available), 지불부담능력(Affordable)이며 그 외의 핵심적 특성을 찾아보면 다음과 같다.

(1) 접근성(accessible)

접근성이란 지역적·지리적·경제적·사회적으로 지역주민이 이용하는 데 차별이 있어서는 안 되며 개인 이나 가족 단위의 모든 주민이 시간적으로나 장소적으로 보건의료서비스를 쉽게 이용할 수 있어야 한다 는 것이다.

(2) 수용가능성(Acceptable)

주민이 수용할 수 있는 건강문제 해결을 위한 접근으로 지역사회가 쉽게 받아들일 수 있는 방법으로 사 업을 제공하여야 한다.

(3) 주민참여(Available)

일차보건의료는 지역사회개발정책의 일환으로, 이를 위해서는 지역 내의 보건의료 발전을 위한 지역주 민의 참여가 무엇보다도 중요하다.

(4) 지불부담능력(Affordable)

보건의료사업은 국가나 지역사회가 재정적으로 부담할 수 있는 방법으로 지역사회의 지불능력에 맞는 보건의료수가로 제공되어야 한다.

(5) 포괄성

모든 사람에게 필요한 기본적인 건강관리서비스를 제공해야 한다는 것이다.

(6) 유용성

일차보건의료 서비스는 지역주민들에게 필요하고 유용한 서비스여야 한다.

(7) 지속성

필요한 보건의료서비스를 지속적으로 제공하여 기본적인 건강상태를 유지할 수 있게 해야 한다.

(8) 상호협조성

일차보건의료 관련 부서가 서로 협조하여 의뢰체계를 구축하여야 한다.

(9) 균등성

누구나 필요로 할 때면 어떤 여건에서든 필요한 만큼의 서비스를 똑같이 받을 수 있어야 한다.

UNIT 02 _ 기출응용문제

01 보건소 기능 중 보건기획 및 평가 기능으로 옳지 않은 것은?

① 지역보건의료계획을 수립한다.

② 지역보건의료계획을 시행한다.

③ 보건의료기관을 지도·감독·지원한다.

④ 지역보건의료계획을 평가한다.

➕해설 ③은 행정규제와 지원기능이다.

[보건소의 3가지 기능]

1) 보건기획과 평가기능 : 해당지역 보건의료실태를 파악하고 문제를 진단/해결하기 위해 지역보건의료계획을 수립, 시행, 평가한다.

2) 행정규제와 지원기능 : 병의원 약국 등 관련 업소와 단체의 지도 및 감독과 지원 기능

3) 지역보건사업의 전개 : 건강증진, 질병예방, 치료, 재활서비스 등 포괄적인 보건의로서비스를 제공

02 다음 세계보건기구 6개 지역 사무소 중 한국이 속해 있는 곳은 어디인가?

① 이집트의 알렉산드리아   ② 인도의 뉴델리

③ 미국의 워싱턴   ④ 필리핀 마닐라

➕해설 [세계보건기구(WHO;World Health Organization)]

⊙ 국제연합(UN) 보건 상태의 개선을 위해 국제적인 협력을 목적으로 1948년 4월 7일 설립된 국제보
　건전문기구이며 어느 나라든 가입 가능하고 2015년 현재 정회원 국가는 194개국이다.
ⓒ 세계보건기구의 헌장 : 모든 사람이 가능한 최고의 건강수준을 달성하는 데 있다.
ⓒ 세계보건기구의 목적
　• 국제보건활동에 대한 지휘·조정기구로서 국제보건·의료사업 지도, 조정, 연구를 통한 질병 없는 세
　　계를 구현한다.
　• 각국의 보건의료부문의 발전을 위한 재정지원 기술훈련 및 자문활동을 하는 것이 목적이다.
ⓔ 한국은 65번째 가입 - 1949년 8월 17일 제2차 로마총회, 북한은 138번째 가입 - 1973년
ⓜ 세계보건기구 6개 지역 사무소
　• 동지중해지역사무소 : 이집트의 알렉산드리아
　• 동남아시아지역사무소 : 인도의 뉴델리(북한이 소속되어 있음)
　• 서태평양지역사무소 : 필리핀 마닐라(한국이 소속되어 있음)
　• 미주지역사무소 : 미국의 워싱턴
　• 유럽지역사무소 : 덴마크의 코펜하겐
　• 아프리카지역사무소 : 콩고의 브라자빌

03 우리나라 의료보장제도의 특징에 대한 설명으로 옳지 않은 것은?

① 의료보장은 사회구성원 누구나 건강한 삶을 누리게 하는 데 목적이 있다.

② 현물급여를 원칙으로 하되, 현금급여를 병행하고 있다.

③ 보험료 부담능력이 없어도 건강보험에 모두 가입하여야 한다.

④ 의료비 증가를 억제하기 위해 본인일부부담제가 적용된다.

➕해설 ③ 보험료 부담능력이 없는 자는 건강보험이 아닌 의료급여를 실시하고 있다.
　　　① 의료보장은 소득의 유무를 막론하고 누구나 건강한 삶을 살 수 있도록 보장하는 것이다.
　　　② 진료·수술 등 현물급여를 원칙으로 하되, 요양비, 부가급여와 같은 현금급여를 병행하고 있다.
　　　④ 소비자 측면에서 의료비 증가를 억제하기 위해 본인일부부담제를 실시하고 있다.
　　　　• 사회보험으로는 건강보험, 산재보험, 노인장기요양보험이 있고, 공공부조로는 의료급여(의료보호)
　　　　　가 있다.

04 다음 중 보건의료원에 대한 설명으로 맞는 것은?

① 「의료법」 규정에 의한 의원의 요건을 갖춘 곳

② 농특법에 의해 개설된 보건소이다.

③ 입원환자 30인 이상을 수용할 수 있는 시설

④ 보건과 양호지도를 행할 수 있는 시설이 갖춰진 곳

➕해설 보건소 중 「의료법」에 의한 병원(입원환자 30인 이상)의 요건을 갖춘 보건소는 보건의료원이라는 명칭을 사용할 수 있다(「지역보건법」 제8조).

05 지역보건의료계획의 수립에 대한 설명으로 타당하지 않는 것은?

① 시장·군수·구청장은 지역주민, 보건의료관련기관·단체 및 전문가의 의견을 들어 당해 시·군·구의 지역보건의료계획을 수립한다.

② 시장·군수·구청장은 지역보건의료계획을 수립한 후 당해 시·군·구 의회의 심의를 거쳐 시·도지사에게 제출하여야 한다.

③ 시·도지사는 시장·군수·구청장, 지역주민, 보건의료관련기관·단체 및 전문가의 의견을 들어 시·도의 지역보건의료계획을 수립한다.

④ 보건복지부장관만이 지역보건의료계획의 내용에 관하여 보건복지부령이 정하는 바에 의하여 그 조정을 권고할 수 있다.

➕해설 보건복지부장관뿐만 아니라 시·도지사도 지역보건의료계획의 내용에 관하여 그 조정을 권고할 수 있다(「지역보건법」 제7조 제7항).

06 보건의료서비스 제공체계 유형에 관한 다음 기술 중 옳지 않은 것은?

① 사회보장형은 환자의 선택권 제한, 대기행렬, 질 추구 유인의 미약 등 문제를 보인다.

② 사회보장형은 자원의 효과적 활용, 의료서비스의 포괄성과 지속성의 장점이 있다.

③ 자유방임형은 자원의 효율적 활용과 형평성을 높인다는 장점이 있는 반면에 의료의 자율성과 질에서 문제가 있다.

④ 사회주의형은 포괄적, 지속적 의료서비스 제공의 장점이 있는 반면에 의료서비스의 질이 낮고, 운영의 경직성 등으로 효율성이 떨어진다는 문제가 있다.

➕해설 자유방임형은 보통 의료의 자율성과 질이 높은 장점이 있으나 자원의 효율적 활용과 형평성 측면에서 문제가 있다. 보통 자유방임형, 사회보장형, 사회주의형으로 나눌 수 있다.

07 2개월 된 아이와 어머니가 함께 보건소를 처음 방문했을 때 가장 먼저 해야 하는 것은?

① 등록 및 건강기록부 작성　　　　② 구강교육

③ 예방접종　　　　④ 모자보건 및 가족계획 방법 교육

＋해설 영유아 방문 → 접수 및 등록 → 성장발달 측정 → 건강상담(예방접종, 투약) → 관리 결과 기재 → 업무보고

08 다음 중 우리나라 보건의료서비스 제공의 문제점에 해당하지 않는 것은?

① 민간보다 공공이 주도하는 의료기관의 양적 확대
② 형평성에 맞지 않는 의료자원의 분배
③ 1차·2차·3차 의료기관 간의 기능 분담 약화로 중복 투자 및 자원 낭비 초래
④ 노인인구의 증가로 의료공급체계의 기반을 재구축해야 할 필요성 증가

＋해설 우리나라는 공공보다는 민간이 주도하는 보건의료시설의 급속한 양적 성장으로 인한 비효율성과 공공의료기관의 의료서비스 질 저하가 문제점으로 대두되고 있다.

09 독일 등에서 채택하는 방식으로 보험자와 계약을 체결한 병원은 의료서비스 제공 후 계약에 따라 보험자가 지불한 금액에 대해 각 의사들에게 진료량에 비례하여 배분하는 진료비 지불 제도의 장점에 해당하지 않는 것은?

① 신기술개발 및 도입, 의료의 질 향상을 위한 동기부여가 촉진된다.
② 과잉진료 및 과잉청구가 감소된다.
③ 진료비 심사 및 조정과 관련된 공급자 불만이 감소된다.
④ 의료비 지출의 사전예측 가능하다.

＋해설 ① 총액계약제의 특성상 신기술개발 및 의료의 질 향상을 위한 동기가 저하된다.

 공부하기

[총액계약제(negotiation system)]
㉠ 지불자측과 진료자측이 진료보수 총액에 대한 계약을 사전에 체결하고, 계약된 총액범위 내에서 의료서비스를 이용하는 제도이다.
㉡ 장·단점

장점	단점
• 과잉진료 및 과잉청구 감소 • 진료비 심사 및 조정과 관련된 공급자 불만 감소 • 의료비 지출의 사전예측 가능 • 보험재정의 안정적 운영 • 의료공급자의 자율적 규제 가능	• 보험자 및 의사단체 간 계약체결이 어려움 • 의료공급자단체의 독점으로 인한 폐해 • 전문과목별, 요양기관별로 진료비 배분시 갈등발생 • 신기술개발 및 도입, 의료의 질 향상을 위한 동기 저하 • 의료의 질 관리의 어려움 • 과소진료의 가능성

CHAPTER 02 | 지역사회보건행정

10 가용자원을 최대한 활용하여 양질의 의료서비스를 민주적이면서도 효율적으로 대상자들에게 전달하는 통로를 의미한 것은?

① 의료전달체계
② 의료보수체계
③ 의료자원의 공급체계
④ 보건의료정책의 집행체계

➕해설 의료전달체계란 가용자원을 최대한 활용하여 양질의 급여를 의료보장대상자들에게 민주적이면서도 효율적으로 전달하는 통로를 의미한다. 즉 보건의료 서비스 제공자 간 또는 제공자와 소비자 간의 조직적이고 공간적인 배열을 의미한다.

11 각 나라의 보건의료체계를 비교할 때 자유방임형 체계가 사회보장형 체계에 비해 상대적 우위를 점하는 영역은?

① 의료자원의 균등한 분포
② 형평성
③ 의료비 절감
④ 의료서비스의 질

➕해설 자유방임형 체계는 사회보장형, 사회주의형 체계에 비해 의료서비스의 질, 선택의 자유라는 측면에서 우위가 있다.

12 의료법에 관한 다음 설명 중 틀린 것은?

① 의료인이란 의사, 치과의사, 한의사, 간호조무사, 조산사를 말한다.
② 요양병원은 의사나 한의사가 의료를 행하는 곳으로 최소 30병상 이상을 확보하여야 한다.
③ 전문의가 의료인으로서 적합하다고 인정하는 사람은 정신질환자이더라도 의료인이 될 수 있다.
④ 300병상 이상의 종합병원은 내과, 외과, 소아청소년과, 산부인과, 영상의학과, 마취통증의학과, 진단검사의학과 또는 병리과, 정신과 및 치과를 포함한 9개 이상의 진료과목을 반드시 개설하여야 한다.

➕해설 의료인이란 보건복지부장관의 면허를 받은 의사, 치과의사, 한의사, 조산사 및 간호사이다

13 300병상 이하인 종합병원에 반드시 있어야 하는 진료과목에 해당하지 않는 것은?

① 치과
② 산부인과
③ 마취통증의학과
④ 영상의학과

➕해설 300병상을 초과하는 경우에는 내과, 외과, 소아청소년과, 산부인과, 영상의학과, 마취통증의학과, 진단검사의학과 또는 병리과, 정신건강의학과 및 치과를 포함한 9개 이상의 진료과목을 갖추고 각 진료과목마다 전속하는 전문의를 둘 것(「의료법」제3조 제3항)

 공부하기

[종합병원(「의료법」제3조의3)]

(1) 종합병원은 다음 각 호의 요건을 갖추어야 한다.
　① 100개 이상의 병상을 갖출 것
　② 100병상 이상 300병상 이하인 경우에는 내과·외과·소아청소년과·산부인과 중 3개 진료과목, 영상의학과, 마취통증의학과와 진단검사의학과 또는 병리과를 포함한 7개 이상의 진료과목을 갖추고 각 진료과목마다 전속하는 전문의를 둘 것
　③ 300병상을 초과하는 경우에는 내과, 외과, 소아청소년과, 산부인과, 영상의학과, 마취통증의학과, 진단검사의학과 또는 병리과, 정신건강의학과 및 치과를 포함한 9개 이상의 진료과목을 갖추고 각 진료과목마다 전속하는 전문의를 둘 것
(2) 종합병원은 제1항 제2호 또는 제3호에 따른 진료과목(이하 이 항에서 '필수진료과목'이라 한다) 외에 필요하면 추가로 진료과목을 설치·운영할 수 있다. 이 경우 필수진료과목 외의 진료과목에 대하여는 해당 의료기관에 전속하지 아니한 전문의를 둘 수 있다.

---

14 다음 중 WHO의 주요 기능이 아닌 것은?

① 감염병 관리
② 보건요원 훈련
③ 재해예방 및 조사연구사업
④ 보건사업의 지휘, 감독, 통제

➕해설 ④ "국제적 보건사업의 "지도 및 조정"이 맞다.

기구명	설립목적	활동내용
세계보건기구 (WHO)	전 인류의 건강 달성	• 국제보건사업 지도, 조정, 권고, 연구 및 평가 • 보건의료발전 협력사업 공동수행 • 감염병 예방, 건강증진, 취약계층 건강증진

15 다음이 설명하는 의료보수 지불방식은?

> 과잉진료를 방지하고 의료비 상승을 억제하며 환자의 치료속도가 빠르다.

① 포괄수가제　　　　　　　　② 행위별수가제
③ 인두제　　　　　　　　　　④ 총괄계약제

➕해설 포괄수가제는 진단군에 따라 중증도, 진료과목 등을 고려하여 포괄적으로 수가를 적용하는 것이다.

 공부하기

[포괄수가제(case payment)]
⊙ 환자의 종류당 포괄보수단가를 설정하여 보상하는 방식이다.
⊙ 질병별·요양일수별·환자 1인당 정해진 단가에 의해 경제적인 진료가 이루어지도록 유도한다.
⊙ 의료기관의 생산성을 증대시키며 행정상 절차가 간편하다는 장점이 있다.
⊙ 우리나라에서 적용하는 포괄수가제 질병군은 4개 진료과 7개 질병군으로 병원에 입원하여 수술을 받거나 분만한 경우에 적용된다.

안과	수정체 수술(백내장 수술)
이비인후과	편도 및 아데노이드 수술
일반외과	항문 및 항문주위 수술(치질 수술), 서혜 및 대퇴부 탈장 수술, 충수절제술(맹장염 수술)
산부인과	자궁 및 자궁부속기 수술(악성종양 제외), 제왕절개분만

⊙ 장·단점

장점	단점
• 진료수행을 경제적으로 유도 • 병원업무 및 진료의 표준화 • 예산 통제 가능성과 병원 생산성 증가 • 부분적으로 적용 가능 • 진료비 청구 및 지불심사의 간소화	• 서비스 최소화·규격화 • 행정적 간섭으로 의료행위의 자율성 감소 • 과소진료 및 합병증 발생 시 적용 곤란 • 의학적 신기술에 적용 어려움

16 우리나라의 사회보험의 발달순서를 바르게 연결한 것은?

① 산재보험 – 건강보험 – 국민연금 – 고용보험
② 산재보험 – 국민연금 – 건강보험 – 고용보험
③ 건강보험 – 국민연금 – 산재보험 – 고용보험
④ 국민연금 – 산재보험 – 건강보험 – 고용보험

➕해설 ① 산재보험(1963년) - 건강보험(1977년) - 국민연금(1988년) - 고용보험(1995년)

공부하기

[사회보장제도의 분류]

① 국민에게 발생하는 사회적 위험을 보험방식에 의하여 대처함으로써 국민건강과 소득을 보장하는 제도를 의미한다(「사회보장기본법」 제3조 제2호).

② 5대 사회보험

㉠ 산재보험 : 산업재해보상보험으로 업무상의 재해에 관한 것

㉡ 연금보험 : 폐질·사망·노령 등에 관한 것

㉢ 고용보험 : 실업에 관한 것

㉣ 건강보험 : 질병과 부상에 관한 것

㉤ 노인장기요양보험 : 65세 이상 노인과 65세 미만 노인성 질병을 가진 자의 요양에 관한 것

보험료 징수는 모두 국민건강관리공단에서 시행한다.

구분	산업재해보상법 (1964년)	건강보험 (1977년)	국민연금 (1988년)	고용보험 (1995년)	노인장기요양보험 (2008년)
관련법	산업재해보상 보험법	국민건강보험법	국민연금법	고용보험법	노인장기요양 보험법

급여
내용
	• 요양급여
	• 휴업급여
	• 장해급여
	• 간병급여
	• 유족급여
	• 상병보상연금
	• 장의비
	• 직업재활급여
		• 요양급여
		• 건강검진
		• 장애인보장구
		  급여비
		• 요양비
		• 부가급여
			• 노령연금
			• 장애연금
			• 유족연금
			• 반환일시금
			• 사망일시금
				• 고용안정사업
				• 직업능력개발
				  사업
				• 실업급여
				• 육아휴직급여
				• 출산전후휴가
				  급여
					• 재가급여
					• 시설급여
					• 특별현금급여

관리 운영	근로복지공단	국민건강보험공단	국민연금공단	고용노동부장관	국민건강보험공단

[표] 사회보험의 비교

---

17 다음 중 국가보건서비스(NHS)의 설명으로 옳지 않은 것은?

① 대상인구가 전체 국민이 된다.

② 재원은 주로 조세수입이다.

③ 정부나 지방자치단체가 서비스를 직접 제공한다.

④ 의사에 대한 보수지불방식으로 행위별수가제를 적용한다.

➕해설 국가(국민)보건서비스제도(NHS)는 1948년 영국에서 시작되었으며 국민의 의료문제는 국가가 책임져야 한다는 관점에서 정부의 일반조세로 재원을 마련하여 모든 국민에게 필요한 보건의료서비스를 국가가 무료로 제공하는 제도이다. 일명 조세방식, 베버리지방식이라고도 한다.

18 다음 중 요양급여를 행하는 요양기관에 해당되지 않는 것은?

① 한국희귀의약품센터 　　　　② 조산원

③ 보건진료소 　　　　　　　　④ 의약품센터

➕해설 [요양급여를 행하는 요양기관(「국민건강보험법」 제42조 제1항)]

요양급여(간호와 이송은 제외한다)는 다음 각 호의 요양기관에서 실시한다.

이 경우 보건복지부장관은 공익이나 국가정책에 비추어 요양기관으로 적합하지 아니한 대통령령으로 정하는 의료기관 등은 요양기관에서 제외할 수 있다.

1. 「의료법」에 따라 개설된 의료기관

2. 「약사법」에 따라 등록된 약국

3. 「약사법」 제91조에 따라 설립된 한국희귀의약품센터

4. 「지역보건법」에 따른 보건소·보건의료원 및 보건지소

5. 「농어촌 등 보건의료를 위한 특별조치법」에 따라 설치된 보건진료소

19 우리나라 보건행정체계의 특징으로 옳지 않은 것은?

① 보건의료기관을 정부가 주관함으로써 의료서비스에 대한 간섭과 통제력을 최대화하고 있다.

② 민간의료기관 간의 과도한 경쟁으로 합리적 기능분담이 어렵다

③ 공공부문 간의 독자적인 보건의료전달체계가 운영되지 못하고 있다.

④ 민간과 공공기관 간의 경쟁으로 협조 및 보완체계가 어렵다

⑤ 민간의료기관의 도시집중 현상으로 의료전달체계의 형평성에 어려움이 있다.

➕해설 우리나라 의료기관의 90% 이상을 민간부문이 소유하고 있고, 공공부문의 비중은 매우 취약하다.

20 일차보건의료의 내용으로 맞지 않는 것은?

① 응급처치 및 급성질환 치료

② 식량공급과 적절한 영양증진

③ 기본환경위생관리

④ 정신보건 증진

➕해설 [일차보건의료 내용(1978년 WHO의 알마아타 선언)]

① 만연한 보건의료 문제에 대한 교육과 그 문제의 예방과 관리

② 식량공급과 적절한 영양증진

③ 안전한 식수제공과 기본환경위생관리

④ 가족계획을 포함한 모자보건
⑤ 주요 감염병에 대한 면역수준 증강(예방접종)
⑥ 그 지역 지방병 예방과 관리
⑦ 흔한 질병과 상해에 대한 적절한 치료(통상질환에 대한 기초적 진료)
⑧ 필수의약품의 공급
⑨ 정신보건의 증진

21 예방접종을 시행함으로써 다른 사람에게 전파될 가능성이 줄어들고, 보건의료의 경제적 효과가 크다면 이는 무엇에 대한 설명인가?

① 독과점성
② 예측가능성
③ 외부효과성
④ 필수의료적 효과

➕해설 외부효과는 확산효과 또는 이웃효과라고도 하며 적절한 보건의료서비스를 통해 건강을 보호하면 질병의 파급이 줄어들어 그 혜택이 당사자뿐만 아니라 그 가족 혹은 사회 전체에 돌아가게 되는 것을 뜻한다.

 공부하기

[순환변화와 외부효과]
(1) 순환변화 : 수년의 단기간을 주기로 하여 순환적으로 유행을 반복하는 주기적 변화로 홍역은 2~3년, 백일해는 2~4년이 순환변화 주기이다.
(2) 외부효과(Externality Effects, 확산효과, 이웃효과)
 ㉠ 적절한 보건의료서비스를 통하여 건강을 보호하면 질병의 파급을 줄이게 되며, 그 혜택은 당사자뿐만 아니라 그 가족 혹은 사회 전체에 돌아가게 되는데, 이를 보건의료의 외부효과라 한다.
 ㉡ 예방접종이나 치료를 통하여 감염성 질환에 면역이 되었다면 주위의 다른 사람들이 그 감염성 질환에 걸릴 확률이 줄어드는 경우이다.
 ㉢ 감염의 전파를 차단하는 경우 얻어지는 효과는 치료를 하는 자가 얻는 효과보다 더 많은 효과를 사회가 얻게 된다.
 ㉣ 감염성 질환의 경우 개인의 예방적·치료적 의료서비스는 개인의 질병예방과 치료 이상의 결과를 초래한다.

22 WHO일차보건의료의 특성 중 보건진료소 운영협의회 및 마을건강원 운영과 관련된 것은?

① 수용가능성
② 효율성
③ 주민참여
④ 지불부담능력

➕해설 [보건진료소운영협의회]

일차보건의료의 필수요소에는 접근성, 수용가능성, 주민참여, 지불부담능력 등이 있으며 이 중 주민참여는 지역사회의 적극적인 참여를 통해 이루어져야 하는 것이며, 보건진료소의 운영협의회와 마을건강원은 직접적인 주민참여로 이루어지는 것이기 때문에 여기에 해당된다.

23 다음 중 보건의료서비스에 대한 설명으로 옳은 것은?

① 우리나라는 1차, 2차, 3차 진료서비스가 균형 있게 발전하고 있다.

② WHO의 국가보건의료체계의 하위 구성요소는 보건의료자원 개발, 자원의 조직화, 경제적 지원, 보건의료서비스 제공 등 4가지이다.

③ 보건의료서비스 제공은 질병예방과 건강증진 등 예방측면에 한정된다.

④ 적정 보건의료서비스는 접근용이성, 효율성, 질적 적정성, 지속성을 요건으로 한다.

➕해설 ① 우리나라 종합병원 등 3차 진료서비스를 선호함에 따라 1, 2, 3차 진료서비스 간에 불균형이 심하다
② 하위 구성요소는 모두 5가지로 보건의료자원 개발, 자원의 조직화, 경제적 지원, 보건의료서비스 제공, 경영관리가 포함된다.
③ 질병예방과 건강증진뿐만 아니라 치료, 재활, 및 의료관리 등을 모두 포함한다.

24 지역보건의료계획의 내용에 해당하지 않는 것은?

① 보건소업무 추진현황

② 지역보건의료와 사회복지사업 간의 연계성확보계획

③ 지역보건의료계획의 달성목표

④ 지역보건의료기관의 병원감염률

➕해설 시, 군, 구에 설치된 보건소마다 지역보건의료계획서를 작성하며, 병원감염률은 내용과 관련이 없다.

 공부하기

> **[지역보건법 시행령 제4조 (지역보건의료계획의 세부 내용)]**
>
> ① 시·도지사 및 특별자치시장·특별자치도지사는 지역보건의료계획에 다음의 내용을 포함시켜야 한다.
>
> 1. 지역보건의료계획의 달성 목표
> 2. 지역현황과 전망
> 3. 지역보건의료기관과 보건의료 관련기관·단체 간의 기능 분담 및 발전 방향
> 4. 법 제11조에 따른 보건소의 기능 및 업무의 추진계획과 추진현황
> 5. 지역보건의료기관의 인력·시설 등 자원 확충 및 정비 계획

6. 취약계층의 건강관리 및 지역주민의 건강 상태 격차 해소를 위한 추진계획
7. 지역보건의료와 사회복지사업 사이의 연계성 확보 계획
8. 의료기관의 병상(病床)의 수요·공급
9. 정신질환 등의 치료를 위한 전문치료시설의 수요·공급
10. 특별자치시·특별자치도·시·군·구(구는 자치구를 말하며, 이하 "시·군·구"라 한다) 지역보건의료기관의 설치·운영 지원
11. 시·군·구 지역보건의료기관 인력의 교육훈련
12. 지역보건의료기관과 보건의료 관련기관·단체 간의 협력·연계
13. 그 밖에 시·도지사 및 특별자치시장·특별자치도지사가 지역보건의료계획을 수립함에 있어서 필요하다고 인정하는 사항

② 1~7까지의 항목은 시, 군, 구와 시도 모두 해당하는 내용이고, 이후 8~13까지의 항목은 시도에만 해당하는 내용이다.

25 다음 중 3차 예방으로 맞는 것은?

① 환자 의뢰 및 위기 중재 제공
② 고위험 군에 대한 관심
③ 정신과 환자의 정신 장애 치료비용 절감
④ 사회재적응 훈련과 자조 집단 활용

➕해설 3차예방은 건강이 더 악화되는 것을 예방하고 최고의 건강수준으로 회복시키는 것으로 건강문제의 재발을 예방하고 불구된 기능을 재활시켜 사회에 잘 적응할 수 있도록 하는 단계이다(사회 재적응 훈련, 자조집단 활용).
②는 1차 예방, ①③은 2차 예방에 해당한다.

26 다음 중 제한된 보건의료 자원으로 양질의 의료를 공급하기 위한 방법으로 가장 적절한 것은?

① 저렴한 의료수가
② 의료 교육기관 설립
③ 균등한 의료시혜의 분포
④ 효과적인 의료전달체계의 확립

➕해설 보건의료전달체계의 목적은 양질의 총괄적인 의료를 국민에게 언제, 어디서든지 누구에게나 필요할 때 제공해주는 것이다.

27 다음 중 만성 퇴행성 질환 예방에 관한 일차예방인 것은?

① 보건소에서 아이들을 대상으로 한 비만 캠프
② 성인 남성들을 대상으로 한 금연 교육
③ 관절염환자 자가 관리 교육
④ 당뇨 환자 조기 진단 및 치료

➕해설 문제에서 만성퇴행성 질환에 관한 일차예방이라는 조건을 붙였기 때문에 ②번이 답이 된다.
보기 ①번도 일차예방에 해당하지만 아이들보다는 성인 남성들이 만성퇴행성 질환으로 진행될 가능성이
훨씬 높기 때문이다.
보건의료 제공 - 1차 예방 : 개인 또는 집단의 건강 증진과 질병예방 활동
　　　　　　　 2차 예방 : 질병의 조기 진단 및 조기 치료
　　　　　　　 3차 예방 : 빠른 회복으로 기능 장애를 줄이고 재활

28 맹장 수술 3일 후 퇴원한 환자가 박씨는 DRG(포괄수가제) 적용을 받았다. 이러한 의료비 지불제도의 특징으로 옳은 것은?

① 고가의 최신장비 서비스를 받을 수 있다.
② 경제적인 서비스를 받을 수 있다.
③ 최상의 간호 서비스를 받을 수 있다.
④ 폭넓은 선택 범위에서 고를 수 있다.

➕해설 포괄수가제는 행정업무가 간편하고 경제적 진료를 할 수 있으나 서비스의 최소화 경향으로 의료의 질적
저하 초래 및 행정직의 진료에 대한 지나친 간섭을 받는 단점이 있다.

우리나라의 포괄수가제 적용 질병군은 아래의 4개 진료과 7개 질병군으로 병원에 입원(외래는 제외됨)
하여 수술을 받거나 분만한 경우에 적용된다. 2013년 7월 1일부터 포괄수가제가 모든 의료기관에서 확
대 시행되어 포괄수가제 적용 대상병원이 병·의원급에서 종합병원과 상급종합병원까지 확대되었다.
　　㉠ 안과 : 수정체 수술(백내장 수술)
　　㉡ 이비인후과 : 편도 및 아데노이드 수술
　　㉢ 일반외과 : 항문 및 항문주위 수술(치질 수술), 서혜 및 대퇴부 탈장 수술, 충수절제술(맹장염 수술)
　　㉣ 산부인과 : 자궁 및 자궁부속기 수술(악성종양 제외), 제왕절개분만

29 어떤 읍·면의 지역사회 주민들이 보건지소를 이용하려면 이동하는 시간이 약 1시간이 소요되는 문제가 있다. 일차보건의료 접근의 필수요소 중에서 어느 요인이 부족한 것인가?

① 지불부담능력　　　　　　② 수용가능성
③ 주민의 참여　　　　　　　④ 접근성

　➕해설　[일차보건의료 접근의 필수요소]
　　(1) 접근성(accessibility) : 개개인이나 가족 단위의 모든 주민이 쉽게 이용할 수 있어야 한다.
　　(2) 수용가능성(acceptability) : 지역사회가 쉽게 받아들일 방법으로 사업을 제공하여야 한다.
　　(3) 주민참여(participation) : 지역사회의 적극적인 참여를 통해 이루어져야 한다.
　　(4) 지불부담능력(affordability) : 지역사회의 지불능력에 맞는 보건의료수가로 제공되어야 한다. 보건의료사업은 국가나 지역사회가 재정적으로 부담이 가능한 방법으로 지역사회 안에서 이루어지는 것이 바람직하다.
　　(5) 포괄성(comprehensiveness) : 기본적인 건강관리서비스는 모든 사람에게 필요한 서비스를 제공해야 한다.
　　(6) 유용성(availability) : 지역주민들에게 꼭 필요하고 유용한 서비스여야 한다.
　　(7) 지속성(continuity) : 기본적인 건강상태를 유지하기에 필요한 서비스를 지속적으로 제공할 수 있어야 한다.

30 다음 중 자유방임형에 관한 설명으로 옳은 것은?

① 예방적 측면의 의료서비스가 강조된다.
② 의료자원의 효율적 배분이 가능해진다.
③ 의료의 질이 높고 의료인에게 자유재량권을 부여한다.
④ 개인의 자유를 존중하되 정부의 주도로 보건서비스가 이루어진다.

　➕해설　①②는 사회보장형과 사회주의형의 장점이다.
　　④사회보장형의 개념에 대한 설명이다.

31 국민건강보험법에서 규정한 요양급여 대상이 아닌 것은?

① 질병　　　　　　　　　　② 부상
③ 재활　　　　　　　　　　④ 교통사고

　➕해설　④ 교통사고는 피해를 일으킨 가해자가 보상을 하므로 비급여항목에 해당한다.
　　국민건강보험법은 국민의 질병. 부상에 대한 예방, 진단, 치료, 재활과 출산, 사망 및 건강증진에 대한 보험급여를 실시하여 국민보건을 향상시키고 사회보장을 증진함을 목적으로 한다.

32 생애 주기별 건강상 특성과 주요 건강위험요인을 고려한 평생국민건강관리를 위한 사업을 시행하여야 하는 자는?

① 시·도지사
② 국가 및 지방자치단체
③ 시장·군수·구청장
④ 보건복지부장관

➕해설 [제31조 평생국민건강관리사업]
① 국가와 지방자치단체는 생애주기(生涯週期)별 건강상 특성과 주요 건강위험요인을 고려한 평생국민 건강관리를 위한 사업을 시행하여야 한다.
② 국가와 지방자치단체는 공공보건의료기관이 평생국민건강관리사업에서 중심역할을 할 수 있도록 필요한 시책을 강구하여야 한다.
③ 국가와 지방자치단체는 평생국민건강관리사업을 원활하게 수행하기 위하여 건강지도·보건교육 등을 담당할 전문인력을 양성하고 건강관리정보체계를 구축하는 등 필요한 시책을 강구하여야 한다.

33 다음 내용을 특징으로 하는 진료보수지불제도는 무엇인가?

- 의료인은 예방위주 의료에 보다 많은 관심을 갖으며 환자의 선택권이 제한된다.
- 진료의 계속성과 지속성이 보장되고 상대적으로 저렴하다.
- 의료인은 서비스의 양을 최소화하려는 요인이 작용하여 과소진료의 우려가 있다.

① 인두제　　　　　　　　　② 행위별수가제
③ 포괄수가제　　　　　　　④ 총액계약제

➕해설 인두제는 의사가 등록된 지역주민과 환자만 의료서비스를 제공하고, 진료 받은 사람 숫자에 따라 진료보 수를 받는다. 서비스의 양이 많은 적든 동일한 보수를 받으며 환자는 등록된 병원에서만 진료를 받을 수 있다. 환자의 선택권 없으나 진료의 계속성과 지속성이 보장된다.

34 의료비의 소비자측 증가요인에 해당하는 것은?

① 건강보험의 시행
② 전문주의 강화
③ 공급자 수 증가 및 첨단의료기술 발달
④ 공공보건의료체계 미흡

+해설 건강보험이 적용되는 의료서비스의 범위가 확대될수록 소비자측 영역에서 의료비는 증가하는 경향을 보이게 된다.

[부문별 의료비 상승요인]

구분	환경변화
소비영역	노령화, 핵가족화, 건강보험의 보장성 강화
공급영역	소비자주의 강화, 과학기술 발달, 전문주의 강화, 공급자 수 증가, 의료시장 및 개방압력 증가

35 보건소장의 지휘·감독권자(A)와 보건지소장의 지휘·감독권자(B)는?

	A	B
①	시·도지사	시장·군수·구청장
②	행정안전부장관	시장·군수·구청장
③	시장·군수·구청장	보건소장
④	시장·군수·구청장	시장·군수·구청장

+해설 시, 군, 구에 1개소씩 설치되는 보건소는 시장·군수·구청장의 지휘 감독을 받게 되고 읍면 단위에 설치되는 보건지소는 관할 시. 군.구 보건소의 지휘, 감독을 받게 된다.

36 보건의료기본법상 주요 질병관리체계의 내용이 아닌 것은?

① 보건복지부장관은 국민건강을 크게 위협하는 질병 중에서 국가가 특별히 관리하여야 할 필요가 있다고 인정되는 질병을 선정하고, 이를 관리하기 위하여 필요한 시책을 수립·시행하여야 한다.

② 보건복지부장관은 구강질환의 예방 및 치료와 구강건강에 관한 관리 등 국민의 구강건강 증진을 위하여 필요한 시책을 수립·시행하여야 한다.

③ 국가와 지방자치단체는 암·고혈압 등 주요 만성질환의 발생과 증가를 예방하고 말기질환자를 포함한 만성질환자에 대하여 적절한 보건의료의 제공과 관리를 위하여 필요한 시책을 수립·시행하여야 한다.

④ 국가와 지방자치단체는 정신질환의 예방과 정신질환자의 치료 및 사회복귀 등 국민의 정신건강 증진을 위하여 필요한 시책을 수립·시행하여야 한다.

+해설 각각의 주최가 하는 일에 대해 묻는 질문이다. 국가와 지방자치단체은 구강질환의 예방 및 치료와 구강건강에 관한 관리 등 국민의 구강건강 증진을 위하여 필요한 시책을 수립·시행하여야 한다.

37 국민건강보험 확대 실시 후 국민의료비가 증가되었다. 국민의료비 증가의 억제 대책은?

① 의료비 지불제도를 행위별수가제에서 포괄수가제로 바꾼다.
② 선진의료기술을 받아들여 효과적으로 질병을 치료한다.
③ 본인 일부부담금을 낮추어 소비자의 진료비 부담을 감소시킨다.
④ 국가의 보건의료에 대한 통제를 최소화한다.

+해설 국민의료비 증가를 억제하기 위한 대책으로 한국도 행위별수가제와 함께 4개과 7개 질병군에 대해서는 포괄수가제를 적용하여 실시하고 있다.

38 우리나라 지역사회보건의 발전양상에 대한 설명으로 옳은 것은?

① 1960년대부터 가정간호사가 분야별 전문간호사로 법제화되었다.
② 1970년대 후반에 건강증진개념이 도입되어 건강실천사업이 시작되었다.
③ 1970년대부터는 공중보건사업이 본격적으로 시작되면서 보건소를 중심으로 모자보건, 결핵관리, 감염병 예방사업을 중점적으로 수행하였다.
④ 1981년부터는 보건진료소에 보건진료원이 배치되었고, 지역사회 일차보건의료 요구에 부응하는 포괄적인 지역사회간호사업을 수행하였다.

+해설 ① 1990년 「의료법 시행규칙」에서 분야별 간호사에 가정간호사를 포함시키면서 의료기관이 아닌 곳에서도 진료 또는 처치가 가능하도록 하는 가정간호사의 자격기준에 대한 법적 근거를 마련하고 이후 2000년 「의료법」개정에서는 가정간호사업에 대한 법제화가 이루어졌다.
② 1995년 국민건강증진법이 제정된 후, 1990년대 후반에 건강증진개념이 도입되어 건강실천사업이 시작되었다.
③ 1946년부터 1980년까지 보건소를 중심으로 하는 보건간호가 이루어졌다.

39 미국의 의료보장에 대한 설명으로 올바르지 않은 것은 무엇인가?

① 공적의료보장제도보다는 민간의료보험에 의존하고 있다.
② Medicare는 노인과 장애인 등을 대상으로 하고 있다.
③ Medicaid는 이민자를 위한 의료보장 프로그램이다.
④ 미국의 의료는 자유방임주의의 전형이라 할 수 있다.

+해설 미국에는 전 국민을 대상으로 한 공적의료보장제도는 없고 대부분은 민간의료보험에 가입하고 있다. 노인과 장애인 등 일부 한정된 자를 대상으로 한 'Medicare'와 일부 저소득자를 대상으로 한 'Medicaid'가 있다.

40 우리나라 건강보험제도에 대한 설명으로 옳은 것은?

① 우리나라 건강보험제도는 전 국민을 대상으로 임의적용한다.
② 직장가입자 중 교직원의 보험료 일부는 국가가 지원한다.
③ 1977년부터 전국민을 대상으로 시행되었고 NHS 방식을 채택하고 있다.
④ 건강보험과 노인장기요양보험은 각각 다른기관에서 징수한다.

➕해설 [우리나라 건강보험제도]
① 건강보험은 원칙적으로 전 국민을 대상으로 강제적용한다(「국민건강보험법」 제5조).
② 직장가입자의 보수월액보험료는 직장가입자와 다음 각 호의 구분에 따른 자가 각각 보험료액의 100분의 50씩 부담한다. 다만, 직장가입자가 교직원으로서 사립학교에 근무하는 교원이면 보험료액은 그 직장가입자가 100분의 50을, 교직원이 소속되어 있는 사립학교 운영자가 100분의 30을, 국가가 100분의 20을 각각 부담한다(「국민건강보험법」 제76조 제1항).
③ 우리나라는 현재 NHI 방식을 채택하고 있고 1989년 7월 1일부터 전국민을 대상으로 시행되었다.
④ 국민건강보험공단에서 건강보험과 노인장기요양보험을 일괄징수한다.

41 영국의 의료보장에 대한 설명으로 잘못된 것은?

① 예방에서 재활을 포함한 포괄적인 보건의료서비스 제공이 목표이다.
② 일반재원을 기초로 전 국민을 대상으로 원칙적으로 무료로 제공되는 국가보건서비스 방식을 취한다.
③ 모든 국민에게 필요한 보건의료서비스를 국가가 무료로 제공하는 제도이다.
④ 최근 효율화의 관점에서 시장원리 적용을 위한 노력이 진행되고 있어 기본체제가 크게 변하고 있다.

➕해설 [국가보건서비스제도(NHS) - 1948년 영국에서 시작]
① 국민의 의료문제는 국가가 책임져야 한다는 관점에서 정부의 일반조세로 재원을 마련하여 모든 국민에게 필요한 보건의료서비스를 국가가 무료로 제공하는 제도이다. 일명 조세방식, 베버리지방식이라고도 한다.
② 국가(국민)보건서비스제도의 특징
  ㉠ 소득수준에 관계없이 모든 국민에게 포괄적이고 균등한 보건의료서비스 제공
  ㉡ 정부가 관리주체이므로 의료공급이 공공화되어 의료비 증가 통제가 강하다.
  ㉢ 조세제도를 통한 재원조달로 비교적 소득재분배 효과가 강하다.
  ㉣ 의료의 사회화 초래로 상대적으로 의료의 질이 낮다.
  ㉤ 정부의 과다한 복지비용 부담
  ㉥ 의료수요자 측의 비용의식 부족, 장기간 진료대기 문제
③ 국가(국민)보건서비스(NHS)를 실시하는 국가 : 영연방국가 대부분, 이탈리아

42 다음 중 보건소장에 관한 설명으로 옳지 않은 것은?

① 의사의 면허를 가진 자로서 보건소장을 충원하기 곤란한 경우에는 행정직군 공무원을 보건 소장으로 임명할 수 있다.

② 보건소장은 보건의료에 관한 업무를 전담할 전문 인력 등을 두어야 한다.

③ 보건소장은 의사의 면허를 가진 자 중에서 시장·군수·구청장이 임용한다.

④ 보건소장은 시장·군수·구청장의 지휘·감독을 받아 보건소의 업무를 관장한다.

⊕해설 ① 보건소에 보건소장 1명을 두되, 의사 면허가 있는 사람 중에서 보건소장을 임용한다. 다만, 의사 면허 가 있는 사람 중에서 임용하기 어려운 경우에는 보건·식품위생·의료기술·의무·약무·간호·보건진 료 직렬의 공무원을 보건소장으로 임용할 수 있다.

[보건소장과 전문 인력의 배치]
① 보건등 직렬의 공무원을 보건소장으로 임용하려는 경우에 해당 보건소에서 실제로 보건등과 관련된 업무를 하는 보건등 직렬의 공무원으로서 보건소장으로 임용되기 이전 최근 5년 이상 보건등의 업무 와 관련하여 근무한 경험이 있는 사람 중에서 임용하여야 한다.
② 보건소장은 시장·군수·구청장의 지휘·감독을 받아 보건소의 업무를 관장하고 소속 공무원을 지휘· 감독하며, 관할 보건지소, 건강생활지원센터 및 「농어촌 등 보건의료를 위한 특별조치법」에 따른 보건 진료소의 직원 및 업무에 대하여 지도·감독한다.

43 다음 중 보건진료 전담공무원에 대한 설명으로 옳지 않은 것은?

① 보건진료 전담공무원 직무교육의 기간은 이론교육과정 10주, 임상실습과정 10주, 현지실습 과정 6주로 한다.

② 보건진료 전담공무원은 지방공무원으로 하며, 특별자치시장, 특별자치도사, 시장·군수 또 는 구청장이 근무지역을 지정하여 임용한다.

③ 간호사·조산사 기타 대통령령이 정하는 자격을 가진 자로서 보건복지부장관이 실시하는 24주 이상의 직무교육을 받은 자이어야 한다.

④ 보건진료 전담공무원의 배치는 「의료법」에 의한다.

⊕해설 ④ 보건진료 전담공무원은 의료법이 아닌 「농어촌 등 보건의료를 위한 특별조치법」에 의해 배치된다.

44 다음에서 설명하고 있는 보건행정의 특성은?

> 특별한 합리적인 이유 없이 특정 개인이나 집단에게 보건의료서비스를 유리하게 제공하거나 서비스 제공의 부당한 거부 및 회피는 허용되지 않는다.

① 공공성 및 사회성　　　　　　　② 봉사성 및 이타성
③ 조장성 및 교육성　　　　　　　④ 과학성 및 전문성

+ 해설 [공공성과 사회성]
　　㉠ 보건행정의 궁극적인 목표가 사회구성원의 질병예방과 건강증진이므로, 보건행정은 본질적으로 공공성과 사회성을 가질 수밖에 없다.
　　㉡ 공공성과 사회성으로 인해 특별한 합리적인 이유 없이 특정 개인이나 집단에게 보건행정서비스를 유리하게 제공하거나 서비스 제공의 부당한 거부 및 회피는 허용되지 않는다.
　　㉢ 보건행정은 공공복지와 집단적 건강을 추구하므로 이익을 추구하는 사적 행정과 목적이 다르고 행정행위가 사회전체 구성원을 위한 사회적 건강향상에 있으므로 사회행정적 성격을 띠고 있다.

45 보건소에 대한 설명으로 옳지 않은 것은?

① 보건소는 그 시설을 이용한 자, 실험 또는 검사를 의뢰한 자 또는 진료를 받은 자로부터 수수료 또는 진료비를 징수할 수 있다.
② 보건소의 수수료 및 진료비의 수입은 직접 사용할 수 없다.
③ 보건소는 보건의료에 관한 실험 또는 검사를 위하여 의사·치과의사·한의사·약사 등에게 그 시설을 이용하게 할 수 있다.
④ 보건소의 회계사무는 당해 지방자치단체의 규칙이 정하는 바에 의하여 간소화할 수 있다.

+ 해설 보건소 및 보건지소의 수수료 및 진료비의 수입은 「지방재정법」 제13조의 규정에 의한 수입대체경비의 방법에 의하여 직접 사용할 수 있으며, 회계사무는 당해 지방자치단체의 규칙이 정하는 바에 의하여 간소화할 수 있다(「지역보건법」 제17조).

46 시·군·구 보건소에서 지역보건의료계획을 수립하고자 한다. 포함하지 않아도 될 내용은?

① 보건의료계획의 달성목표
② 지역보건의료기관과 민간의료기관의 기능 분담 및 발전방향
③ 보건소업무의 추진현황과 추진계획
④ 정신질환 등의 치료를 위한 전문치료시설의 수급에 관한 사항

+ 해설 [지역보건의료계획의 수립 등(「지역보건법」 제7조)]

① 시·도지사 또는 특별자치시장·특별자치도지사·시장·군수·구청장은 지역주민의 건강 증진을 위하여 다음의 사항이 포함된 지역보건의료계획을 4년마다 수립하여야 한다.

  1. 보건의료 수요의 측정
  2. 지역보건의료서비스에 관한 장기·단기 공급대책
  3. 인력·조직·재정 등 보건의료자원의 조달 및 관리
  4. 지역보건의료서비스의 제공을 위한 전달체계 구성 방안
  5. 지역보건의료에 관련된 통계의 수집 및 정리

47 다음 중 보건의료인력의 특징이 아닌 것은?

① 장기간의 교육과 훈련이 요구된다.
② 인력 부족 시 타직종 인력으로 대체가 가능하다.
③ 노동집약적이며 인력양성에 재원이 많이 소요된다.
④ 서비스의 직접 제공자이다.

+ 해설 보건의료인력은 장기간의 교육을 통해 전문적인 지식과 기술을 습득한 후 보건의료서비스를 제공하는 자로서 인력이 부족하다고 타직종 인력으로 대체하는 것은 불가능하다.

48 「의료법」에 제시된 간호사의 업무에 해당하지 않는 것은?

① 간호요구자에 대한 교육
② 진료의 보조
③ 신생아 보건과 양호지도
④ 상병자 및 해산부의 요양을 위한 간호

+ 해설 ③은 조산사의 업무에 해당한다.

 공부하기

[의료법 제2조]

의료인은 종별에 따라 다음의 임무를 수행하여 국민보건 향상을 이루고 국민의 건강한 생활 확보에 이바지할 사명을 가진다.

1. 의사는 의료와 보건지도를 임무로 한다.
2. 치과의사는 치과 의료와 구강 보건지도를 임무로 한다.
3. 한의사는 한방 의료와 한방 보건지도를 임무로 한다.

---

4. 조산사는 조산(助産)과 임산부 및 신생아에 대한 보건과 양호지도를 임무로 한다.

5. 간호사는 다음 각 목의 업무를 임무로 한다.

　　가. 환자의 간호요구에 대한 관찰, 자료수집, 간호판단 및 요양을 위한 간호

　　나. 의사, 치과의사, 한의사의 지도하에 시행하는 진료의 보조

　　다. 간호 요구자에 대한 교육·상담 및 건강증진을 위한 활동의 기획과 수행, 그 밖의 대통령령으로 정하는 보건활동

　　라. 제80조에 따른 간호조무사가 수행하는 가목부터 다목까지의 업무보조에 대한 지도

49 밀턴 뢰머(Milton I. Roemer)의 분류에 따른 국가보건의료체계 유형 중 국가에 의해 의료자원 및 의료비 관리와 통제가 이루어지며 사회보험 또는 조세에 의해 재원을 조달하는 것은 어디에 해당되는가?

① 자유기업형　　　　　　　　② 복지지향형
③ 포괄형　　　　　　　　　　④ 사회주의형

+ 해설 [밀턴 뢰머(Milton I. Roemer)의 분류]

① 자유기업형 : 대부분이 민간의료로 의료비의 개인적 조달 및 공공의료가 취약하다.

② 복지지향형 : 국가에 의해 의료자원 및 의료비 관리와 통제가 이루어지며 사회보험 또는 조세에 의해 재원을 조달한다.

③ 포괄형(저개발국가형 및 개발도상국가)

　　㉠ 전통의료와 민간의료에 의존하는 경향이 있다.

　　㉡ 보건의료서비스 혜택이 극소수의 지배계급에만 국한된다.

　　㉢ 국민 대다수가 빈곤층인 경제개발의 정도가 미진한 나라들에서 공공부조 차원의 보건의료가 이루어진다.

　　㉣ 소득수준 향상으로 점차 의료서비스에 대한 관심이 증가되고 있다.

　　㉤ 국가 경제·정치체제에 따라 자본주의 국가형태의 변이형 보건의료제도(자유기업형, 복지국가형의 혼합형) 또는 사회주의 국가형태의 보건의료제도를 가지게 된다(아시아, 남미지역의 개발도상국가).

④ 사회주의형 : 보건의료서비스 제공의 형평성에 중점을 두며 보건의료서비스를 국가가 전적으로 책임진다.

50 국민의료비 억제대책 중 장기적 방안에 해당하지 않는 것은?

① 본인부담률 인상
② 사전 결제방식 선택
③ 1차 보건의료서비스 개발
④ 전문간호사 등 전문인력을 양성하여 비용최소화

+ 해설 ① 본인부담률을 인상하는 것은 단기적인 방안에 해당한다.

51 지역주민의 만성질환 예방 및 건강한 생활습관 형성을 지원하기 위해 읍, 면, 동마다 1개씩 설치할 수 있는 것은?

① 보건지소
② 건강생활지원센터
③ 찾아가는 동사무소 서비스
④ 보건진료소

╋해설 **[건강생활지원센터]**
지역보건법 제14조 (건강생활지원센터의 설치) 지방자치단체는 보건소의 업무 중에서 특별히 지역주민의 만성질환 예방 및 건강한 생활습관 형성을 지원하는 건강생활지원센터를 대통령령으로 정하는 기준에 따라 해당 지방자치단체의 조례로 설치할 수 있다.
지역보건법 시행령 제11조 (건강생활지원센터의 설치) 법 제14조에 따른 건강생활지원센터는 읍·면·동(보건소가 설치된 읍·면·동은 제외한다)마다 1개씩 설치할 수 있다.

52 다음 중 우리나라에서 시행되고 있는 건강보험의 원칙에 대한 내용으로 옳지 않은 것은?

① 법률에 의한 강제가입 원칙을 적용하여 질병위험이 큰 사람만 가입할 경우 나타나는 보험 역선택 현상을 방지하고 있다.
② 의료비 문제해결이 목적이므로 소득수준 등 보험료 부담능력에 따라 형평성 있게 소득이 많으면 많이 부담한다.
③ 보험료 납부 금액에 관계없이 보험급여의 혜택은 균등하다.
④ 건강보험은 장기보험으로 5년 단위로 급여액이 변동된다.

╋해설 ④ 건강보험은 단기보험으로 1년 단위로 급여액이 변동된다.

공부하기

[건강보험의 원칙]
① 법률에 의한 강제가입 원칙 : 질병위험이 큰 사람만 가입할 경우 보험 역선택 현상이 나타날 수 있다.
② 능력에 따른 보험료 차등부과 원칙 : 의료비 문제해결이 목적이므로 소득수준 등 보험료 부담능력에 따라 형평성 있게 부담해야 한다. 소득이 많으면 많이 부담한다.
③ 보험급여의 균등한 혜택 원칙 : 보험료 납부 금액에 관계없이 보험급여의 혜택은 균등하다.
④ 보험료 납부의 강제성 원칙 : 의료급여 대상자를 제외한 모든 국민은 반드시 보험료를 납부해야 한다.
⑤ 보험료 분담의 원칙 : 민간보험에서는 가입자가 보험료 전액을 부담해야 하나 건강보험은 국가와 고용주가 일부 부담한다(지역가입자 보험비용의 50% 정부 부담).
⑥ 현물급여의 원칙 : 현금급여를 병행할 수 있으나 현물급여를 원칙으로 한다.
⑦ 자격취득 발생주의 원칙 : 건강보험 대상자의 자격취득과 상실은 발생주의에 입각한다.

53 본인일부부담제의 종류 중에서 현재 우리나라에서 적용하고 있으며 소비자의 도덕적 해이를 막기 위해 보험자가 의료비용의 일정비율만 지불하고, 나머지는 소비자가 부담하는 제도는 무엇인가?

① 정률제
② 정액부담제
③ 정액수혜제
④ 급여상한제

+해설 의료비용의 일정비율만 지불하고 나머지는 소비자가 부담하는 제도를 정률제에 해당한다.

 공부하기

[본인일부부담제]
① 본인일부부담제는 의료기관에서 요양급여를 받고 진료비의 일부를 의료기관에 직접 납부하는 제도이다.
② 의료이용자의 도덕적 해이를 방지할 수 있으나 빈곤층의 의료접근성에는 어려움을 준다는 단점이 있다.
③ 본인일부부담제 종류
 • 정률제 : 현재 우리나라에서 적용하고 있으며 소비자의 도덕적 해이를 막기 위해 보험자가 의료비용의 일정비율만 지불하고, 나머지는 소비자가 부담하는 제도이다(우리나라의 현재 본인부담률은 20%).
 • 정액부담제 : 적용받은 요양급여의 내용과 관계없이 의료기관을 이용한 건당 일정액에 대해서만 환자가 부담하고, 나머지는 보험자가 부담하는 제도이다.
 • 정액수혜제 : 의료기관을 이용한 건당 일정액에 대해서만 보험자가 부담하고, 나머지는 환자가 부담하는 제도이다.
 • 급여상한제 : 보험자가 지불하는 보험급여의 최고액을 정하여 그 이하의 진료비에 대해서는 보험자가 부담하고 초과할 경우에는 환자가 부담하는 제도이다.
 • 일정액 공제제 : 연간 일정한도까지는 환자가 부담하고 그 이상의 진료비에 대해서는 보험자가 지불하는 제도이다.
 • 소액정액제 : 주로 의원급에서 일정액의 적은 진료비에 대해 외래정액제를 실시하는 제도이다.

지역사회간호과정

UNIT 01 _ 최신기출문제

01 A 간호사는 지역 보건소에 처음 발령을 받고 주민센터 동장님을 만나 지역사회 건강 문제에 대한 의견을 물어보았다. 이때의 자료수집 방법으로 가장 옳은 것은? `2020`

① 정보원 면담　　　　　　　② 설문지 조사
③ 차창 밖 조사　　　　　　　④ 참여관찰

➕해설 **[정보원 면담(community leaders interview)]**
　　　⊙ 지역사회의 공식·비공식 지역지도자의 면담을 통해 자료를 수집하는 방법이다.
　　　ⓒ 지역유지, 행정기관장(면장, 동장, 구청장, 시장, 군수 등), 종교지도자, 사회사업가, 지역사회단체장(부녀회장, 청년회장, 노인회장 등) 등과의 면담을 의미한다.
　　　ⓒ 지역지도자 면담을 할 때 구조화된 설문지를 이용하면 자료를 수집하는 데 보다 더 효율적이다.

02 지역사회 간호과정에서 목표 설정 시 고려해야 할 사항으로 가장 옳지 않은 것은? `2020`

① 추상성　　　　　　　　　② 관련성
③ 성취가능성　　　　　　　④ 측정가능성

➕해설 목표는 추상적 표현은 삼가고 명확한 행동용어로 표현해야 효과적이다.
[일반적으로 좋은 목표가 갖추어야 할 기준]

관련성	해결할 문제가 국가 및 지역사회 보건정책과 관련성이 있어야 한다.
실현(성취)가능성	문제의 성격이 해결가능한 것인가와 지역사회 자원의 동원가능성과 제공자의 문제해결능력 여부 등을 확인하여야 한다.
관찰가능성	사업이나 일의 성취 결과를 명확히 눈으로 확인하고 관찰할 수 있는 것이어야 한다. 따라서 애매한 추상적 표현은 삼가고 명확한 행동용어로 표현하면 효과적이다.
측정가능성	성취된 결과를 양적으로 수량화하여 숫자로 표현하면 정확하게 판단할 수 있는 객관적인 목표가 된다.

03 SWOT 분석의 전략을 옳게 짝지은 것은?

2020

① SO 전략 – 다각화 전략
② WO 전략 – 공격적 전략
③ ST 전략 – 국면전환 전략
④ WT 전략 – 방어적 전략

＋해설 SWOT 분석은 계획에 기초가 되는 강점, 약점, 기회, 위협 등을 파악하는 데 초점을 두는 상황감사기법이다.
① SO 전략 - 공격적 전략(Aggressive Strategy)
 - 기회를 활용하면서 강점을 더욱 강화하는 전략
② WO 전략 - 국면전환 전략 (Turnarund-oriented Strategy)
 - 외부환경의 위협요소를 회피하면서, 자사의 강점을 활용하는 전략
③ ST 전략- 다각화 전략(Diversification Strategy)
 -외부환경의 기회를 활용하면서 자사의 약점을 보완하는 전략
④ WT 전략 - 방어적 전략 (Defensive Strategy)
 - 외부환경의 위협요인을 회피하고, 자사의 약점을 보완하는 전략

04 보건사업 평가유형과 그에 대한 설명을 옳게 짝지은 것은?

2020

① 내부평가 – 평가결과에 대한 신뢰성 문제가 제기될 수 있다.
② 외부평가 – 보건사업의 고유한 특수성을 잘 반영하여 평가할 수 있다.
③ 질적평가 – 수량화된 자료를 이용한 통계적 분석을 주로 한다.
④ 양적평가 – 평가기준의 신뢰성과 객관성을 보장받기 어렵다.

＋해설 내부평가는 내부 인력에 의한 평가로 사업의 배경을 잘 알고 있다는 장점이 있으나 공정한 평가는 어렵다.
1) 평가주체에 따른 분류

구분	내부평가	외부평가
장점	보건사업의 배경을 잘 알고 있음 평가 비용이 적게듬 구성원들의 수용도가 높음	편파적인 태도가 없이 공정한 평가 가능 연구 전문가에 의해 수행됨 이해관계에 얽매이지 않고 새로운 관점에서 평가함
단점	필요이상으로 사업에 많은 관여를 하게 됨 평가를 위한 연구전문가가 아니며 공정한 평가가 어려움	평가 비용이 발생 함

2) 양적평가와 질적평가
가. 양적평가
1) 경험적이고 실증적인 탐구의 전통을 따르는 입장이다.
2) 평가대상을 수량화하고 수량화된 자료를 통계적인 방법을 통해 기술하고 분석하는 평가방법이다.
3) 신뢰도와 객관성을 중시한다. 평가대상과 원거리를 유지하고, 결과를 중시한다.
4) 요인분석을 강조하며, 일반적인 법칙 발견을 중시한다.
5) 보다 큰 표집, 더 많은 사례의 수집, 자료의 수량화를 강조한다.

나. 질적평가
1) 현상학, 해석적 탐구의 전통을 따르는 입장이다.
2) 교육현상을 사실적으로 기술하고 해석하는 평가이다.
3) 타당도와 과정을 중시하고, 상호 주관성과 상호 주관적인 이해를 강조한다.
4) 평가 대상에 가까이 접근할 것을 강조하며, 참여관찰·민속지·생태적 접근을 중시한다.
5) 개인의 독특성과 개인차에 대한 심층적 이해를 강조한다.
6) 심층적 사례를 연구하는 것을 중시하고, 심층적 이해를 위해 전체적인 파악에 중점을 둔다.

05 B구의 보건문제에 대해 BPRS 우선순위 결정방법에 따라 우선순위를 선정하려고 한다. 1순위로 고려될 수 있는 보건문제는? 2019

보건문제	평가항목		
	문제의 크기	문제의 심각도	사업의 추정효과
높은 비만율	4	3	2
높은 흡연율	3	7	2
높은 암 사망율	2	8	1
높은 고혈압 유병률	3	6	5

① 높은 비만율
② 높은 흡연율
③ 높은 암 사망률
④ 높은 고혈압 유병률

➕해설 BPRS(Basic Priority Rating System)는 보건사업의 우선순위 결정기준으로 보건소 등에서 가장 널리 사용되는 방법이다.

[BPRS의 공식]

$$BPRS = (A + 2B) \times C$$

- A : 건강문제의 크기(10점 만점)
- B : 건강문제의 심각도(10점 만점)
- C : 보건사업의 효과성(10점 만점)
- BPRS는 300점 만점이다. [∵(10 + 2×10)×10 = 300점]

06 지역사회간호사업 수행단계에서 계획대로 사업이 진행되고 있는지를 확인하기 위한 활동으로, 업무수행을 관찰하거나 기록을 검사하여 문제를 파악하고 문제의 원인을 찾는 활동에 해당하는 것은? 2019

① 조정
② 의뢰
③ 감시
④ 감독

⊕해설 [감시(monitoring)]

감시는 목적달성을 위해 사업이 계획대로 진행되고 있는지를 확인하는 것으로, 업무의 감시는 투입, 과정, 결과에 대한 것이 있으며 감시활동 방법으로는 계속적인 관찰, 기록의 검사, 물품 또는 자원의 점검과 요원 및 지역사회와의 토의 등이 있다.

1. 조정(coordinating)

요원들이 분담된 업무활동을 수행함에 있어 업무의 중복이나 결핍이 오지 않도록 요원들 간의 관계를 명확히 하고, 업무를 분담하며 그때그때의 결정사항에 대해 의사소통을 통한 조정을 시행한다.

2. 감독(supervising)

(1) 감독은 감독계획을 만들어 정기적으로 지역사회를 방문하여 실시하는 것으로, 목표 진행 정도의 평가, 주어진 업무수행 수준의 관찰, 사업진행 동안 발생한 문제와 개선점을 토의하고 필요시 조언을 수행하는 복합적인 활동을 말한다.

07 지역사회간호사업의 평가계획에 대한 설명으로 가장 옳은 것은? `2019`

① 평가의 객관성을 최대한 유지하기 위해 사업의 내부 최고책임자를 포함한다.
② 평가자, 시기, 범주, 도구의 구체적인 계획은 사업평가 시에 작성한다.
③ 평가도구의 타당성은 평가하고자 하는 내용을 올바르게 평가하는 것을 의미한다.
④ 평가계획은 사업 시작전 단계, 사업 수행 단계, 사업 종결 단계에서 수시로 가능하다.

⊕해설 평가도구의 타당성은 검사결과가 조사내용을 어느 정도 정확하게 반영하고 있는지, 즉 내용을 올바르게 평가하고 있는지를 나타낸다.

 공부하기

[평가계획]

(1) 평가계획의 구성요소

① 평가자 : 누가 평가할지를 정한다.

② 평가시기 : 연말, 기말, 월말, 주말 등 언제 평가할지를 정한다.

③ 평가도구 : 무엇을 가지고 평가할 것인지를 정하는 것으로 평가도구는 다음과 같이 타당성과 신뢰성이 있어야 한다.

타당성	검사결과가 조사내용을 어느 정도 정확하게 반영하고 있는지, 즉 내용을 올바르게 평가하고 있는지를 나타낸다.
신뢰성	측정하려는 목표나 내용을 얼마나 사실과 가깝게 오차 없이 정확하게 측정하는지를 알아보는 것, 즉 평가기준이 정확한지를 나타내는 것이다.

④ 평가범주

㉠ 투입된 자원(노력)에 대한 평가 : 보건교육사업에 투입된 자원으로는 보건교육 담당자를 비롯한 인적 자원과 물적 자원, 사회적 자원을 들 수 있다.

㉡ 사업진행 정도에 대한 평가 : 내용 및 일정을 계획단계에서 마련된 진행계획을 기준으로 평가하는 것이다.

ⓒ 목표달성(성취도) 정도에 대한 평가:설정된 목표가 제한된 기간 동안에 어느 정도 달성되었는지 구체적 목표성취 여부를 평가한다. 성취도는 측정가능한 용어나 숫자로 제시하면 편리하다.

ⓔ 사업의 효율성에 대한 평가:사업의 수행에 투입된 노력, 즉 인적 자원·물적 자원 등을 비용으로 환산하여 그 사업의 단위 목표량에 대한 투입된 비용이 어느 정도인지를 산출하는 것이다.

ⓜ 사업의 적합성(적절성)에 대한 평가:투입된 노력에 대한 결과로 모든 사업의 실적을 산출하고 그 산출된 자료와 사업대상자의 요구량과의 비율을 계산한다.

08 다음 글에 해당하는 타당성은?

2019 지방직

○ 보건소 건강증진업무 담당자는 관내 흡연청소년을 대상으로 금연프로그램을 기획하고, 목표달성을 위한 각종 방법을 찾아낸 후에 사업의 실현성을 위하여 다음의 타당성을 고려하기로 하였다.

○ 대상 청소년들이 보건소가 기획한 금연프로그램에 거부감 없이 참여하고, 금연전략을 긍정적으로 수용할 것인지를 확인하였다.

① 법률적 타당성
② 기술적 타당성
③ 사회적 타당성
④ 경제적 타당성

➕ 해설 [사회적 타당성의 세부기준]
　　　　가. 관련 상위계획과의 합치성
　　　　나. 지역발전효과(지역경제 파급효과, 참여유발효과 등)
　　　　다. 사업주체의 추진 의지 등

09 PATCH(Planed Aproach To Community Health) 모형에서 우선순위를 설정하는 평가 기준은?

2019 지방직

① 경제성, 자원 이용 가능성
② 건강문제의 중요성, 변화 가능성
③ 문제해결 가능성, 주민의 관심도
④ 건강문제의 심각도, 사업의 추정효과

➕ 해설 PATCH는 미국의 질병관리본부가 지역보건요원의 보건사업 기획 지침서로 개발한 기준으로, "중요성"과 "변화가능성"을 건강문제의 우선순위를 결정하는 두 가지 기준으로 사용한다.

다음 글에서 설명하는 SWOT 분석의 요소는?

> 보건소에서 SWOT 분석을 실시한 결과 해외여행 증가로 인한 신종감염병 유입과 기후 온난화에 따른 건강문제 증가가 도출되었다.

① S(Strength)
② W(Weakness)
③ O(Opportunity)
④ T(Threat)

✚ 해설 조직의 내외부를 구분하는 기준은 해당 조직이 직면한 문제를 통제할 수 있는가이다. 통제할 수 있으면 내부적 요인이고, 없으면 외부적 요인이다. 예를 들어 기후변화, 재난, 국제정세 등이 외부적 요인이다. 반대로 인사정책, 기술개발 등은 내부적 요인이다.

[조직 내부 요인]
Strength (강점): 기업 내부 역량에 의해 기업에게 유리한 상황을 강점이라 한다. 예컨대 3M과 같은 기업은 전통적으로 혁신적이다. 이는 기업의 강점이다. 정확히 말하자면, 구성원들이 혁신적인 사고를 해도 불이익을 받지 않도록 하는 인사고과 제도, 리더십 없는 중간관리직이 승진하지 못하도록 조기에 퇴출시켜버리는 감사 등이 강점으로 작용한다. 구성원들이 아무리 똑똑해도 위에 무능력한 상사가 버티고 D를 줘버리면 혁신을 할 수 없다. 그리고 개개인의 똑똑함 역시 잘못된 인사고과 제도와 잘못된 상사 밑에서 충분한 권한부여(empowerment)가 보장되지 않을 경우 절대로 발휘될 수 없다.
Weakness (약점): 기업 내부의 원인에 의해 기업에게 불리한 상황을 약점이라 한다. 내부 요인이라는 것은 기업이 수익을 올리는데 있어 생산원가, 공장 위치, 생산 과정 등의 불리함 등을 예로 언급할 수 있겠다. 이로 인한 소비자들의 기업에 대한 부정적인 인식 등은 약점이 아닌 위협에 속한다.

[기업 외부 요인]
Opportunity (기회): 기업 외부 요인에 의해 기업에게 유리한 상황을 기회라 한다. 예를 들어, 광우병 논란으로 쇠고기에 대한 감정이 안 좋아졌을 때에는 대체재인 돼지고기, 닭고기를 취급하는 업체들에게 호재였다. 저출산 고령화는 실버산업체, 평생교육 강사, 건강기능식품 제조사들에게는 시장확대로 이어진다. 즉, 이들에게는 기회였다.
Threat (위기): 기업 외부의 요인에 의해 기업에게 불리한 상황을 위기라 한다. 예를 들어, 광우병 논란으로 쇠고기를 취급하던 패스트푸드 업체들은 매출 감소를 걱정해야만 했다. 저출산 고령화는 지방 중소도시 산부인과 의사, 유치원 원장, 장난감 제조사들에게는 소비자들의 감소를 의미한다. 이는 업체들에게 심각한 위기였다.

11 다음 글에서 설명하는 평가 유형은?

> 사업의 단위 목표량 결과에 대해서 사업을 수행하는 데 투입된 인적 자원, 물적 자원 등 투입된 비용이 어느 정도인가를 산출하는 것이다.

① 투입된 노력에 대한 평가
② 목표달성 정도에 대한 평가
③ 사업의 적합성 평가
④ 사업의 효율성 평가

➕해설 단위 목표량에 대해 투입된 비용이 어느 정도인지를 산출하는 것은 효율성에 대한 평가이다.
　㉠ 투입된 자원(노력)에 대한 평가: 보건교육사업에 투입된 자원으로는 보건교육 담당자를 비롯한 인적 자원과 물적 자원, 사회적 자원을 들 수 있다.
　㉡ 사업진행 정도에 대한 평가: 내용 및 일정을 계획단계에서 마련된 진행계획을 기준으로 평가하는 것이다.
　㉢ 목표달성(성취도) 정도에 대한 평가: 설정된 목표가 제한된 기간 동안에 어느 정도 달성되었는지 구체적 목표성취 여부를 평가한다. 성취도는 측정가능한 용어나 숫자로 제시하면 편리하다.
　㉣ 사업의 효율성에 대한 평가: 사업의 수행에 투입된 노력, 즉 인적 자원·물적 자원 등을 비용으로 환산하여 그 사업의 단위 목표량에 대한 투입된 비용이 어느 정도인지를 산출하는 것이다.
　㉤ 사업의 적합성(적절성)에 대한 평가: 투입된 노력에 대한 결과로 모든 사업의 실적을 산출하고 그 산출된 자료와 사업대상자의 요구량과의 비율을 계산한다.

12 다음 사례에 적용한 간호진단 분류체계는?

> ○ 임신 36주된 미혼모 K씨(29세)는 첫 번째 임신 때 임신성 당뇨가 있어 분만이 어려웠던 경험이 있었다. 현재 두 번째 임신으로 병원에 다니고 싶으나 경제적인 여건이 좋지 않아 산전 관리를 받은 적이 없다.
> ○ 문제분류체계
> 　– 영역: 생리적 영역
> 　– 문제: 임신
> 　– 수정인자: 개인의 실제적 문제 (산전관리 없음, 임신성당뇨의 경험 있음)
> 　– 증상/징후: 임신 합병증에 대한 두려움, 산전 운동/식이의 어려움

① 오마하(OMAHA) 분류체계
② 가정간호(HHCCS) 분류체계
③ 국제간호실무(ICNP) 분류체계
④ 북미간호진단협회(NANDA) 간호진단 분류체계

[오마하진단분류체계(OMAHA system)]

오마하방문간호사협회에서 연구된 것으로, 지역사회간호실무 영역에 가장 효율적으로 적용할 수 있는 간호진단분류체계이다.

문제분류틀은 영역(domain), 문제(problem), 수정인자(modifier), 증상/징후(sign & symptom)의 4개 수준(level)으로 이루어져 있다.

구성	영역	문제(진단)	수정인자		증상/징후
문제분류틀	1. 환경 2. 심리사회 3. 생리 4. 건강 관련 행위	4종 12종 18종 8종	Ⅰ. 대상자 • 개인 • 가족 • 집단 • 지역사회	Ⅱ. 심각도 • 건강증진 • 잠재적 결핍/손상 • 실제적 결핍/손상	문제의 증상 문제의 징후
중재틀	1. 범주 : 1) 건강교육, 상담, 안내 2) 처치와 시술 3) 사례관리 4) 감독 2. 중심내용 : 간호중재와 활동내용(62개 목록) 3. 대상자에 대한 구체적 정보				
결과	• 서비스 전 과정을 통하여 대상자의 발전과정을 측정 • 5점 Likert 척도로 점수가 높을수록 양호한 상태를 나타냄				

13 보건사업 기획을 위한 MAPP(Mobilizing for Action through Planning and Partnerships) 모형의 첫 번째 단계는?   2018 서울시

① 비전 설정
② 목적과 전략 설정
③ 전략적 이슈 선정
④ 지역사회보건을 위한 조직화와 파트너십 개발

MAPP은 지역사회 수준에서의 보건 향상과 지역 공중보건 체계의 강화를 위한 전략적 기획과정 도구이다. 1단계 기획의 성공을 위한 조직화와 협력 체계의 개발, 2단계 비전의 확립, 3단계 지역현황 평가(4 MAPP Assessment : 지역의 건강수준 평가, 지역사회의 관심과 장점 평가, 지역보건체계의 평가, 건강문제와 해결능력에 영향을 미치는 환경의 변화 평가), 4단계 전략적 과제의 확인, 5단계 목표와 전략의 개발, 6단계 실행 등으로 구성된다.

14 <보기>의 대상자를 위해 모자보건실 간호사가 안내해야 할 「모자보건법 및 동 시행규칙」상의 산전건강 진단에 대한 설명으로 가장 옳은 것은?　　　2018 서울시

> <보기>
> • ○○○씨는 만 37세의 결혼이민자이며, 현재 임신 29주이고 쌍둥이를 임신 중이다.
> • ○○○씨가 보건소의 모자보건실을 처음 방문하였다.

① 임신 36주까지 4주마다 1회 실시한다.
② 임신 37주 이후 2주마다 1회 실시한다.
③ 법으로 정한 임신주수별 횟수 이상의 건강진단을 실시할 수 있다.
④ 결혼이민자는 산전관리 제공 대상자가 아니다.

➕해설 [산전진단]

임신 28주까지는 4주마다, 임신 36주까지는 2주마다, 그 이후에는 매주 정기 진찰을 하게 됩니다. 고위험 임신의 경우 일주일에 2회 진찰이 필요할 수도 있다.

15 보건사업의 우선순위 결정기준 중 BPRS 계산 후 사업의 실현가능성 여부를 판단하는 기준으로 사용되는 것은?　　　2018

① Bryant　　　　　　② PATCH
③ MAPP　　　　　　④ PEARL

➕해설 PEARL : 사업의 실행가능성 등을 확인하기 위해 BPRS의 보조지표로 사용되기도 한다.

(1) 해당기관의 업무범위의 적절성(Propriety)
(2) 문제해결의 경제적 타당성(Economic Feasibility)
(3) 지역사회나 대상자들의 사업에 대한 수용성(Acceptability)
(4) 자원의 이용가능성(Resources)
(5) 적법성(legality)

16 지역 주민의 건강문제를 파악하기 위한 2차 자료 수집 방법은?　　　2018

① 독거노인을 대상으로 실시한 면담
② 지역 주민의 보건사업 요구도 조사
③ 지역 주민의 행사에 참여하여 관찰
④ 통계청에서 제공한 생정통계 활용

공공기관의 보고서, 인구센서스, 생정통계자료, 공식적인 통계자료, 회의록, 조사자료, 지방자치단체의 연보, 건강보험자료, 의료기관의 건강기록, 연구논문 등을 이용하는 것으로, 지역사회의 문제를 규명하기 위한 경제적이며 효율적인 자료수집방법이다.

17 지역사회간호과정을 적용하여 비만여성 운동프로그램을 실시한 경우, 계획단계에서 이루어진 내용으로 옳은 것은? 2018

① 비만여성 운동프로그램 참여율에 대한 목표를 설정하였다.
② 여성의 운동부족과 비만문제를 최우선 순위로 설정하였다.
③ 여성의 비만이 건강에 미치는 영향을 조사하였다.
④ 여성의 비만 유병률을 다른 지역과 비교하였다.

+해설 지역사회간호계획은 목적과 목표설정, 간호방법과 수단 선택, 수행계획, 평가계획의 과정으로 진행된다. 계획단계에서 수행과 평가에 대한 부분까지 설정해야 되기 때문에 간호진단을 바탕으로 올바른 간호계획이 세워지는 것은 매우 중요하다.

18 다음에 해당하는 지역사회 간호사정의 자료 분석 단계는? 2018

○ 부족하거나 더 필요한 자료가 없는지 파악한다.
○ 다른 지역의 자료나 과거의 통계자료 등을 비교한다.

① 분류
② 요약
③ 확인
④ 결론

+해설 지역사회 간호사정의 자료 분석 단계는 분류단계, 요약단계, 확인 비교단계, 결론단계로 이루어진다.
(1) 분류단계: 사정단계에서 수집된 모든 정보를 특성별로 범주화하여 서로 연관성 있는 것끼리 분류하는 단계
(2) 요약단계: 분류된 자료를 근거로 지역사회의 전반적 분위기, 역사적 배경 및 지리적 특성을 요약·서술하고 지도에 표시하거나 자료 특성에 따라 표나 그림, 그래프 등을 작성해 자료를 요약하는 단계
(3) 확인 비교단계: 규명된 자료간의 불일치, 누락된 자료, 자료 간 차이 등을 고려하면서 수집된 자료에 대해 부족하거나 더 필요한 자료가 무엇인지 재확인하는 단계
(4) 결론단계: 자료의 분석 및 합성 과정을 통해 수집된 자료의 의미를 찾는 단계로, 지역사회간호사의 전문적 견해를 포함하여 지역사회의 건강요구 및 구체적 문제를 찾아 결론내리는 단계

19 지역사회간호사업 기획에 대한 설명으로 옳지 않은 것은? 2017

① 우선순위를 고려하여 자원을 배분한다.
② 기획 과정에 이해관계자의 참여를 배제한다.
③ 미래를 예측하여 필요한 활동을 결정한다.
④ 환경요건의 변화에 따라 계획된 활동을 변경한다.

+ 해설 기획 과정은 사회적과정으로 어떤 조직활동이 필요한지를 결정할 수 있게 하기 위해 이해관계자들의 참여와 의견을 적극 수렴한다.

[기획의 특성]
① 기획은 현실의 변화에 적응할 수 있는 탄력적이고 지속적인 변환 과정이라는 특성을 갖는다.
② 기획은 미래지향적(future directed), 목표지향적(purposeful)이고, 의사결정을 포함하며, 변화지향적이고 동적인 과정을 포함한다.
③ 기획은 과정지향적(process oriented)이고, 반복과정(iterative process)을 포함하며, 계층적 특성을 갖는다.
④ 기획과정은 사업의 궁극적 목표를 달성하기 위한 구체적인 단계와 방법을 제시하여 준다.
⑤ 기획은 사업을 추진하는 데 요구되는 체계적·계속적·연속적인 과정으로서 목적이 아닌 수단이다.
⑥ 기획은 특정 목표를 달성하기 위하여 최상의 이용 가능한 방법 및 절차를 의식적으로 개발하는 조직적·계속적·동태적 과정이다.
⑦ 기획은 행동하기 전에 무엇을 어떻게 할지를 미리 결정하는 것이고, 미래를 예측함으로써 현재를 설계하는 것이다.
⑧ 기획은 현재보다 더 나은 미래를 계획하고, 장래의 불확실성을 해소하려는 하나의 사회적 과정이다.
⑨ 기획은 관리자가 미래를 예측하고 그것에 대처하기 위해서 어떤 조직활동이 필요한지를 결정할 수 있게 하는 것으로, 목표를 달성하기 위해서 과학적 방법을 적용하는 것을 말한다.

20 보건사업의 우선순위를 결정하기 위해 사용되는 BPRS(Basic Priority Rating System)에 대한 설명으로 옳은 것은? 2017

① 사용자의 주관적 판단을 배제하는 것이 가능하다.
② 문제의 크기는 건강 문제로 인한 경제적 손실에 따라 결정된다.
③ 문제의 심각성은 건강문제를 가진 인구 비율에 따라 결정된다.
④ 사업의 추정 효과가 우선순위 결정에 영향을 미친다.

+ 해설 BPRS는 사업의 추정 효과가 우선순위 결정에 영향을 미치며, 사업의 효과에 대해 미리 예측하는 것은 불가능하지만 전문가의 도움과 선행연구를 통한 문헌고찰 등을 통해 사업의 최대 효과와 최소 효과를 추정하여 점수를 부여한다. 그러나 주관적 자료에 치중하고 객관적 자료가 부족한 사업효과가 가장 큰 영향력이 끼친다는 것이 점수의 타당성에 대한 신뢰도를 낮춘다.

21 지역사회 사정 시 자료 수집에 대한 설명으로 옳지 않은 것은?

① 참여관찰법은 주민들의 자발적 참여 정도를 파악할 수 있다.
② 공공기관의 연보 및 보고서 등 이차 자료를 활용할 수 있다.
③ 간접법은 자료 수집 기간이 길고 비용이 많이 든다.
④ 기존 자료의 타당성이 문제될 때 직접법을 활용한다.

➕해설 자료 수집 시 간접법은 기존자료(2차 자료)를 수집하는 것으로 공공기관의 보고서, 인구센서스, 생정통계자료, 공식적인 통계자료, 회의록, 조사자료, 지방자치단체의 연보, 건강보험자료, 의료기관의 건강기록, 연구논문 등을 이용하기 때문에 직접법에 비해 자료 수집 기간이 짧고 비용이 적게 든다.

22 다음에 해당하는 SWOT 전략은?

- 공격적 전략을 의미
- 사업구조, 영역 및 시장의 확대

① SO 전략(strength-opportunity strategy)
② ST 전략(strength-threat strategy)
③ WO 전략(weakness-opportunity strategy)
④ WT 전략(weakness-threat strategy)

➕해설 공격적 전략은 강점(strength)에 해당하고 사업구조, 영역 및 시장의 확대는 기회(opportunity)에 해당한다.
지역사회간호학 교재의 환경분석과 효과적인 전략개발을 위한 SWOT 분석의 내용을 숙지했다면 쉽게 풀 수 있는 문제이다.

 공부하기

지역사회간호사정에서 사용되는 SWOT 분석은 조직 외부에 있는 기회(opportunities)와 위협(threats) 요인을 살펴보기 위해 이들 환경을 중심으로 장래에 예측되는 대중, 경쟁자, 사회문화적·정치적·기술적·경제적 환경 등의 변화를 분석하는 동시에, 조직 내의 강점(strengths)과 약점(weaknesses)을 파악하는 것이다.

[SWOT 분석과 전략 개발]
* SO전략 : 공격적 전략으로 사업구조, 영역, 대상을 확대
* WO전략 : 상황전환 전략으로 구조조정, 혁신운동 등
* ST전략 : 다각화 전략으로 신사업 개발, 신기술, 새로운 대상집단 개발 등
* WT전략 : 방어적 전략으로 사업의 축소 또는 폐지 등

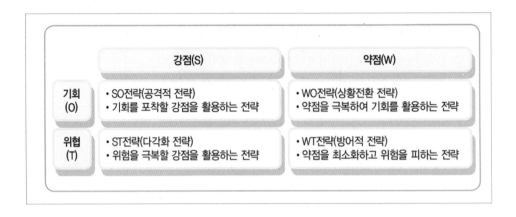

	강점(S)	약점(W)
기회 (O)	• SO전략(공격적 전략) • 기회를 포착할 강점을 활용하는 전략	• WO전략(상황전환 전략) • 약점을 극복하여 기회를 활용하는 전략
위협 (T)	• ST전략(다각화 전략) • 위험을 극복할 강점을 활용하는 전략	• WT전략(방어적 전략) • 약점을 최소화하고 위험을 피하는 전략

23 보건소와 학교가 협력하여 학생 500명을 대상으로 하여 비만사업을 수행한 결과 총비용이 200만원 소요되었고 비만율이 10% 감소되었다. 비용효과비는? `2015`

① 400

② 500

③ 4,000

④ 5,000

➕ 해설 간협문제집에 비슷한 유형의 문제가 나왔으므로 같은 방식을 이용하여 다음과 같이 비용효과비를 구할 수 있다.

우선 학생 한명당 발생한 소요비용을 계산하여야 한다. 여기서 1인당 비용은 2,000,000원/500명= 4,000원이 나온다.

비용효과비는 투입된 비용과 대상자의 수를 비교하는 비(ratio)이므로 분모와 분자가 다르게 계산되어지는 것이 맞다.

결과적으로 일인당 비용 4,000원을 투입하여 비만율이 10% 감소하였으므로 4,000원 X 10%= 400이라는 비용효과비가 산출된다.

• 총 200만원 • 총인원 500명 • 효과 10%

비용효과비 = 비용/대상수 x 감소율
= 2,000,000원/500명 x 10/100
= 400

24 지역사회간호활동단계에서 지역주민참여의 의미를 설명한 것으로 옳지 않은 것은?

2015 서울시

① 정부정책이나 관련부서의 사업내용을 직접 전달할 수 있으므로 사업진행의 이해도를 높일 수 있다.
② 지역사회의 공동운명체를 강화시켜 다른 개발활동에 참여 의욕을 높일 수 있다.
③ 보건사업과정 중 예기치 못한 변화가 생길 때 주민의 이해를 얻을 수 있다.
④ 보건사업에 대한 지역주민의 전문성을 향상시켜 공공보건의료의 부담을 경감시킬 수 있다.

➕해설 지역주민의 참여가 지역사회간호활동에 중요한 부분이긴 하지만 전문성을 향상시키기 위함은 아니며 수용가능성을 높이기 위함으로 보는 것이 맞다.

 공부하기

[일차보건의료의 핵심적 특성(WHO)]

WHO가 제시한 일차보건의료의 필수요소 중 주민참여의 핵심적 특성은 다음과 같다.
일차보건의료는 지역사회개발정책의 일환으로 이를 위해서는 지역 내의 보건의료발전을 위한 지역주민의 참여가 무엇보다도 중요하기 때문에 지역사회주민들의 적극적인 참여를 통해 이루어져야 한다.
일차보건의료의 핵심적 특성(WHO)의 4A는 접근성(Accessible), 수용가능성(Acceptable), 주민참여(Available), 지불부담능력(Affordable)이다.

[일차보건의료의 개념]

일차보건의료(PHC, Primary Health Care)는 단순한 일차진료(primary medical care)만을 의미하는 것이 아니라 개인, 가족, 지역사회를 위한 건강증진, 예방, 치료 및 재활 등의 서비스가 통합된 기능이며 제도적으로 지역사회 주민들이 보건의료체계에 처음 접하는 단계이자 예방과 치료가 통합된 포괄적 보건의료를 의미한다.

---

25 지역사회간호과정을 적용하여 대학생을 대상으로 금연 프로그램을 실시하고자 한다. 다음 중 사정 단계에서 이루어진 내용으로 옳은 것은?

2015

① 금연 전문 강사가 대학을 방문하여 개별금연 교육을 실시하였다.
② 이 지역에 있는 2개 대학의 흡연율을 타지역과 비교하였다.
③ '흡연 대학생의 30%가 금연에 성공한다.'로 목표를 설정하였다.
④ 금연 성공률은 6주, 12주, 6개월 후에 평가하기로 하였다.

➕해설 ①은 수행 단계, ③, ④는 계획 단계에 해당한다.

공부하기

지역사회 간호과정의 첫 단계인 지역사회 간호사정은 지역사회를 진단하기 위해 다양한 방법을 활용하여 자료를 수집하고 수집된 자료를 비교, 분석하는 과정이다.

[지역사회 간호과정]

(1) 사정 : 자료수집, 자료분석, 간호기준과 지침 확인

(2) 진단 : 간호진단, 우선순위 설정

(3) 계획 : 목표설정, 간호방법과 수단 선택, 수행계획, 평가계획

(4) 수행 : 계획된 활동수행(조정, 감시, 감독), 필요한 지식과 기술선정, 수행의 장애요인 인식, 의뢰

(5) 평가 : 평가의 실행

[지역사회간호사정을 위한 자료수집방법]

자료수집방법은 두 가지로, 기초자료를 직접 수집하는 방법과 지역사회에서 기존 자료를 통해 간접적으로 자료를 수집하는 방법이 있으며 2차 자료수집을 우선으로 하고 부족한 부분을 1차 자료수집으로 보충한다.

(1) 직접 자료수집(1차 자료)

① 차창 밖 조사(Windshield survey)는 지역사회를 두루 다니며 지역사회의 특성을 관찰하는 방법이다.

② 정보원 면담(community leaders interview)은 지역사회의 공식·비공식 지역지도자의 면담을 통해 자료를 수집하는 방법이다.

③ 설문지 조사(survey)는 조사대상자의 가정, 시설 및 기관 등을 찾아가 대상자와 직접 면담하여 자료를 얻는 방법이다.

④ 참여관찰(participant observation)은 해당 지역에서 진행되는 행사에 직접 참여하여 관찰하는 방법이다.

(2) 기존자료 수집(2차 자료)

공공기관의 보고서, 인구센서스, 생정통계자료, 공식적인 통계자료, 회의록, 조사자료, 지방자치단체의 연보, 건강보험자료, 의료기관의 건강기록, 연구논문 등을 이용하는 것으로, 지역사회의 문제를 규명하기 위한 경제적이며 효율적인 자료수집방법이다.

---

26 지역사회간호 활동의 수단 중 가정방문의 장점으로 알맞은 것은? `2014 서울시`

① 간호사의 시간을 절약할 수 있다.

② 다른 전문 요원의 도움을 받는 것이 용이하다.

③ 하루에 많은 대상자를 만날 수 있어 비용효과적이다.

④ 같은 문제를 가진 대상자끼리 서로의 경험을 나눌 수 있다.

⑤ 가정환경을 파악할 수 있어 가족의 상황에 맞는 간호를 제공할 수 있다.

+해설 ① 가가호호 방문을 해야 하기 때문에 시간 절약은 어렵다.

② 다른 전문 요원의 도움을 받을 수 있는 것은 건강관리실의 장점에 속한다.

③ 대상자를 한번 방문할 때마다 시간이 많이 소요되기 때문에 비용 효과적일 수 없다.

④ 대상자끼리 서로의 경험을 나누는 것은 건강관리실의 장점에 속한다.

[가정방문활동의 목적]

① 가족과 원만한 인간관계를 형성함으로써 가족의 포괄적인 건강관리를 도모한다.

② 가족이 거주하고 있는 실제 환경을 직접 경험하여 가족간호 및 지역사회간호와 관련된 자료를 얻기 때문에 신뢰도가 높고 정확한 진단이 가능하다.

③ 가족이 잠재적으로 가진 장점과 제한점을 확인할 수 있는 기회를 갖는다.

④ 가족 스스로 문제를 해결할 수 있는 능력을 증진시킨다.

[가정방문활동의 단점]

㉠ 집집마다 방문해야 하기 때문에 시간과 비용이 많이 든다.

㉡ 가정을 방문하는 것에 대해 대상자가 부담을 가질 수 있고, 교육 및 상담을 할 때 주변 가족들로 인해 산만하거나 혼란스러운 분위기가 될 수 있다.

㉢ 같은 문제를 가진 사람들끼리 서로 정보를 나누는 집단효과를 볼 수 없다.

㉣ 간호제공 시 건강관리실의 물품이나 기구들을 충분히 활용하지 못한다.

27 지역사회간호사가 결핵에 걸린 가족을 방문하여 간호중재를 수행하려고 한다. 간호사의 방문 중 활동에 해당하는 것은? `2013`

① 상사에게 보고 후 전문기관으로 의뢰한다.

② 간호수행에 필요한 기구와 약품, 측정도구 등을 챙긴다.

③ 결핵약을 복용하고 있는 환자의 가족에게 체온측정 방법을 알려줘서 가족들이 도울 수 있도록 교육한다.

④ 방문활동의 진행과정, 목표달성정도, 간호수행의 적합성을 평가하여 설문지를 작성한다.

⑤ 결핵약을 복용 중인 환자의 명단을 받고, 환자에 대한 정보를 알고 있는 기관이나 다른 요원들과의 회의를 통해 자료를 조사한다.

＋해설 ①④는 방문 후 활동, ②⑤는 방문 전 활동에 해당한다.

 공부하기

방문 중 활동은 다음과 같다.

㉠ 자신의 이름과 소속을 밝히고 방문목적을 충분히 설명하여서 대상자에게 관심을 표명하고 신뢰관계를 형성한다.

㉡ 대상자의 요구파악을 위해서 주의 깊은 관찰과 적절한 질의 응답을 하고 신체적 문제뿐만 아니라 환경적·사회적·경제적·교육적 측면의 문제를 포괄적으로 확인한다.

㉢ 가족 및 지역사회 자원을 최대한 활용하여 적절한 간호계획을 대상자와 함께 세운다.

㉣ 대상자와 가족이 이해하기 쉽도록 충분히 설명하여 정확하고 효과적인 방법으로 간호서비스를 제공한다.

[가정방문의 원리]

① 방문은 정확한 업무계획 하에 시행되어야 한다.

② 방문 시 반드시 자신의 신분을 알리고 대상자의 비밀을 지켜야 한다.

③ 방문대상자의 식사시간이나 만성질환자의 휴식시간을 피해 방문하는 것이 좋다.

④ 지역사회 자원을 적절히 이용하며 다른 업무활동과 연결성이 있어야 한다.

⑤ 지역사회간호사가 행하는 간호기술은 전문적인 방법이어야 한다.

⑥ 하루에 여러 곳을 방문할 때는 비감염성 질환보다는 감염성 질환, 만성질환보다는 급성질환이 우선 순위
가 높다.

⑦ 방문 시 반드시 자신의 신분을 밝히고, 대상자로부터 얻은 사적 비밀을 누설하지 않는다.

⑧ 대상자와 함께 계획하고 평가한다.

[가정방문활동 과정]

① 방문 전 활동

㉠ 대상자와 가족을 원활히 이해하도록 기록부나 상담일지를 확인하고, 가족에 관한 정보를 알고 있는
기관이나 다른 보건요원들과의 토의를 통해 자료를 수집하며 구체적인 간호계획을 세운다.

㉡ 방문자에게 연락하여 위치를 확인하고 방문 가능한 날짜와 시간을 조정한다.

㉢ 방문가방을 준비한다(기록지, 기구 및 약품, 검사 및 측정기구, 각종 용품 등).

㉣ 방문에 필요한 교통수단을 알아보고 방문 행선지와 목적, 출발시간 및 돌아올 시간을 다른 보건요원
들에게 보고하고 명확히 기재해 둔다.

② 방문 후 활동

㉠ 방문활동에서 확인된 대상자의 특징, 건강문제 및 앞으로의 계획 등을 기록으로 남기고 방문가방의
약물과 물품을 정리한다.

㉡ 의뢰가 필요한 대상자의 경우에는 의뢰해야 할 기관에 연락을 취하고 추후관리가 필요하면 추후관리
대상자 카드를 작성한다.

㉢ 방문활동의 진행과정, 간호수행의 적합성, 목표달성 정도 등을 평가하고 반영한다.

㉣ 다른 요원이나 상급자에게 가정방문 결과를 구두 또는 서면으로 보고한다.

---

28 지역보건교육평가에서 당뇨관리프로그램에 참여한 대상자가 지역사회 전체 당뇨환자 중
몇 %인가를 산출하였다면 이것은 어느 범주의 평가인가? `2013`

① 사업의 적합성에 대한 평가

② 사업의 효율성에 대한 평가

③ 투입된 노력에 대한 평가

④ 목표달성 정도에 대한 평가

⑤ 사업진행 정도에 대한 평가

╋해설 사업의 적합성은 투입된 노력에 대한 결과, 즉 모든 사업의 실적을 산출하고 그 산출한 자료로 지역사회
요구량과의 비율을 계산하는 것으로 지역보건교육평가에서 당뇨관리프로그램에 참여한 대상자가 지역
사회 전체 당뇨환자 중 몇 %인가를 산출하였다면 이것은 사업의 적합성에 대한 평가에 해당한다.

[체계모형에 따른 평가범주]

(1) 투입자원 평가

사업에 투입된 노력은 재정적 예산보다 투입된 인력의 동원 횟수, 방문 횟수를 의미하며 인적 자원의 소비량과 물적 자원의 소비량을 산출하여 효율과 효과에 대한 평가를 한다.

(2) 사업진행 평가

계획단계에서 마련된 수단 및 방법을 통해 집행계획을 수립한 것을 기준으로 하여 내용 및 일정에 맞도록 수행되었는지를 파악한다.

(3) 목표의 달성정도평가

설정된 사업 목표가 기간 내에 어느 정도 성취되었는지를 파악한다.

(4) 사업 효율성 평가

사업의 효율에 대한 평가는 사업을 수행하는 데 투입된 노력, 즉 인적 자원·물적 자원 등을 비용으로 환산하여 그 사업의 단위 목표량에 대한 투입된 비용이 어느 정도인지를 산출한다. 최소의 비용으로 최대의 효과를 얻는 것이 가장 바람직하다.

(5) 사업의 적합성에 대한 평가(적절성)

"지역진단 결과와 사업목표 달성 수준을 서로 비교하여 사업의 적절성을 파악하는 것이다.

평가기준	평가내용	예
사업진행	방법, 시간, 대상자	직조부 근로자의 보호구 착용, 작업환경측정, 보건교육 등이 계획대로 이루어졌는지 확인
투입된 노력	예산, 시간, 목표, 인원수	소음성 난청 발생예방을 위해 동원된 인력, 교육시간, 소음계, 오디오미터, 보호구 구입비, 작업공정 변경 등을 확인
목표달성 정도	설정한 목표에 대해 달성한 정도	소음성 난청 유소견율 5%, 목표를 100% 달성했는지 확인
사업효율	투입된 노력과 목표달성 정도의 비	100% 목표달성에 대한 인력, 시간, 구입비
사업의 적합성	사업장의 근로자, 기업주의 요구수준에 대한 사업의 실적수준	5% 달성은 근로자, 기업주의 요구를 얼마나 충족하였는가?

[표] 산업간호를 예로 든 지역사회간호평가의 기준 및 내용

- 김화중 외, 지역사회간호학(제8판), 현문사, 2018

29 지역사회 가족간호의 자료수집에 관한 설명으로 옳은 것은? `2013`

① 가족의 문제해결이 목적이므로 가족의 문제점에 대해서만 사정한다.

② 가족 중 가장 협조적이고 응답률이 높은 가구원에게만 물어본다.

③ 취약계층인 경우 접근을 거부할 수 있으므로 사전조사를 철저히 해서 한 번의 면담으로 모든 자료를 수집한다.

④ 양적 자료 확보가 중요하므로 신뢰도 및 타당도가 높은 가족사정도구 점검표를 사용하여 짧은 시간을 할애한다.

⑤ 개인정보일지라도 가구원 전체, 친척, 이웃, 통·반장 등 지역자원, 의료기관 및 기존 자료를 통해 전체적인 정보를 수집해야 한다.

해설 ⑤ 단면적 정보에 의존하게 되면 정확한 간호진단을 내리는 데 어려움이 생긴다. 그러므로 가구원 전체 및 다양한 이웃들에게서 복합적인 정보를 수집하여 정확한 해석을 통한 판단을 내려야 한다.

 공부하기

> **[가족사정의 기본 원칙]**
> ① 가족 전체와 더불어 문제가 있는 가족구성원을 대상으로 자료를 수집한다.
> ② 가족을 대함에 있어 일반적인 고정관념을 배제하고 가족의 다양성과 변화성에 대한 인식을 가지고 접근한다.
> ③ 가족의 문제점뿐만 아니라 강점도 사정한다.
> ④ 가족이 함께 사정에서부터 전 간호과정에 참여함으로써 간호사와 대상자가 함께 진단을 내리고 중재방법을 결정하도록 한다.
> ⑤ 가족구성원 한 사람에 의존하지 않고 가족 전체, 친척, 이웃, 통장, 반장, 의료기관 등 지역자원 및 기존 자료를 바탕으로 자료를 수집한다.
> ⑥ 수집된 자료 가운데 의미 있는 자료를 선택하여 범주화한다.
> ⑦ 대부분의 가족사정 자료들은 질적 자료가 요구되므로, 가정사정도구 점검표를 사용하는 경우라도 심층면접을 할 수 있도록 영역별로 충분한 시간을 할애하여야 한다.
> ⑧ 한 번의 면접에서 너무 무리하게 많은 자료를 얻으려고 해서는 안 된다. 충분한 시간을 갖고 지속적인 면담을 통해 자료를 보강하는 것이 중요하다.
> ⑨ 한 번의 면담으로 모든 자료를 수집하려고 하면 대상자에게 부담이 될 수 있으므로 1회 면담시간은 될 수 있으면 30분을 넘지 않도록 한다.

30 지역사회 간호진단 분류체계 중 하나인 오마하시스템에 대한 설명으로 옳은 것은? `2013`

① '수준1'은 실무자의 우선순위 영역으로 환경, 사회, 심리, 생리, 건강관련 행위의 5개 영역으로 구성된다.
② '수준2'는 간호 대상자의 문제와 관련된 결과로 구성된다.
③ '수준3'은 3개의 수정인자로 구성된다.
④ '수준4'는 문제별 증상과 징후로 구성된다.
⑤ '수준5'는 문제의 중재로 구성된다.

해설 오마하(OMAHA) 방문간호사협회에서 연구된 것으로, 지역사회간호 실무영역에 가장 효율적으로 적용할 수 있는 간호진단분류체계이다. 문제분류틀은 영역(domain), 문제(problem), 수정인자(modifier), 증상/징후(sign & symptom)의 4개 수준으로 이루어져 있다.

공부하기

구성	영역	문제(진단)	수정인자		증상/징후
문제분류틀	1. 환경 2. 심리사회 3. 생리 4. 건강 관련 행위	4종 12종 18종 8종	I. 대상자 • 개인 • 가족 • 집단 • 지역사회	II. 심각도 • 건강증진 • 잠재적 결핍/손상 • 실제적 결핍/손상	문제의 증상 문제의 징후
중재틀	1. 범주 : 1) 건강교육, 상담, 안내 2) 처치와 시술 3) 사례관리 4) 감독 2. 중심내용 : 간호중재와 활동내용(62개 목록) 3. 대상자에 대한 구체적 정보				
결과	• 서비스 전 과정을 통하여 대상자의 발전과정을 측정 • 5점 Likert 척도로 점수가 높을수록 양호한 상태를 나타냄				

[표] 오마하진단

- 조유정 외, 지역사회간호학 총론. 현문사 2018

31 다음은 보건교육의 목표를 작성한 것이다. 이 중 가장 적절한 것은? `2012`

① 흡연의 위험성을 안다.
② 흡연자의 30%가 금연에 성공한다.
③ 흡연과 폐암의 관계를 이해한다.
④ 도표를 이용하여 설명한다.
⑤ 금연의 필요성을 인식한다.

+해설 보건교육 목표를 작성할 때는 성취된 결과를 양적으로 수량화하여 숫자로 표현해야 한다.

 공부하기

[일반적으로 좋은 목표가 갖추어야 할 기준]

관련성	해결할 문제가 국가 및 지역사회 보건정책과 관련성이 있어야 한다.
실현가능성	문제의 성격이 해결가능한 것인가와 지역사회 자원의 동원가능성과 제공자의 문제해결능력 여부 등을 확인하여야 한다.
관찰가능성	사업이나 일의 성취 결과를 명확히 눈으로 확인하고 관찰할 수 있는 것이어야 한다. 따라서 애매한 추상적 표현은 삼가고 명확한 행동용어로 표현하면 효과적이다.
측정가능성	성취된 결과를 양적으로 수량화하여 숫자로 표현하면 정확하게 판단할 수 있는 객관적인 목표가 된다.

32 지역사회사업에서 간호사가 얼마나 자주 가정방문을 하고 시간과 노력을 할애했으며 물적자원이 얼마나 소비되는지 알아보는 평가범주는? [2011]

① 사업목표 달성정도
② 효율성
③ 적합성
④ 사업 진행정도
⑤ 투입한 노력

➕해설 ⑤ 간호사가 얼마나 자주 가정방문을 했는지를 보는 것은 투입한 노력의 정도에 대한 것으로 투입자원 평가에 해당한다.

 공부하기

[체계모형에 따른 평가범주]

(1) 투입자원 평가(투입한 노력)

　사업에 투입된 노력은 재정적 예산보다 투입된 인력의 동원 횟수, 방문 횟수를 의미하며 인적 자원의 소비량과 물적 자원의 소비량을 산출하여 효율과 효과에 대한 평가를 한다. 보건교육사업에 들어간 재정적 예산, 보건교육 요원 수, 지역사회의 자원봉사자 수, 요원이 제공한 시간 수 등이다.

(2) 사업진행 평가(사업 진행 정도)

　계획단계에서 마련된 수단 및 방법을 통해 집행계획을 수립한 것을 기준으로 하여 내용 및 일정에 맞도록 수행되었는지를 파악한다.

(3) 목표의 달성정도 평가(사업목표 달성정도)

　설정된 목표가 기간 내에 어느 정도 성취되었는지를 파악하는 것이다.

(4) 사업 효율성 평가(산출/투입)

　사업의 효율에 대한 평가는 사업을 수행하는 데 투입된 노력, 즉 인적 자원·물적 자원 등을 비용으로 환산하여 그 사업의 단위 목표량에 대한 투입된 비용이 어느 정도인지를 산출한다. 최소의 비용으로 최대의 효과를 얻는 것이 가장 바람직하다.

(5) 사업 적합성(적절성) 평가

　사업의 적합성은 투입된 노력에 대한 결과, 즉 모든 사업의 실적을 산출하고 그 산출한 자료로 지역사회 요구량과의 비율을 계산한다.

　"A지역에서 당뇨병 교육을 실시하였는데, 교육실시 결과 지역 내 당뇨병 교육이 필요한 전체 대상자 중 10%만이 교육을 받았기 때문에 추가적인 교육이 필요한 것으로 평가되었다"면 이것은 사업의 적합성에 대한 평가로 볼 수 있다.

---

33 지역사회 간호사업의 평가절차로 옳은 것은?

2011

① 지역사회진단 – 간호사업 기준 및 지침 확인 – 지역사회 간호문제의 우선순위 결정 – 평가

② 지역사회진단 – 간호사업 기준 및 지침 확인 – 지역사회 간호문제의 우선순위 결정 – 평가

③ 평가대상 및 기준 결정 – 평가자료수집 – 설정된 목표와 비교 – 목표도달정도의 판단과 분석 – 재계획수립

④ 평가자료수집 – 설정된 목표와 비교 – 평가대상 및 기준 결정 – 목표도달정도의 판단과 분석 – 재계획수립

⑤ 설정된 목표와 비교 – 평가자료수집 – 목표도달정도의 판단과 분석 – 평가대상 및 기준결정 – 재계획수립

➕해설 지역사회 간호사업의 평가의 절차는 평가대상 및 기준 결정-평가자료수집-설정된 목표와 비교-목표도달정도의 판단과 분석-재계획수립의 순서로 진행된다.

 공부하기

[지역사회 간호사업 평가절차]

(1) 평가내용(대상) 및 측정기준의 설정
 ① 평가내용(평가대상)과 측정기준을 설정하는 것으로 목표수준과 일치하여야 한다.
 ② 이미 계획단계에서 마련된 평가내용과 측정기준을 확인하는 것이다.

(2) 평가자료의 수집
 평가에 필요한 관련 정보와 자료를 수집한다.

(3) 설정된 목표와 현재 상태와의 비교
 설정된 목표수준과 현재 도달한 상태를 비교한다.

(4) 목표도달 정도의 가치판단과 분석
 실제 도달한 목표수준의 성취 정도를 파악하고, 성패(成敗)에 대한 원인을 분석한다.

(5) 재계획 수립
 평가결과에 따라 사업의 진행 여부, 개선사항을 반영하여 추후의 사업진행 방향을 정하고 의사결정을 한다.

-조유향 외, 지역사회간호학 총론, 현문사, 2018.

---

34 다음은 어떤 범주의 평가인가?

2010

A지역에서 당뇨병 교육을 실시하였다. 교육실시 결과 지역 내 당뇨병 교육이 필요한 대상자의 10%가 교육을 받았다. 따라서 추가적인 교육이 필요한 것으로 평가되었다.

① 노력 　　　　　　　　　② 효과
③ 효율성 　　　　　　　　④ 적합성

➕해설 체계모형에 따른 평가범주 중 사업의 적합성(적절성)에 대한 평가이다.

 공부하기

사업의 적합성에 대한 평가는 투입된 노력에 대한 결과, 즉 모든 사업의 실적을 산출하고 그 산출한 자료로 지역사회 요구량과의 비율을 계산한다.

[지역사회 간호사업 평가범주]

㉠ 투입된 노력에 대한 평가 : 보건교육사업에 투입된 자원으로는 보건교육 담당자를 비롯한 인적 자원과 물적 자원, 사회적 자원을 들 수 있다.

㉡ 사업진행 정도에 대한 평가 : 내용 및 일정을 계획단계에서 마련된 진행계획을 기준으로 평가하는 것이다.

㉢ 목표달성(성취도) 정도에 대한 평가 : 설정된 목표가 제한된 기간 동안에 어느 정도 달성되었는지 구체적 목표성취 여부를 평가한다. 성취도는 측정가능한 용어나 숫자로 제시하면 편리하다.

㉣ 사업의 효율성에 대한 평가 : 사업의 수행에 투입된 노력, 즉 인적 자원·물적 자원 등을 비용으로 환산하여 그 사업의 단위 목표량에 대한 투입된 비용이 어느 정도인지를 산출하는 것이다.

㉤ 사업의 적합성(적절성)에 대한 평가 : 투입된 노력에 대한 결과로 모든 사업의 실적을 산출하고 그 산출된 자료와 사업대상자의 요구량과의 비율을 계산한다.

35 보건사업 평가할 때 가장 먼저 해야 할 것은?

2010

① 평가도구 선정
② 평가자료 수집
③ 평가대상 및 기준 확인
④ 평가결과 측정
⑤ 평가결과에 대한 가치판단

➕해설 수행된 지역사회 간호사업을 평가할 때에는 가장 먼저 평가대상 및 기준을 확인해야 한다.

 공부하기

[평가의 절차]

① 평가대상과 기준 결정 : 평가범주 중에서 무엇을 평가하며 어떠한 측정기준으로 평가할 것인가를 결정한다. 내용 또는 대상 및 기준을 설정하는 것이 가장 우선시된다.

② 평가자료 수집

③ 목표와 달성정도의 비교 : 설정된 목표와 현재 이루어진 상태를 서로 비교한다.

④ 평가결과에 대한 가치판단 : 목표에 도달하였는지 혹은 어느 정도 도달했는지 그 정도를 판단하고, 각각의 원인을 분석한다.

⑤ 재계획 수립 : 미래사업의 진행방향을 결정한다.

36 지역사회보건사업 목표의 기준 중 틀린 것은?

① 포괄성
② 측정가능성
③ 적극성
④ 연관성
⑤ 실현가능성

해설 지역사회보건사업의 목표가 포괄적이면 측정도 불가하고 기준대로 수행하는데 어려움이 생긴다. 그러므로 목표는 최대한 구체적으로 기술하여야 한다. 여기서 주의 할 점은 "구체적"이라는 의미가 명확한 목표를 제시하라는 것이지 문장을 길게 중언부언 기술하라는 것은 아니라는 것이다.

공부하기

[SMART 목표설정 기준(Vollman, Anderson & McFarlane, 2002)]

구체성(Specific)	목표는 구체적으로 기술하여야 한다.
측정가능성(Measurable)	목표는 측정가능해야 한다.
적극성(Aggressive) & 성취가능성(Achievable)	목표는 진취적이면서 성취가능한 현실적인 것이어야 하나, 별다른 노력 없이도 달성되는 소극적 목표는 안 된다.
연관성(Relevant)	사업목적 및 문제해결과 직접 관련성이 있어야 한다. 즉, 해당 건강문제와 인과관계가 있어야 한다.
기한(Time limited)	목표달성의 기한을 밝혀야 한다.

37 오마하 진단 분류체계의 4가지 영역에 해당하는 것을 모두 고르시오.

㉠ 환경적영역	㉡ 건강관리행위
㉢ 생리적영역	㉣ 대인관계영역

① ㉠, ㉡, ㉢
② ㉠, ㉢
③ ㉡, ㉣
④ ㉣
⑤ ㉠, ㉡, ㉢, ㉣

해설 ㉣ 대인관계는 심리사회 영역의 12가지 문제(진단) 중 하나이다.

공부하기

[오마하(OAMHA) 문제분류체계의 4가지 영역]

환경적 (environmental) 4가지 영역	대상자, 가정, 이웃과 광범위한 지역사회의 물질적 자원과 물리적 환경을 말하며, 대상자의 건강상태, 건강행위, 생활유형에 영향을 미치는 중요한 요소
	수입, 위생, 주거, 이웃/직장의 안전
심리사회 (psychosocial) 12가지 영역	행위, 감정, 의사소통, 관계, 발달의 양상을 말하며 대상자나 가족으로서 대상자 간 관계를 나타내는 요소
	지역사회자원과의 의사소통, 사회 접촉, 역할변화, 대인관계, 영적 고통, 슬픔, 정신건강, 성욕, 돌봄/양육, 아동/성인 방치, 아동/성인학대, 성장과 발달
생리적 (physiological) 18가지 영역	생활을 유지하는 기능과 과정을 말하며, 일반적으로 가족보다는 개인의 신체건강 상태에 초점을 둠
	청각, 시각, 언어와 말, 구강/치아 건강, 인지, 통증, 의식, 피부, 신경 근육 골격, 호흡, 순환, 소화와 수분, 배변기능, 배뇨기능, 생식기능, 임신, 산후, 전염성/감염성 상태
건강관련 행위 (health related behaviors) 8가지 영역	안녕상태를 유지·증진하고 회복을 향상시키며 질환의 위험요인을 감소시키는 행위
	영양, 수면과 휴식 양상, 신체적 활동, 개인위생, 약물사용, 가족계획, 건강관리 감시, 투약처방

38 난관절제술 전 환자에 대한 간호평가 기준으로 모두 고른 것은? 2010

> ㄱ 수술 후 2일 1회 드레싱한다.
> ㄴ 환자는 수술 전 12시간동안 금식해야 하는 이유를 설명한다.
> ㄷ 환자는 수술 후에 기침, 심호흡법, 체위변경에 대해 배운다.
> ㄹ 환자는 난관절제술 후 임신을 할 수 없다고 인지한다.

① ㄱ, ㄴ, ㄷ

② ㄱ, ㄷ

③ ㄴ, ㄹ

④ ㄹ

⑤ ㄱ, ㄴ, ㄷ, ㄹ

+해설 2010년에 출제된 문제이며 문제의 구성을 볼 때 완벽하게 복원된 문제로 보기 어려우나 문제가 요구하는 것이 수술 전 환자에 대한 간호평가 기준이므로 수술 후에 수행하게 될 보기를 제외하면 ㄴ, ㄹ이 가장 알맞은 답이 된다.

39 BPRS(Basic Priority Rating System) 중 '건강문제 심각성'에 해당되지 않는 것은? `2010`

① 중증도
② 긴급성
③ 경제적 손실
④ 건강문제의 크기
⑤ 타인에게 영향

⊕해설 **[건강문제의 심각도(Seriousness of the Problem)]**
(1) 긴급성 : 문제가 긴급한 정도, 발생이나 사망의 경향, 주민입장에서의 상대적 중요도, 문제해결에 필요한 서비스 필요량에 비추어 볼 때 현재의 서비스 제공 정도
(2) 중증도 : 생존율, 조기 사망률, 잠재수명손실연수, 장애연수
(3) 경제적 손실 : 국가, 지역사회, 가구 또는 개인에 대한 경제적 손실
(4) 타인에 의한 영향 : 집단 혹은 가정에 대한 경제적 손실 이외의 사회적 영향

 공부하기

[BPRS(Basic Priority Rating System)]
(1) 보건사업의 우선순위 결정기준으로 보건소 등에서 가장 널리 사용되는 방법이다.
(2) BPRS 공식
  BPRS는 공식을 이용하여 건강문제별로 점수를 산출하고 각 평가항목마다 점수를 부여하는 방법이다.

BPRS의 공식

$$BPRS = (A + 2B) \times C$$

- A : 건강문제의 크기(10점 만점)
- B : 건강문제의 심각도(10점 만점)
- C : 보건사업의 효과성(10점 만점)
- BPRS는 300점 만점이다. [∵(10 + 2×10)×10 = 300점]

(3) BPRS의 한계점
  주관적 자료에 치중하고 객관적 자료가 부족한 사업효과가 가장 큰 영향력이 끼친다는 것이 점수의 타당성에 대한 신뢰도를 낮춘다.

-김화중 외, 지역사회간호학(제9판), 수문사, 2018

01 **지역사회간호의 자료수집 방법 중 간접적인 방법은?**

① 지역 시찰
② 지역 행사 참여
③ 동사무소의 인구 통계율
④ 지역 주민의 설문지 조사

➕ **해설** ①, ②, ④는 모두 직접 정보 수집방법이다.

[지역사회 자료 수집 방법]
1) 직접정보 수집 방법 : 지역시찰, 정보원 면담, 참여관찰, 설문지, 차창 밖 조사 등
2) 간접정보 수집(기존자료 활용, 이차적인 분석)
- 공공기관 보고서, 센서스, 통계자료, 회의록, 조사자료, 의료기관의 건강기록 등

02 **다음 중 지역사회간호사가 가정방문 시 가장 먼저 해야 하는 단계는?**

① 환자 및 가족의 행동관찰
② 가족의 발달, 문화적, 사회적 특성사정
③ 가족과의 상호관계 형성
④ 가정 내 물리적 환경 파악

➕ **해설** 가정방문 시 가장 먼저 필요한 것은 방문간호사와 대상자, 가족과의 라포르 형성이다.

03 **1주 전 보건소 결핵관리실에서 진단을 받고 치료를 시작한 65세 노인이 있는 가족을 방문한 간호사는 10개월 된 손자와 아들 부부가 노인과 함께 살고 있는 것을 확인하였다. 이 때 알맞은 간호중재는?**

① 영양섭취를 충분히 할 수 있도록 교육한다.
② 결핵환자로부터 가족이 격리될 수 있도록 구체적인 방법을 가족과 상의한다.
③ 식기 및 수저의 소독을 철저히 할 것을 교육한다.
④ 영아를 포함한 가족의 결핵 감염 여부 확인의 필요성을 교육하고 가족의 검진을 의논한다

➕ **해설** 결핵은 감염성 질환으로 가족 구성원 중 한명이 진단을 받은 경우 전체 가족의 감염 여부를 먼저 확인해야 효율적인 관리가 가능하다.

04 지역사회 간호사가 감시(monitoring)하는 가장 큰 이유는 무엇인가?

① 사업 수행자들이 일을 잘하나 못하나 감독하기 위하여
② 계획된 업무의 수준을 유지하기 위하여
③ 수행자들 간의 업무 관계를 명확히 하기 위하여
④ 사업 진행자와 주민들 간의 화합을 위하여

➕해설 1) 감시 : 사업의 목적을 달성하기 위하여 계획대로 진행되는지를 확인하는 것이다. 즉 업무활동의 질적
　　　　　표준을 유지하기 위하여 업무의 수행수준, 수행절차, 수행결과에 대해 결여를 규명하고 결여의 원인
　　　　　이 무엇인지를 찾는다.
　　　　2) 감시방법 : 계속적인 관찰, 기록의 감사, 물품의 점검, 요원과 지역사회와의 토의 등

 공부하기

[지역사회 간호수행단계에서 요구되는 활동]

1. 조정(coordinating)
　요원들이 분담된 업무활동을 수행함에 있어 업무의 중복이나 결핍이 오지 않도록 요원들 간의 관계를 명
　확히 하고, 업무를 분담하며 그때그때의 결정사항에 대해 의사소통을 통한 조정을 시행한다.
2. 감시(monitoring)
　감시는 목적달성을 위해 사업이 계획대로 진행되고 있는지를 확인하는 것으로, 업무의 감시는 투입, 과정,
　결과에 대한 것이 있으며 감시활동 방법으로는 계속적인 관찰, 기록의 검사, 물품 또는 자원의 점검과 요원
　및 지역사회와의 토의 등이 있다.
3. 감독(supervising)
　(1) 감독은 감독계획을 만들어 정기적으로 지역사회를 방문하여 실시하는 것으로, 목표 진행 정도의 평가,
　　　주어진 업무수행 수준의 관찰, 사업진행 동안 발생한 문제와 개선점을 토의하고 필요시 조언을 수행하
　　　는 복합적인 활동을 말한다.

---

05 지역사회간호사가 보건사업을 수행하기 위해 가장 먼저 해야 할 일은?

① 목표설정
② 수단선택
③ 자료수집
④ 문제확인

➕해설 지역사회간호의 과정은 기본적인 간호과정과 비슷하며 "사정(자료수집) - 진단(문제확인) - 계획(목표설
　　　　정 → 수단선택) - 수행 - 평가" 절차로 이루어진다. 그러므로 지역사회간호사가 보건사업을 수행하기 위
　　　　해 가장 먼저 해야 할 일은 그 지역사회의 관련 자료를 수집하여 사정하는 것이다.

공부하기

지역사회간호과정의 첫 단계인 지역사회간호사정은 다양한 자료수집방법을 활용하여 지역사회를 진단하기 위해 수집된 자료를 분석하는 과정이다. 수집된 자료는 진단뿐만 아니라 계획과 평가단계에서도 활용될 수 있으므로 지역사회간호사정의 유형과 내용에 대해 개념을 정리하고 이해하도록 한다.

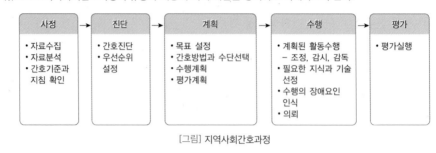

[그림] 지역사회간호과정

06 목표가 갖추어야 할 기준 "SMART"에 해당되지 않는 것은?

① 구체성
② 측정가능성
③ 가치추구성
④ 성취가능성

➕ 해설 1) 구체성 : Specific - 목표는 구체적으로 기술하여야 한다.
2) 측정가능성 : Measurable - 목표는 측정이 가능해야 한다.
3) 적극성 : Aggressive 그리고 성취가능성(Achievable) - 목표는 진취적이면서 성취가능한 현실적인 것이어야 한다. 별 노력없이 자연적으로 달성되는 소극적 목표는 없다.
4) 연관성 : Relevant - 사업목적 및 문제해결과 직접 관련성이 있어야 한다.
5) 기한 : Time - 목표달성의 기한을 밝혀야 한다.

07 다음 중 BPRS 우선순위가 가장 높은 것은?

	건강문제의 크기(A)	건강문제의 심각도(B)	보건사업의 효과성(C)
①	8	10	0
②	10	5	5
③	10	5	5
④	6	6	8

+해설 BPRS는 공식을 이용하여 건강문제별로 점수를 산출하고 각 평가항목마다 점수를 부여하는 방법이다.

[BPRS의 공식]

BPRS = (A + 2B) × C
- A : 건강문제의 크기(10점 만점)
- B : 건강문제의 심각도(10점 만점)
- C : 보건사업의 효과성(10점 만점)
- BPRS는 300점 만점이다. [∵(10 + 2 × 10) × 10 = 300점]

08 다음 가정방문의 원칙으로 옳지 않은 것은?

① 간호는 업무계획에 의하여 수행된다.
② 개인 및 그 가족, 지역사회와 공동으로 일한다.
③ 하루에 여러 곳을 방문할 때는 전염성대상자는 우선적으로 방문한다.
④ 지역사회의 자원을 적극 활용한다.

+해설 **[가정방문의 원리]**
① 방문계획에 따른 분명한 방문 목적이 있어야 한다.
② 지역사회간호사가 행하는 간호기술은 전문적인 방법이어야 한다.
③ 지역사회자원을 적절히 이용하며 다른 업무활동과 연결성이 있어야 한다.
④ 하루에 여러 곳을 방문할 때는 가정방문의 우선순위를 세워 방문한다. 비감염성 영아부터 방문하고,
   감염성 환자는 끝에 방문하여 간호사가 감염병을 옮기는 일이 없도록 한다.
⑤ 방문 시 반드시 자신의 신분을 밝히고, 대상자로부터 얻은 사적 비밀을 누설하지 않는다.
⑥ 방문대상자의 식사시간이나 만성 질환자의 휴식시간을 피해서 방문하는 것이 좋다.

09 보건진료원이 지역주민을 대상으로 관절염 자조교실을 운영하면서 사업이 제대로 진행되는 지 과정평가를 하고자 한다. 점검해야 할 요소로 옳지 않은 것은?

① 계획된 일정표와 비교
② 자원의 활용 정도 파악
③ 목표달성 저해요인 파악
④ 대상자의 건강행태변화 평가

+해설 ④ 사업효과를 측정하기 위해 대상자의 건강행태변화를 평가하는 것은 결과평가에 해당한다.
과정평가 시에 평가되는 내용으로는 사업이 일정대로 실시되고 있는가? 자원이 효율적으로 활용되고 있
는가? 사업참여자가 적당한가? 사업이 건강수준의 형평성을 향상시키는데 기여하고 있는가? 등을 평가
한다.

공부하기

[투입 - 산출 모형(사업과정)에 따른 평가의 유형]

구조평가	사업에 투입(input)되는 자원이 충분하고 적절한지를 평가하는 것을 구조평가라 한다. 여기에는 인력의 양적 충분성과 질적 전문성, 시설 및 장비의 적절성, 사업정보의 적절성 등에 대한 평가가 포함된다.
과정평가	과정평가를 통해 평가하는 내용은 목표 대비 사업의 진행 정도, 자원의 적절성과 사업의 효율성 정도, 사업 이용자 특성, 사업전략 및 활동의 적합성과 제공된 서비스의 질 등이다.
결과평가	결과평가는 사업의 종료 시 사업효과를 측정하기 위한 것이다.

10 보건진료팀이 해당지역 성인인구를 대상으로 저염식이에 대한 보건교육을 실시 후 성인인구의 고혈압 유병상태를 파악하기 위해 가정방문을 통해 혈압을 측정하였다면 이는 다음의 평가범주 중 어디에 해당하는가?

① 투입된 노력
② 사업진행 정도
③ 사업 효과성
④ 사업 효율성

➕해설 사업효과는 설정된 목표가 제한된 기간 동안에 어느 정도 도달되었는지 구체적 목표에서 파악하는 것으로 측정 가능한 용어나 숫자로 제시하면 편리하다. 예를 들어 "보건교육 후 고혈압 환자가 30% 감소했다."는 사업 효과성에 대한 평가라 볼 수 있다.

 공부하기

[체계모형에 따른 평가범주]

(1) 투입자원 평가(투입)

사업에 투입된 노력은 재정적 예산보다 투입된 인력의 동원 횟수, 방문 횟수를 의미하며 인적 자원의 소비량과 물적 자원의 소비량을 산출하여 효율과 효과에 대한 평가를 한다.

(2) 사업진행 평가(과정, 변환)

계획단계에서 마련된 수단 및 방법을 통해 집행계획을 수립한 것을 기준으로 하여 내용 및 일정에 맞도록 수행되었는지를 파악한다.

(3) 목표의 달성정도(사업의 성취도) 평가

설정된 목표가 기간 내에 어느 정도 성취되었는지를 파악한다.

(4) 사업 효율성 평가(산출/투입)

사업의 효율에 대한 평가는 사업을 수행하는 데 투입된 노력, 즉 인적 자원·물적 자원 등을 비용으로 환산하여 그 사업의 단위 목표량에 대한 투입된 비용이 어느 정도인지를 산출한다. 최소의 비용으로 최대의 효과를 얻는 것이 가장 바람직하다.

(5) 사업 적합성(적절성) 평가

사업의 적합성은 투입된 노력에 대한 결과, 즉 모든 사업의 실적을 산출하고 그 산출한 자료로 지역사회 요구량과의 비율을 계산한다.

11 A씨는 뇌졸중으로 반신마비 상태인 85세 시아버지를 혼자 돌보고 있다. 장기간 시아버지의 배변, 체위변경 등을 감당하여서 A씨는 소진된 상태이며 시아버지의 예후에 대한 불안감을 호소한다. 이를 위한 간호중재 방법으로 거리가 먼 것은?

① 장기간 마비 환자를 돌보는 가족구성원들의 소모임 참석
② 가정방문을 통한 관찰 및 상담을 통한 심리적 지지
③ 다양한 방법을 통한 가족의 자가 간호능력 함양
④ 유명한 의료기관의 알선

➕해설 ④ 특별한 임상적 증상이 있는 것이 아니라 소진된 상태이므로 보유하고 있는 자원을 최대한 활용하여 간호서비스를 수행하는 방안을 모색해야 한다.
간호중재는 곧 제공되는 간호수행을 의미하며 심리적지지, 상담, 자조모임 연계 등 다양한 방법을 통해 가족의 자가 간호능력을 함양하는 간호중재 방법을 이용한다.

 공부하기

[간호수행(간호중재)에 영향을 미치는 요소]
(1) 필요한 지식 및 기술 선정
지역사회간호를 수행할 때는 영향 요소에 따른 내용에 필요한 지식과 기술을 선정하는 것이 포함된다.
(2) 책임감 있는 의뢰 및 위임
지역사회간호를 수행하기 위해 여러 인력들의 활동영역과 책임 한계를 명확히 하고 필요한 여러 책임을 규정하는 것이 필요하다.
(3) 장애요인 확인 및 수정
수행하는 데 방해가 될 수 있는 장애요인을 확인하고 수정하고 제거해야 한다.
(4) 적절한 환경 제공
간호계획에 따라 적절한 환경이 제공되는 수준이나 정도가 간호수행에 영향을 미치게 된다.
(5) 계획된 활동수행
간호문제에 근거하여 간호진단을 내리고 그에 따라 계획된 활동을 수행하는 것이 간호수행 단계에 영향을 미친다.

12 지역주민의 건강수준을 가장 구체적으로 파악할 수 있는 지표는?

① 질병의 이환율
② 흡연율, 음주율
③ 의료기관 이용률, 건강검진율, 예방접종률
④ 인구증가율, 국민소득, 주거상태

해설 지역주민의 건강수준을 가장 구체적으로 파악하는 데 적합한 자료는 질병 이환상태를 나타내는 질병 이
환율이다.

지역주민의 건강수준을 가장 구체적으로 파악하는 데 적합한 자료는 다음과 같다.

(1) 질병 이환상태(유병률과 발생률)

(2) 사망률, 사망원인, 질환별 사망률

(3) 연령별, 성별 등

13 지역사회간호사가 하루 동안 가정방문 시 순서로 옳은 것은?

> 가. 생후 3주된 영아
> 나. 고혈압환자
> 다. 성병환자
> 라. 결핵에 걸린 사람이 있는 가정

① 가 – 나 – 다 – 라　　　　　② 가 – 나 – 라 – 다

③ 나 – 다 – 라 – 가　　　　　④ 가 – 다 – 나 – 라

해설 하루 동안이라는 전제조건이 제시되었는지를 반드시 확인하고 문제를 풀어야 한다.

하루 동안 가정방문을 하는 경우에는 병의 감염을 막기 위해 면역력이 약한 영아부터 감염력이 있는 환
자에게로 방문순서를 정해서 움직여야 한다.

위의 예시 중에서 결핵은 호흡기 감염에 해당하므로 병의 감염력이 강하다. 그러므로 가장 마지막에 방
문하는 것이 맞다.

[가정방문의 우선순위의 예시]

(1) 신생아·미숙아 → 임산부 → 학령 전 아동 → 학령기 아동 → 성병 환자 → 결핵 환자

(2) 미숙아 → 당뇨성 임산부 → 폐렴 아동 → 폐결핵 성인

(3) 갑자기 아무것도 먹지 않는 신생아 → 가정형편이 어렵고 입덧이 심한 4주 된 임산부 → 1년 동안 인
슐린을 투여하고 있는 당뇨환자 → 결핵 약을 복용한 지 2일 된 결핵 환자

14 A지역의 지역사회보건사업을 평가하기 위해서 해당지역 담당 간호팀이 도움이 필요한 지역 주민을 얼마나 자주 가정방문을 하였는지 또한 일회 방문 시에 얼마나 많은 시간과 노력을 할애했는지에 대해 알아보았다. 이와 같은 경우에 적용된 평가범주는?

① 사업목표달성 정도에 대한 평가

② 효율성에 대한 평가

③ 투입된 노력에 대한 평가

④ 사업진행 정도에 대한 평가

해설 **[체계이론에 근거한 평가범주]**

　　1) 사업성취도는 목표달성 정도에 대한 평가이다.

　　2) 투입된 노력에 대한 평가는 간호팀이 사업을 위해 제공한 시간, 가정방문 횟수 등 인적, 물적 자원 소비량이다.

　　3) 사업진행에 대한 평가는 수행계획을 기준으로 내용 및 일정에 맞게 수행되었는지를 보는 것이다.

　　4) 사업의 적합성에 대한 평가는 투입된 노력에 대한 결과 또는 사업의 실적으로 사업성취도와 구분할 수 있어야 한다.

　　5) 사업효율에 대한 평가는 사업을 수행하는 데 투입된 인적, 물적 자원, 노력 등을 비용으로 환산한 것이다.

15 지역사회의 유형에 대한 설명으로 옳은 것은?

① 유방암 환자 가족 등 공통문제에 대한 요구가 동일한 공동체는 기능적 지역사회이다.

② 얼굴을 마주하는 이웃과 같은 대면공동체는 감정적 지역사회이다.

③ 산악회 등 특수흥미를 함께 하는 공동체는 기능적 지역사회이다.

④ 행정단위를 기준으로 한 지정학적 공동체는 기능적 지역사회이다.

해설 ② 감정적 지역사회에는 향우회, 종친회 등이 속한다.

　　③ 특수흥미 공동체는 감정적 지역사회에 해당된다.

　　④ 지정학적 공동체는 구조적 지역사회에 해당된다.

 공부하기

[지역사회의 분류(유형)]

1) 구조적 지역사회

　① 집합체

　　㉠ 집합 그 자체이며 모인 이유와는 상관없다.

　　㉡ 노숙자 집단, 광산촌, 알콜중독자 집단, 미혼모 집단, 국민

　② 대면공동체

　　㉠ 서로 얼굴을 대하는 공동체이다.

　　㉡ 소식이 쉽게 전달되어 친근감과 공동의식을 소유한다.

　③ 생태학적 문제의 공동체

　　㉠ 지리적 특성, 기후 등과 같은 동일한 생태학적 문제를 내포하고 있는 집단이다.

　　㉡ 산림 파괴 지역, 토양오염, 기후, 환경문제가 있는 지역

　④ 지정학적 공동체

　　㉠ 법적·지리적 경계로 정의된 지역사회이다.

　　㉡ 합법적인 지리적 경계를 기준으로 하는 행정적 관할구역 단위의 집단이다.

　⑤ 조직

　　㉠ 특정 목표를 추구하며 일정한 환경 속에서 일정한 구조를 가진 사회단위이다.

　　㉡ 병원, 보건소, 학교 등

---

⑥ 문제해결 공동체

　　㉠ 문제를 확인하고 공유하며 해결할 수 있는 범위 내의 구역을 의미한다.

　　㉡ 문제를 가지고 있는 지역뿐 아니라 문제해결 지지 업무를 갖는 정부기관도 포함된다.

2) 기능적 지역사회

단순히 지리적 경계로 나누기보다는 공동의 문제해결과 목표성취라는 과업의 결과로 나타나는 공동체이다.

① 동일한 요구를 가진 지역사회

　㉠ 일반적으로 공통의 문제 및 요구에 기초하여 나타나는 공동체이다.

　㉡ 동일한 요구를 가진 공동체는 생태학적 문제의 공동체나 특수 흥미 공동체와 같다.

② 자원 공동체

　㉠ 자원에는 경제력, 인력, 소비자, 다른 지역사회에 대한 영향력, 물자 등이 있다.

　㉡ 자원공동체는 지리적인 경계를 벗어나 어떤 문제를 해결하기 위해 자원의 활용 범위를 토대로 모인 공동체이다.

3) 감정적 지역사회

(1) 감각이나 감성을 중심으로 모인 공동체이다.

(2) 감정적 지역사회의 종류

　① 소속 공동체

　　㉠ 자기가 속한 장소가 어디인가 하는 관점에서 구분되는 공동체이다.

　　㉡ 출신지가 어디인지에 대한 의미를 갖는다.

　　㉢ 장소라는 구조를 의미하는 것이 아니라 고향과 같은 것이다.

　　㉣ 종친회, 동창회, 지연, 학연 등 고향을 중심으로 하는 감정적인 측면의 공동체 집단이다.

　② 특수 흥미 공동체

　　㉠ 특수 분야에 대해 동일한 요구와 관심을 가지고 모인 공동체이다.

　　㉡ 특별한 논제나 화제가 생겼을 때 이러한 공동체가 더욱 부각된다.

16 지역사회 간호진단틀의 하나인 OMAHA 문제분류체계의 첫째 수준인 영역에는 4가지 영역 중에서 "언어와 말, 전염성 또는 감염성 상태"에 대한 문제를 다루는 것은 다음 중 어느 영역인가?

① 환경적 영역　　　　　　　　② 건강관련 행위 영역

③ 생리적 영역　　　　　　　　④ 심리사회 영역

＋해설 1) 환경적 영역의 4가지 문제 : 수입, 위생, 주거, 이웃

2) 심리사회 영역의 12가지 문제 : 지역사회자원과의 의사소통, 사회 접촉, 역할변화, 대인관계, 영적고통, 슬픔, 정신건강, 성욕, 돌봄/양육, 아동/성인 방치, 아동/성인학대, 성장과 발달

3) 생리적 영역의 18가지 문제 : 청각, 시각, 언어와 말, 구강/치아 건강, 인지, 통증, 의식 , 피부, 신경근육골격, 호흡 순환, 소화와 수분, 배변기능, 배뇨기능, 생식기능, 임신, 산후, 전염성/감염성 상태

4) 건강관련 행위의 8가지 문제 : 영양, 수면과 휴식양상, 신체적 활동, 개인위생, 약물사용, 가족계획, 건강관리 감시, 투약처방

17 보건의료서비스의 우선순위 결정방법 중 BPRS의 '건강문제의 심각성' 판단 시 고려해야 하는 항목으로 옳은 것은?

① 주민참여 정도
② 중증도
③ 포괄성
④ 건강문제의 크기

➕해설 BPRS는 건강문제의 크기, 심각도, 보건사업의 효과성을 통해 우선순위를 정하는 것으로 이중에서도 건강문제의 심각도에 해당하는 4가지는 다음과 같다.
㉠ 긴급성:문제가 긴급한 정도, 발생이나 사망의 경향, 주민 입장에서의 상대적 중요도, 문제해결에 필요한 서비스 필요량에 비추어 볼 때 현재의 서비스 제공 정도
㉡ 중증도:생존율, 조기 사망률, 잠재수명손실연수, 장애정도
㉢ 경제적 손실:국가, 지역사회, 가구 또는 개인에 대한 경제적 손실
㉣ 타인에 의한 영향:집단 또는 가정에 대한 경제적 손실 이외의 사회적 영향

18 건강한 학생에게 질병 또는 특정 건강문제가 발생하지 않도록 하는 1차 예방 건강증진 프로그램으로 옳은 것은?

① 장애아동 관리 프로그램
② 우울증 조기발견 프로그램
③ 비만아 대상의 관리 프로그램
④ 금연 교육 및 흡연관리 프로그램

➕해설 ①, ③은 3차 예방사업, ②는 2차 예방사업이다.

19 지역사회간호사가 폐결핵에 걸린 가족을 방문하여 간호중재를 수행하려고 한다. 간호사의 방문 후 활동에 해당하지 않는 것은?

① 방문활동의 진행과정, 간호수행의 적합성, 목표달성 정도 등을 평가하고 반영한다.
② 다른 요원이나 상급자에게 가정방문 결과를 구두 또는 서면으로 보고한다.
③ 방문목적을 충분히 설명하여 대상자와 가족에게 관심이 있음을 적극적으로 표현한다.
④ 방문활동에서 확인된 사항을 기록으로 남기고 방문가방의 약물과 물품을 정리한다.

➕해설 ③은 방문 중 활동에 해당한다.

공부하기

> **[방문 중 활동]**
> ㉠ 시도단계 : 자신의 이름과 소속을 밝히고 방문목적을 충분히 설명하여서 대상자에게 관심을 표명하고 신뢰관계를 형성한다. 방문 목적을 토의하여 대상자의 요구파악을 위해서 주의 깊은 관찰과 적절한 질의 응답을 하고 신체적 문제뿐만 아니라 환경적·사회적·경제적·교육적 측면의 문제를 포괄적으로 확인한다.
> ㉡ 중재단계 : 가족 및 지역사회 자원을 최대한 활용하여 적절한 간호계획을 대상자와 함께 세운다.
> ㉢ 종결단계 :방문목적을 요약하여 대상자와 가족이 이해하기 쉽도록 충분히 설명하여 정확하고 효과적인 방법으로 간호서비스를 제공한다.

20 다음 중 지역사회 간호사가 가장 먼저 관심사로 두어야 하는 것은?

① 청소년 범죄가 많이 발생하는 경우
② 설사하는 주민이 많은 경우
③ 놀이터에 방치된 오래된 놀이기구
④ 성매매 범죄가 많이 발생하는 경우

➕해설 우선순위를 구할 때는 파급효과가 얼마나 큰지를 가장 먼저 고려해야 한다.
설사하는 주민이 많다는 것은 감염성 질환일 수 있기 때문에 감염을 막기 위해 가장 먼저 관심을 두어야 하는 것이다.

21 다음 중 고정식 건강관리실의 종류에 해당하지 않는 것은?

① 보건진료소
② 건강검진차
③ 보건소
④ 학교 내 보건실

➕해설 **[건강관리실]**
- 건강관리실은 지역사회 간호사가 간호계획을 수립하고 실행하는 장소로, 지역사회 간호사업의 전달은 대부분 건강관리실을 통하여 이루어진다.
[분류]
- 고정식 : 학교 내 보건실, 보건소 내 모성실 등 계속적으로 고정되어 있는 형태
- 이동식 : 건강검진차, 배 또는 버스 안에서 운영하는 형태

22 OMAHA 간호진단체계에서 3단계에 해당하는 것은?

① 수정인자
② 간호문제
③ 증상 및 증후
④ 환경, 심리사회, 생리, 건강관련행위

+해설 환자의 안녕에 실제적·잠재적으로 불리한 영향을 미치는 문제를 나타내는 간호진단이며 오마하방문간호사협회에서 연구된 것으로, 지역사회간호실무 영역에 가장 효율적으로 적용할 수 있는 간호진단분류체계이다. 문제분류틀은 영역(domain), 문제(problem), 수정인자(modifier), 증상/징후(sign & symptom)의 4개의 단계로 이루어져 있다.

[오마하 간호진단체계의 4단계 분류]
- 제1단계:영역(4영역:환경, 심리사회, 생리, 건강 관련행위)
- 제2단계:문제(42개)
- 제3단계:수정인자(2set)
- 제4단계:증상·증후(378개)

23 지역사회간호 활동 중 건강관리실에 대한 설명으로 맞지 않는 것은?

① 대상자가 직접 방문하기 때문에 간호사의 시간을 절약할 수 있다.
② 구분된 장소에서 건강관리가 이루어지므로 외부환경의 영향을 적게 받는다.
③ 낯선 환경으로 인해 대상자가 자신의 심리 상태를 잘 드러내지 않는다.
④ 가정환경을 파악할 수 있어 가족의 상황에 맞는 간호를 제공할 수 있다.

+해설 ④ 가정환경을 파악하고 그에 맞는 간호를 제공할 수 있는 것은 가정방문의 장점에 해당한다.

 공부하기

[건강관리실 활동의 장·단점]
① 장점
  ㉠ 방문활동에 비해 지역사회간호사의 시간과 비용을 절약할 수 있다.
  ㉡ 건강관리실에 비치된 다양한 물품과 기구의 사용이 가능하다.
  ㉢ 한정된 공간에서 건강관리가 이루어지므로 외부환경의 영향을 덜 받는다.
  ㉣ 같은 문제를 가진 대상자들끼리 서로 경험을 나누어 자신들만이 해결할 방법을 알 수 있다.
  ㉤ 특별한 상담 및 의뢰활동을 즉각적으로 실시할 수 있다.
② 단점
  ㉠ 대상자가 건강관리실 운영 시간 내에 방문하지 못할 가능성이 있다.

ⓛ 건강관리실을 방문하는 것이 불가능한 대상자들은 혜택을 받지 못한다.

ⓒ 대상자가 심리적으로 긴장할 경우 자신의 문제를 솔직히 드러내지 않는다.

ⓔ 대상자와 가족의 실제 현황을 파악하는 것이 어렵고 상황에 맞는 교육과 상담, 시범을 제공하는 데 한계가 있다.

24 다음 중 지역사회 보건사업 목표가 갖추어야 할 기준으로 옳은 것은?

① 포괄성

② 간결성

③ 관련성

④ 지불가능성

＋해설 목표설정의 기준은 크게 두 가지 내용으로 나뉜다. 하나는 다음에 제시하고 있는 일반적으로 좋은 목표가 갖추어야 할 기준이고, 또 다른 하나는 SMART 목표설정 기준이다.

📝 공부하기

(1) 일반적으로 좋은 목표가 갖추어야 할 기준

관련성	해결할 문제가 국가 및 지역사회 보건정책과 관련성이 있어야 한다.
실현가능성	문제의 성격이 해결가능한 것인가와 지역사회 자원의 동원가능성과 제공자의 문제해결능력 여부 등을 확인하여야 한다.
관찰가능성	사업이나 일의 성취 결과를 명확히 눈으로 확인하고 관찰할 수 있는 것이어야 한다. 따라서 애매한 추상적 표현은 삼가고 명확한 행동용어로 표현하면 효과적이다.
측정가능성	성취된 결과를 양적으로 수량화하여 숫자로 표현하면 정확하게 판단할 수 있는 객관적인 목표가 된다.

(2) SMART 목표설정 기준

구체성(Specific)	목표는 구체적으로 기술하여야 한다.
측정가능성(Measurable)	목표는 측정가능해야 한다.
적극성(Aggressive) & 성취가능성(Achievable)	목표는 진취적이면서 성취가능한 현실적인 것이어야 하나, 별다른 노력 없이도 달성되는 소극적 목표는 안 된다.
연관성(Relevant)	사업목적 및 문제해결과 직접 관련성이 있어야 한다. 즉, 해당 건강문제와 인과관계가 있어야 한다.
기한(Time limited)	목표달성의 기한을 밝혀야 한다.

25 다음의 내용에 대한 평가범주는 어느 측면을 평가한 것인가?

> "어린아이를 가진 부모를 대상으로 어린이 안전에 관한 9차례의 세미나를 개최하여 350가구 이상이 참여하였다. 세미나의 의사일정, 참석자 수, 배포된 자료의 종류, 세미나를 준비하고 개최하는데 종사한 실무자들의 시간, 사용 비용 등을 각 세미나마다 기록하였다."

① 투입된 업무량 평가   ② 사업과정 평가
③ 사업적합성 평가   ④ 사업효율성 평가

➕해설 ② 사업과정은 사업내용, 대상인구, 사업여건, 사업효과내용의 4가지 측면을 중심으로 분석을 실시하게 된다.
위의 예시처럼 다양한 분석을 통해 프로그램 실행 중 발생한 일을 상세히 기록하는 것은 프로그램 실무자나 이해단체들에게 '무엇이 이루어졌고 무엇이 이루어지지 않는지'에 관해 정보를 제공하는 것이며, 이러한 활동을 통해 프로그램의 어떤 요소가 결과 달성에 기여했는지 밝힐 수 있다.

26 지역사회간호과정 중 교환과정이 많이 사용되는 단계는?

① 지역사회 건강사정 단계   ② 지역사회 간호계획 단계
③ 지역사회 간호수행 단계   ④ 지역사회 간호평가 단계

➕해설 지역사회 간호수행단계에서 교환과정이 가장 잘 이루어진다. 교환은 상호 주고받는 과정이며 교환이 이루어지는 양자의 관계는 서로 대등한 위치에서 일어난다.

27 다음은 어떤 범주의 평가인가?

> A지역에서 청소년을 대상으로 금연 교육을 시행하였다. 교육실시 결과 지역에서 금연 교육이 필요한 대상자 중 30%가 교육을 받은 것으로 나타나서 추가적인 교육이 필요한 것으로 평가되었다.

① 투입된 노력   ② 사업의 효과성
③ 사업의 적합성   ④ 사업의 효율성

➕해설 투입된 노력에 대한 결과(금연 교육의 결과)를 산출하여 지역사회 요구량과의 비율(지역 내 금연 교육이 필요한 대상자의 30%)을 계산하고 있으므로 사업의 적합성에 대한 평가로 볼 수 있다.

28 OMAHA 문제분류체계의 4가지 영역 중 심리사회 영역에 속하지 않는 것은?

① 지역사회자원과의 의사소통

② 아동/성인학대

③ 수면과 휴식 양상

④ 성장과 발달

➕해설 ③ 수면과 휴식 양상은 건강관련 행위(health related behaviors) 에 속한다.

 공부하기

[OMAHA 문제분류체계의 4가지 영역]

① 환경적(environmental) 영역:대상자, 가정, 이웃과 광범위한 지역사회의 물질적 자원과 물리적 환경을 말하며, 대상자의 건강상태, 건강행위, 생활유형에 영향을 미치는 중요한 요소인 4가지 문제(수입, 위생, 주거, 이웃/직장의 안전)가 포함되어 있다.

② 심리사회(psychosocial) 영역:행위, 감정, 의사소통, 관계, 발달의 양상을 말하며 대상자나 가족으로서 대상자 간 관계를 나타내는 12가지 문제(지역사회자원과의 의사소통, 사회 접촉, 역할 변화, 대인관계, 영적고통, 슬픔, 정신건강, 성욕, 돌봄/양육, 아동/성인 방치, 아동/성인학대, 성장과 발달)가 포함되어 있다.

③ 생리적(physiological) 영역:생활을 유지하는 기능과 과정을 말하며, 일반적으로 가족보다는 개인의 신체건강 상태에 초점을 둔 18가지 문제(청각, 시각, 언어와 말, 구강/치아 건강, 인지, 통증, 의식, 피부, 신경 근육골격, 호흡, 순환, 소화와 수분, 배변기능, 배뇨기능, 생식기능, 임신, 산후, 전염성/감염성 상태)가 있다.

④ 건강관련 행위(health related behaviors) 영역:안녕상태를 유지·증진하고 회복을 향상시키며 질환의 위험요인을 감소시키는 행위로 8가지 문제(영양, 수면과 휴식 양상, 신체적 활동, 개인위생, 약물사용, 가족계획, 건강관리 감시, 투약처방)가 있다.

---

29 투입-산출 모형에 따라 목표를 분류하면 투입목표, 산출목표, 결과목표로 나눌 수 있다. 금연사업의 목표를 이에 따라 구분할 때, 다음 중 잘못 짝지어진 것은?

① 투입목표 – 예산 2,000,000원을 확보한다.

② 산출목표 – 공공시설 50개소에 금연구역을 지정한다.

③ 결과목표 – 성인 흡연율을 40%에서 30%로 낮춘다.

④ 산출목표 – 금연이동상담실을 운영한다.

➕해설 ②는 시설에 해당하는 내용으로 투입목표에 해당한다

공부하기

[투입-산출 모형에 따른 목표분류]

(1) 투입목표 - 사업기반 조성에 관한 지표로 사업관계자가 사업에 투입하는 인력, 시간, 돈, 장비, 시설 등의 인적, 물적 자원

(2) 산출목표 - 사업의 결과 나타나는 활동, 이벤트, 서비스 생산물 등

(3) 결과목표 - 사업의 결과 나타나는 건강 수준이나 건강 결정요인의 변화

금연사업의 목표설정의 예

사업	사업목표 분류	목표
금연사업	투입목표	• 시설 : 금연 클리닉을 2개소 설치한다. • 인력 : 전담인력을 10명 확보한다(읍·면 통합보건요원을 포함). • 장비 : 흡연모형 2종을 확보한다. • 예산 : 1,000만원을 확보한다.
	산출목표	• 청소년 보건교육을 월 1회 실시한다. • 금연교실을 운영한다. • 공공시설 100개소에 금연구역을 지정한다. • 금연이동상담실을 운영한다. • 금연 캠페인을 월 1회 실시한다.
	결과목표	• 청소년 흡연율을 7%에서 6%로 낮춘다. • 성인 흡연율을 40%에서 35%로 낮춘다.

---

30 다음 내용을 목적으로 하는 간호진단분류체계는?

> 간호실무를 기술하는 데 국제적으로 통용될 수 있는 공동의 언어와 분류체계 개발

① HHCCs

② ICNP

③ NANDA

④ OMAHA

해설 ① HHCCs : 가정간호분류체계 - 가정간호 제공 시 요구되는 자원을 결정하기 위하여 대상자를 사정, 분류하는 방법 개발

② ICNP : 국제간호실무 분류체계 - 간호실무를 기술하는 데 국제적으로 통용될 수 있는 공동의 언어와 분류체계 개발

③ NANDA : 북미간호진단협의회 간호진단체계 - 급성관리상황에 초점을 둔 간호진단

④ OMAHA : 지역사회 보건 간호실무 영역에 적용 가능하며 간호과정에 기초를 둔 간호진단

31 인과관계에 따라 목표를 분류하면 과정목표, 영향목표, 결과목표로 나뉜다. "뇌혈관 질환 사망률 감소"가 궁극적 목표일 때, (가)~(나)에 해당하는 목표유형이 맞는 것은?

> (가) 70세 이하 성인 고혈압 유병률을 3년 이내에 10% 감소시킨다.
> (나) 70세 이하 성인 고혈압환자의 지속적 투약인구를 2년 이내에 20% 증가시킨다.

	(가)	(나)
①	과정목표	영향목표
②	과정목표	결과목표
③	영향목표	과정목표
④	결과목표	과정목표

➕해설 (가)는 산출의 양적 수준을 나타내는 과정목표에 해당하고, (나)의 고혈압은 건강결정요인의 변화에 해당하므로 영향목표이다.

 공부하기

[인과관계에 따른 목표분류]

보건사업의 궁극적인 목표는 대상자들의 건강수준을 향상시키는 것이며 건강결정요인(건강위험요인, Risk factor)과 기여요인으로 구분된다.

㉠ 건강결정요인(Health determinants) : 건강에 직접적으로 영향을 미치는 요인이다.

㉡ 건강기여요인 : 건강결정요인에 직·간접적으로 영향을 미치는 요인으로 심장병의 건강결정요인이 가족력, 고지질 식사, 비만, 고혈압 등이라고 한다면, 건강기여요인은 이러한 결정요인에 영향을 주는 것이다.

[인과관계에 따른 목표분류]

(1) 과정목표 : 산출(활동)의 양적 수준과 투입 및 산출의 적절성

(2) 영향목표 : 건강 결정요인과 기여요인 변화

(3) 결과목표 : 건강수준에 해당하는 유병률, 사망률 등의 변화

[뇌혈관질환 사망률 감소의 예]

(1) 과정목표 : 70세 이하 성인 고혈압 환자의 투약인구를 2년 이내에 20% 증가시킨다.

(2) 영향목표 : 70세 이하 성인 고혈압 유병률을 3년 내에 10% 감소시킨다.

(3) 결과목표 : 70세 이하 성인 뇌혈관질환 사망률을 5년 내에 10% 감소시킨다.

---

32 지역사회간호과정 중 수행단계에서 지역사회간호사의 역할에 해당하지 않는 것은?

① 가정방문
② 감시, 감독, 조정
③ 보건교육
④ 지역사회 조사 및 연구

④ 지역사회 조사 및 연구는 지역사회간호과정 중 사정단계이다.

33 지역사회 간호사정에 관한 설명으로 옳은 것은?

① 목적에 도달하기 위한 간호활동을 수행하는 과정
② 지역사회 건강관련 정보를 수집하고 분석하는 과정
③ 개인, 가족, 지역사회의 잠재적 또는 현존하는 건강문제를 명명하는 과정
④ 건강문제 해결을 위해 목적과 목표를 수립하고 활동 및 평가계획을 세우는 과정

지역사회 간호사정은 간호활동 계획을 위한 기초가 되는 것으로 현재 또는 가능한 요구와 지역사회의 강점을 발견하기 위해 지역사회 건강과 관련된 정보를 수집하고 평가하는 과정이다.

34 지역사회간호과정의 진단단계에서 이루어지는 내용에 해당하지 않는 것은?

① 지역주민에 대한 간호정보 수집
② 지역사회간호사업의 지침 및 기준의 확립
③ 간호문제의 우선순위 설정
④ 지역사회간호문제 선정

①은 지역사회간호과정의 사정단계에 해당한다.

35 건강관리실에 사용하는 물품들에 대한 설명으로 옳은 것은?

① 되도록 지역주민들에게 생소한 것을 사용하여 신비감을 준다.
② 물품의 구입은 지역과는 상관없다.
③ 그 지역에서 쉽게 구입할 수 있는 것으로 선택하여 주민들에게 친근감을 주어 스스로 쉽게 이용할 수 있도록 한다.
④ 어떤 것에 상관없이 튼튼하고 오래 쓸 수 있는 것으로 한다.

- 고정적인 건강관리실에서 사용되는 물품은 소독을 해서 세트로 물품대장과 함께 비치
　　　 - 건강관리실에서 사용하는 물품은 가능하면 그 지역의 물품을 이용하여 대상자들에게 친근감을 줄 수 있는 것이 좋다.

CHAPTER 04

가족간호

UNIT 01 _ 최신기출문제

---

01 <보기>에서 설명하는 가족건강사정도구로 가장 옳은 것은?   2020

> <보기>
>
> 가족 중 가장 취약한 구성원을 중심으로 부모형제관계, 친척관계, 친구와 직장동료 등 이웃관계, 그 외 지역사회와의 관계를 그려봄으로써 취약 가족구성원의 가족 하위체계 뿐만 아니라 가족 외부체계와의 상호작용을 파악할 수 있다.

① 외부체계도   ② 사회지지도
③ 가족밀착도   ④ 가계도

➕해설 사회지지도(sociosupportgram)는 가족 중 가장 취약한 구성원을 중심으로 부모형제관계, 친척관계, 친구와 직장동료 등 이웃관계, 그 외 지역사회와의 관계를 그려봄으로써 취약가족구성원의 가족 하위체계뿐 아니라 가족 외부체계와의 상호작용을 파악할 수 있다. 이론 교재에 수록된 내용 그대로 문제가 출제되었다. 사회지지도의 핵심 키워드는 취약한 대상자, 취약한 가족구성원임을 잊지 말자!

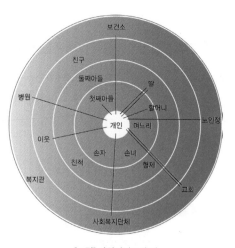

[그림] 사회지지도의 예

02 Duvall의 가족발달이론에서 첫 아이의 연령이 6~13세인 가족의 발달과업으로 가장 옳은 것은? `2019`

① 부부관계를 재확립한다.
② 세대 간의 충돌에 대처한다.
③ 가족 내 규칙과 규범을 확립한다.
④ 서로의 친척에 대한 이해와 관계를 수립한다.

+해설 Duvall의 가족발달단계는 첫 자녀의 나이를 기준으로 분류되며, 자녀가 6~13세인 경우는 학령기 가족에 해당한다.

발달과업	위험요인	건강문제
• 자녀들의 사회화 • 가정의 전통과 관습의 전승 • 학업성취의 증진 • 만족스러운 부부관계의 유지 • 가족 내 규칙과 규범의 확립	• 가족의 가치 저하 • 부모역할을 하지 못하고, 아이를 희생양으로 삼음 • 반복되는 감염, 입원, 사고 • 미성숙하여 의존하려는 책임감 없는 부모 • 무지하여 돌보지 않는 건강문제 • 체벌과 복종에 관한 강한 신념 • 가정 내의 독성 물질 • 부적절한 영양(과식/결핍)	학습의 어려움

03 보건소 방문간호사가 최근 당뇨를 진단받은 세대주의 가정을 방문하여 <보기>와 같은 자료를 수집하였다. 이를 활용하여 가족밀착도를 작성하고자 할 때, 가장 옳은 것은? `2019`

<보기>
가족구성원: 세대주(남편): 55세, 회사원, 당뇨   배우자(아내): 50세, 가정주부
　　　　　　아들: 26세, 학생, 알레르기성 비염   딸: 24세, 학생
취약점을 가지고 있는 구성원: 세대주
가족밀착도: 남편 – 아내: 서로 친밀한 관계
　　　　　　아버지 – 아들: 친밀감이 약한 관계
　　　　　　아버지 – 딸: 매우 밀착된 관계
　　　　　　어머니 – 아들: 갈등이 심한 관계
　　　　　　어머니 – 딸: 서로 친밀한 관계
　　　　　　아들 – 딸: 갈등이 있는 관계

① 세대주는 ○로 표시하였다.
② 세대주를 중심에 배치하였다.
③ 기호 안에 가족 내 위치와 나이를 기록하였다.
④ 아버지와 아들과의 관계는 점선으로 표시하였다.

➕해설 [가족밀착도(family attachmentgram)]

① 가족을 이해함에 있어 가족의 구조뿐만 아니라 구조를 구성하고 있는 관계의 본질을 파악한다.

② 가족구성원 간의 밀착 관계와 상호 관계를 그림으로 도식화하는 것이다.

③ 가족밀착도의 작성 방법

　　㉠ 가족구성원을 둥글게 배치하여 남자는 □, 여자는 ○로 표시한다.

　　㉡ 기호 안에는 간단하게 구성원의 가족 내 위치와 나이를 기록하고, 가족 2명을 조로 하여 관계를 선으로 나타낸다.

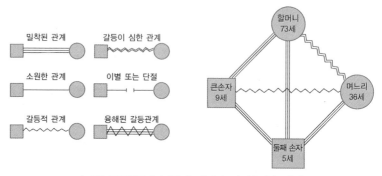

[그림] 가족밀착도에서 사용되는 상징기호와 가족밀착도의 예

04 가족이 경험할 수 있는 문제와 각 단계에서 있을 수 있는 문제상황에 대한 효율적인 결정을 하기 위하여 정보를 알고 평가하는 데 도움을 주며, 이에 대처할 수 있는 능력을 키워주는 것으로, 가족들이 문제에 부딪혔을 때 쉽게 적응할 수 있도록 하는 간호수행 방법은? `2019`

① 조정

② 계약

③ 의뢰

④ 예측적 안내

➕해설 예측적 안내는 가족 생활을 통해 가족들이 경험할 수 있는 문제들을 예측하여 이에 대처할 수 있는 능력을 키워주는 것이다. 따라서 가족이 앞으로 경험하게 될 변화에 대한 정보를 미리 제공하고 이에 잘 대처하도록 지지하는 것은 예측적 안내에 해당한다.

[가족간호 수행]

1) 가족간호 수행의 유형

　(1) 예측적 안내 : 가족생활을 통해 가족들이 발생가능한 문제를 예측하여 대처할 수 있는 능력 증진

　(2) 건강 상담 : 개인은 물론 가족이 스스로 돌보는 능력 향상

　(3) 계약 : 가족과 간호사 공동의 분담된 노력, 채릭과 통제를 목적으로 구두 또는 서면으로 어떤 것을 할 것인지에 대한 동의

　(4) 보건교육

　(5) 직접 간호 제공

　(6) 의뢰

　(7) 가족의 자원 강화

　(8) 스트레스 관리

05 부모와 32개월 남아 및 18개월 여아로 이루어진 가족은 Duvall의 가족생활 주기 8단계 중 어디에 해당되며, 이 단계의 발달과업은 무엇인가? `2019`

① 양육기- 임신과 자녀 양육 문제에 대한 배우자 간의 동의
② 학령전기 - 가정의 전통과 관습의 전승
③ 양육기-자녀들의 경쟁 및 불균형된 자녀와의 관계에 대처
④ 학령전기 - 자녀들의 사회화 교육 및 영양관리

➕해설 첫 자녀의 나이가 32개월이면 이는 학령전기에 해당한다.

단계	기간	발달과업	위험요인	건강문제
학령전기 가족	첫 자녀가 30개월~6 세	• 자녀들의 사회화 교 육 및 영양관리 • 안정된 결혼(부부) 관계의 유지 • 자녀들의 경쟁 및 불 균형된 자녀와의 관 계 대처	• 가정의 안전 부족 • 자극이 없는 가정생활 • 아이를 돌보기 어려운 맞벌 이부부 • 가난한 환경 • 자녀의 학대와 무관심 • 사회기관 이용 • 여러 사람과 좁은 곳에서 생활함	• 기형아 • 행동장애 • 언어와 시력 문제 • 감염병 • 치과적 문제 • 사고 • 중독

06 만성질환 환자를 둔 가족의 역할갈등을 해결하기 위하여, 가족구성원 간의 상호작용, 친밀감 정도 및 단절관계를 가장 잘 파악할 수 있는 사정도구는? `2019`

① 가족구조도
② 가족밀착도
③ 외부체계도
④ 사회지지도

➕해설 가족밀착도는 가족을 이해함에 있어 가족의 구조뿐만 아니라 구조를 구성하고 있는 관계의 본질을 파악하는 가족사정도구로서 상징적상호작용 이론의 사정도구로 사용된다.

07 체계이론에 근거한 가족에 대한 설명으로 옳은 것은? `2019 지방직`

① 가족구성원은 사회적 상호작용을 통해 상징에 대한 의미를 해석하고 행동한다.
② 가족은 내·외부 환경과 지속적으로 교류하고, 변화와 안정 간의 균형을 통해 성장한다.
③ 가족은 처음 형성되고 성장하여 쇠퇴할 때까지 가족생활주기의 단계별 발달과업을 가진다.
④ 가족기능은 가족구성원과 사회의 요구를 충족하는 것으로 애정·사회화·재생산·경제·건강관리 기능이 있다.

➕해설 [체계이론에 근거한 가족]

① 가족은 가족구성원들의 상호작용으로 개인적 특성을 단순히 합친 것 이상의 체계이며 그 부분의 합보다 크다.

② 가족체계에는 많은 위계가 있다. 가족은 국가와 지역사회의 하위체계이며, 가족의 하위체계는 배우자하위체계, 부모 - 자식 하위체계, 형제 - 자매 하위체계, 기타 하위체계 등으로 구분된다.

③ 가족체계는 지역사회와 구별되며, 가족구성원 간 의사소통, 의사결정과 같은 가족의 내적인 상호작용뿐만 아니라 외부환경과 상호작용을 통해 변화, 안정 사이에 균형을 유지한다.

④ 가족체계는 시간이 경과함에 따라 더 높은 적응력과 분화에 의한 성장, 변화에 대한 포용력을 높이기 위해 복잡성이 증가된다.

⑤ 서로 다른 가족체계에도 구조적인 동질성이 있다.

⑥ 가족체계에서는 한 부분이 변화하면 전체 체계에 영향을 미치게 된다.

⑦ 가족체계는 조직화된 전체이기에 가족체계 안에서 개인은 상호의존적이다.

⑧ 가족체계는 안정된 양상을 유지하기 위해 항상성을 유지하고자 노력한다.

08 <보기>는 29세 캄보디아 결혼이민자 여성의 가족구조도이다. 이 여성의 동거가족을 위해 가장 우선되야 하는 가족지원사업은?

`2018 서울시`

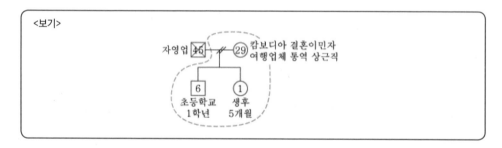

① 남편의 가족생활 참여를 지원

② 한부모 가족을 위한 아이돌봄서비스 제공

③ 맞벌이 가정을 위한 부모훈련교육

④ 건강한 가족문화 및 가치 제고

➕해설 가계도란 가족구조도로 도식화하여 3세대 이상에 걸친 가족구성원에 관한 정보와 그들 간의 관계를 도표로 기록하는 방법이며, 문제의 가족구조도를 살펴보면 남편이 사망하고, 캄보디아 결혼이민자인 아내가 혼자 아이들을 키우고 있음을 알 수 있다. 생계를 유지하기 위해 여행업체 통역 상근직으로 직장에서 활동하는 동안 두 자녀를 돌봐줄 아이돌봄 서비스 제공이 필요하다.

09 취약가족 간호대상자 중 가족 구조의 변화로 발생한 것이 아닌 것은?　　2018

① 만성질환자 가족　　　② 한부모 가족
③ 별거 가족　　　　　　④ 이혼 가족

+해설 ①은 만성질환이라는 건강상의 문제로 취약한 가족구성원이 된 것이고, ②③④는 가족 구조상의 변화로 인해 취약한 가족이 발생한 것이다.

10 방문간호사가 K씨 가족을 방문하여 가족간호사정을 실시하였다. 다음의 사정도구에 대한 설명으로 옳은 것은?　　2018

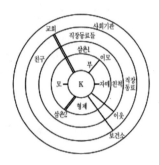

① K씨와 가족 내·외부 간의 지지 정도를 확인할 수 있다.
② K씨의 가족과 외부체계 간의 자원 흐름을 파악할 수 있다.
③ K씨의 가족구성원 간의 상호관계와 친밀도를 도식화한 것이다.
④ K씨의 가족구성원의 구조를 한눈에 볼 수 있도록 도식화한 것이다.

+해설 [사회지지도(sociosupportgram)]
① 가족 중 가장 취약한 구성원을 중심으로 부모형제관계, 친척관계, 친구와 직장동료 등 이웃관계, 그 외 지역사회와의 관계를 그려봄으로써 취약가족구성원의 가족 하위체계뿐 아니라 가족 외부체계와의 상호작용을 파악할 수 있다.
② 사회지지도 작성방법
　㉠ 가족면담을 통해 취약한 가족구성원을 선정한다.
　㉡ 5개의 원을 안에서 밖으로 겹쳐 그려 나간다.
　㉢ 가장 안쪽 원에 선정된 가족구성원을 그리고, 두 번째 원에는 동거가족, 세 번째 원에는 따로 거주하는 직계가족과 친척들을 기록한다.
　㉣ 네 번째 원에는 이웃, 친구 또는 직장동료, 가장 바깥 원에는 선정된 가족구성원과 관련된 지역사회 자원(보건의료기관, 종교기관, 교육기관, 사회기관 등)을 기록한다.
　㉤ 안쪽 구성원을 중심으로 선을 이용하여 지지 정도를 표시하며 소원한 경우는 선을 그리지 않고, 보통은 1개, 관계가 친밀한 경우에는 2개의 선으로 지지선을 그려 넣는다.

11 우리나라 가족 기능의 변화 양상에 대한 설명으로 옳지 않은 것은?

① 산업화로 인하여 소비단위로서의 기능이 증가하였다.
② 학교 등 전문 교육기관의 발달로 교육 기능이 축소되고 있다.
③ 사회보장제도의 축소로 인하여 가족구성원 간의 간병 기능이 확대되고 있다.
④ 건강한 사회 유지를 위한 애정적 기능은 여전히 중요하다.

+ 해설 [가족기능의 변화]

구분	과거(산업화 이전)	현재(산업화 이후)
경제적 기능	• 집과 직장이 분리되지 않았음 • 가족은 단일경제 단위로 기능(자급자족의 단위) : 가정과 경제활동이 혼합 • 자녀를 노동력으로 취급 • 생산자로서 가족은 강한 친족관계(확대가족)에 의해 지지됨	• 가족의 경제적 기능이 많이 약화됨 • 집과 직장이 분리 • 생산은 외부에 의존하며 주로 소비자의 기능 • Family providers가 주된 경제적 수입원 – 직업의 다양화 • 가치와 규칙의 변화
교육 기능	• 교육 'schooling'은 일차적으로 가정에서 행해졌음 : 아버지는 아들에게 직업기술을 가르쳤고, 어머니는 딸에게 가사와 자녀 양육법을 가르침	• 교육은 역할대행기관에서 행해짐 : 교육기관은 제도화·형식화되어 있으며, 영향력이 큼 • 경제활동은 전문적인 훈련을 필요로 함 • 직업기술과 지식은 외부기관에서 습득하게 됨
자녀의 양육과 사회화 기능 (취약)	• 자녀양육은 가정 내에서 행해졌으며, 여성 가구원의 책임이었음 • 부모는 자녀를 마음대로 할 권한이 있었으며, 자녀에 대한 전적인 책임이 있었음	• 사회화 기능은 가족의 주요 기능으로 남아있으나, 현재는 가정 이외의 외부기관(어린이집·유치원 등)과 그 기능을 분담하게 됨 • 자녀에 대한 부모의 권위와 통제력이 감소됨
건강관리 기능	• 가족구성원(특히 장애인·노인·환자)의 보호, 감독, 간호는 가정에서 가족구성원에 의해 이루어졌음 • 예방·치료행위의 많은 부분이 가족 내에서 결정, 수행됨	• 가족구성원 간의 간병 및 간호 기능은 감소하였으며 사회가 그 책임을 나누어 가짐 • 예방·치료 등 건강행위가 외부 전문인이나 전문기관에 의해 조정, 수행됨
휴식과 여가기능의 변화(약화)	가족과 친족 중심의 기정 내 오락이 대부분이며 마을 내 활동이 빈번함	상업화된 오락이 도처에 편재되어 있으며 가족 또는 이웃 내 외부활동은 감소되고 외부기관의 오락활동에 참여함 대부분 창조적 활동보다는 '상품소비' 방식으로 이루어지고 노인들은 거의 소외되고 있음
성적·재생산의 기능(약화)	결혼과 가족은 생존에 필수적이었음	결혼하고, 자녀를 갖는 일이 반드시 필요하지 않게 됨. 그러나 재생산은 가족의 기능으로 인정되고 있음
애정적·정서적유대 및 지지 기능 (약화)	일차집단 간의 애정관계는 강하지 않았음 : 확대가족이 애정적으로 더 중요하고 정서적 지지도 강했음	• 애정적 기능은 확대가족 간보다 핵가족 간에 그 중요성이 증가함 • 과거에는 경제적 기반 하에서 결혼이 존재하였으나 현재는 애정의 기반 하에서 존재

[표] 가족기능의 변천

간호직공무원 시험대비 | **지역사회간호** 단원별 기출문제집

12 가족 사정 방법에 대한 설명으로 옳은 것은?

2017

① 가족 참여를 배제하여 객관성을 유지한다.
② 취약한 가구원은 사회지지도의 가장 바깥 원에 표시한다.
③ 가구원의 개인별 문제에 초점을 맞춘다.
④ 가족의 다양성과 변화성에 대한 인식을 가지고 접근한다.

+해설 [가족사정의 기본 원칙]
① 가족 전체와 더불어 문제가 있는 가족구성원을 대상으로 자료를 수집한다.
② 가족을 대함에 있어 일반적인 고정관념을 배제하고 가족의 다양성과 변화성에 대한 인식을 가지고 접근한다.
③ 가족의 문제점뿐만 아니라 강점도 사정한다.
④ 가족이 함께 사정에서부터 전 간호과정에 참여함으로써 간호사와 대상자가 함께 진단을 내리고 중재방법을 결정하도록 한다.
⑤ 가족구성원 한 사람에 의존하지 않고 가족 전체, 친척, 이웃, 통장, 반장, 의료기관 등 지역자원 및 기존 자료를 바탕으로 자료를 수집한다.
⑥ 단면적 정보에 의존하지 말고 복합적인 정보를 수집하여 정확한 해석을 통한 판단을 한다.
⑦ 대부분의 가족사정 자료들은 질적 자료가 요구되므로, 가족사정도구 점검표를 사용하는 경우라도 심층면접을 할 수 있도록 영역별로 충분한 시간을 할애하여야 한다.
⑧ 한 번의 면접에서 너무 무리하게 많은 자료를 얻으려고 해서는 안 된다. 충분한 시간을 갖고 지속적인 면담을 통해 자료를 보강하는 것이 중요하다.
⑨ 1회 면담시간은 될 수 있으면 30분을 넘지 않도록 한다.
⑩ 수집된 자료 가운데 의미 있는 자료를 선택하여 범주화한다.

13 보건소의 방문간호사가 동 주민센터에 근무하는 사회복지사로부터 방문간호 대상자를 의뢰받았다. 방문간호사는 다음날 의뢰받은 대상자의 가정을 방문하여 가족 중 가장 취약한 가족원을 확인하고 그를 중심으로 가족 내, 친척, 친구, 이웃, 직장동료, 그 외 지역사회기관과의 지지와 상호작용을 조사하였다. 방문간호사가 사용한 가족사정도구는 무엇인가?

2016

① 외부체계도
② 사회지지도
③ 가계도
④ 가족밀착도

+해설 가장 취약한 가족원을 확인하였다는 부분에서 사회지지도를 바로 답으로 선택할 수 있어야 한다.
가족사정도구 중 사회지지도는 가장 취약한 구성원을 중심으로 부모형제관계, 친척관계, 친구와 직장동료 등 이웃관계, 그 외 지역사회와의 관계를 그려봄으로써 취약가족구성원의 가족 하위체계뿐 아니라 가족 외부체계와의 상호작용을 파악할 수 있다.

공부하기

[사회지지도(sociosupportgram)]

① 가족 중 가장 취약한 구성원을 중심으로 부모형제관계, 친척관계, 친구와 직장동료 등 이웃관계, 그 외 지역사회와의 관계를 그려봄으로써 취약가족구성원의 가족 하위체계뿐 아니라 가족 외부체계와의 상호작용을 파악할 수 있다.

② 사회지지도 작성방법

    ㉠ 가족면담을 통해 취약한 가족구성원을 선정한다.

    ㉡ 5개의 원을 안에서 밖으로 겹쳐 그려 나간다.

    ㉢ 가장 안쪽 원에 선정된 가족구성원을 그리고, 두 번째 원에는 동거가족, 세 번째 원에는 따로 거주하는 직계가족과 친척들을 기록한다.

    ㉣ 네 번째 원에는 이웃, 친구 또는 직장동료, 가장 바깥 원에는 선정된 가족구성원과 관련된 지역사회 자원(보건의료기관, 종교기관, 교육기관, 사회기관 등)을 기록한다.

    ㉤ 안쪽 구성원을 중심으로 선을 이용하여 지지 정도를 표시하며 소원한 경우는 선을 그리지 않고, 보통은 1개, 관계가 친밀한 경우에는 2개의 선으로 지지선을 그려 넣는다.

- 조유향 외, 지역사회간호학 총론, 현문사, 2018

14 보건소 방문간호요원이 가정방문을 하려고 한다. 이때 적용할 가족사정도구 중 사회지지도에 관한 설명으로 옳은 것은? `2015`

① 가족 내 가장 취약한 가구원을 중심으로 가족 내부뿐만 아니라 외부와의 상호작용을 보여준다.

② 가족구성원들이 상호작용하는 외부환경들을 명료하게 해주며, 가족에게 유용한 자원과 스트레스가 되는 자원 부족한 자원과 보충해야 할 자원 등에 관한 정보를 제공해준다.

③ 가족구성원 중 향후 질병을 앓을 가능성과 지역사회 및 임상에서 복합적인 스트레스를 경험하는 개인을 미리 파악하는데 유용하다.

④ 현재 동거하고 있는 가족구성원들 간의 밀착관계와 상호 관계를 파악하는데 도움이 된다.

+해설 사회지지도와 관련된 핵심 키워드는 "취약한 가구원"임을 여러번 강조했듯이 사회지지도는 취약한 가구원을 중심으로 가족 내부 및 외부와의 상호작용을 보여주는 가족사정 도구이다.

공부하기

[가족사정도구의 요약]

(1) 가족구조도(가계도) : 3세대 이상 가족구성원

(2) 가족밀착도 : 애정, 결속력, 애착정도, 갈등정도

(3) 가족연대기 : 가족 역사 중 중요한 사건을 순서대로 기재

(4) 외부체계도 : 가족구성원과 외부체계의 관계를 그림화

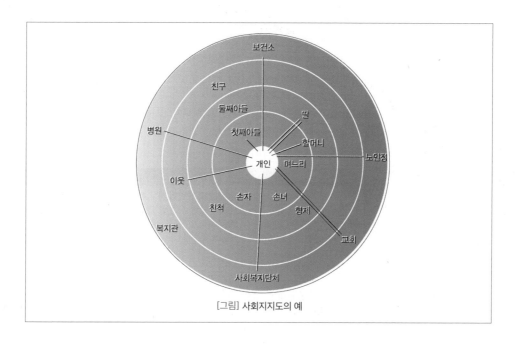

[그림] 사회지지지도의 예

15 듀발은 가족발달주기를 8단계로 제시하였다. 다음과 같은 발달과업의 성취가 요구되는 가족 발달주기는? 2014 서울시

- 건설적인 방식으로 공동생활에 참여
- 자녀의 교육적 성취를 격려
- 가정의 전통과 관습의 전승

① 양육기 가족
② 학령전기 가족
③ 학령기 가족
④ 청소년기 가족
⑤ 진수기 가족

해설 학령기 가족은 자녀들의 사회화를 촉진하고 가정의 전통과 관습을 전승하며 학업성취를 증진하는 것과 자녀들의 공동체과 사회활동 참여에 긍정적인 방향을 제시하면서 가족 내 규칙과 규범을 확립하는 발달 과업을 가지고 있다.

 공부하기

[듀발(E. Duvall) : 첫 자녀의 나이와 취학을 기준으로 8단계로 분류]

① 결혼한 부부(beginning families = newly married or childless family)

② 양육기 가족(families with very young children : 첫 자녀의 출생~30개월)

③ 학령전기 가족(families with preschool children : 30개월~6세)

④ 학령기 가족(families with school age children : 6~13세)

⑤ 청소년기 가족(families with adolescents : 13~20세)

⑥ 진수기 가족(families with launching young adults : 첫 자녀~마지막 자녀 독립)

⑦ 중년기 가족(families with middle aged members : 부부만 남음~은퇴)

⑧ 노년기 가족(aging families : 은퇴~부부 사망)

단계	기간	발달과업	위험요인	건강문제
신혼기	결혼에서 첫 자녀 출생 전까지	• 결혼에 적응 • 밀접한 부부관계의 수립, 가족계획, 성적 양립성, 독립성과 의존성의 조화 • 친척에 대한 이해와 관계 수립 • 자녀 출생에 대비 • 생활수준 향상	• 가족계획과 관련된 지식 부족 • 10대의 결혼 • 부부의 역할과 성적 역할에 대한 지식 부족과 부적응	• 조산아 • 성공적이지 못한 결혼
양육기	첫 자녀의 출생~30개월	• 부모의 역할과 기능 • 각 가족구성원의 갈등이 되는 역할의 조정 • 산아 제한, 임신, 자녀 양육 문제에 대한 배우자 간의 동의	• 산전간호의 결여 • 부적절한 영양 • 저체중 또는 과체중 • 나쁜 식습관 • 흡연, 음주, 약물남용 • 고혈압이나 임신 중의 감염병력 • 풍진·매독·임질 • 유전적 요인 • 낮은 사회경제적 위치 • 가정의 안전 부족	• 저체중아 • 기형아 • 출산 시의 상해 및 사고 • 갑작스러운 영아 사망 • 16세 이전이나 35세 이후의 첫 임신
학령 전기 가족	첫 자녀가 30개월~6세	• 자녀들의 사회화 교육 및 영양관리 • 안정된 결혼(부부)관계의 유지 • 자녀들의 경쟁 및 불균형된 자녀와의 관계 대처	• 가정의 안전 부족 • 자극이 없는 가정생활 • 아이를 돌보기 어려운 맞벌이부부 • 가난한 환경 • 자녀의 학대와 무관심 • 사회기관 이용 • 여러 사람과 좁은 곳에서 생활함	• 기형아 • 행동장애 • 언어와 시력 문제 • 감염병 • 치과적 문제 • 사고 • 중독
학령기 가족	첫 자녀가 6~13세	• 자녀들의 사회화 • 가정의 전통과 관습의 전승 • 학업성취의 증진 • 만족스러운 부부관계의 유지 • 가족 내 규칙과 규범의 확립	• 가족의 가치 저하 • 부모역할을 하지 못하고, 아이를 희생양으로 삼음 • 반복되는 감염, 입원, 사고 • 미성숙하여 의존하려는 책임감 없는 부모 • 무지하여 돌보지 않는 건강문제 • 체벌과 복종에 관한 강한 신념 • 가정 내의 독성 물질 • 부적절한 영양(과식/결핍)	학습의 어려움

청소년기 가족	첫 자녀가 13~19세	• 안정된 결혼관계 유지 • 10대의 자유와 책임의 균형을 맞춤 • 자녀들의 성문제 대처 • 직업(수입)의 안정화 • 자녀들의 독립성 증가에 따른 자유와 책임의 조화 • 세대 간의 충돌 대처 • 자녀의 출가에 대처	• 만성질환을 유발하는 생활방식 • 문제해결능력의 부족 • 경쟁적이고 공격적인 가족 • 또래 관계에 영향을 주는 가치 • 사회경제적 요인 • 엄격한 가족가치 • 위협을 주는 태도 남용 • 부정하는 태도 • 부모와 자녀의 충돌 • 가족의 기대에 부응해야 한다는 부담	• 폭력적 상해, 사망 • 알콜과 약물의 남용 • 원하지 않는 임신 • 성병 • 자살
진수기 가족	첫 자녀 결혼부터 막내 결혼까지 자녀들이 집을 떠나는 단계	• (부부)관계의 재조정 • 늙어가는 부모들의 지지 • 자녀들의 출가에 따른 부모의 역할 적응 • 새로운 흥미의 개발과 참여	• 고혈압 • 흡연 • 고지방 식이 • 당뇨 • 과체중·비만 • 신체활동의 부족 • 스트레스 대처 양상 • 유전적인 문제	• 심장질환, 주로 관상동맥질환과 뇌졸중 • 고혈압 • 암
중년기 가족	자녀들이 집을 떠난 후 은퇴할 때까지	• 경제적 풍요 • 출가한 자녀가족과의 유대관계 유지 • 부부관계의 재확립	• 성·인종 등의 유전적 요인 • 지역·나이·실직 • 유해한 식습관(저섬유질, 초절임, 숯 불구이) • 음주와 흡연 • 특정물질에의 노출(햇빛, 방사선 오염) • 사회적 위치 • 거주 • 우울 • 치주염 등 구강건강	• 정신병 • 치과문제 • 당뇨 등 만성질환
노년기 가족	은퇴 후~ 사망	• 만족스러운 생활 유지 • 건강문제에 대한 대처 • 사회적 지위 및 경제적 소득 감소의 대처 • 배우자 상실, 권위의 이양, 의존과 독립의 전환	• 나이들어 감 • 약물의 상호작용 • 우울 • 대사 이상 • 갑상선 기능장애 • 고칼슘혈증 • 쿠싱증후군 • 만성질환 • 은퇴 • 배우자의 사망 • 수입의 감소 • 영양 부족 • 운동 부족 • 과거의 환경과 생활방식 • 죽음에 대한 준비 부족	• 정신혼란 • 치매 • 시력감퇴 • 청력감퇴 • 고혈압 • 급성 질병 • 감염병 • 인플루엔자 • 폐렴 • 화상 • 낙상 • 우울 • 죽음에 대한 불안

[표] 가족발달 단계에 따른 발달과업과 건강영향 요인

16 다음 가족구조도에서 확인할 수 있는 것은?

2014

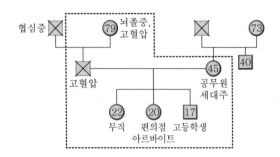

① 취약가족 간호대상자
② 세대주 중심의 재혼가족
③ 6인 동거의 대가족 형태
④ 사회·경제적 어려움이 있음
⑤ 세대주의 남편은 취약한 구성원

➕해설 가족구조도는 3대에 걸친 가족 전체의 구조와 가족구성원을 한 번에 볼 수 있도록 구성된 도구이다. 그림을 통해 아버지가 사망한 한 부모 가족임을 알 수 있고 할머니가 뇌졸중과 고혈압 등 만성질환을 가지고 있기 때문에 취약가족으로 볼 수 있다. 이에 따라 취약가족 간호대상자는 할머니임이 확인된다.

[가계도(family genogram)]
① 가계도란 가족구조도로 도식화하여 3세대 이상에 걸친 가족구성원에 관한 정보와 그들 간의 관계를 도표로 기록하는 방법이다.
② 도식화된 그림을 통해 가족 전체의 구성과 구조를 한눈에 파악할 수 있다. 가족구성원이 스스로에 대해 새로운 관점으로 볼 수 있게 해주어서 가족이 치료에 합류할 수 있다.

17 가족 내 가장 취약한 구성원을 중심으로 가족관계를 나타내고, 자원 활용과 개발할 수 있는 것을 확인하여 가족 내·외의 상호 작용을 파악할 수 있도록 하는 가족사정도구는?

2013

① 가족구조도
② 가족밀착도
③ 가족연대기
④ 외부체계도
⑤ 사회지지도

➕해설 사회지지도는 가족 내 가장 취약점을 가진 가구원을 중심으로 가족관계를 나타내고 자원활용과 개발할 수 있는 것을 확인하여 가족 내·외의 상호작용을 파악할 수 있도록 하는 가족사정도구이다.

공부하기

[가족사정의 기본 원칙]

① 가족 전체와 더불어 문제가 있는 가족구성원을 대상으로 자료를 수집한다.

② 가족을 대함에 있어 일반적인 고정관념을 배제하고 가족의 다양성과 변화성에 대한 인식을 가지고 접근한다.

③ 가족의 문제점뿐만 아니라 강점도 사정한다.

④ 가족이 함께 사정에서부터 전 간호과정에 참여함으로써 간호사와 대상자가 함께 진단을 내리고 중재방법을 결정하도록 한다.

⑤ 가족구성원 한 사람에 의존하지 않고 가족 전체, 친척, 이웃, 통장, 반장, 의료기관 등 지역자원 및 기존 자료를 바탕으로 자료를 수집한다.

⑥ 단면적 정보에 의존하지 말고 복합적인 정보를 수집하여 정확한 해석을 통한 판단을 한다.

⑦ 대부분의 가족사정 자료들은 질적 자료가 요구되므로, 가족사정도구 점검표를 사용하는 경우라도 심층면접을 할 수 있도록 영역별로 충분한 시간을 할애하여야 한다.

⑧ 한 번의 면접에서 너무 무리하게 많은 자료를 얻으려고 해서는 안 된다. 충분한 시간을 갖고 지속적인 면담을 통해 자료를 보강하는 것이 중요하다. 1회 면담시간은 될 수 있으면 30분을 넘지 않도록 한다.

⑨ 수집된 자료 가운데 의미 있는 자료를 선택하여 범주화한다.

---

18 가족간호를 수행하기 위하여 다른 조직과는 구별되는 매우 독특한 가족의 특성을 이해하여야 한다 가족이 다른 사회집단과 구별되는 집단적 특징이 아닌 것은? `2013`

① 가족은 개방적인 집단이다.

② 가족은 공동사회 집단이다.

③ 가족은 일차적 집단이다.

④ 가족은 형식적인 집단이다.

⑤ 가족은 혈연 집단이다.

➕해설 ① 가족은 폐쇄적 집단으로 집단구성원이 되기 위한 자격 획득이나 포기가 용이하지 않은 집단이다. 개방적 집단(open group)은 개인의 의사에 따라 집단구성원의 자격을 획득하거나 포기할 수 있는 집단이므로 가족은 개방적 집단에 해당되지 않는다.

 공부하기

[가족의 특징]

(1) 가족은 일차적 집단이다(primary group).

감정적인 유대가 깊은 사람들의 연합, 즉 가족과 친구와 같은 집단이 일차적 집단이다. 일차적 집단은 구성원 간에 직접적으로 대면하는 관계로 매우 친밀하고 지속적인 관계가 오래도록 유지되며 개개인이 공통된 전체 속에 융합되어 우리의식을 형성하게 되므로 집단에의 소속감과 일치감을 강하게 나타낸다.

(2) 가족은 공동사회집단이다.

공동사회집단은 이익사회와 대립되는 개념이며 공동사회에서 구성원은 서로 애정과 상호이해로 결합되어 외부의 간섭이나 장애에도 분열되지 않는 강력한 결합관계를 지닌다.

(3) 가족은 폐쇄적 집단(closed group)이다.

집단구성원이 되기 위한 자격을 획득하거나 포기하는 것이 용이하지 않은 집단으로, 개인의 의사에 따라 집단구성원의 자격을 획득하거나 포기할 수 있는 개방적 집단(open group)과는 다르다.

(4) 가족은 형식적 집단(formal group)이다.

형식적 집단이란 객관적 조직과 특정한 관습적 절차 체계를 지니며, 이것에 의해 구성원의 행동이 통제되는 집단을 뜻한다.

(5) 가족은 혈연집단이다.

가족은 부부라는 두 비혈연적인 존재가 성관계와 출산을 통해서 혈연집단을 형성하는 특성을 갖고 있다. 부부관계가 소멸되어도 부모와 자식 간의 혈연관계는 본질적으로 영원히 존재하게 된다. 가족 외에는 혈연을 기반으로 하는 집단은 존재하지 않는다.

(6) 가족은 집단으로 작용하고, 개인의 욕구를 충족시키며 시간과 장소에 따라 변한다. 또한 가족 고유의 생활방식을 가지며 개발, 발전시켜 나가면서 개인의 생활주기 또는 단계에 따라 성장해 나간다.

19 구조기능적 이론에 의한 가족에 대한 설명으로 맞는 설명은? `2012`

① 가족구성원 간에 상호작용을 하고 과정에 중점을 둔다.

② 가족의 다양한 역할과 발달과업을 효과적으로 달성하는가에 관심을 가진다.

③ 가족은 각 부분의 특성을 합한 것 이상의 특징을 지닌 체계로 가족 전체 구조를 체계로 본다.

④ 가족원 간에 다양한 내적 관계뿐 아니라 가족과 더 큰 사회와의 관계를 강조한다.

⑤ 가족을 기능적 요구를 가진 살아있는 기능적 집합체로 본다.

➕해설 구조기능적 이론에서는 가족을 살아있는 기능적 집합체로 본다.

 공부하기

[구조 - 기능이론(structure - functional theory)]

(1) 구조-기능이론의 개념

① 가족은 기능적 요구를 가진 살아있는 집합체이며 사회체계이다.

② 상호작용의 과정보다 구조 자체와 상호작용의 결과에 중점을 둔다.

③ 개인이 취해야 할 규범이나 가치는 가족 내에서 사회화를 통하여 일차적으로 습득해야 한다.

④ 가족건강은 가족의 기능인 애정, 생식, 경제적, 사회화, 보호기능을 제대로 수행하도록 조직되었는지에 연관되어 있다.

⑤ 가족은 사회체계와 상호작용하는 체계로 보며 사회, 사회환경과 관련된 개인보다는 구조나 집단으로 가족을 분석하며 사회화와 학습과정을 강조한다.

(2) 구조-기능이론의 관심영역

구조 - 기능이론은 전체 가족구조뿐 아니라 가족의 하부구조로서 역할구조, 권력구조, 가치구조, 의사소통구조 등에 중점을 두며 이러한 하부구조들의 연관성이 가족 전체 기능에 어떻게 영향을 주는지를 평가한다.

(3) 구조-기능 이론의 한계점

① 가족 간의 상호작용 과정보다는 구조 자체와 상호작용 결과에만 관심을 두고 있다.

② 가족 구성원은 가족구조를 이루는 배열일 뿐이며 가족구성원은 구조 속에서만 기능한다고 보았다.

20 가족의 역할구조, 권력구조, 가치체계, 의사소통양상, 상호작용구조 등에 중점을 두며, 가족 구성원이 사회와 상호작용하면서 사회통합에 어떻게 기여하는가에 관심 갖는 가족이론은?

`2011`

① 체계이론
② 갈등이론
③ 구조기능이론
④ 상호작용이론
⑤ 가족발달이론

+해설 가족구성원이 사회와 상호작용을 한다는 내용만 보고 "상징적 상호작용"이론이라고 생각하면 오류가 발생하게 된다. 구조-기능 이론은 가족과 사회체계와의 상호작용에 초점을 두고 있음을 잊지 말아야 한다.

 공부하기

[상징적 상호작용이론(Symbolic interaction theory)]

(1) 상징적 상호작용이론의 개념

① 인간은 인간이 사물에 대해 가지고 있는 의미에 근거하여 행동하며 이러한 의미는 인간이 동료들과 관계를 형성하고 있는 사회적 상호작용으로부터 나온다.

② 상호작용의 결과보다는 과정에 중점을 두며 청소년 약물중독, 알콜중독, 가족 근친상간과 같은 현상의 본질을 이해하며, 가족을 건강하게 하는 인간행위 탐구에 유용한 이론이다.

(2) 상징적 상호작용이론의 관심영역

가족구성원들 간의 상호작용에 대한 개인의 중요성을 강조하면서 가족 내의 내적인 과정인 가족의 역할, 갈등, 위치, 의사소통, 스트레스에 대한 반응, 의사결정, 사회화에 초점을 둔다.

(3) 상징적 상호작용이론의 한계점

상징적 상호작용이론은 개념들과 가정 간의 일관성이 결여되어 있어 새로운 이론의 형성을 어렵게 하고, 광범위한 질적 연구가 시행되었으나 이론에 필요한 검증이나 비교 연구는 미흡한 실정이다.

21 만성질환자가 있는 취약가족을 대상으로 가족기능을 강화하기 위한 전략에 해당하는 것만을 모두 고른 것은?

2010

> ㄱ. 가족 내 결속을 강화할 수 있는 프로그램 제공
> ㄴ. 대상자의 자아 존중감 향상 및 격려와 지지
> ㄷ. 만성질환으로 인한 생활양식 변화에 적극적 대처
> ㄹ. 가족부담감을 고려하여 타 기관에 의뢰

① ㄱ, ㄴ, ㄷ   ② ㄴ, ㄷ, ㄹ

③ ㄱ, ㄴ, ㄹ   ④ ㄱ, ㄴ, ㄷ, ㄹ

＋해설 가족기능을 강화시켜 취약가족에 대한 가족의 간호역량을 키우는 것이 가족간호의 궁극적인 목표이다. 가족기능을 강화할 수 있는 프로그램을 제공해보기도 전에 타 기관에 의뢰하는 것은 올바른 전략으로 볼 수 없다.

 공부하기

[가족의 기능]

가족기능이란 가족이 수행하는 역할, 행위로서의 가족행동을 의미하며, 그 행동의 결과가 사회의 유지·존속이나 가족구성원의 욕구 충족에 어떤 영향을 주는지의 문제와 관련된다.

가족기능은 크게 대내적 기능과 대외적 기능으로 구별된다.

구분	대내적 기능	대외적 기능
성·애정기능	성적 욕구의 충족	성적 욕구의 통제
생식기능	자녀의 출산	종족 보존(사회구성원을 제공)
경제적 기능	• 생산과 소비 • 경제적 협동과 자립	노동력의 제공 및 경제질서의 유지
사회화기능	자녀의 교육과 사회화	문화의 전달 및 사회적 역할과 지위 창출
보호·휴식기능	신체적·정신적 보호, 지지 및 건강관리	사회의 안정화

[표] 가족의 기능

- 조유향 외, 지역사회간호학 총론, 현문사, 2018.

---

01 다음 글이 설명하는 가족이론은?

가족구성원들 간의 상호작용에 대한 개인의 중요성을 강조하고, 가족의 역할, 갈등, 의사소통, 의사 결정 등의 가족 내의 내적인 과정에 초점을 둔다.

① 가족발달이론
② 가족위기이론
③ 구조론적 가족이론
④ 상징적 상호작용이론

+ 해설 [상징적 상호작용이론]
① 개인의 행위는 상호작용을 통해 형성된다.
② 개인이 다른 사람의 관점을 취함으로 자신의 행동을 평가하고 그 결과로 대안적 행위를 선택하게 된다.
③ 가족사정도구는 - 가족밀착도

02 Duvall의 가족발달단계 중 학령기 가족의 발달 과업이 아닌 것은?

① 새로운 흥미의 개발과 참여
② 학령기 자녀들의 사회화
③ 가족의 전통과 관습의 전승
④ 만족스러운 부부관계의 유지

+ 해설 ①은 진수기 가족의 특징이다.
학령기 가족은 첫 자녀가 6~13세이며 이외에도 가족 내 규칙과 규범의 확립이 발달과업에 포함된다.

03 Duvall이 제시한 학령기 가족의 과업에 대한 설명으로 가장 옳은 것은?

① 자녀의 학업 성취 증진
② 가족 구성원 역할의 재조정
③ 세대 간 충돌 대처
④ 자녀들의 성 문제 대처

+ 해설 학령기 가족은 자녀들의 사회화, 가정의 전통과 관습의 전승, 학업성취의 증진, 만족스런 부부관계 유지, 가족 내 규칙과 규범의 확립을 발달 과업으로 갖는다.

04 다음 중 가족이 지역사회간호사업의 기본이 되는 이유를 모두 고른 것은?

> 가. 구성원의 건강문제는 가족의 건강문제를 반영하므로
> 나. 가족의 건강문제는 상호관련적이기 때문이므로
> 다. 가족은 지역사회사업수행 시 효과적인 단위이므로
> 라. 가족은 구성원의 건강에 가장 큰 영향력을 발휘하므로

① 가, 나, 다   ② 가, 다
③ 나, 라   ④ 가, 나, 다, 라

➕해설 [가족이 지역사회간호사업의 기본단위로서 이용되는 이유]
(1) 가족은 가장 자연적·기본적·사회적인 단위이다.
(2) 가족은 가족집단의 문제를 함께 해결하는 문제해결활동의 단위이다.
(3) 가족의 건강문제는 상호탄력적이다.
(4) 가족은 가족구성원의 개인의 건강관리에 영향을 미치는 가장 중요한 환경이다.
(5) 가족은 가족의 건강행동행태를 결정한다.
(6) 가족은 지역사회간호사업의 수행에 효과적이고 유용한 매개체이다.

05 Duvall의 가족발달 단계 중 1단계와 2단계 가족에게 요구되는 간호의 내용으로 옳지 않은
것은?

① 출산 및 영유아와 관련된 문제
② 아동의 육아에 관한 문제
③ 아동의 질병 및 상해의 예방, 관리에 관한 문제
④ 아동의 학습을 위한 기본 기술 습득문제

➕해설 ④ Duvall의 가족의 발달 단계와 발달과업 중 4단계인 학령기 가족(첫 자녀 6~13세)이다.
1단계는 신혼기(결혼에서 첫 자녀 출생 전), 2단계는 출산기(첫 자녀 출생~30개월)이다.

06 청소년 약물중독이나 알코올중독의 치료, 아내나 아동학대의 행위를 이해하여 가족을 건강
하게 하도록 접근하는 인간행위 탐구에 유용한 이론은?

① 체계이론   ② 구조기능론
③ 발달이론   ④ 상징적 상호작용론

+해설 [상징적 상호작용이론(Interactional approach)]
   (1) 개인의 행위는 상호작용을 통해 형성된다.
   (2) 개인이 다른 사람의 관점을 취함으로 자신의 행동을 평가하고 그 결과로 대안적 행위를 선택하게 된다.
   (3) 가족현상은 역할, 역할갈등, 위치, 의사소통, 스트레스에 대한 반응, 의사결정, 사회화 같은 가족 내의 내적인 과정에 초점을 둔다.
   (4) 사회적 상호작용은 결과보다는 그 과정에 중점을 둔다.
   (5) 가족의 상황(환경, 가족력, 문화, 사회경제적 상태)을 고려하지 않고, 가족을 비교적 폐쇄된 단위로 보며 가족 안에서 일어나는 현상에 외부세계가 적은 영향을 미치는 것으로 생각한다.
   (6) 상호작용 안에서 가족의 사정은 가족구성원들 간의 의사소통, 상호작용, 가족역할, 가족권력, 가족대처, 가족사회화 양상, 부부·부모-자녀·형제 간의 관련성의 사정을 강조한다.

07 가족기능 평가도구에 대한 설명이다. 5가지 가족기능영역(family APGAR) 평가항목이 바르게 연결된 것은?

① 가족의 적응능력(Adaptation):가족구성원들과 의사결정의 공유
② 가족 간의 동료의식 정도(Partnership):가족위기 시 문제해결을 위한 자원의 활용
③ 가족 간의 성숙도(Growth):가족구성원 간의 상호지지와 지도를 통한 신체적, 정서적 자아실현
④ 가족 간의 애정 정도(Affection):가족구성원들의 신체적, 정서적 성숙을 위해 서로 시간을 함께 보내려는 의지

+해설 [가족기능 영역 5가지 평가항목(G. Smilkstein)]
   ㉠ 가족의 적응능력(Adaptation):가족위기 때 문제해결을 위한 내·외적 가족자원 활용 능력의 정도
   ㉡ 가족 간의 동료의식 정도(Partnership):가족구성원끼리 동반자관계에서 의사결정을 하고 서로 지지하는 정도
   ㉢ 가족 간의 성숙도(Growth):가족구성원 간의 상호지지와 지도를 통한 신체적·정서적 충만감을 달성하는 정도
   ㉣ 가족 간의 애정 정도(Affection):가족구성원 간의 돌봄과 애정적 관계
   ㉤ 문제해결(Resolve):가족구성원들이 다른 구성원의 신체적·정서적 지지를 위해 서로 시간을 내어주는 정도

08 가족 내에서 동일한 역할에 대한 상반된 기대로 인하여 발생되는 문제는?

① 역할긴장
② 역할갈등
③ 역할기대
④ 역할전이

해설 **[역할관련 개념]**
- 역할긴장:주어진 역할을 수행하는 능력에 변화가 있거나 역할수행의 기대를 만족시키지 못하여 역할 스트레스가 일어나는 상태
- 역할전이:이전의 역할을 포기하고 새로운 역할에 적응해야 하는 상태
- 역할갈등:역할수행에 대한 기대가 어떤 역할 내에서 양립할 수 없거나 맞지 않을 때 일어남

09 다음은 위기의 1차 예방에 대한 설명이다. 설명으로 옳지 않은 것은 무엇인가?

① 위기에 대해 대상자 측면에서 자연적으로 행동에 임할 수 있도록 돕는 행위이다.
② 개인의 인성구조나 성숙도에 변화를 주는 것이다.
③ 위기에 대한 지각정도가 중간 정도인 사람이 자기조절을 할 수도 있고 상황에 적응행동도 쉬우므로 위기 인지과정을 학습한다.
④ 위기를 느끼도록 돕거나 위기 직전기간 동안 인식하도록 돕는다.

해설 **[위기중재전략]**
① 1차 중재전략 : 사건이 일어나기 전에 예방하는 것으로 예상되는 위기 시에 적합한 행동을 미리 알려 줌으로써 위기에 빠지지 않게 한다.
② 2차 중재전략 : 위기에 있는 사람을 조기에 발견하여 초반에 중재를 투입하여 더욱 심각한 상황에 처하지 않고 평형을 회복하게 하며 위기의 기간과 강도를 감소하기 위한 것으로 적응행위를 높이기 위함이다.
③ 3차 중재전략 : 위기에 처한 가족의 회복을 돕고 미래에 닥칠 위기를 줄이는 것이다. 불구나 장애를 감소시키는 것에 초점을 둔다.

10 가족사정 시 최근에 가족들이 경험하는 일상사건의 경험과 질병 간의 관계를 보는 가족사정 도구는?

① 가족생활사건도구
② 가족연대기
③ 가족밀착도
④ 외부체계도

해설 **[가족생활사건도구(FILE;Family Inventory of Life Event)]**
① 최근에 가족들이 경험하는 일상사건의 경험과 질병 간의 관계를 보는 방법
② 스트레스와 관련된 문제가 명백한지, 특정한 스트레스에 잘못된 대처로 인하여 더 악화되고 있는지 여부 확인에 중요하다.

11 가족간호평가 시 평가자료로 활용할 수 있는 것은?

> 가. 환자와 가족의 행동관찰
> 나. 가족간호에 대한 태도나 의견
> 다. 삽화적 기록
> 라. 간호일지

① 가, 나, 다   ② 가, 다
③ 나, 라   ④ 가, 나, 다, 라

+해설 (1) 구조평가

간호가 제공된 환경에 초점을 맞춘 평가로, 인력, 예산, 물품 및 장비, 가족간호사업 조직체계 등을 평가한다.

(2) 과정평가

수행방법의 적절성, 기록·보고의 정확성, 가족간호계획 수립, 과정 중의 자체평가, 대상가족의 선정과정, 질병이나 가족문제별 추후 관리 여부, 지역사회 자원 활용 등을 평가한다.

(3) 결과평가

① 사업의 효과성:가족의 인식도, 만족도 및 건강관리에 대한 지식·태도·행위의 변화 등

② 사업의 목표달성:가족문제의 원인요인의 해결 및 감소, 가족간호 횟수, 등록관리 가족의 수, 가족서비스 제공 내용과 횟수 등

③ 사업의 효율성:가족간호에 투자한 자원에 대비한 비용효과적인 측면

12 다음 중 가족사정의 기본원칙으로 맞는 것은?

① 가족 전체보다 개개인에 초점을 맞춘다.
② '정상가족'이라는 고정관념을 갖고 접근한다.
③ 단편적 정보보다는 여러 사람의 복합적인 정보를 수집한다.
④ 사정된 자료 자체는 가족의 문제라고 할 수 있다.

+해설 가족사정 시에는 일방적이고 단편적인 정보보다는 다양한 경로를 통해 여러 사람에게서 복합적인 정보를 수집해야 한다.

 공부하기

> **[공공기관을 중심으로 사용되고 있는 가족사정도구]**
> ① 가족구조/발달주기:가족형태, 동거형태 및 가족 외 동거인, 가족구조, 가족발달 단계와 발달과업 등
> ② 가족체계 유지:재정상태, 관습과 가치관, 자존감, 가족규칙
> ③ 상호작용 및 교류:가족 내 의사소통, 역할인식, 사회참여와 교류, 양육, 의사결정과 권위

④ 지지:정서적·영적 지지, 경제적 협동, 지지자원
⑤ 대처/적응:문제해결과정, 생활의 변화
⑥ 건강관리:가족건강력, 건강교육과 상담, 환자관리, 지속적 관리대상,건강증진관련 행위
⑦ 위험행위:지나친 음주, 흡연, 스트레스, 부적합한 건강관리방법, 약물남용
⑧ 주거환경:안전사고의 위험성, 생활공간 부족, 위생관리, 주택구조 불량, 부적합한 식수, 환기, 채광, 소음이
  나 공해 등
⑨ 가족의 강점:가족에 대한 긍지, 효과적 의사소통, 자가관리능력, 리더의 존재, 위기관리 능력, 삶의 긍정적
  자세, 건강에 대한 관심 등

13 다음 중 프리드먼의 가족사정모델에 포함되지 않는 것은?

① 가족에 대한 특수한 정보
② 가족발달과 가족역사
③ 환경적 요인
④ 가족구조적 요인

➕해설 [프리드먼의 가족사정모델] 가족간호사들이 가족을 면담할 때 적용하는 지침
① 가족에 대한 일반적인 정보:가족구성요소, 사회문화적 요인, 사회 경제상태
② 가족발달과 가족역사:가족의 발달 단계와 과업, 조부모, 부모, 자식 등 가족관계
③ 환경적 요인:가정환경, 이웃과 지역사회, 거주기간과 이사, 가족과 지역사회와의 상호작용, 가족에 대
  한 사회적 지지체계나 사회 안전망 등
④ 가족구조적 요인:의사소통 양상, 권력구조, 역할구조, 가족가치 등
⑤ 가족기능적 요인:애정기능, 사회화 기능, 보건의료 기능 등
⑥ 가족대처 요인:가족의 스트레스 상황과 인식, 대처전략 등

14 다음 중 지역사회체계의 하부체계로서 가장 기본적인 단위가 되는 것은?

① 가족체계　　　　　　　　② 국가체계
③ 주민체계　　　　　　　　④ 학교체계

➕해설 [체계론적 관점(Von Bertalanffy.1950)]
① 가족은 각 부분의 특성을 합한 것 이상의 특징을 지닌 체계이다
② 가족체계는 외부체계와의 지속적인 상호작용과 교류를 통하여 변화와 안정 간의 균형을 잡는다.
③ 가족체계 일부분이 받은 영향은 다른 부분에 영향을 주며 또 전체 체계에 영향을 준다.
④ 가족에서의 개인행동(시간)은 어떤 원인이 곧 결과가 된다는 직선적 인과관계보다는 원인이 결과이
  며, 결과가 원인이 될 수 있다는 순환적 관계로 보는 것이 보다 이해하기 쉽다.

15 가족의 특징에 관한 설명으로 옳지 않은 것은?

① 가족은 고유의 가치관과 행동양식을 갖는다.

② 가족의 구조와 기능은 사회적, 경제적, 지리적 조건에 영향을 받지 않는다.

③ 가족 중 한 사람의 행동이나 생각의 변화는 다른 가족구성원과 가족 전체에 영향을 미친다.

④ 가족구성원 간에는 분업관계, 권리 및 의무관계 및 일상생활에 수반되는 행동유형이 있다.

➕해설 ① 가족은 1차적 집단이다.
② 가족은 공동사회 집단이다.
③ 가족은 폐쇄적 집단이다.
④ 가족은 형식적 집단이다.
⑤ 가족은 혈연집단이다.
⑥ 가족은 매우 이질적 구성원으로 이루어진 집단이다.

16 가족기능 평가도구에 대한 설명이다. 5가지 가족기능영역 평가항목이 바르게 연결된 것은?

① 가족의 적응능력 - 가족구성원들과 의사결정의 공유

② 가족 간의 동료의식 정도 - 가족위기 시 문제해결을 위한 자원의 활용

③ 가족 간의 성숙도 - 가족구성원 간의 상호지지와 지도를 통한 신체적, 정서적 자아실현

④ 가족 간의 애정 정도 - 가족 구성원들의 신체적, 정서적 성숙을 위해 서로 시간을 함께 보내려는 의지

➕해설 ① 가족의 적응능력
- 가족구성원들과 의사결정의 공유(파트너십 - 동료의식정도)
② 가족 간의 동료의식 정도
- 가족위기 시 문제해결을 위한 자원의 활용 → 아답테이션, 가족의 적응능력
④ 가족 간의 애정 정도
- 가족 구성원들의 신체적,정서적 성숙을 위해 서로 시간을 함께 보내려는 의지 → 문제해결, 리졸브

17 가족간호에 대한 지역사회간호사의 역할을 설명한 내용 중 옳지 않은 것은?

① 가족들의 건강요구를 확인한다.

② 가족들의 문제점 뿐 아니라 강점을 중요시한다.

③ 가족들이 스스로의 문제를 해결할 수 있도록 돕는다.

④ 문제가족에 대한 간호제공이 기본적 역할이다.

해설 ④ 문제가족에 대한 지역사회간호사의 기본적 역할은 간호제공보다는 문제가 있는 가족구성원을 대상으로 자료를 수집하는 것으로 볼 수 있다.

18 다음은 지역사회간호사업에서 가족을 사업단위로 한 이유들이다. 이유로 보기에 옳지 않은 것은 무엇인가?

① 가족의 건강문제는 상호 의존적이며 서로 얽혀 있다.
② 가장 기본적이고 가연적인 단위이다.
③ 가족은 구성원 개인의 건강관리에 중요한 영향을 미친다.
④ 전 지역주민을 모두 참여시킬 수 있다.

해설 가족을 사업단위로 함으로 전 지역주민을 모두 참여시키는 것과는 거리가 멀다.
*가연 : 부부관계나 사랑을 맺게 될 연분

19 가족발달 주기상 진수기의 과업에 해당되지 않는 것은?

① 신체적 기능의 감소에 직면해서 자신 또는 부부간의 기능 변화
② 조부모의 죽음과 무능에 대한 관리
③ 성장된 자녀와 자녀의 배우자와의 관계 재배열
④ 성장된 자녀와 부모 간의 성인 대 성인의 관계 개발

해설 ①번은 노년기 과업에 해당한다.

20 가족의 생활주기에 따른 발달과업 중 노년기의 발달과업으로 옳지 않은 것은?

① 동년대의 사람들과 친밀한 관계를 만드는 것
② 배우자의 죽음에 적응해 가는 것
③ 체력 및 건강의 쇠퇴 등 건강문제에 대처하는 것
④ 결혼관계에 다시 초점을 맞춰 결혼관계를 재정립하는 것

해설 ④번은 7단계의 중년기 발달과업에 해당

21 다음 중 가족의 생활주기를 설명한 것으로 옳지 않은 것은?

① 두 사람이 결혼해서 노년기가 되어 배우자의 사망까지를 시기별로 나눈 것이다.
② 자녀가 없이 두 부부만 살아 왔어도 그 가족은 스스로 성장, 발달해 온 것이다.
③ 가족을 시간의 흐름에 따라 성장, 발달하는 측면에 초점을 맞추었다.
④ 가족의 산물인 자녀를 중심으로 구분하였다.

➕해설 가족의 생활주기는 신혼부부가족, 출산 및 유아기 가족, 미취학아를 가진 가족 등 이러한 순서로 자녀를
중심으로 구분한다.

22 체계이론적 관점에서 가족건강을 설명한 것으로 옳지 않은 것은?

① 가족건강을 내부 상호작용 결과와 외부체계와의 관련에 중점을 두는 접근법으로 균형에 초
점을 둔다.
② 가족은 개방체계로 질서와 복합성의 증진을 목적으로 환경과 에너지, 물질을 교환하는데
이를 엔트로피라 한다.
③ 개방체계는 항상성을 유지하는데 구성요소들은 힘, 상호균형, 반복적이고 상호적인 행동유
형, 역할, 규율, 의사소통과 경계선이 있다.
④ 항상성이란 생존을 위한 안정성과 일관성을 제공하는 균형상태를 말한다.

➕해설 ②번은 체계와 환경 사이에 작용하는 긍정의 에너지인 네겐트로피에 대한 설명이다.

23 가족을 사회체계와 상호작용하는 체계로 보며 사회, 사회체계, 사회구조가 개인의 행위를 결정하고 만드는 것으로 보는 입장은?

① 상징적 상호주의
② 구조-기능주의
③ 체계이론
④ 발달이론

➕해설 [가족간호 - 체계이론(System Theory. Ludwig Von Bertalanffy, 1950)]
① 가족은 그 부분의 합보다 크다. 가족을 사회체계와 상호작용하는 체계로 보며 사회, 사회체계, 사회구
조가 개인의 행위를 결정하고 만든다는 입장이다.
② 가족체계에는 많은 위계가 있다. 가족은 국가와 지역사회의 하위체계이며, 가족의 하위체계는 배우자
하위체계, 부모 - 자식 하위체계, 형제 - 자매 하위체계, 기타 하위체계 등으로 구분된다.

③ 가족체계는 지역사회와 구별된다.

④ 가족체계는 시간이 경과함에 따라 더 높은 적응력과 분화에 의한 성장, 변화에 대한 포용력을 높이기 위해 복잡성이 증가된다.

⑤ 서로 다른 가족체계에도 구조적인 동질성이 있다.

24 다음 중 어린이의 사회화 양상을 사정하는 간호접근법은?

① 체계이론적 접근

② 가족치료 접근

③ 상호작용 분석 접근

④ 성장발달적 접근

➕해설 아이를 둘러싸고 있는 여러 가지 환경과 아이가 상호작용하는 것을 관찰함으로써 사회화가 진행되는 양상을 보는 간호접근법이 가장 알맞다.

25 가족 중 다른 사람의 반응이 가족 구성원의 역할 수행을 강화시킨다는 가족간호접근법은?

① 행동수정 접근법

② 가족치료 접근법

③ 상호작용 분석 접근법

④ 성장발달적 접근법

➕해설 가족 구성원의 역할 수행을 강화시킨다는 것은 가족 구성원들을 대하는 타인의 반응이 가족 구성원들이 그에 맞는 역할을 수행하거나 도전하는 것을 강화시킴을 의미한다.

26 가족의 상호작용에 대하여 잘못 설명한 것은?

① 건강문제가 있을 경우에는 스트레스가 발생함으로 상호관계가 항상 악화된다.

② 가족 간의 상호작용을 통해 인성이 형성된다.

③ 지위와 역할에 맞는 태도와 행위를 갖도록 해준다.

④ 가족은 상호작용에 의해 감정적 만족을 줄 수 있다.

➕해설 건강 문제를 가지고 있다하더라도 가족 상호간에 긍정적인 작용이 이루어지면 스트레스 요소를 오히려 감소시킬 수도 있기 때문에 항상 악화되는 것은 아니다.

27 **가족간호에서 상징적 상호작용이론의 기본 가정으로 옳지 않은 것은?**

① 가족은 살아있는 기능적인 집합체이다.
② 가족구성원에게 맡겨진 역할과 이에 대한 기대가 있다.
③ 가족은 하나의 정지된 사회적 단위이다.
④ 가족 개개인의 행위는 가족 간 상호작용을 통해 형성된다.

➕해설 ③ 가족은 하나의 정지된 사회적 단위가 아닌 살아있는 기능적 집합체이다.

[상징적 상호작용이론(Symbolic interaction theory)]
1) 인간은 인간이 사물에 대해 가지고 있는 의미에 근거하여 행동하며 이러한 의미는 인간이 동료들과 관계를 형성하고 있는 사회적 상호작용으로부터 나온다.
2) 상호작용의 결과보다는 과정에 중점을 두며 청소년 약물중독, 알콜중독, 가족 근친상간과 같은 현상의 본질을 이해하며, 가족을 건강하게 하는 인간행위 탐구에 유용한 이론이다.

28 **가족간호를 발달이론적 관점에서 설명한 것으로 옳은 것은?**

① 가족 내 적응과 의사소통과정을 중요시한다.
② 가족도 성장, 발달기가 있으며 그 시기에 따라 요구, 역할 및 목표가 다르다.
③ 가족은 개인들 간의 구조화되고 정형화된 상호작용을 나타낸다.
④ 내부 상호작용과 외부체계와의 관계에 중점을 둔다.

➕해설 ① 상징적 상호작용 이론, ③ 구조-기능이론, ④ 체계이론에 대한 설명이다.

29 **다음은 가족이 겪을 수 있는 위기이다. 이 중 성숙위기에 속하는 것은?**

① 가족의 갑작스런 죽음
② 미숙아 또는 불구, 장애아 출생
③ 자녀의 대학입시
④ 중증질환으로 인한 입원

➕해설 ③ 자녀의 대학입시는 성장발달 과정 중인 사람들이 경험하는 예견할 수 있는 위기성장발달 과정 중인 사람들이 경험하는 예견할 수 있는 위기로 성숙위기에 해당한다.
①②④는 상황위기(situational crisis, unexpected crisis)로 우발적으로 발생한 예견할 수 없는 위기를 의미한다.

30 다음 중 핵가족의 4가지 주요 과업이 모두 바르게 조합된 것은?

> 가. 성역할과 자녀교육　　　　나. 정서적, 사회적 기능
> 다. 안전, 신체적 생존　　　　라. 가족 구성원의 신체적 성장

① 가, 나, 다　　　　　　　　② 가, 다
③ 나, 라　　　　　　　　　　④ 가, 나, 다, 라

+해설 핵가족은 부부와 그들의 결혼하지 않은 자녀로 이루어진 가족구조로 현대 산업사회의 보편적인 형태이다.

31 위기에 처해 있는 가족에 대한 지역사회간호사의 역할로 옳지 않은 것은 무엇인가?

① 가족의 책임을 구별해 준다.
② 스트레스 위기에 대처하는 능력을 길러준다.
③ 환자가 현실을 직면하면서 사실을 발견하도록 한다.
④ 지역사회간호사가 가족의 문제를 해결해 준다.

+해설 ④ 지역사회간호사는 가족이 문제해결을 원활하게 결정할 수 있도록 돕는 것이지 가족의 문제를 해결해
　　　　주는 것은 아니다.

32 지역사회에서 위기의 일차예방을 위한 지역사회간호사의 조치에 포함되지 않는 것은?

① 은퇴 상담　　　　　　　　② 산전 관리
③ 수술 전 교육　　　　　　　④ 미혼모 상담

+해설 위기의 일차예방을 위한 지역사회간호사의 조치는 가족이 위기에 직면했을 때 문제해결을 위해 필요한 것이다.

33 가족사정의 기본 원칙에 관한 설명으로 옳은 것은?

① 가족 전체보다 개개인에 초점을 맞춘다.
② '정상가족'이라는 고정관념을 갖고 접근한다.
③ 가족의 문제점보다는 강점을 더 중시하여 사정한다.
④ 단편적 정보보다는 여러 사람의 복합적인 정보를 수집한다.

① 가족 전체에 초점을 맞추고 사정해야 한다.
② 고정관념을 가지고 접근하는 것은 올바른 간호사정으로 볼 수 없다.
③ 가족사정 시에는 문제점과 강점 두 가지 모두 중요하게 사정한다.

34 다음 중 가계도에 관한 설명으로 옳은 것은?

① 임상적 문제가 가족맥락과 어떻게 관련되어 있으며 시간이 경과하면서 어떻게 발전되는지 추측이 가능하다.
② 가족기능의 양상을 파악하기 위한 것이다.
③ 가족구성원 간의 상호관계를 이해하기 위한 것이다.
④ 취약가구원의 지지체계를 파악하기 위한 것이다.

가계도란 3세대 이상에 걸친 가족성에 관한 정보와 관계파악에 유용하다.

35 가족 구성원 간의 정서적, 영적 지지관계와 상호관련을 이해하는 사정 도구로 적절한 것은?

① 가계도   ② 사회지지도
③ 외부체계도   ④ 가족밀착도

[가족밀착도(family attachmentgram)]
① 가족을 이해함에 있어 가족의 구조뿐만 아니라 구조를 구성하고 있는 관계의 본질을 파악한다.
② 가족구성원 간의 밀착 관계와 상호 관계를 그림으로 도식화하는 것이다.

36 가족간호 수행에 대한 구체적인 전략 중 옳은 것은?

① 문제의 하나하나에 초점을 맞춘다.
② 표면화된 구체적인 문제만을 해결한다.
③ 가족참여의 유도가 중요하다.
④ 가족간호과정은 단계나 순서의 구분이 확실하다.

가족간호는 개인의 문제에 초점을 맞추기보다는 가족전체를 하나의 체계로 보고 간호수행을 해야 함으로 전략적으로 가족 모두의 참여를 유도하는 것이 중요하다.

지역사회간호사업

UNIT 01 _ 최신기출문제

01 <보기>는 보건소에서 실시하는 방문건강관리사업의 일부이다. 이에 해당하는 사례관리의 단계로 가장 옳은 것은? `2020`

> <보기>
> • 전문 인력의 판단과 팀 구성에 따라 건강관리서비스 내용 조정
> • 서신발송, 전화, 방문, 내소, 자원연계 실시

① 요구사정 　　　　　　　② 목표설정 및 계획수립
③ 대상자 선정 및 등록 　　④ 개입 및 실행

╋해설 방문건강관리사업이은 빈곤, 질병, 장애 고령 등 건강위험요인이 큰 지역주민에게 간호사, 물리치료사, 작업치료사 등 전문 인력이 직접 찾아가 건강관리서비스를 제공하는 것이다.
개입 및 실행이란 사례관리 대상 가구에게 서비스제공계획에 따른 서비스를 제공하고, 이행 상황 및 대상가구의 환경, 욕구변화 등을 주기적으로 점검, 파악하는 활동을 말한다.

02 보건소의 방문건강관리사업 사례관리를 받기로 동의한 대상자의 건강위험요인을 파악하였다. 다음 중 정기관리군으로 고려될 대상자는? `2019`

① 허약노인 판정점수가 6점인 75세 여성
② 당화혈색소 6.5%이면서 흡연 중인 77세 남성
③ 수축기압 145mmHg이면서 비만인 67세 여성
④ 뇌졸중 등록자로 신체활동을 미실천하는 72세 남성

+ 해설 대상 : 방문건강관리사업에서 제공하는 건강관리서비스는 우선, 전문 인력이 건강면접조사표 등 기초조
사와 건강 상담 등을 통해 대상자의 건강문제 및 가족, 주거 환경 등으로 인한 복합적인 건강문제를 파악
하여 3개군(집중관리군, 정기관리군, 자기역량지원군으로 분류하고 대상자별 건강관리계획(care plan)
에 따라 방문주기와 차별화된 건강관리서비스를 제공하며 추후 대상자 평가를 통해 후속 건강관리를 제
공하게 된다.
1) 집중관리군은 건강위험요인 및 건강문제가 있고 증상조절이 안 되는 경우이며, 정기관리군은 건강위
험요인 및 건강문제가 있고 증상이 있으나 조절(위험군)이 되는 경우이고, 자기역량지원군은 건강위
험요인 및 건강문제가 있고 증상이 있으나 조절(정상군)이 되는 경우를 의미함
2) 방문주기는 집중관리군은 2~4개월 동안 6~10회 방문하고, 정기관리군은 2~3개월에 1회 이상 방문
하고, 자기역량지원군은 4~6개월에 1회 이상 방문함

03 지역사회 통합건강증진사업의 특징은? 2019

① 사업 산출량 지표를 개발하여 모든 지역에 적용함으로써 객관적으로 지역 간 비교가 가능하다.
② 기존 건강증진사업이 분절되어 운영되었던 것에 비해 사업을 통합하여 지역특성 및 주민수
요 중심으로 서비스를 제공한다.
③ 모든 지역에서 동일한 사업을 수행할 수 있도록 중앙에서 표준화된 사업계획이 제공된다.
④ 사업별로 재원을 구체적으로 배분하여 일정 정해진 사업을 지역에서 수행하도록 하여 중앙
정부의 목표에 집중하도록 한다.

+ 해설 통합건강증진사업이란 중앙정부가 전국을 대상으로 획일적으로 실시하는 국가주도형 사업방식에서 탈
피하여, 지방자치단체가 지역사회 주민을 대상으로 건강생활실천 및 만성질환 예방, 취약계층 건강관리
를 목적으로 하는 사업을 통합하여 지역특성 및 주민 수요에 맞게 기획·추진하는 사업이다.

04 <보기>의 건강문제가 있는 가정들을 하루에 방문하는 경우 방문 순서를 바르게 나열한 것은? 2018 서울시

<보기>
㈎ 성병 치료를 받는 청년이 있는 가정
㈏ 건강한 신생아가 있는 가정
㈐ 임신 5개월째인 건강한 여성이 있는 가정
㈑ 결핵약을 복용한 지 1개월 된 청년이 있는 가정
㈒ 고혈압약과 관절염약을 복용하는 할머니가 있는 가정

① ㈐ – ㈏ – ㈒ – ㈎ – ㈑
② ㈐ – ㈏ – ㈑ – ㈎ – ㈒
③ ㈏ – ㈐ – ㈒ – ㈎ – ㈑
④ ㈏ – ㈐ – ㈒ – ㈑ – ㈎

➕해설 **[가정방문활동의 우선순위]**

① 개인보다는 집단을, 건강한 인구집단보다는 취약한 인구집단을 우선으로 한다.

② 일반적으로 감염성 질환을 우선으로 해야 하나, 하루에 여러 곳을 방문해야 할 경우에는 비감염성 질환, 면역력이 낮은 집단 대상자부터 우선 방문한다.

③ 급성질환과 만성질환일 때는 급성질환을 우선으로 한다.

④ 문제가 있는 대상자와 의심이 가는 대상자 중 의심이 가는 대상자를 우선으로 한다.

⑤ 가정을 방문해야 하는 경우에는 급성질환이더라도 그것이 감염성 질환인 경우에는 감염의 우려가 있기 때문에 나중에 방문해야 한다.

⑥ 대상자의 생활수준과 교육수준이 낮을수록 취약하므로 우선순위가 높다.

05 다음 중 「노인복지법」에 규정된 노인의료 복지시설로만 묶인 것은? 2016

① 노인공동생활가정, 단기요양시설

② 방문요양시설, 노인요양시설

③ 노인요양시설, 노인요양공동생활가정

④ 노인요양시설, 단기요양시설

➕해설 **[제34조 (노인의료복지시설)]**

① 노인요양시설 : 치매·중풍 등 노인성질환 등으로 심신에 상당한 장애가 발생하여 도움을 필요로 하는 노인을 입소시켜 급식·요양과 그 밖에 일상생활에 필요한 편의를 제공함을 목적으로 하는 시설

② 노인요양공동생활가정 : 치매·중풍 등 노인성질환 등으로 심신에 상당한 장애가 발생하여 도움을 필요로 하는 노인에게 가정과 같은 주거여건과 급식·요양, 그 밖에 일상생활에 필요한 편의를 제공함을 목적으로 하는 시설

06 2013년부터 전국 지자체에서 시행되고 있는 지역사회 통합 건강증진사업의 기본방향 중 옳지 않은 것은? 2015

① 분절적인 단위사업 중심에서 대상자 중심의 통합서비스 제공(효율성)

② 정해진 지침에 따른 운영에서 지역 여건에 맞추어 탄력적인 운영(자율성)

③ 생애주기별, 공통적 건강문제를 갖는 인구 집단별 모든 주민의 건강관리사업(형평성)

④ 정해진 사업의 물량 관리위주의 평가에서 사업 목적·목표 달성 여부의 책임 평가(책임성)

➕해설 지역사회 통합건강증진사업이란, 지자체가 지역사회 주민을 대상으로 실시하는 건강생활실천 및 만성질환 예방, 취약계층 건강관리를 목적으로 하는 사업을 통합하여 지역특성 및 주민 수요에 맞게 기획·추진하는 것이다.

기존 전국을 대상으로 획일적으로 실시하는 국가 주도형 사업방식에서 지역여건에 맞는 사업을 추진할 수 있도록 지자체 주도방식으로 개선되었다.

공부하기

기존 국고보조사업	지역사회 통합건강증진사업
• 사업내용 및 방법 지정 지침 • 중앙집중식·하향식 • 지역여건에 무방한 사업 • 산출중심의 사업 평가 • 분절적 사업수행으로 비효율	• 사업범위 및 원칙 중심 지침 • 지방분권식·상향식 • 지역여건을 고려한 사업 • 과정, 성과중심의 평가 • 보건소 내외 사업 통합·연계 활성화

구분	기존 국고보조사업(특정보조)	지역사회 통합건강증진사업(포괄보조)
목적	건강증진사업의 일환이나, 지엽적인 목적달성만 가능했다(금연클리닉 - 금연실천).	국가건강증진 정책방향과 지자체 건강증진사업 목적을 일치시켰다(금연사업 - 흡연 예방 및 금연).
운영체계	(중앙) • 총괄조정 기능 부재 • 사업부서에서 연계성 없이 개별 운영·관리, 교육 실시	(중앙) • 건강정책과 : 사업 총괄조정 • 사업부서 : 중점과제별 보건소사업전략 제시, 사업운영 및 교육 지원
	(지자체) 17개 사업이 분절적·획일적·경직적으로 운영	(지자체) 사업영역 중 선택하여 지자체가 자율적으로 세부 사업 설계
재원배분	• 국고보조사업별 재원 배분 • 사업신청에 따른 예산 배분	지자체 재정여건, 사업성과 등과 연동된 재원비중을 단계적으로 확대
평가	국고보조사업 산출결과 중심 평가	개별사업 중심이 아닌 HP 2020 목표에 맞춘 평가 도입

[표] 기존 국고보조사업과 지역사회 통합건강증진사업의 비교

- 조유향 외, 지역사회간호학 총론, 현문사, 2014, p.290

07 노인장기요양보험법에 대한 설명 중 옳은 것은? `2013`

① 65세 이상 노인을 대상으로 한다.
② 등급판정자는 모두 특별현금급여를 받는다.
③ 대상자는 모두 재가급여, 시설급여를 무료로 이용할 수 있다.
④ 국민건강보험공단에서 관리한다.
⑤ 2007년에 제정되고, 2007년에 시행되었다.

+해설 ① 노인장기요양보험의 대상자는 65세 이상의 노인 또는 65세 미만의 자로서 치매, 뇌혈관성 질환 등 대통령령으로 정하는 노인성 질병을 가진 자이다.
② 등급판정자는 재가급여, 시설급여, 특별현금급여를 받게 된다.
③ 시설급여는 20%, 재가급여는 15% 본인이 부담하며 기타 의료급여수급권자 등은 각각 1/2로 경감(시설 : 10%, 재가 : 7.5%)해준다. 국민기초생활수급권자는 무료이다.
⑤ 2007년 4월 27일 「노인장기요양보험법」이 제정되어, 2008년 7월 1일부터 노인장기요양보험제도가 시행되었다.
장기요양보험사업은 보건복지부장관이 관장하고 국민건강보험공단은 관리·운영을 담당한다.

[노인장기요양보험의 이해]

① 노인장기요양보험은 고령이나 노인성 질병 등의 사유로 일상생활을 혼자서 수행하기 어려운 노인 등에게 신체활동 또는 가사활동 지원 등의 장기요양급여를 사회적 연대 원리에 따라 제공하는 사회보험을 말한다.

② 장기요양보험가입자는 국민건강보험가입자와 동일하다(「국민건강보험법」 제5조 및 제109조).

08 재활간호는 신체적 장애의 한계 내에서 모든 심신의 상태가 최고가 될 수 있도록 돕는 것인데 재활의 궁극적인 목표로 가장 적합한 것은? `2013`

① 장애인의 활동 지원 제도의 추진

② 가정과 지역사회의 복귀를 도움

③ 변화된 삶에 적응과 최적의 안녕상태 유지를 도움

④ 장애인의 기능적 회복과 최대의 독립성으로 사회 통합

⑤ 잠재적 기능을 극대화하여 자급자족의 성취감을 고취

➕해설 장애인 재활의 궁극적인 목표는 의료, 직업 등 사회·심리적 측면에서의 장애인의 사회통합이다.

[재활간호의 필요성]

• 급속한 산업화와 도시화 추세에 따른 중도장애의 발생

• 식습관의 변화 및 성인병과 각종 사고에 노출될 기회가 늘고, 노인인구의 증가에 따른 만성퇴행성 질환으로 인해 장애를 갖고 생활하는 인구가 급속히 증가

• 의료재활에의 요구가 높은 거동이 불편한 장애인들 중에는 저소득층이 많은 실정

• 노인인구의 지속적인 증가

• 장애인의 수에 비해 재활서비스기관 부족

• 장애인에 대한 인식 부족과 재가 장애인의 방치로 인한 장애심화 방지

09 지역사회중심 재활간호사업의 궁극적인 목적은? `2011`

① 장애인의 기능회복

② 재활에 대한 인식고취

③ 장애인의 잠재력 개발

④ 지역사회자원의 효과적 활용

⑤ 장애인의 사회통합

➕해설 재활간호사업의 궁극적 목적은 장애인의 기능적 회복과 최대의 독립성으로 장애인의 사회통합이다.

[재활간호의 목적]

① 잠재적 기능의 극대화와 장애 내에서 최고의 심신상태를 유지하도록 돕는다.

② 교육과 상담을 통해 환자와 가족에게 상황에 대해 이해하도록 돕는다.

③ 변화된 삶에 적응하고 수용하여 최적의 안녕상태를 유지할 수 있게 돕는다.

④ 수용할 만한 삶의 질을 성취하게 한다.

⑤ 자신의 삶의 질을 인정하고 가정과 지역사회에 복귀할 수 있게 한다.

10 맞춤형 방문건강관리사업을 실시하게 된 배경으로 옳은 것을 모두 고른 것은? 2010

> ㄱ. 취약계층을 위한 보건의료이용 형평성 제공
> ㄴ. 고령화에 따른 치매, 중풍 등 장기요양보호 노인의 급속한 증가
> ㄷ. 건강생활실천 유도 등 적극적인 만성질환 예방 및 관리활동
> ㄹ. 만성 퇴행성질환자 증가

① ㄱ, ㄴ, ㄷ   ② ㄴ, ㄷ, ㄹ

③ ㄱ, ㄴ, ㄹ   ④ ㄱ, ㄴ, ㄷ, ㄹ

 공부하기

[방문건강관리사업의 추진배경]

(1) 취약계층을 위한 보건의료 이용의 형평성 제고

경제적 분배과정에서 소외된 빈곤가구를 사회공동체가 지지해 주지 못하면서 "제3차 국민건강증진종합
계획 2020"의 건강형평성 확보를 위해 가정방문을 통한 방문건강관리서비스를 제공하기로 하였다.

(2) 고령사회의 도래에 따른 대응

고령화 진전에 따라 치매, 중풍 등 장기요양보호 노인이 급속히 증가하고 있고 만성퇴행성 질환의 유병률
의 증가 및 산업화와 도시화에 따른 장애발생이 증가함에 따라 재가요양서비스 수요가 급증하고 있다.

(3) 건강생활실천 유도 등 적극적인 만성질환 예방 및 관리활동 필요

고혈압, 당뇨, 고지혈증 등 만성질환의 증가에 대비하여 건강생활 실천을 위한 적극적인 중재가 필요하
고, 가정 외에도 문화센터, 체육시설, 경로당, 주민자치센터 등 주민들의 일상활동 공간을 통한 적극적인
건강생활 실천을 유도해야 할 필요가 있다.

(4) 국민의료비 절감

방문건강관리사업을 통하여 병·의원의 조기입원, 시설보호를 최소화하고, 만성질환자에 대한 건강관리
를 강화하여 불필요한 의료기관 이용을 억제하고 2차 합병증을 예방하여 의료비 절감을 유도한다.

(5) 노인장기요양보험제도 도입

노인장기요양보험이 2008년 7월 1일부터 시행됨에 따라 등급 외 판정을 받은 대상자가 장기요양상태
로 되는 것을 조기에 방지하거나 예방하기 위한 관리 프로그램을 제공하고 있다

11 우리나라 가정간호에 관한 설명으로 옳은 것은?

① 우리나라의 최초 가정간호는 병원중심의 가정간호이다.
② 가정간호수가제는 포괄수가제를 적용한다.
③ 방문간호와 가정간호는 같은 인력이 간호한다.
④ 민간에서 가정간호기관을 영리 목적으로 개설할 수 있다.
⑤ 의사 처방 없이 가정간호 실시할 수 있다.

➕해설 ① 우리나라의 가정간호 사업은 1974년 연세대학교 원주기독병원 내에 지역사회 보건간호과를 중심으로 시작되었다.
② 가정간호는 입원대체서비스라는 사업의 특성을 가지며 「의료법」, 「국민건강증진법」, 「보험법」에 법적 근거를 둔다. 가정간호수가제는 가정간호 기본방문료, 교통비 및 요양급여 행위별 상대가치점수에 의한 비용으로 구성된다.
③ 가정간호를 실시하는 간호사는 「전문간호사 자격인정 등에 관한 규칙」에 따른 가정전문간호사이어야 한다.
④ 지역사회 중심의 가정간호사업은 공공기관의 하부조직으로 법인체나 독립형의 체계를 갖추고 지역사회에 기반을 두어 비영리적으로 운영되는 것을 말한다.
⑤ 가정전문간호사는 가정간호 중 검체의 채취 및 운반, 투약, 주사 또는 치료적 의료행위인 간호를 하는 경우에는 의사나 한의사의 진단과 처방에 따라야 한다. 이 경우 의사 및 한의사 처방의 유효기간은 처방일로부터 90일까지로 한다.

12 고령화 사회에 대한 설명으로 옳은 것은?

ㄱ. 우리나라의 65세 이상 노인인구 비율은 14%이상으로 고령사회에 접어들었다.
ㄴ. 평균수명증가, 저출산으로 인한 노인인구 비율이 증가하고 있다.
ㄷ. 고령화사회로 갈수록 성비가 낮아진다.
ㄹ. 고령화사회일수록 여성인구가 많아진다.

① ㄱ, ㄴ   ② ㄴ, ㄹ
③ ㄱ, ㄴ, ㄷ   ④ ㄴ, ㄷ, ㄹ
⑤ ㄱ, ㄴ, ㄷ, ㄹ

➕해설 **[우리나라 노인인구의 구성 및 변화추세]**
(1) 우리나라는 노인인구가 2000년에 이미 7%를 넘어 고령화사회에 진입하였다.
(2) 2018년에는 15%를 넘어 고령사회, 2026년에는 20%를 넘어 초고령사회가 될 것으로 예측되고 있다.
(3) 15세 미만 유년인구에 비해 65세 이상 노년인구가 차지하는 상대적인 비율이 증가하여 노령화지수는 급격히 증가하는 추세이다.
(4) 전체 인구의 성비는 꾸준히 낮아지고 있으며, 특히 65세 이상 노인인구는 연령이 증가할수록 성비가

낮아지는 추세로 여성노인의 문제가 지니는 중요성이 크다는 것을 알 수 있다.

(5) 우리나라 인구구조는 현재 종형을 이루고 있으나, 저출산·고령화의 영향으로 2060년에는 역삼각형의 항아리형으로 변화될 것으로 예측된다.

(6) 농촌과 도시를 비교하였을 때, 노인인구 구성비의 증가는 생산연령 인구의 이농현상으로 농촌이 도시보다 높게 나타나고 있다

13 다음 중 정신보건에 관한 지역사회간호의 이차예방 활동으로 적절한 것은? `2012`

① 스트레스에 대한 예방방법을 교육한다.
② 지역 내 정신보건사업을 기획하고 자원을 조정한다.
③ 급성질환으로 인한 무능력 시간을 감소시킨다.
④ 이혼이나 실직 등 상황위기를 경험하는 것을 돕는다.
⑤ 잘 회복되도록 재활을 돕고 사회생활에 완전복귀를 돕는다.

해설 ③ 급성으로 나타난 정신질환을 조기치료하는 것이 이차예방 활동에 해당한다.
①②④는 정신보건에 관한 일차예방 활동이다.
⑤는 삼차예방 활동에 해당한다.

  공부하기

[정신보건간호사의 역할]

(1) 일차예방 관점에서의 역할
① 일차예방은 어떤 인구집단에서 직업의 상실, 질병, 사별, 이사와 같은 예측할 수 없는 상황위기의 경험을 지지하거나 도와줌으로써 정신보건을 증진시키며 새로운 질환의 발병을 감소시키는 것이다.
② 고위험 인구집단을 확인하여 질환이 발생하기 전에 유해한 상황을 없앰으로써 새로운 정신장애의 발생을 감소시키는 것을 의미하며 상황위기는 예측할 수 없기 때문에 정신보건간호사는 개인이 정신장애의 증후에서 벗어나 '정신적으로 건전하게' 유지하도록 지지해주는 역할을 해야 한다.

(2) 이차예방 관점에서의 역할
이차예방은 급성질환으로 발생한 정신장애의 기간을 단축시켜 정신장애의 발병을 감소시키는 데 목표를 두며 이를 위해 조기에 환자를 발견하고 효율적인 치료를 하도록 한다.

(3) 삼차예방 관점에서의 역할
삼차예방은 정신장애의 결과로 발생한 결함을 최소화시키고 질환의 재발을 막으며 정상적인 사회생활로 복귀가 가능하도록 돕는 데 목표를 둔다. 진단을 내릴 때에 재사회화와 사회로의 재통합을 위한 조기계획을 세워야 한다. 환자에 따라 장기간의 재활이 필요하기도 하고 매일의 생활활동의 조정을 위한 최소한의 중재가 요구되기도 한다.

---

14 우리나라 노인인구의 특성을 설명한 것으로 옳지 않은 것은?

① 2000년부터 고령사회(aged society)로 진입하였다.
② 노년부양비가 지속적으로 증가하고 있다.
③ 노령화 지수가 급격히 증가하고 있다.
④ 65세 이상 노인의 연령이 증가할수록 성비가 낮아지고 있다.

➕해설 ① 고령사회가 아닌 고령화 사회로 진입한 것이 2000년이다.

 공부하기

> **[우리나라 노인인구 실태]**
> (1) 노인인구의 증가에 따른 노인인구 지표의 변화
>   ㉠ 노령화지수는 계속 증가
>   ㉡ 노년부양지수비가 계속 증가
>   ㉢ 노인인구의 성비가 급격히 감소
>   ㉣ 인구구조는 피라미드형에서 종형구조로 변화
> (2) 노인인구의 변화 양상
>   ㉠ 소년(유년)인구에 비해 노년인구가 차지하는 비율이 상대적으로 커지고 있음
>   ㉡ 2000년 기준 65세 이상 인구 비율은 7%로 고령화사회에 진입
> (3) 고령화사회가 사회전반에 미치는 영향
>   ㉠ 노인의 정신적·신체적 문제를 돌보아야 하는 것
>   ㉡ 노동력의 감소
>   ㉢ 가구의 저축 감소
>   ㉣ 연금과 보건의료 관련 정부지출의 증가

15 지역사회정신보건사업의 대상자별 서비스로 옳지 않은 것은?

① 정신질환이 없는 일반 성인에게 스트레스 관리 교육을 한다.
② 알코올 문제가 있는 아버지를 둔 다문화가정의 자녀에게 정신건강 조기검진을 실시한다.
③ 만성정신질환자에게 정신질환에 대한 편견해소 홍보를 한다.
④ 지역 내 노인을 대상으로 치매선별검사와 상담을 한다.

➕해설 정신질환에 대한 편견해소 홍보는 지역사회 주민을 대상으로 해야 한다.

공부하기

[지역사회 정신보건사업의 대상자별 서비스]

1) 지역사회 정신보건사업의 대상자

지역사회 내의 정신질환자와 그 가족 및 지역사회주민 전체

2) 지역사회 정신보건사업의 대상자별 서비스

(1) 정신질환자 : 사회복귀시설 확충 및 운영 지원, 자살예방대책수립, 알코올중독자에 대한 치료, 마약중독자에 대한 치료, 보호지원체계 강화재활체계 강화

(2) 가족 및 지역주민 : 정신질환의 편견해소 및 인식개선을 위한 교육 및 홍보

(3) 아동 및 청소년 : 아동 및 청소년의 정신건강문제 조기발견과, 인터넷 중독과 우울증에 대한 선별검사 및 사례관리의 확대

(4) 노인 : 치매선별검사 및 상담과 치매예방교육의 실시

(5) 성인 및 직장인 : 과도한 직무 스트레스 등에 대한 정신건강증진 자가관리 프로그램 실천 교육의 실시

(6) 소수민족대상자 또는 다문화가족 : 한국사회에 정착할 수 있는 방안 모색 및 정신건강 조기검진의 실시

16 노인장기요양보험제도에 따른 장기요양급여의 종류로 옳지 않은 것은? 2010

① 경로연금급여

② 재가급여

③ 시설급여

④ 특별현금급여

➕ 해설 [장기요양급여의 종류]

(1) 재가급여 : 방문요양, 방문목욕, 방문간호, 주·야간보호, 단기보호, 기타 재가급여

(2) 시설급여 : 「노인복지법」에 따른 노인의료복지시설 입소

(3) 특별현금급여

① 가족요양비(법 제24조) : 도서·벽지 등 장기요양기관이 현저히 부족한 지역, 천재지변, 수급자의 신체·정신 또는 성격상의 사유로 인하여 가족으로부터 방문요양에 상당한 장기요양급여를 받은 때 지급되는 현금급여를 말한다.

② 특례요양비(법 제25조) : 수급자가 장기요양기관이 아닌 노인요양시설 등의 기관 또는 시설에서 재가급여 또는 시설급여에 상당한 장기요양급여를 받은 경우 수급자에게 지급되는 현금급여를 말한다.

③ 요양병원간병비(법 제26조) : 수급자가 요양병원에 입원한 때 지급되는 현금급여를 말한다.

17 맞춤형 방문건강관리에 대한 설명 중 맞는 것은?

2010

① 대상자 : 요양1~3등급

② 법적근거 : 의료법

③ 비용부담 : 본인부담금 20%

④ 이용절차 : 대상자와 방문간호기관과 서비스 계약

⑤ 제공인력 : 간호사, 의사, 사회복지사의 다직종 참여

➕해설 [맞춤형 방문간호와 가정간호의 차이]

간호의 실무현장을 가정으로 하는 방문간호와 가정간호는 간호의 다른 실무현장에 비하여 간호사의 독자적 판단과 전문성이 더욱 요구되므로 간호의 영역 확장의 의미를 갖는다.

① 맞춤형 방문간호

「노인장기요양보험법」에 의하여 시행되며, 간호사, 의사, 사회복지사, 간호조무사, 치과위생사 등 다직종이 참여하는 사업이다.

② 가정간호 : 가정전문간호사에 의하여 의료기관 이외의 가정에서 의료행위를 할 수 있는 법적 배경을 갖고 2001년부터 전면 확대 실시되었다

 공부하기

[방문간호와 가정간호의 특성 차이]

구분	방문건강관리	노인장기요양보험 방문간호	가정간호
법적 근거	「지역보건법」	「노인장기요양보험법」	「의료법」
운영주체	보건기관	장기요양기관의 방문간호센터	의료기관
대상자	독거노인, 노인부부, 장애인 등 의료취약계층	• 65세 이상 또는 65세 미만 노인성 질환자 • 장기요양 1~5등급 판정받은 자	• 병원입원 후 조기 퇴원한 환자 • 입원이 요구되는 외래환자
이용절차	관할보건소에서 대상자 등록 후 관리	방문간호기관과 서비스 계약을 맺은 대상자에게 의사가 방문지시서를 발급	진료담당 의사가 환자와 협의 후 가정간호 의뢰
제공인력	간호사, 의사, 사회복지사 등 다직종 참여	• 2년 이상의 임상경력을 가진 간호사 • 3년 이상의 경력과 700시간 교육을 이수한 간호조무사	가정전문간호사
재원배분	• 거동불편자 • 독거노인 또는 노인부부 • 기타 질환자	• 건강상태 확인 및 관리, 증상 상담, 건강체크 • 간호 및 처치, 영양관리, 배뇨관리, 호흡관리, 상처관리, 욕창치료 등 • 교육 및 요양과 관련된 상담	• 가정전문간호사의 독자적 판단 및 수행 • 의사의 처방 필요
비용부담	무료	• 본인부담 15% • 기타의료급여 수급권자 1/2 경감 • 국민기초생활 수급권자 무료	• 본인부담 20% • 의료급여 1종 무료 • 교통비 전액본인부담

- 조유향 외, 지역사회간호학 총론, 현문사, 2018

18 노인장기요양보험 신청대상이 아닌 것은?

2010

① 건강보험 67세 주민
② 의료급여 73세 주민
③ 치매 45세 주민
④ 기초생활수급자 60세
⑤ 중풍 앓고 있는 70세

+해설 노인장기요양보험의 신청대상자는 65세 이상 또는 65세 미만 노인성 질환자이며 ③ 치매 45세 주민은
65세 미만 노인성 질환자이기에 대상자가 된다. 그러나 ④ 기초생활수급자는 65세 미만인 60세 이므
로 신청대상에 해당되지 않는다.

UNIT 02 _ 기출응용문제

01 방문보건간호사가 가족을 방문하여 자료를 수집하는 과정에서 준수해야 할 원칙으로 옳은 것은?

① 가족의 문제해결이 목적이므로 가족의 문제 중심으로만 자료수집을 한다.
② 가족 중 가장 협조적이고 응답률이 높은 가구원에게 가족전체에 대한 정보를 수집한다.
③ 취약계층인 경우 접근을 거부할 수 있으므로 사전조사를 철저히 해서 한 번의 면담으로 모든 자료를 수집한다.
④ 개인정보일지라도 가구원 전체, 친척, 이웃, 통·반장 등 지역자원, 의료기관 및 기존 자료를 통해 전체적인 정보를 수집해야 한다.

+해설 ① 가족의 문제점뿐만 아니라 가족의 강점도 사정한다.
②가족정보 중에는 이중적 의미의 정보도 있을 수 있기 때문에 한 가구원의 정보에만 의존하기보다는 여러 사람에게서 복합적인 정보를 수집하여 정확하고 통합적인 해석을 통해 판단하는 것이 좋다.
③한 번의 면담에서 너무 무리하게 자료를 얻으려고 하면 가족에게 부담을 줄 수 있다. 가족상황에 따라 면담 시간이 조정 될 수는 있지만, 30분에서 1시간을 넘기지 않는다.

02 노인장기요양보험에 대한 설명으로 틀린 것은?

① 노인장기요양보험은 2008년 7월 1일에 시행되었다.
② 요양등급 1~3등급으로 되어있으며 요양보호사가 등급을 나눈다.
③ 장기요양보험 가입대상자는 건강보험 가입대상자와 같다.
④ 노인장기요양보험 보험료는 건강보험료에 같이 포함되어 청구된다.

➕해설 요양등급은 1~5등급으로 되어있으며, 국민건강보험공단의 등급판정위원회에서 등급을 판정한다. 노인장기요양보험비는 국민건강보험공단에서 운영한다.

03 의료기관이 실시하는 가정간호의 업무범위에 해당하지 않는 것은?

① 독자적 투약, 주사
② 기관 교환 및 관리 등의 간호
③ 환자상태 파악을 위한 검사
④ 상병상태 판정을 위한 진찰
⑤ 간호 및 검체의 채취

➕해설 ① 독자적이라는 말이 틀렸다. 의사의 처방전을 가지고 간다.
가정전문간호사는 가정간호 중 검체의 채취 및 운반, 투약, 주사 또는 치료적 의료행위인 간호를 하는 경우에는 의사나 한의사의 진단과 처방에 따르며 유효기간은 처방일부터 90일까지로 한다(「의료법 시행규칙」 제24조 제4항).

[의료기관이 실시하는 가정간호의 범위]
- 간호, 검체의 채취, 투약, 주사, 응급처치 등에 대한 교육 및 훈련, 상담, 다른 보건의료기관 등에 대한 건강관리에 관한 의뢰

04 재활간호는 신체적 장애의 한계 내에서 모든 심신의 상태가 최고가 될 수 있도록 돕는 것인데, 재활간호의 궁극적 목적으로 가장 적합한 것은?

① 잠재적 기능을 극대화하여 자급자족의 성취감을 고취
② 가정과 지역사회의 복귀를 도움
③ 장애인의 기능적 회복과 최대의 독립성으로 사회 통합
④ 변화된 삶에의 적응과 최적의 안녕상태 유지를 도움

➕해설 재활간호의 가장 궁극적인 목표는 "사회 통합"이며, 이 외의 목표로는 장애인의 기능적 회복과 최대의 독립성이 있다.

05 노인장기요양보험제도와 기존 노인복지서비스 체계와의 차이점으로 옳은 것은?

① 기존 노인복지서비스체계의 대상자는 특정대상이 한정되어 있지 않고 보편적이다.
② 노인장기요양보험제도는 수급자 및 부양가족의 선택에 의하여 서비스를 제공한다.
③ 기존 노인복지서비스체계는 65세 미만자로 치매 등 노인성 질환이 있으면 대상이 된다.
④ 노인장기요양보험제도에 의한 서비스는 장기요양보험료와 국가 및 지방자치단체가 재정을 100% 부담한다.

➕해설 기존의 노인복지서비스체계는 지방자치단체장의 판단에 의해 서비스를 제공하였으나 2008년 시행된 노인장기요양보험제도는 수급자 및 부양가족의 선택에 의하여 서비스를 제공받을 수 있다.

구분	노인장기요양보험제도	기존 노인복지서비스 체계
관련법	노인장기요양보험법	노인복지법
서비스대상	보편적 제도로 장기요양이 필요한 65세 이상 노인 및 치매 등 노인성질병을 가진 65세 미만에게 제공	특정대상에 한정되어 선택적이다. 국민기초생활보장 수급자를 포함한 저소득층위주의 서비스 제공
서비스선택	수급자 및 부양가족의 선택에 의한 서비스 제공	지방자치단체장의 판단(공급자 위주)
재원	장기요양보험료와 국가 및 지방자치단체 부담 및 이용자 본인부담	정부 및 지방자치단체의 부담

06 장애인복지법 시행규칙의 '장애인의 장애등급표'에서 규정한 장애인에 해당되는 사람은?(단, 각 문항에 제시된 것 이외에는 장애가 없다)

① 한 발의 모든 발가락을 잃은 사람
② 한 쪽 귀의 청력이 완전히 소실된 사람
③ 뇌병변 장애로 보행이 불가능하거나 일상생활동작을 거의 할 수 없어, 도움이 필요한 사람
④ 한 쪽 신장을 공여한 사람

➕해설 ①번 보기의 경우 한 발의 모든 발가락을 잃은 경우 장애인에 해당되지 않는 반면 한 손의 모든 손가락을 잃게 되면 장애인이라고 보게 된다. 장애인 규정에 관한 문제는 2011년 지방직과 2008년 서울에서 출제된 적이 있다.

공부하기

[장애인복지법 시행규칙 [별표 1] <개정 2019. 6. 4.>]
장애인의 장애 정도(제2조 관련)
1. 지체장애인
    가. 신체의 일부를 잃은 사람
        1) 장애의 정도가 심한 장애인

　　　　가) 두 손의 엄지손가락과 둘째손가락을 잃은 사람

　　　　나) 한 손의 모든 손가락을 잃은 사람

　　　　다) 두 다리를 가로발목뼈관절(Chopart's joint) 이상의 부위에서 잃은 사람

　　　　라) 한 다리를 무릎관절 이상의 부위에서 잃은 사람

　　2) 장애의 정도가 심하지 않은 장애인

　　　　가) 한 손의 엄지손가락을 잃은 사람

　　　　나) 한 손의 둘째손가락을 포함하여 두 손가락을 잃은 사람

　　　　다) 한 손의 셋째손가락, 넷째손가락 및 다섯째손가락을 모두 잃은 사람

　　　　라) 한 다리를 발목발허리관절(lisfranc joint) 이상의 부위에서 잃은 사람

　　　　마) 두 발의 발가락을 모두 잃은 사람

나. 관절장애가 있는 사람

　　1) 장애의 정도가 심한 장애인

　　　　가) 두 팔의 어깨관절, 팔꿈치관절, 손목관절 중 2개 관절기능에 상당한 장애가 있는 사람

　　　　나) 두 팔의 어깨관절, 팔꿈치관절, 손목관절 모두의 기능에 장애가 있는 사람

　　　　다) 두 손의 엄지손가락과 둘째손가락의 관절기능에 현저한 장애가 있는 사람

　　　　라) 한 손의 모든 손가락의 관절기능에 현저한 장애가 있는 사람

　　　　마) 한 팔의 어깨관절, 팔꿈치관절, 손목관절 중 2개 관절기능에 현저한 장애가 있는 사람

　　　　바) 한 팔의 어깨관절, 팔꿈치관절, 손목관절 모두의 기능에 상당한 장애가 있는 사람

　　　　사) 두 다리의 엉덩관절, 무릎관절, 발목관절 중 2개 관절기능에 현저한 장애가 있는 사람

　　　　아) 두 다리의 엉덩관절, 무릎관절, 발목관절 모두의 기능에 상당한 장애가 있는 사람

　　　　자) 한 다리의 엉덩관절, 무릎관절, 발목관절 모두의 기능에 현저한 장애가 있는 사람

　　2) 장애의 정도가 심하지 않은 장애인

　　　　가) 한 손의 둘째손가락을 포함하여 3개 손가락의 관절기능에 상당한 장애가 있는 사람

　　　　나) 한 손의 엄지손가락의 관절기능에 상당한 장애가 있는 사람

　　　　다) 한 손의 둘째손가락을 포함하여 2개 손가락의 관절기능에 현저한 장애가 있는 사람

　　　　라) 한 손의 셋째손가락, 넷째손가락, 다섯째손가락 모두의 관절기능에 현저한 장애가 있는 사람

　　　　마) 한 팔의 어깨관절, 팔꿈치관절, 손목관절 모두의 기능에 장애가 있는 사람

　　　　바) 한 팔의 어깨관절, 팔꿈치관절 또는 손목관절 중 하나의 기능에 상당한 장애가 있는 사람

　　　　사) 두 발의 모든 발가락의 관절기능에 현저한 장애가 있는 사람

　　　　아) 한 다리의 엉덩관절, 무릎관절, 발목관절 모두의 기능에 장애가 있는 사람

　　　　자) 한 다리의 엉덩관절 또는 무릎관절의 기능에 상당한 장애가 있는 사람

　　　　차) 한 다리의 발목관절의 기능에 현저한 장애가 있는 사람

다. 지체기능장애가 있는 사람

　　1) 장애의 정도가 심한 장애인

　　　　가) 두 팔의 기능에 상당한 장애가 있는 사람

　　　　나) 두 손의 엄지손가락 및 둘째손가락의 기능을 잃은 사람

　　　　다) 한 손의 모든 손가락의 기능을 잃은 사람

　　　　라) 한 팔의 기능에 현저한 장애가 있는 사람

　　　　마) 한 다리의 기능을 잃은 사람

　　　　바) 두 다리의 기능에 현저한 장애가 있는 사람

　　　　사) 목뼈 또는 등·허리뼈의 기능을 잃은 사람

　　2) 장애의 정도가 심하지 않은 장애인

가) 한 팔의 기능에 상당한 장애가 있는 사람

나) 한 손의 둘째손가락을 포함하여 세 손가락의 기능에 상당한 장애가 있는 사람

다) 한 손의 엄지손가락의 기능에 상당한 장애가 있는 사람

라) 한 손의 둘째손가락을 포함하여 두 손가락의 기능을 잃은 사람

마) 한 손의 셋째손가락, 넷째손가락 및 다섯째손가락 모두의 기능을 잃은 사람

바) 두 발의 모든 발가락의 기능을 잃은 사람

사) 한 다리의 기능에 상당한 장애가 있는 사람

아) 목뼈 또는 등·허리뼈의 기능이 저하된 사람

라. 신체에 변형 등의 장애가 있는 사람(장애의 정도가 심하지 않은 장애인에 해당함)

1) 한 다리가 건강한 다리보다 5센티미터 이상 짧거나 건강한 다리 길이의 15분의 1 이상 짧은 사람

2) 척추옆굽음증(척추측만증)이 있으며, 굽은각도가 40도 이상인 사람

3) 척추뒤굽음증(척추후만증)이 있으며, 굽은각도가 60도 이상인 사람

4) 성장이 멈춘 만 18세 이상의 남성으로서 신장이 145센티미터 이하인 사람

5) 성장이 멈춘 만 16세 이상의 여성으로서 신장이 140센티미터 이하인 사람

6) 연골무형성증으로 왜소증에 대한 증상이 뚜렷한 사람

2. 뇌병변장애인

가. 장애의 정도가 심한 장애인

1) 보행 또는 일상생활동작이 상당히 제한된 사람

2) 보행이 경미하게 제한되고 섬세한 일상생활동작이 현저히 제한된 사람

나. 장애의 정도가 심하지 않은 장애인

보행 시 절뚝거림을 보이거나 섬세한 일상생활동작이 경미하게 제한된 사람

3. 시각장애인

가. 장애의 정도가 심한 장애인

1) 좋은 눈의 시력(공인된 시력표로 측정한 것을 말하며, 굴절이상이 있는 사람은 최대 교정시력을 기준으로 한다. 이하 같다)이 0.06 이하인 사람

2) 두 눈의 시야가 각각 모든 방향에서 5도 이하로 남은 사람

나. 장애의 정도가 심하지 않은 장애인

1) 좋은 눈의 시력이 0.2 이하인 사람

2) 두 눈의 시야가 각각 모든 방향에서 10도 이하로 남은 사람

3) 두 눈의 시야가 각각 정상시야의 50퍼센트 이상 감소한 사람

4) 나쁜 눈의 시력이 0.02 이하인 사람

4. 청각장애인

가. 청력을 잃은 사람

1) 장애의 정도가 심한 장애인

두 귀의 청력을 각각 80데시벨 이상 잃은 사람(귀에 입을 대고 큰소리로 말을 해도 듣지 못하는 사람)

2) 장애의 정도가 심하지 않은 장애인

가) 두 귀에 들리는 보통 말소리의 최대의 명료도가 50퍼센트 이하인 사람

나) 두 귀의 청력을 각각 60데시벨 이상 잃은 사람(40센티미터 이상의 거리에서 발성된 말소리를 듣지 못하는 사람)

　　　다) 한 귀의 청력을 80데시벨 이상 잃고, 다른 귀의 청력을 40데시벨 이상 잃은 사람

　나. 평형기능에 장애가 있는 사람

　　1) 장애의 정도가 심한 장애인

　　　양측 평형기능의 소실로 두 눈을 뜨고 직선으로 10미터 이상을 지속적으로 걸을 수 없는 사람

　　2) 장애의 정도가 심하지 않은 장애인

　　　평형기능의 감소로 두 눈을 뜨고 10미터 거리를 직선으로 걸을 때 중앙에서 60센티미터 이상 벗어나고, 복합적인 신체운동이 어려운 사람

5. 언어장애인

　가. 장애의 정도가 심한 장애인

　　음성기능이나 언어기능을 잃은 사람

　나. 장애의 정도가 심하지 않은 장애인

　　음성·언어만으로는 의사소통을 하기 곤란할 정도로 음성기능이나 언어기능에 현저한 장애가 있는 사람

6. 지적장애인(장애의 정도가 심한 장애인에 해당함)

　지능지수가 70 이하인 사람으로서 교육을 통한 사회적·직업적 재활이 가능한 사람

7. 자폐성장애인(장애의 정도가 심한 장애인에 해당함)

　제10차 국제질병사인분류(International Classification of Diseases, 10th Version)의 진단기준에 따른 전반성발달장애(자폐증)로 정상발달의 단계가 나타나지 않고, 기능 및 능력 장애로 일상생활이나 사회생활에 간헐적인 도움이 필요한 사람

8. 정신장애인(장애의 정도가 심한 장애인에 해당함)

　가. 조현병으로 인한 망상, 환청, 사고장애 및 기괴한 행동 등의 양성증상이 있으나, 인격변화나 퇴행은 심하지 않은 경우로서 기능 및 능력 장애로 일상생활이나 사회생활에 간헐적으로 도움이 필요한 사람

　나. 양극성 정동장애(情動障碍, 여러 현실 상황에서 부적절한 정서 반응을 보이는 장애)에 따른 기분·의욕·행동 및 사고의 장애증상이 현저하지는 않으나, 증상기가 지속되거나 자주 반복되는 경우로서 기능 및 능력 장애로 일상생활이나 사회생활에 간헐적으로 도움이 필요한 사람

　다. 재발성 우울장애로 기분·의욕·행동 등에 대한 우울 증상기가 지속되거나 자주 반복되는 경우로서 기능 및 능력 장애로 일상생활이나 사회생활에 간헐적으로 도움이 필요한 사람

　라. 조현정동장애(調絃情動障碍)로 가목부터 다목까지에 준하는 증상이 있는 사람

9. 신장장애인

　가. 장애의 정도가 심한 장애인

　　만성신부전증으로 3개월 이상 혈액투석이나 복막투석을 받고 있는 사람

　나. 장애의 정도가 심하지 않은 장애인

　　신장을 이식받은 사람

10. 심장장애인

　가. 장애의 정도가 심한 장애인

　　심장기능의 장애가 지속되며, 가정에서 가벼운 활동은 할 수 있지만 그 이상의 활동을 하면 심부전증상이나 협심증증상 등이 나타나 정상적인 사회활동을 하기 어려운 사람

　나. 장애의 정도가 심하지 않은 장애인

　　심장을 이식받은 사람

11. 호흡기장애인
   가. 장애의 정도가 심한 장애인
      1) 만성호흡기 질환으로 기관절개관을 유지하고 24시간 인공호흡기로 생활하는 사람
      2) 폐나 기관지 등 호흡기관의 만성적인 기능장애로 평지에서 보행해도 호흡곤란이 있고, 평상시의 폐환기 기능(1초시 강제날숨량) 또는 폐확산능(폐로 유입된 공기가 혈액내로 녹아드는 정도)이 정상예측치의 40퍼센트 이하이거나 안정시 자연호흡상태에서의 동맥혈 산소분압이 65밀리미터수은주(mmHg) 이하인 사람
   나. 장애의 정도가 심하지 않은 장애인
      1) 폐를 이식받은 사람
      2) 늑막루가 있는 사람

12. 간장애인
   가. 장애의 정도가 심한 장애인
      1) 간경변증, 간세포암종 등 만성 간질환을 가진 것으로 진단받은 사람 중 잔여 간기능이 만성 간질환 평가척도(Child-Pugh score) 평가상 C등급인 사람
      2) 간경변증, 간세포암종 등 만성 간질환을 가진 것으로 진단받은 사람 중 잔여 간기능이 만성 간질환 평가척도(Child-Pugh score) 평가상 B등급이면서 난치성 복수(腹水)가 있거나 간성뇌증 등의 합병증이 있는 사람
   나. 장애의 정도가 심하지 않은 장애인
      간을 이식받은 사람

13. 안면장애인
   가. 장애의 정도가 심한 장애인
      1) 노출된 안면부의 75퍼센트 이상이 변형된 사람
      2) 노출된 안면부의 50퍼센트 이상이 변형되고 코 형태의 3분의 2 이상이 없어진 사람
   나. 장애의 정도가 심하지 않은 장애인
      1) 노출된 안면부의 45퍼센트 이상이 변형된 사람
      2) 코 형태의 3분의 1 이상이 없어진 사람

14. 장루·요루장애인
   가. 장애의 정도가 심한 장애인
      1) 배변을 위한 말단 공장루를 가지고 있는 사람
      2) 장루와 함께 요루 또는 방광루를 가지고 있는 사람
      3) 장루 또는 요루를 가지고 있으며, 합병증으로 장피누공 또는 배뇨기능장애가 있는 사람
   나. 장애의 정도가 심하지 않은 장애인
      1) 장루 또는 요루를 가진 사람
      2) 방광루를 가진 사람

15. 뇌전증장애인
   가. 성인 뇌전증
      1) 장애의 정도가 심한 장애인
         만성적인 뇌전증에 대한 적극적인 치료에도 불구하고 연 6회 이상의 발작(중증 발작은 월 5회 이상을 연 1회, 경증 발작은 월 10회 이상을 연 1회로 본다)이 있고, 발작으로 인한 호흡장애, 흡인성

폐렴, 심한 탈진, 두통, 구역질, 인지기능의 장애 등으로 요양관리가 필요하며, 일상생활 및 사회생활에서 보호와 관리가 수시로 필요한 사람

　　　2) 장애의 정도가 심하지 않은 장애인

만성적인 뇌전증에 대한 적극적인 치료에도 불구하고 연 3회 이상의 발작(중증 발작은 월 1회 이상을 연 1회, 경증 발작은 월 2회 이상을 연 1회로 본다)이 있고, 이에 따라 협조적인 대인관계가 곤란한 사람

　나. 소아청소년 뇌전증

　　　1) 장애의 정도가 심한 장애인

전신발작, 뇌전증성 뇌병증, 근간대(筋間代) 발작, 부분발작 등으로 요양관리가 필요하며, 일상생활 및 사회생활에서 보호와 관리가 수시로 필요한 사람

　　　2) 장애의 정도가 심하지 않은 장애인

전신발작, 뇌전증성 뇌병증, 근간대(筋間代) 발작, 부분발작 등으로 일상생활 및 사회생활에서 보호와 관리가 필요한 사람

16. 중복된 장애의 합산 판정정도가 심하지 않은 장애를 둘 이상 가진 장애인은 보건복지부장관이 고시하는 바에 따라 장애의 정도가 심한 장애인으로 볼 수 있다. 다만, 다음 각 목의 경우에는 그렇지 않다.

　가. 지체장애와 뇌병변장애가 같은 부위에 중복된 경우

　나. 지적장애와 자폐성장애가 중복된 경우

　다. 그 밖에 중복장애로 합산하여 판정하는 것이 타당하지 않다고 보건복지부장관이 정하는 경우

07 다음 중 시·도지사의 자격인정을 받아야 하는 자에 해당하는 것은?

① 안마사
② 간호조무사
③ 전문간호사
④ 조산사

➕해설 안마사는 시·도지사의 자격인정을 받아야 하는 자이다.

보건복지부장관의 자격인정	시·도지사의 자격인정
• 전문의·치과의사전문의·한의사전문의(이상 「의료법」 제77조) • 전문간호사(「의료법」 제78조) • 간호조무사(「의료법」 제80조)	• 안마사(「의료법」 제82조)

[면허와 자격인정]
(1) 면허:의사, 치과의사, 한의사, 조산사, 간호사, 임상병리사, 방사선사, 물리치료사, 작업치료사, 치과기공사, 치과위생사
(2) 자격인정:전문의, 치과의사전문의, 한의사전문의, 전문간호사, 간호조무사, 안마사

제80조 (간호조무사 자격) 간호조무사가 되려는 사람은 보건복지부령으로 정하는 교육과정을 이수하고 간호조무사 국가시험에 합격한 후 보건복지부장관의 자격인정을 받아야 한다.

08 지역사회 정신건강관리가 필요한 고위험군에 해당하지 않는 자는 누구인가?

① 자주 재발하는 만성정신질환자
② 고등학교 2학년인 10대 미혼모
③ 학교에서 왕따를 당하는 초등학교 4학년 학생
④ 노인 중 급성정신질환자

+해설 ④ 급성정신질환자는 조기발견하면 조기치료가 가능하나 노인 중 만성질환자는 고위험군에 해당한다.

[정신건강관리가 필요한 고위험군]
(1) 자주 재발하는 만성정신질환자
(2) 노인 중 만성정신질환자
(3) 고위험군 아동과 청소년: 비행과 물질남용 문제가 있는 아동과 학대를 받거나 방임된 아동
(4) 정신지체자
(5) 약물남용자(알코올중독자)와 HIV 감염자
(6) 한국사회의 소수민족대상자

09 김씨는 가정간호를 받았는데 동일한 질병으로 가정간호를 받은 박씨와 간호수가가 다르게 나와서 가정간호사에게 왜 간호수가가 다른지에 대해서 물어보았다. 이 질문에 대해 간호사의 대답으로 적절한 것은?

① "차등수가제를 적용했기 때문입니다."
② "기본방문료는 같으나 각 서비스 내용이 다르기 때문입니다."
③ "지역 간 의료 형평성에 따라 가정간호 수가가 다르게 적용됩니다."
④ "환자의 지불 능력에 따라 수가가 다릅니다."

+해설 가정간호수가는 가정간호 기본방문료 및 진료행위별 수가가 적용된다.

 공부하기

[가정간호 비용 : 가정간호 기본방문료 + 진료행위별 수가(치료/재료비)]
○ 기존 환자가 전액 부담하던 교통비가 가정간호 기본방문료에 포함됨에 따라 관련 조항 삭제 (제13조 삭제)
　* 「의료급여수가의 기준 및 일반기준」(보건복지부 고시 제2019-307호, 2020.1.1.)
○ 가정간호 기본방문료 인정 기준을 건강보험과 동일하게 적용하기 위하여 관련 조문 정비
　* 환자 1인당 방문횟수(연 96회) → 가정전문간호사 1인당 1일 방문횟수(월 또는 주평균 1일 7회)

가정간호 기본방문료 : 건강보험(20%), 희귀/중증・난치질환자(10%), 암환자(5%)

진료행위별 수가(치료/재료비) : 국민건강보험 수가 기준, 병원 구분(종별) 적용

본인부담비율	기본 방문료	간호사 2인 방문(최초1회)	사회복지시설(요양원)
100%	74,290	111,430	37,140
20%	14,860	22,290	7,430
10% (희귀, 중증·난치질환)	7,430	11,140	3,710
5% (암환자)	3,720	5,570	1,860

가정간호 수가 변경내용 (2021년 1월 1일, 상급종합병원 기준)

* 재료비 및 행위료 미포함
* 만 1세 미만 20% 가산 적용
* 가정간호 교통비 수가, 야간, 주말 가산, 만 6세 미만 & 만 70세 이상 가산 삭제

[가정간호 서비스 내용]

01. 기본간호

   간호사정 및 간호진단 외에 온·냉요법, 체위 변경 등으로 가정전문간호사의 독자적인 판단 하에 시행

02. 치료적 간호

   비위관 교환, 유치도뇨관 교환, 기관지관 교환 및 관리, 산소요법, 욕창치료, 단순 상처치료, 염증성 처치, 봉합사 제거, 방광 세척 등 건강보험진료수가 항목에 포함되는 서비스로 의사의 처방이 필요

03. 검사관련 업무

   가정간호서비스를 제공하는 동안 환자의 상태 변화를 파악하는데 필요하다고 의사가 처방한 검사 중 가정에서 실시할 수 있는 검사를 실시

04. 투약 및 주사

   가정간호서비스를 제공하는 동안 의사의 처방에 의하여 투약 및 주사

05. 교육·훈련

   가정에서 환자 및 가족의 건강관리에 필요한 식이요법, 운동요법, 처치법, 기구 및 장비사용법 등에 대하여 교육

06. 상담

   환자의 상태 변화 시 대처 방법, 질병의 진행 과정 및 예후, 주보호자와 가족문제, 환경 관리, 말기환자의 완화간호 이용 등에 대한 상담

07. 의뢰

   가정간호서비스가 종결된 후에도 계속적인 건강관리가 요구된다고 판단되는 환자는 희망에 따라 공공보건기관 등으로 의뢰

10 방문건강관리에 대한 설명으로 옳은 것은?

① 제공인력:간호사, 의사, 사회복지사 등 다직종
② 법적 근거:「의료법」
③ 비용부담:본인부담 20%
④ 이용절차:대상자는 방문간호기관과 서비스 계약

➕해설 ① 대상자:독거노인, 노인부부, 장애인 등 의료취약계층
② 법적 근거:「지역보건법」
③ 비용부담:무료
④ 이용절차:관할보건소에서 대상자 등록 후 관리

11 가정간호사에 대한 설명이다. 옳은 것은?

① 의사, 치과의사, 한의사가 가정전문간호사에게 의뢰한 자에 한하여 실시하며 처방 유효기간은 처방일로부터 180일까지로 한다.
② 가정간호를 실시하는 의료기관의 장은 가정전문간호사를 3인 이상을 두어야 한다.
③ 가정간호의 범위는 검체의 검사 및 운반, 투약, 주사, 응급처치 등이다.
④ 가정간호에 관한 기록은 5년간 보존하여야 한다.

➕해설 ④ 가정간호를 실시하는 의료기관의 장은 가정간호에 관한 기록을 5년간 보존하여야 한다
① 가정전문간호사는 가정간호 중 검체의 채취 및 운반, 투약, 주사 또는 치료적 의료행위인 간호를 하는 경우에는 의사나 한의사의 진단과 처방에 따라야 한다. 이 경우 의사 및 한의사 처방의 유효기간은 처방일부터 90일까지로 한다(「의료법 시행규칙」 제24조 제4항).
② 가정간호를 실시하는 의료기관의 장은 가정전문간호사를 2명 이상 두어야 한다(「의료법 시행규칙」 제24조 제5항).
③ 검체의 채취는 가정간호의 범위에 해당하나, 검체의 검사는 가정간호의 범위에 해당하지 않는다.

 공부하기

「「의료법 시행규칙」 제24조 (가정간호)」
① 의료기관이 실시하는 가정간호의 범위는 다음과 같다. [개정 2010.3.19.]
　　1. 간호
　　2. 검체의 채취 및 운반
　　3. 투약
　　4. 주사
　　5. 응급처치 등에 대한 교육 및 훈련
　　6. 상담
　　7. 다른 보건의료기관 등에 대한 건강관리에 관한 의뢰
② 가정간호를 실시하는 간호사는 「전문간호사 자격인정 등에 관한 규칙」에 따른 가정전문간호사이어야 한다.
③ 가정간호는 의사나 한의사가 의료기관 외의 장소에서 계속적인 치료와 관리가 필요하다고 판단하여 가정전문간호사에게 치료나 관리를 의뢰한 자에 대하여만 실시하여야 한다.
④ 가정전문간호사는 가정간호 중 검체의 채취 및 운반, 투약, 주사 또는 치료적 의료행위인 간호를 하는 경우에는 의사나 한의사의 진단과 처방에 따라야 한다. 이 경우 의사 및 한의사 처방의 유효기간은 처방일부터 90일까지로 한다.

CHAPTER 05 | 지역사회간호사업

239

⑤ 가정간호를 실시하는 의료기관의 장은 가정전문간호사를 2명 이상 두어야 한다.

⑥ 가정간호를 실시하는 의료기관의 장은 가정간호에 관한 기록을 5년간 보존하여야 한다.

⑦ 이 규칙에서 정한 것 외에 가정간호의 질 관리 등 가정간호의 실시에 필요한 사항은 보건복지부장관이 따로 정한다. [개정 2010.3.19.]

12 노인인구의 증가와 생활양식의 변화 등으로 만성 퇴행성 질환이 증가하는 건강증진시대의 보건교육자의 역할은?

① 대상의 치료적 요구를 충족시키는 진료를 강조하는 보건교육을 한다.

② 건강행위의 적절한 선택을 위한 근거와 행동 변화에 동기를 지지하는 보건교육을 한다.

③ 건강활동에 대한 지역사회의 흥미를 자극하는 이벤트 중심의 보건교육을 한다.

④ 잘못된 사회·심리적인 문제를 제외한 신체적 문제를 강조하여 관심과 흥미를 유발하는 보건교육을 한다.

➕해설 최근 질병 양상인 만성 퇴행성 질환 및 사회성 질병은 의료기술만으로는 치료가 불가능하며, 치료에 따른 의료비 지출이 증가함에 따라 보건교육을 통한 예방과 건강증진의 요구가 증가하게 된다. 이에 따른 새로운 보건교육자의 역할은 건강한 행위를 강요하는 데 중점을 두는 것이 아니라, 적절한 선택을 할 수 있는 여러 가지 근거를 마련해주고 행동변화를 가져올 동기를 지원하는 데 역점을 둔다.

[보건교육자의 역할]
- 보건교육 수행 기능
- 보건교육 참여 및 지원 기능
- 보건교육에 관한 연구·개발 기능

13 다음 중 정신보건전문요원의 공통된 업무의 범위가 아닌 것은?

① 정신질환자의 사회복귀 촉진을 위한 생활훈련 및 작업훈련

② 정신질환자와 그 가족에 대한 교육·지도 및 상담

③ 정신질환 예방활동 및 정신보건에 관한 조사·연구

④ 정신질환자와 그 가족에 대한 사회사업지도 및 방문지도

[정신보건전문요원의 업무의 범위]

종별	업무의 범위
공통	1. 사회복귀시설의 운영 2. 정신질환자의 사회복귀 촉진을 위한 생활훈련 및 작업훈련 3. 정신질환자와 그 가족에 대한 교육·지도 및 상담 4. 법 제25조 제1항의 규정에 의한 진단 및 보호의 신청 5. 정신질환 예방활동 및 정신보건에 관한 조사·연구 6. 기타 정신질환자의 사회적응 및 직업재활을 위하여 보건복지부장관이 정하는 활동
정신보건 임상심리사	1. 정신질환자에 대한 심리평가 2. 정신질환자와 그 가족에 대한 심리상담
정신보건 간호사	1. 정신질환자의 병력에 대한 자료수집, 병세에 대한 판단·분류 및 그에 따른 환자관리 활동 2. 정신질환자에 대한 간호
정신보건 사회복지사	1. 정신질환자에 대한 개인력조사 및 사회조사 2. 정신질환자와 그 가족에 대한 사회사업지도 및 방문지도

14 다음은 방문건강관리사업 수행을 위한 어느 기관의 역할인가?

- 근거중심(evidence-based)의 지역 건강증진·관리 프로그램 개발
- 보건소 건강증진·관리사업 컨설팅, 질 관리반 운영

① 보건복지부
② 한국건강증진재단
③ 한국보건복지인력개발원
④ 한국보건복지정보개발원

➕해설 **[방문건강관리사업 수행을 위한 기관별 역할]**
　　① 보건복지부:"지역사회 통합 건강증진사업" 운영 총괄
　　② 시·도(광역자치단체)
　　　　㉠ 시·도 통합 건강증진사업 예산 편성, 사업 수행 지도·관리 및 시도 통합 건강증진사업지원을 통한
　　　　　　교육 및 기술지원 실시
　　　　㉡ 시·군·구 보건소의 지도 및 감독
　　③ 시·군·구 보건소(기초자치단체)
　　　　㉠ 지역의 건강문제 등을 반영하여 사업의 우선순위 선정 등 사업계획 수립 및 예산 편성
　　　　㉡ 사업 수행을 위한 조직·인력 정비, 지역사회 참여 유도, 인력 교육
　　　　㉢ 사업 수행 및 자체 평가
　　　　㉣ 보건지소, 보건진료소 지도 및 감독
　　　　㉤ 보건소(보건지소, 보건진료소 포함) 사업실적·사업결과 정기보고(시·도)

기관	세부 내용
보건소	• 지역사회 통합 건강증진사업계획에 따른 사업 세부계획 수립 및 시행 　- 사업 수행에 필요한 인력 및 예산 계획 수립 　- 사업평가 방법·지표·결과 활용방안 수립 • 구청 사회복지과, 주민자치센터 등 협조를 받아 지역사회기관 의뢰 및 연계체계 구축하여 통합적 서비스 제공 • 보건소 내 지역사회 통합 건강증진사업과 연계 • 홍보물 제작 및 배포 • 보건지소, 보건진료소 사업관련 업무 총괄 　- 사업 수행을 위한 지도, 사업 모니터링 및 질 관리
보건지소 보건진료소	• 관할지역 사업의 주체로 보건진료소와 협의하여 업무 분담 • 관할지역 보건소에서 의뢰된 대상자의 방문건강관리서비스 제공 • 필요시 지역사회기관에 의뢰 및 연계 • 사업실적 보건소에 보고

④ 한국건강증진재단
　㉠ 근거중심(evidence-based)의 지역 건강증진·관리 프로그램 개발
　㉡ 보건소 건강증진·관리사업 컨설팅, 질 관리반 운영
⑤ 시·도 통합 기술지원단
　㉠ 시·도 정책방향 설정(시도 사업 우선순위 설정), 통합 건강증진사업 개발
⑥ 한국보건복지인력개발원
　㉠ 지역사회 통합건강증진사업 지자체 인력 교육 총괄·관리
⑦ 한국보건복지정보개발원
　㉠ 지역사회 통합건강증진사업 관리시스템 구축
　㉡ 통합건강증진사업 효율적 수행 및 성과관리를 위한 시스템 재정비(2013년)
　㉢ 보건기관통합정보시스템 관련 콜센터(T. 1566-7129)

15 다문화가정을 간호하기 위해 특히 요구되는 지역사회간호사의 역할은?

① 비판적 사고력을 기른다.
② 문화적 차이를 고려한다.
③ 파트너십을 통한 갈등조절을 한다.
④ 지역네트워크를 형성하여 소통한다.

＋해설 나머지도 틀린 내용은 아니지만, 문제에서 요구하는 정답은 다문화가정을 간호하기 위해 특히 요구되는 역할이다. 따라서 문화적 차이를 고려하는 것을 가장 옳은 정답으로 보는 것이 맞다.

16 지역사회 정신보건간호사가 담당하는 2차 예방사업에 해당하는 것은?

① 성숙위기(maturational crisis)에 대처할 수 있도록 상담을 통해 돕는다.
② 정신질환자의 재발을 막고 정상적인 사회생활로 복귀하도록 돕는다.
③ 급성질환 증상으로 오는 무능력한 기간을 단축하며 치료한다.
④ 사별, 실직과 같은 감당할 수 없는 상황에 처한 대상자를 지지하고 격려한다.

+해설 ①④ 1차 예방, ② 3차 예방에 해당한다.

17 우리나라의 노인복지시설 중 양로시설과 요양시설의 분류기준은?

① 연 령   ② 건강상태
③ 경제상태   ④ 사회상태

+해설 입소자의 건강상태에 따라 양로 및 요양시설로 구분됨과 동시에 비용부담에 따라 무료, 실비, 유료 등으로 구분해 운영되고 있다.

 공부하기

[노인복지시설]

현재 우리나라 노인복지시설의 종류별 기능은 다음의 표와 같다.

구분	종류	기능
노인주거 복지시설	양로시설	노인을 입소시켜 급식과 그 밖에 일상생활에 필요한 편의를 제공
	노인공동 생활가정	노인들에게 가정과 같은 주거여건과 급식, 그 밖에 일상생활에 필요한 편의를 제공
	노인복지주택	노인에게 주거시설을 분양 또는 임대하여 주거의 편의·생활지도·상담 및 안전관리 등 일상생활에 필요한 편의를 제공
노인의료 복지시설	노인요양시설	치매·중풍 등 노인성 질환으로 심신에 상당한 장애가 발생하여 도움을 필요로 하는 노인을 입소시켜 급식·요양과 그 밖에 일상생활에 필요한 편의를 제공
	노인요양 공동생활가정	치매·중풍 등 노인성 질환 등으로 심신에 상당한 장애가 발생하여 도움을 필요로 하는 노인에게 가정과 같은 주거여건과 급식·요양, 그 밖에 일상생활에 필요한 편의를 제공
노인여가 복지시설	노인복지관	노인의 교양·취미생활 및 사회참여활동 등에 대한 각종 정보와 서비스를 제공하고, 건강증진 및 질병예방과 소득보장·재가복지, 그 밖에 노인의 복지증진에 필요한 서비스를 제공
	경로당	지역노인들이 자율적으로 친목도모·취미활동·공동작업장 운영 및 각종 정보교환과 기타 여가활동을 할 수 있도록 하는 장소를 제공
	노인교실	노인들에 대하여 사회활동 참여욕구를 충족시키기 위하여 건전한 취미생활·노인건강 유지, 소득보장 기타 일상생활과 관련한 학습프로그램을 제공

	방문요양 서비스	가정에서 일상생활을 영위하고 있는 노인으로서 신체적·정신적 장애로 어려움을 겪고 있는 노인에게 필요한 각종 편의를 제공하여 지역사회 안에서 건전하고 안정된 노후를 영위하도록 하는 서비스 ※ 방문간호가 아닌 "방문요양"임을 기억할 것!!
재가노인 복지시설	주·야간 보호서비스	부득이한 사유로 가족의 보호를 받을 수 없는 심신이 허약한 노인과 장애 노인을 주간 또는 야간 동안 보호시설에 입소시켜 필요한 각종 편의를 제공하여 이들의 생활안정과 심신기능의 유지·향상을 도모하고, 그 가족의 신체적·정신적 부담을 덜어주기 위한 서비스
	단기보호서비스	부득이한 사유로 가족의 보호를 받을 수 없어 일시적으로 보호가 필요한 심신이 허약한 노인과 장애노인을 보호시설에 단기간 입소시켜 보호함으로써 노인 및 노인가정의 복지증진을 도모하기 위한 서비스
	방문 목욕서비스	목욕장비를 갖추고 재가노인을 방문하여 목욕을 제공하는 서비스
노인보호 전문기관	중앙노인보호전문 기관 및 지방 노인 보호전문기관	학대받는 노인의 발견, 보호, 치료 등을 신속히 처리하고 노인학대를 예방
노인일자리 지원기관	노인일자리 지원	인구고령화로 인해 활동이 가능한 노인들을 대상으로 일자리를 창출하여 공급

18 다음 중 통합건강증진사업의 도입 목적으로 맞지 않는 것은?

① 사업의 효율성 제고
② 지방자치단체의 자율성 확대
③ 지방자치단체의 재정 운영 책임성 제고
④ 사업의 획일적, 분절적 운영

╋해설 ④ 사업의 획일적, 분절적 운영은 기존 국고보조사업의 운영체계에 해당하는 내용이다. 기존의 국고사업은 17개 사업이 분절적, 획일적, 경직적으로 운영되어서 한계점을 가지고 있었다.

[통합건강증진사업의 개념]
통합건강증진사업이란 중앙정부가 전국을 대상으로 획일적으로 실시하는 국가주도형 사업방식에서 탈피하여, 지방자치단체가 지역사회 주민을 대상으로 건강생활실천 및 만성질환 예방, 취약계층 건강관리를 목적으로 하는 사업을 통합하여 지역특성 및 주민 수요에 맞게 기획·추진하는 사업이다.

19 우리나라 가정간호수가체계에 대한 내용으로 맞는 것은?

① 가정간호수가는 기본방문료, 진료행위별 수가와 교통비를 합하여 산정한다.
② 가정간호수가는 기본방문료 한 가지만 산정한다.
③ 진료행위별 수가와 교통비를 합하여 산정한다.
④ 진료행위별 수가와 가정간호 기본방문료를 합하여 산정한다.

＋해설 가정간호수가는 가정간호 기본방문료와 진료행위별 수가(치료/재료비)를 합하여 산정하는 것으로 변경되었다.

[가정간호수가 관련 주요개정내용]
- 기존 환자가 전액 부담하던 교통비가 가정간호 기본방문료에 포함됨에 따라 관련 조항 삭제
- 가정간호 기본방문료 인정 기준을 건강보험과 동일하게 적용하기 위하여 관련 조문 정비
  * 환자 1인당 방문횟수(연 96회) → 가정전문간호사 1인당 1일 방문횟수(월 또는 주평균 1일 7회)
  ※시행일: 2020.1.1

20 맞벌이 가정인 정씨 부부는 치매가 있는 어머니과 함께 살고 있다. 이들 부부가 직장에 나가 있는 시간 동안 어머니를 장기요양기관에서 보호해 주기를 원하고 있다. 다음 장기요양급여 서비스 중 가장 적절한 것은?

① 방문요양
② 방문간호
③ 주간보호
④ 단기보호

＋해설 주·야간 보호서비스는 부득이한 사유로 가족의 보호를 받을 수 없는 심신이 허약한 노인과 장애노인을 주간 또는 야간 동안 보호시설에 입소시켜 필요한 각종 편의를 제공하여 이들의 생활안정과 심신기능의 유지·향상을 도모하고, 그 가족의 신체적·정신적 부담을 덜어주기 위한 서비스이다.

21 지방자치단체가 지역사회 주민을 대상으로 건강생활실천 및 만성질환 예방, 취약계층 건강 관리를 목적으로 하는 사업을 통합하여 지역 특성 및 주민 수요에 맞게 기획·추진하는 사업 은 무엇인가?

① 국고보조사업
② 지역보건사업
③ 통합건강증진사업
④ 사회복지사업

＋해설 통합건강증진사업은 기존에 중앙정부가 전국을 대상으로 획일적으로 실시하는 국가주도형 사업방식에 서 탈피하여 새롭게 기획·추진되는 사업이다.

22 노인복지법상 노인복지시설 중 노인주거복지시설에 해당되는 것은?

① 경로당
② 노인요양시설
③ 노인복지관
④ 양로시설

+ 해설 양로시설, 노인공동생활가정, 노인복지주택 이상 3가지 시설이 노인주거복지시설에 해당한다.

노인주거 복지시설	양로시설	노인을 입소시켜 급식과 그 밖에 일상생활에 필요한 편의를 제공
	노인공동 생활가정	노인들에게 가정과 같은 주거여건과 급식, 그 밖에 일상생활에 필요한 편의를 제공
	노인복지주택	노인에게 주거시설을 분양 또는 임대하여 주거의 편의·생활지도·상담 및 안전관리 등 일상생활에 필요한 편의를 제공

23 보건복지부장관은 몇 년 단위로 노인장기요양기본 계획을 수립·시행하여야 하는가?

① 1년　　　　　　　　　　② 2년
③ 3년　　　　　　　　　　④ 5년

+ 해설 노인장기요양보험사업은 보건복지부장관이 관장하며 5년 주기로 계획을 수립·시행하게 되어있다.

24 지역사회 노인복지사업 중 소외된 노인보호를 위한 것으로 옳은 것은?

① 노인돌봄서비스
② 노인자원봉사 활성화
③ 노인 일자리사업 지원
④ 경로우대제 운영

+ 해설 우리나라는 인구 현재 고령화사회이며 점차 늘어나는 노인인구로 고령사회로 접어들면서 이에 따른 노후생활지원사업을 펼치고 있다.

[노인생활지원사업]
1) 노인 일자리 사업지원, 시니어클럽운영, 대한노인회 취업지원센터 운영, 노인 자원봉사 활성화 등
2) 노인복지시설 사업
3) 소외된 노인보호를 위한 노인돌봄서비스, 학대노인쉼터 운영
4) 경로효친사상 및 노인봉양의식제고를 위한 노인의 날 및 경로의 달 행사와 경로우대제 운영

25 다음 중 고령화사회의 기준은?

① 노년부양비　　　　　　　② 노령화지수
③ 노인인구 구성비　　　　　④ 총부양비

➕해설 고령화사회의 기준은 노인인구가 전체 인구 중에 몇 퍼센트를 차지하는지에 대한 노인인구 구성비이다.
고령화사회 7% 고령사회 14% 초고령사회 20%

26 **78세 박씨는 보건소 방문보건대상자이다. 정간호사가 방문하였을 때 박씨의 아들은 매우 무관심하게 행동하는 모습을 보였고, 박씨의 위생상태는 매우 불량하였다. 또한 매우 마르고, 둔부에 욕창이 있었다면 이러한 상황에서 우선 적용해야 할 예방책으로 옳은 것은?**

① 아들과의 관계회복을 위한 상담서비스
② 노인학대에 대한 인식제고를 위한 교육
③ 경제적 자립능력 제고를 위한 고용기회 확대
④ 가족의 부양부담 경감을 위한 재가복지서비스 소개

➕해설 무관심한 박씨 아들의 행태를 볼 때 노인학대가 이루어질 수도 있음을 미루어 짐작할 수 있다. 노인학대는 노인부양자가 경험하는 부양부담과 스트레스, 경제적인 문제 등과 밀접 관련이 있다. 따라서 노인부양 가족의 부양부담을 경감시켜 줄 수 있는 가족지원 프로그램이 필요하다.

27 **지역사회 정신보건사업의 원칙으로 옳지 않은 것은?**

① 환자의 가정과 가까운 곳에서 진료한다.
② 포괄적인 서비스를 제공한다.
③ 여러 전문인력 간의 팀적 접근을 한다.
④ 예방보다는 진료와 상담에 초점을 둔다.

➕해설 ④ 정신보건사업은 예방과 정신질환자의 의료 및 사회복귀에 관해 필요한 사항을 중시한다.

　[정신보건사업의 필요성]
　① 선진국형 질병구조의 변화(노인성질환, 심질환, 정신질환, 알코올 및 약물중독 등의 증가)
　② 육체적 스트레스보다 정신적 스트레스가 많은 직업
　③ 도시화로 인한 인구의 과밀화
　④ 핵가족화와 여성의 경제활동증가로 인한 가족기능 약화 등으로 정신질환이 급증

28 재활간호사업에서 장애발생 고위험군에 해당하는 대상은?

가. 임산부	나. 학생
다. 산업장 근로자	라. 영·유아

① 가, 나, 다   ② 가, 다

③ 나, 라   ④ 가, 나, 다, 라

➕해설 이상 모두 장애발생 고위험군에 해당한다.

[지역사회 재활간호사업의 대상자]
① 「장애인복지법」에 의거하여 등록된 장애인 : 지체장애, 뇌병변장애, 시각장애, 청각장애, 언어장애, 지
적장애(정신지체), 자폐성장애(발달장애), 정신장애, 신장장애, 심장장애, 호흡기장애, 간장애, 안면장
애, 장루·요루장애, 뇌전증장애(舊 간질장애)
② 장애등록을 하지 않았으나 장애등급 기준에 해당하는 장애인
③ 장애발생 고위험군 : 임산부, 만성성인병 질환자, 노인, 산업장 근로자, 지역주민, 영·유아

-조유향 외, 지역사회간호학 총론, 현문사, 2018

29 다음 중 부양비에 대한 설명으로 옳지 않은 것은?

① 연령구조와 경제적인 영향을 평가하기 위한 지수이다.

② 선진국의 경우 개발도상국보다 노인부양비가 낮다.

③ 부양비는 경제활동 연령에 대한 비경제활동 연령인구의 비를 말한다.

④ 경제활동 연령이란 15세 이상 65세 미만 인구를 뜻한다.

➕해설 ② 선진국의 경우 노인인구의 증가와 출산율 저하 등으로 개발도상국보다 노인부양비가 높다.

30 장애인 복지시설의 종류로 올바른 것은?

가. 장애인 생활시설	나. 장애인 지역사회 재활시설
다. 장애인 직업재활시설	라. 장애인 유료복지시설

① 가, 나, 다   ② 가, 다

③ 나, 라   ④ 가, 나, 다, 라

＋해설 ① 장애인 거주시설 : 거주공간을 활용하여 일반가정에서 생활하기 어려운 장애인에게 일정 기간 동안
거주, 요양·지원 등의 서비스를 제공하는 동시에 지역사회생활을 지원하는 시설
② 장애인 지역사회재활시설 : 장애인을 전문적으로 상담, 치료, 훈련하거나 장애인의 일상생활, 여가활
동 및 사회참여활동 등을 지원하는 시설
③ 장애인 직업재활시설 : 일반 작업환경에서는 일하기 어려운 장애인의 특별히 준비된 작업환경에서 직
업 훈련을 받거나 직업 생활을 할 수 있도록 하는 시설
④ 장애인 의료재활시설 : 장애인을 입원 또는 통원하게 하여 상담, 진단 및 판정, 치료 등 의료재활 서비
스를 제공하는 시설
⑤ 그 밖에 대통령령으로 정하는 시설

31 다음 중 국민건강보험제도와 노인장기요양보험제도의 공통점에 해당하는 것은?

① 수급권자
② 이용절차
③ 이용시설
④ 관리운영자

＋해설 [공통점] 관리운영자는 국민건강보험공단, 보험료납부는 전국민
[차이점] ① 수급권자는 전국민을 대상으로 65세 이상 노인 또는 65세 미만 노인성질환을 가진 자이다.
② 이용절차는 없고 건강보험공단에 요양인정신청서를 제출하게 되어있다.
③ 이용시설은 병의원 및 약국과 재가 및 요양시설, 주간, 단기보호시설이다.

32 등급판정위원회는 몇 개월 이상의 기간 동안 혼자서 일상생활을 수행하기 어렵다고 인정되는 자를 수급대상자로 결정하는가?

① 1개월
② 2개월
③ 3개월
④ 6개월

＋해설 6개월 이상 혼자서 일상생활을 수행하기 어려운 자는 수급대상자로 장기요양급여서비스나 현금지급을
시행한다.

[노인인구의 건강지표 -기능상태]
기능상태는 연령이 증가할수록 현저히 감소되므로 노인의 사회적 적응능력도 따라서 감소하는 것을 의
미하고 노인인구 건강지표의 가장 중요한 기준이 되고 있다.

① 일상생활 수행능력(ADL ; Activities of Daily Living) : 목욕, 옷 갈아입기, 식사하기, 외출하기, 화장실
이용 등
② 수단적 일상생활(IADL ; Instrumental Activities of Daily Living) : 가벼운 집안일 하기, 일상용품 구매,
전화걸기, 버스나 전철타기 등

33 장기요양 1등급이 되려면 장기요양인정점수가 몇 점 이상이어야 하는가?

① 55점

② 60점

③ 60점

④ 95점

➕해설 ① 장기요양 1등급: 심신의 기능상태 장애로 일상생활에서 전적으로 다른 사람의 도움이 필요한 자로서 장기요양인정 점수가 95점 이상인 자

② 장기요양 2등급: 심신의 기능상태 장애로 일상생활에서 상당 부분 다른 사람의 도움이 필요한 자로서 장기요양인정 점수가 75점 이상 95점 미만인 자

③ 장기요양 3등급: 심신의 기능상태 장애로 일상생활에서 부분적으로 다른 사람의 도움이 필요한 자로서 장기요양인정 점수가 60점 이상 75점 미만인 자

④ 장기요양 4등급: 심신의 기능상태 장애로 일상생활에서 일정부분 다른 사람의 도움이 필요한 자로서 장기요양인정 점수가 51점 이상 60점 미만인 자

⑤ 장기요양 5등급: 치매(제2조에 따른 노인성 질병에 해당하는 치매로 한정한다)환자로서 장기요양인정 점수가 45점 이상 51점 미만인 자

34 장기요양기관은 수급자에게 재가급여 또는 시설급여를 제공한 경우 누구에게 장기요양급여 비용을 청구하여야 하는가?

① 보건복지부장관

② 시·도지사

③ 보험심사평가원

④ 국민건강보험공단

➕해설 장기요양기관이 급여대상자에게 서비스를 제공하고 그 비용을 청구하고자 하는 때에는 장기요양비용청구서와 청구명세서를 전자문서교환방식(포탈 또는 국가정보시스템) 또는 전산매체로 국민건강보험공단에 청구한다.

[장기요양 대상자(법 제2조 제1호)]

① 65세 이상의 노인 또는 65세 미만의 자로서 치매, 뇌혈관성 질환 등 대통령령으로 정하는 노인성 질병을 가진 자가 대상자이다.

② 등급판정위원회는 6개월 이상의 기간 동안 일상생활(ADL; Activities of Daily Living)을 혼자서 수행하기 어렵다고 인정되는 경우 장기요양서비스를 받을 자를 결정하고 정도에 따라 등급을 판정한다.

③ 장기요양보험가입자는 국민건강보험가입자와 동일하다(「국민건강보험법」 제5조 및 제109조).

④ 장기요양보험사업은 보건복지부장관이 관장하고 국민건강보험공단은 관리·운영을 담당한다.

35 다문화가족이 많이 모여살고 있는 A지역에 임신한 산모가 많이 거주하고 있음에도 불구하고 분만이 가능한 산부인과가 거의 없다. 이러한 상황은 다음 중 어떤 예를 설명한 것인가?

① 건강불균형
② 건강불평등
③ 건강불법성
④ 건강비효능

➕해설 ② 건강불평등이란 차별이 있어서 고르지 않은 것을 의미하며 건강수준, 의료서비스 이용 등의 불평등한 차이를 말한다.

36 다음에서 지역사회간호사에게 요구되는 역량은 무엇인가?

> 특정인구집단의 문화적 전통에 관한 지식, 신념, 태도, 행위에 기반을 둔 역동적이면서, 지속적인 능력으로 정의되며, 개인, 조직, 집단의 건강관리서비스를 개발하는 데 유용하다.

① 국제환 역량
② 문화적 역량
③ 정보화 역량
④ 교육적 역량

➕해설 ② 문화적 역량은 특정인구집단의 문화적 전통에 관한 지식, 신념, 태도, 행위에 기반을 둔 역동적이면서, 지속적인 능력으로 정의된다. 문화적 역량은 개인, 조직, 집단의 건강관리서비스를 개발하는 데 유용하다.

37 북한이탈주민인 새터민의 주요 건강문제 중 하나로 유병률이 내국인보다 10배 이상 높아 건강검진 및 체계적인 관리가 필요한 질병은 다음 중 무엇인가?

① 결핵
② 고혈압
③ B형간염
④ 폐암

➕해설 북한이탈주민인 새터민의 결핵 유병율은 2%로 내국인에 비해 10이상 높다. 북한에서 충분한 영양섭취

를 하지 못한 북한이탈주민의 결핵환자 비율이 높게 나타나고 있으며, 하나원 합동인문센터에서 검진자료 분석을 통해 결핵을 조직발견 및 치료하며 결핵관리시스템(KTBS)에 등록하여 관리하고 있으며 치료가 끝나지 않은 상태로 하나원을 나가는 경우에는 거주지 보건소에서 일차적으로 지속적으로 관리를 받도록 하고 있다.

북한이탈주민정착지원사무소(北韓離脫住民定着支援事務所 ; 약칭 하나원)

대한민국에 망명한 북한이탈주민의 사회 적응을 도와주기 위해 운영하는 대한민국 통일부 소속 교육 기관이다. 북한이탈주민정착지원사무소장(약칭 하나원장)은 고위공무원 가급(1급 상당)의 일반직 공무원으로 보한다. 북한이탈주민이 대한민국에 입국하여 일정 기간 동안 조사를 마친 후 입소하게 되는 기관이다.

38 A지역에 살고 있는 78세 여성 박씨는 초졸이며 15년 전부터 가족없이 혼자 살고 있다. 일상생활의 거동이 가능하지만 식사를 제대로 하지 못하고 있으며 무기력해보이고 외로움을 호소하고 있다. 박씨 노인을 위한 지역사회간호사의 간호중재로 가장 적절한 것은 무엇인가?

① 안전유지를 위하여 요양병원 입원을 권유한다.
② 사회적 교류를 증진하기 위하여 가까운 경로당에 연계한다.
③ 인근 지역병원으로 연계하여 정확한 건강상태를 검진받도록 한다.
④ 식사와 가정관리서비스를 받을 수 있도록 지역사회자원을 발굴하고 연계한다.

➕해설 박씨 노인을 위해 우선적으로 필요하는 것은 지속적인 도움을 줄 수 있는 지역사회자원의 발굴 및 연계이다.

[독거노인을 위한 간호중재]
첫째. 노인돌봄기본서비스 대상, 기초생활수급권 대상 여부 파악을 위하여 거주지의 동주민센터 담당자와 연계한다.
둘째. 지역공동체 강화를 통해 독거노인의 안전을 확보한다.
셋째. 사회적 활동증진을 위한 지역사회 모임참여를 권장한다.
넷째. 독거노인을 위한 지역사회 자원을 발굴하고 연계한다.

CHAPTER 06

환경보건

UNIT 01 _ 최신기출문제

01 <보기>에서 설명하는 지구온난화 및 기후변화 대비 협약으로 가장 옳은 것은? `2020`

<보기>

2015년에 채택되었으며 지구 평균온도 상승폭을 산업화 이전 대비 2℃ 이상 상승하지 않도록 합의

① 몬트리올 의정서
② 바젤협약
③ 파리협약
④ 비엔나협약

⊕ 해설

주제	협약명	개최년도	내용
인간환경 보호 지속가능 발전	유엔인간환경회의 (스톡홀름회의)	1972년	스톡홀롬에서 113개국 정상이 모여 "인간환경선언" 선포, '하나뿐인 지구(The only one earth)'라는 인간 환경 선언문을 채택
	유엔환경개발회의	1992년	리우데자네이루에서 개최, 리우선언, 의제21 이산화탄소·탄산가스·메탄가스·프레온가스 등 온실가스의 방출을 제한하여 지구온난화를 방지할 목적으로 온실가스 규제문제, 재정지원 및 기술이전 문제, 특수 상황에 처한 국가에 대한 고려 등이 주요 골자였으며 후에 교토의정서로 발전
	지속가능발전 세계정상회의	2002년	요하네스버그에서 개최, 리우 + 10
해양오염	런던협약	1972년	방사성폐기물 등 해양투기로 인한 해양오염 방지
오존층파괴	빈협약(비엔나협약)	1985년	오존층 파괴 방지, 냉매규제
	몬트리올 의정서	1987년	오존층 파괴 방지, 냉매규제, 무역 - 수출입규제

	리우회의	1992년	지구온난화의 국제적 공동대응을 위한 기후변화협약 채택
지구온난화 기후변화	교토의정서	1997년	38개 회원국이 지구온난화 방지, 온실가스 배출량 감축 목표설정 감축 대상 온실가스 : 이산화탄소(CO_2), 메탄(CH_4), 아산화질소(N_2O), 불화탄소(PFC = CFC), 수소화불화탄소(HFC), 불화유황(SF_6)
	코펜하겐협정	2009년	제 15차 유엔기후변화협약 당사국 총회에서 지구평균기온 상승폭을 산업화 이전 대비 2°C로 제한
	파리협정	2015년	지구평균기온 상승폭을 산업화 이전 대비 2°C보다 훨씬 작게 제한하고 1.5°C까지 제한하는 데 노력하기로 함
유해폐기물	바젤협약	1989년	지구환경보호의 일환으로 유해 폐기물의 국가 간 교역을 규제하는 내용의 국제협약
생물 멸종위기	워싱턴협약(CITES)	1973년	워싱턴에서 개최, 멸종위기 야생동식물 거래규제
	생물다양성 협약	1992년	유엔환경개발회의(리우회의)에서 채택, 생물다양성의 보전, 생물자원의 지속가능한 이용 등의 합의
	나고야의정서	2010년	생물학적 유전자원의 접근 및 이익공유에 대한 국제적인 강제이행사항을 규정하고 있는 의정서
습지보호	람사르협약	1971년	물새 서식지인 습지의 보호 및 지속가능한 이용에 관한 국제조약
사막화방지	사막화방지협약	1994년	파리에서 채택, 사막화 방지를 통한 지구환경 보호

02 1952년 영국 런던에서 대기오염으로 대규모의 사상자를 발생시킨 주된 원인물질은? 2020

① SO_2(아황산가스)
② CO_2(이산화탄소)
③ O_3(오존)
④ NO_2(이산화질소)

해설 [스모그(Smog) - 1952년 영국 런던 대기오염]
스모그는 영어의 smoke와 fog를 합성한 말로 지상에서 배출되는 연기, 먼지 등 불순물이 대기 속으로 사라지지 못하고 쌓인 채 지상 300m 안팎의 공중에 떠있는 현상으로 시야를 흐리게 하고 공기를 탁하게 한다. 1952년 12월 5일부터 12월 10일까지 고기압이 영국 상공을 덮고, 그 결과 차가운 안개가 런던을 뒤덮었다. 직사광선이나 화력 발전소, 디젤 차량 등에서 발생하는 아황산가스, 이산화황 등의 대기 오염 물질은 차가운 대기에 체류하며 농축되어 pH2의 강산성 고농도의 황산 안개를 형성하였다. 큰 스모그가 발생한 날의 다음 주까지 병원에는 기관지염, 기관지 폐렴, 심장 질환 등의 중병의 환자가 차례로 운반되어 다른 겨울보다 4000명 이상의 사람이 죽었다고 밝혀졌다.
① 스모그는 황산화물(SO_x), 질소산화물(NO_x) 등이 산소와 강한 자외선에 반응하여 새로운 복합 물질을 만드는 과정을 통해 형성되는 2차 오염물질이다. 이와 같이 대규모의 사상자를 발생시킨 주된 원인물질은 SO_x, CO, 입자상 물질이다.

03 상수의 정수 과정으로 가장 옳은 것은?

2019

① 폭기 – 침전 – 여과 – 소독
② 여과 – 침사 – 소독 – 침전
③ 여과 – 침전 – 침사 – 소독
④ 침전 – 폭기 – 여과 – 소독

＋해설 수돗물이 만들어지는 과정은 다음 그림과 같고 상수도의 정수과정은 침전, 폭기, 여과, 소독의 네 과정을 거친다.

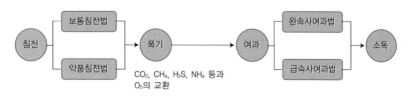

[그림] 상수의 정수과정

04 「재난 및 안전관리 기본법」상 <보기>에서 제시된 업무는 재난관리 중 어느 단계에 해당하는가?

2019

<보기>
• 재난관리자원의 비축 및 관리
• 재난안전통신망의 구축 및 운영
• 재난현장 긴급통신수단의 마련
• 재난분야 위기관리 매뉴얼 작성 및 운용
• 안전기준의 등록 및 심의

① 재난예방단계   ② 재난대비단계
③ 재난대응단계   ④ 재난복구단계

＋해설 [재난관리 과정 4단계(Petak의 분류)]

구분	구분	재난관리활동
예방·완화	재난 발생 전	• 위험성 분석 및 위험 지도 작성 • 건축법 정비 제정, 재해 보험, 토지 이용관리 • 안전 관련법 제정, 조세 유도
준비·계획	재난 발생 전	• 재난대응 계획, 비상경보체계 구축 • 통합대응체계 구축, 비상통신망 구축 • 대응자원 준비, 교육훈련 및 연습

대응	재난 발생 후	• 재난대응적용, 재해진압, 구조 구난 • 응급의료체계 운영, 대책본부 가동 • 환자 수용, 간호, 보호 및 후송
복구		• 잔해물 제거, 감염 예방, 이재민 지원 • 임시 거주지 마련, 시설 복구

05 「먹는물관리법」과 「먹는물 수질기준 및 검사 등에 관한 규칙」에 따른 수돗물의 수질 기준으로 가장 옳지 않은 것은? `2019`

① 납은 수돗물 1L당 0.01mg을 넘지 아니할 것
② 비소는 수돗물 1L당 0.01mg을 넘지 아니할 것
③ 수은은 수돗물 1L당 0.01mg을 넘지 아니할 것
④ 암모니아성 질소는 수돗물 1L당 0.5mg을 넘지 아니할 것

➕해설 ③ 수은은 건강상 유해영향 무기물질에 관한 기준을 따르며 수돗물 1L당 0.001mg/L를 넘지 아니한다.

 공부하기

[건강상 유해영향 무기물질에 관한 기준]
① 납은 0.01mg/L를 넘지 아니할 것
② 불소는 1.5mg/L를 넘지 아니할 것(샘물 및 먹는샘물의 경우 2.0mg/L)
③ 비소는 0.01mg/L를 넘지 아니할 것(샘물 및 염지하수는 0.05mg/L)
④ 세레늄은 0.01mg/L를 넘지 아니할 것(염지하수는 0.05mg/L)
⑤ 수은은 0.001mg/L를 넘지 아니할 것
⑥ 시안은 0.01mg/L를 넘지 아니할 것
⑦ 크롬은 0.05mg/L를 넘지 아니할 것
⑧ 암모니아성 질소는 0.5mg/L를 넘지 아니할 것
⑨ 질산성 질소는 10mg/L를 넘지 아니할 것
⑩ 카드뮴은 0.005mg/L를 넘지 아니할 것
⑪ 보론은 1.0mg/L를 넘지 아니할 것

06 「재난 및 안전관리 기본법」에 따른 사회재난에 해당하지 않는 것은? `2019`

① 소행성 등 자연우주물체의 추락으로 인해 발생한 재해
② 「감염병의 예방 및 관리에 관한 법률」에 따른 감염병으로 인한 피해
③ 화재, 붕괴 등으로 인해 발생된 대통령령으로 정하는 규모 이상의 피해
④ 「가축전염병 예방법」에 따른 가축전염병의 확산으로 인한 피해

+해설 ① 소행성 등 자연우주물체의 추락으로 인해 발생한 재해는 자연재난에 해당한다.

우리나라의 「재난 및 안전관리기본법」에서는 재난의 종류를 자연재난, 인적재난, 사회적 재난으로 구분하고 있다.

자연재난		태풍, 홍수, 호우, 강풍, 풍랑, 해일, 대설, 낙뢰, 가뭄, 지진, 황사, 적조, 그 밖에 이에 준하는 자연현상으로 인하여 발생하는 재해
사회 재난	인적 재난	화재, 붕괴, 폭발, 교통사고, 화생방사고, 환경오염사고, 그 밖에 이와 유사한 사고로 대통령이 정하는 규모 이상의 피해
	사회적 재난	에너지, 통신, 교통, 금융, 의료, 수도 등 국가기반체계의 마비와 전염병 확산으로 인한 피해

07 <보기>가 설명하는 실내오염 물질은? 2019

<보기>
- 지각의 암석 중에 들어있는 우라늄이 방사성 붕괴 과정을 거친 후 생성되는 무색, 무취, 무미의 기체임
- 토양과 인접한 단독주택이나 바닥과 벽 등에 균열이 많은 오래된 건축물에 많이 존재함
- 전체 인체노출 경로 중 95%는 실내 공기를 호흡할 때 노출되는 것임
- 지속적으로 노출되면 폐암을 유발함

① 라돈　　　　　　　　　　② 오존
③ 폼알데하이드　　　　　　④ 트리클로로에틸렌

+해설 지각의 암석 중에 들어있는 우라늄이 방사성 붕괴 과정을 거친 후 생성되는 무색, 무취, 무미의 기체로 지속적으로 노출되면 폐암을 유발할 수 있는 것은 라돈이다.

 공부하기

[라돈이란?]

라돈은 지각의 암석 중에 들어있는 우라늄(238U)이 몇 단계의 방사성 붕괴 과정을 거친 후 생성되는 무색·무취·무미의 기체로 지구상 어디에나 존재하는 자연방사능 물질이다.

[라돈의 유입경로]

실내에 존재하는 라돈의 80~90%는 토양이나 지반의 암석에서 발생된 라돈 기체가 건물바닥이나 벽의 갈라진 틈을 통해 들어온다. 그밖에 건축자재에 들어있는 라듐 등으로부터 발생(2~5%)하거나, 지하수에 녹아 있던 라돈이 실내로 유입(1%)되기도 한다.

라돈의 전체 인체노출경로 중 약 95%가 실내공기를 호흡할 때 노출되는 것이며, 이 밖에 라돈이 들어있는 지하수를 사용할 때 노출될 수 있다.

CHAPTER 06 ｜ 환경보건

[라돈의 인체 내 영향]

호흡을 통해 인체에 흡입된 라돈과 라돈자손은 붕괴를 일으키면서 알파(α)선을 방출한다. 방출된 알파(α)선은 폐조직을 파괴하며 지속적으로 라돈에 노출되는 경우 폐암을 유발하게 된다. 세계보건기구(WHO)는 라돈을 흡연 다음으로 폐암 발병원인의 3~14% 차지한다고 보고하고 있으며, 일반적으로 같은 농도의 라돈에 노출된 경우 흡연자가 비흡연자에 비해 훨씬 높다.

08 대량 환자가 발생한 재난현장에서 중증도 분류표(triage tag)의 4가지 색상에 대한 분류로 옳은 것은? 2018

① 황색 — 경추를 제외한 척추 손상
② 녹색 — 대량 출혈로 매우 낮은 혈압
③ 적색 — 30분 이상 심장과 호흡의 정지
④ 흑색 — 경증 열상 혹은 타박상

➕해설 [재난현장에서 중증도 분류표(triage tag)]

적색(red) 가장 긴급한, 우선순위 1등급	• 생명을 위협하는 부상을 갖고 있으며, 저산소증에 놓인 자 • 쇼크, 흉부 상처, 내출혈, 의식 손실이 진행되고 있는 두부 외상, 피부 표면의 20~50%에 달하는 화상 등
노란색(yellow) 긴급한, 우선순위 2등급	• 신체 구조적 영향과 합병증을 동반한 부상을 가졌으나 아직 저산소증이나 쇼크 상태에까지 빠지지 않은 자 • 즉각적인 위험 없이 최대 2시간까지 견딜 수 있는 상태 • 다발성 골절, 개방성 골절, 척수 손상, 큰 부위 열상, 피부 표면의 10~20%에 달하는 화상과 당뇨성 혼수, 인슐린 쇼크, 간질적 발작과 같은 의료적 응급 등 • 철저한 관찰이 필요하며, 쇼크 등의 증상을 보일 시 우선순위 1등급으로 재분류될 수 있음
녹색(green) 우선순위 3등급	• 구조적 합병증을 동반하지 않는 최소한의 부상을 가진 자 • 치료 없이 위험에 놓이지 않고 2시간 이상을 견딜 수 있는 상태 • 폐쇄성 골절, 약한 화상, 작은 열상, 좌상, 타박상 등
검정색(black) 사망함	• 생존 가능성이 없는 부상을 가졌거나 이미 사망한 자 • 머리나 가슴이 짓눌린 압좌부상(crushing injuries)같은 심각한 부상을 가진 자로서 최선의 환경을 제공하여도 생존 가능성이 없는 상태 • 간호철학에 반대되기 때문에 이러한 환자들에게 치료를 중단하는 것이 가장 어려우나 재난 중 환자 분류는 개인보다는 희생자의 생존자 수를 높이는 것이 목적임
혼합색 (contaminated)	• 위험한 박테리아나 화학적 물질에 오염된 자 • 치료 전 오염되지 않은 지역으로 빨리 이동시켜야 함

09 여름휴가차 바닷가에 온 40대 여성이 오징어와 조개류 등을 생식하고 다음 날 복통, 설사와
미열을 호소하며 병원을 방문하여 진료를 받았다. 이 경우 의심되는 식중독의 특징은? 2018

① 7~8월에 주로 발생하며, 원인균은 포도상구균이다.
② 화농성질환을 가진 조리사의 식품 조리과정에서 발생한다.
③ 감염형 식중독으로 가열해서 먹을 경우 예방이 가능하다.
④ 독소형 식중독으로 신경마비성 증상이 나타나 치명률이 높다.

+해설 세균으로 인한 감염형 식중독과 감염된 세균이 분비하는 독소에 의한 독소형 식중독으로 분류한다.

구분	감염형	독소형
정의	세균이 체내에서 대량으로 증식한다. 대량의 균이 소화기에 작용해서 일어나는 식중독	세균이 증가할 때 발생하는 체외독소가 소화기에 작용하여 일어나는 식중독
독소	균체내독소	균체외독소
잠복기	길다.	짧다.
균의 생사와 발병과의 관계	균이 사멸하면 식중독이 발생하지 않는다.	생균이 전혀 없어도 발생할 가능성이 있다.
가열요리에 의한 예방효과	가열해서 먹는 경우 효과가 있다.	효과가 없는 경우가 많다.

[표] 감염형 식중독과 독소형 식중독의 비교

10 재난이 발생했을 때 중증도 분류체계에 따라 환자를 4개의 중증도로 분류하고 있으며, 이를
색깔로 나타내고 있다. 부상이 크지 않아 치료를 기다릴 수 있는 환자로서 대부분 보행이 가
능하며 이송이 필요 없고 현장에서 처치 후 귀가할 수 있는 상태를 나타내는 색깔은? 2016

① 빨강(적색)
② 노랑(황색)
③ 초록(녹색)
④ 검정(흑색)

+해설 재난관리 부분에서 문제가 출제될 수 있다고 여러차례 강조했던 것처럼 예상 문제가 그대로 출제되었다.
교재의 내용을 관심있게 보기만 했어도 충분히 풀 수 있는 문제로 4개의 중증도로 분류하였을 때 가장
양호한 상태를 보이는 것이 초록이었다.

녹색(green) 우선순위 3등급	• 구조적 합병증을 동반하지 않는 최소한의 부상을 가진 자 • 치료 없이 위험에 놓이지 않고 2시간 이상을 견딜 수 있는 상태 • 폐쇄성 골절, 약한 화상, 작은 열상, 좌상, 타박상 등

11 실험기구를 생산하는 공장지대 근처에 살고 있는 김씨는 주변 지하수를 식수로 사용하고 있다. 얼마 전부터 김씨는 입안에 출혈이 있고 손 떨림이 심해져 병원을 방문하게 되었다. 김씨에게 의심되는 중독으로 가장 옳은 것은? 2015

① 납중독
② 수은중독
③ 크롬중독
④ 카드뮴중독

해설 환경보건의 수질오염의 내용으로 볼 수 있으나, 산업장간호의 중금속 중독에서 자세하게 다룬 내용이다.

 공부하기

[수은(Hg)중독]
㉠ 발생요인:직업적인 노출이 가장 높은 직종은 수은광산과 수은추출 작업이며 대부분 수은증기에 노출되어 발생한다.
㉡ 수은중독의 3대 증상
 ⓐ 구내염
 ⓑ 근육진전(근육경련)
 ⓒ 정신증상
㉢ 일반적인 증상
 ⓐ 수은 만성 중독 시 뇌조직에 침범하여 시야협착, 청력, 언어장애, 보행장애를 일으킴
 ⓑ 모체를 통해 아이에게도 중독증상이 나타남
㉣ 중독사례:미나마타병(Minamata disease, 1953년 일본 미나마타에서 발생)
 ⓐ 미나마타 만에서 잡힌 어패류에 축적되어 있는 메틸수은이 원인물질
 ⓑ 팔다리 마비, 보행장애, 언어장애, 시야 협착, 난청 등의 증상
㉤ 예방
 ⓐ 수은은 밀폐장치 안에서 취급해야 한다.
 ⓑ 작업장 청결유지 및 국소마스크 이용, 외출복과 작업복 구분하여 입고 작업 후에는 목욕을 한다.

12 1992년 브라질 리우데자네이루에서 체결한 유엔환경개발 회의의 주요 기후협약내용은? 2014

① 국제보건 협력 강화
② 지구온난화의 방지
③ 수질오염물질의 관리 강화
④ 건강유해인자의 건강피해 예방
⑤ 환경성 질환 조사 및 감시체계 구축

+해설 브라질 리우데자네이루에서 체결한 유엔환경개발 회의는 "인간 환경선언"을 재확인하면서 지구온난화를 방지할 목적으로 온실가스 규제문제, 재정지원 및 기술이전문제와 특수상황에 처한 국가에 대한 고려 등 기후협약의 내용을 담고 있다.

주제	협약명	개최년도	내용
인간환경 보호 지속가능 발전	유엔인간환경회의 (스톡홀름회의)	1972년	스톡홀름에서 113개국 정상이 모여 "인간환경선언" 선포, '하나뿐인 지구(The only one earth)'라는 인간 환경 선언문을 채택
	유엔환경개발회의	1992년	리우데자네이루에서 개최, 리우선언, 의제21 이산화탄소·탄산가스·메탄가스·프레온가스 등 온실가스의 방출을 제한하여 지구온난화를 방지할 목적으로 온실가스 규제문제, 재정지원 및 기술이전 문제, 특수 상황에 처한 국가에 대한 고려 등이 주요 골자였으며 후에 교토의정서로 발전
	지속가능발전 세계정상회의	2002년	요하네스버그에서 개최, 리우 + 10

13 수돗물의 수질검사를 시행한 후, 다음과 같은 결과를 얻었다. 다음 중 「먹는 물의 수질기준 및 검사 등에 관한 규칙」에 명시된 기준과 비교 시, 문제가 되는 검사결과는? `2014`

① 암모니아성 질소 : 0.7mg/L
② 유리잔류염소 : 2.0mg/L
③ 일반세균 : 50CFU/mL
④ 수소이온 농도 : pH 8.4
⑤ 질산성 질소 : 9mg/L

+해설 암모니아성 질소는 기준이 0.5mg/L이므로 0.7mg/L는 기준을 초과하여 문제가 된다.
수질오염은 출제 빈도가 높은 부분으로 반드시 숙지해야 한다.

 공부하기

[먹는물의 수질기준]
① 미생물에 관한 기준
② 건강상 유해영향 무기물질에 관한 기준
③ 건강상 유해영향 유기물질에 관한 기준
④ 소독제 및 소독부산물질에 관한 기준(샘물·먹는샘물 및 먹는물공동시설의 물의 경우에는 적용 제외)
⑤ 심미적 영향물질에 관한 기준

[건강상 유해영향 무기물질에 관한 기준]
① 납은 0.05mg/L를 넘지 아니할 것
② 불소는 1.5mg/L(샘물 및 먹는샘물의 경우 2.0mg/L)를 넘지 아니할 것
③ 비소는 0.05mg/L를 넘지 아니할 것

CHAPTER 06 | 환경보건

④ 세레늄은 0.01mg/L를 넘지 아니할 것

⑤ 수은은 0.001mg/L를 넘지 아니할 것

⑥ 시안은 0.01mg/L를 넘지 아니할 것

⑦ 6가크롬은 0.05mg/L를 넘지 아니할 것

⑧ 암모니아성 질소는 0.5mg/L를 넘지 아니할 것

⑨ 질산성 질소는 10mg/L를 넘지 아니할 것

⑩ 카드뮴은 0.005mg/L를 넘지 아니할 것

⑪ 보론은 0.3mg/L를 넘지 아니할 것

14 여러 가지 오염지표 중 수질평가에서 중요시되는 오염 지표를 모두 고르면? `2013`

가. 탁도(turbidity)
나. 세균(bacteria)
다. 바이러스(virus)
라. 부유물질(SS)

① 가, 나, 다

② 가, 다

③ 나, 라

④ 라

⑤ 가, 나, 다, 라

➕해설 수질오염의 지표에는 pH, 용존산소(DO), 생물화학적 산소요구량(BOD), 화학적 산소요구량(COD), 부유
물질(SS), 세균(bacteria)이 있다.

 공부하기

[수질오염의 지표]

• 수소이온농도(pH) : 외부로부터 산성 및 알칼리성 물질이 혼입되면 쉽게 변화를 받기 때문에 오염 여부를
판단하는 좋은 지표가 된다.

• 용존산소(DO) : 물속에 녹아있는 산소량으로 하천 상류의 깨끗한 물에는 거의 포화에 가까우나 오염물질
에 의해 그 농도가 점점 감소한다. DO는 수생생물의 생존에 절대적으로 필요하며 물속의 오염물질 산화
에 중요한 역할을 하기 때문에 일반적으로 수질을 평가하는 데 가장 중요한 지표로 이용되고 있다.

• 생물화학적 산소요구량(BOD) : 물속의 유기물질이 호기성 미생물에 의해 20℃에서 5일간 생물학적으로
분해되어 안정화되는 데 요구되는 산소량을 말한다. 수질 측정의 대표적 지표로서 BOD가 높다는 것은 수
중에 분해되기 쉬운 유기물이 많음을 의미하며 단위는 ppm(mg/ℓ)으로 표시한다. BOD가 높으면 물속의
용존산소가 결핍되어 수중생물의 서식을 파괴시키고, 물의 신선도를 떨어뜨려 각종 세균번식의 원인이
된다. 탄소계 화합물의 산화가 끝날 때까지 소비되는 소비량인 1단계와 질소화합물의 산화가 끝날 때까지
소비되는 산소량인 2단계로 구분하며 보통 20℃에서 5일간 소비되는 산소량 BOD5로 표시한다.

- 화학적 산소요구량(COD) : 물속의 유기물질과 산화성 무기물질이 산화제에 의해 화학적으로 분해될 때 쓰인 산화제의 양에 상당하는 산소의 양으로, 생물·화학적으로 분해되지 않는 폐수나 유독물질을 함유한 공장폐수의 오염도와 오염도의 시간적 변화를 알아보는 데 편리하다.
- 부유물질(SS) : 입자의 크기가 2mm 이하로 물속에 현탁되어 있는 고형물을 말하며 유기질과 무기질이 있고 물의 탁도를 유발시키는 원인이 되며 전반적인 수질을 판단하는 데 널리 이용되고 있다.
- 세균(bacteria) : 세균에 의한 오염지표로는 일반세균과 대장균군이 있는데, 일반세균수는 생물학적으로 분해 가능한 유기물질의 농도에 대한 좋은 지표가 된다. 대장균군은 분변성 오염의 지표이며 자체의 병원성은 무시할 수 있을 정도로 낮으나, 대장균군이 검출되면 분변에 의해 전파될 수 있는 수인성 감염병의 유해 가능성을 간접적으로 나타내므로 수질오염의 중요한 지표로 이용된다.

15 식중독과 그 원인으로 옳은 것은?

2013

① 버섯 중독 – 솔라닌
② 맥각 중독 – 메네루핀
③ 바지락 중독 – 테드라도톡신
④ 감염형 세균성 식중독 – 보틀리누스
⑤ 독소형 세균성 식중독 – 포도상구균

+해설 ① 독버섯중독 - 무스카린(muscarine)
② 맥각 중독 – 에르고톡신(ergotoxin)
③ 바지락– 베네루핀(venerupin)
④ 감염형 식중독– 살모넬라(salmonella)균 식중독
식중독이란 식품이나 물을 매개로 하여 발생하는 급성위장염 및 신경장애 등의 중독 증상을 총칭하며, 식중독 원인 세균 혹은 식물성 및 동물성 자연독, 때로는 독성 화학물질 등에 의하여 오염된 식품을 섭취함으로써 집단적으로 발생하는 것을 의미한다.
독소형 식중독은 미생물의 증식에 의한 독소가 식품과 함께 섭취되어 일어나는 중독을 말한다.

 공부하기

[식중독의 정의]
식중독은 일반적으로 병원미생물이나 유해한 화학물질로 오염된 식품을 경구적으로 섭취함으로써 단시간 내에 급작스럽게 생리적 이상이 발생되는 질환을 총칭한다.

16 대도시의 수직적으로 늘어선 대형건물 및 공장들이 불규칙한 지면을 형성하여 자연적인 공기의 흐름이나 바람을 지연시켜 발생하는 현상은? 2012

① 기온역전
② 빌딩증후군
③ 열섬현상
④ 광화학스모그
⑤ 황사

 해설 대도시에서 도시 매연 등이 원인이 되어 공기의 흐름이나 바람을 지연시켜 나타나는 것은 열섬현상이다.

 공부하기

[열섬현상(heat island)]
① 여름에 동일한 조건이라 하더라도 인구밀도가 높고, 고층 건물이 밀집되어 있는 도심지역에는 주변지역보다 평균기온이 약 1~2℃ 정도 더 높아지는데 이와 같이 주변지역보다 도심지역의 기온이 높게 나타나는 현상을 열섬현상이라 한다.
② 열섬현상의 주요 원인은 지표면을 덮고 있는 대기의 성질과 도시 매연, 도시 가옥과 건물, 차량 등에서 방출되는 인공열이며 기온차가 심한 봄이나 가을, 겨울에 많이 나타나고 낮보다 밤에 심하게 나타나게 된다.

17 오존은 단계별로 조치사항이 다르다. 다음 중 경보의 오존농도는? 2011

① 0.5ppm
② 0.12ppm
③ 0.3ppm
④ 0.5ppm

 해설 ② 0.12ppm → 주의보
④ 0.5ppm → 중대경보

 공부하기

오존 경보단계별 조치 사항(「대기환경보전법 시행령」 제2조 제4항, 시행규칙 별표 7)
오존농도는 1시간 평균농도를 기준으로 하며 해당 지역의 대기자동측정소 오존농도가 1개소라도 경보단계별 발령 기준을 초과하면 해당 경보를 발령한다. 주의보, 경보, 중대경보 모두 1시간 평균농도를 기준으로 한다는 점 기억해야 한다.

구분	발령 기준	해제 기준	주민행동요령
주의보	기상조건 등을 검토하여 해당 지역의 대기자동측정소 오존 농도가 0.12ppm 이상일 때	주의보가 발령된 지역의 기상조건 등을 검토하여 대기자동측정소의 오존농도가 0.12ppm 미만일 때	주민의 실외활동 및 자동차 사용의 자제 요청 등
경보	기상조건 등을 검토하여 해당 지역의 대기자동측정소 오존 농도가 0.3ppm 이상일 때	경보가 발령된 지역의 기상조건 등을 검토하여 대기자동측정소의 오존농도가 0.12ppm 이상 0.3ppm 미만일 때에는 주의보로 전환	주민의 실외활동 제한 요청, 자동차 사용의 제한명령 및 사업장의 연료사용량 감축 권고 등
중대 경보	기상조건 등을 검토하여 해당 지역의 대기자동측정소 오존 농도가 0.5ppm 이상일 때	중대경보가 발령된 지역의 기상조건 등을 검토하여 대기자동측정소의 오존농도 0.3ppm 이상 0.5ppm 미만일 때에는 경보로 전환	주민의 실외활동 금지요청, 자동차의 통행금지 및 사업장의 조업시간 단축명령 등

18 환경영향평가에 대한 설명으로 옳은 것은? [2010]

① 개발사업 후의 건설이 자연 및 생활환경에 미친 영향을 평가함으로써 더 이상의 오염을 초래할 개발사업을 억제하기 위한 제도이다.

② 환경에 미치는 영향이 큰 법률, 행정계획 등 국가정책을 수립하거나 개발계획을 시행한 후에 이러한 시행이 환경에 미친 영향을 평가하는 제도이다.

③ 개발사업 전에 파생할 자연 및 생활환경의 변화를 평가하여 그 대책을 개발계획에 포함시킴으로써 환경에의 부정적 영향을 최소화하거나 방지하기 위해 시행하는 제도이다.

④ 각종 사업을 하는 데 있어 개발사업의 경제성과 기술성보다 환경적 요인을 전적으로 고려하여 개발보다는 환경오염 방지에 초점을 두는 제도이다.

➕해설 환경영향평가는 개발사업 전에 시행되며 사업을 수행함에 있어 발생할 수 있는 오염을 최소화시키거나 방지하기 위해 시행된다.

 공부하기

[환경영향평가]

(1) 환경영향평가의 정의

(환경영향평가란 사업에 대한 계획을 수립·시행할 때에 해당 사업이 환경·교통·재해 및 인구에 미칠 영향이 크다면 이것을 미리 평가·검토하도록 하는 것이다.

(2) 환경영향평가의 목적

사업계획을 수립하는 과정에서 사업자가 환경에 미치는 영향을 종합적으로 검토하여 최소화하는 방법을 강구함으로써 환경 피해를 사전에 예방할 수 있도록 하기 위해서이다.

(3) 환경영향평가제도의 기능

① 정책 결정자나 지역 주민에게 정보를 제공하는 기능이 있다.

② 사업에 대한 이해, 설득 내지는 합의를 형성·촉진하는 기능이 있다.

③ 정보 제공을 통한 친환경적인 계획을 수립하고 유도하는 기능이 있다.
④ 환경을 훼손·오염시키는 사업을 하지 못하도록 규제하는 기능을 수행한다.

19 다음에서 설명하는 온열지수는? 2010

- 체감온도, 등감온도
- 기온, 기습, 기류
- 습도 100%인 포화습도, 무풍조건 하의 동일한 온감을 주는 기온($°F$)

① 불쾌지수
② 감각온도
③ 쾌적선
④ 카타냉각력
⑤ 지적온도

➕해설 [온열지수]
(1) 쾌감대:보통 옷을 입은 안정상태에서 가장 쾌적하게 느끼는 기후 범위를 표시한 것으로 기온, 기습, 기류에 따라 달라진다.
(2) 감각온도
 ① 실효온도, 유효온도라고도 하며 기온, 기습, 기류의 3인자가 종합하여 실제 인체에 주는 온감을 말한다.
 ② 감각온도는 습도 100%인 포화습도, 정지공기 상태에서 동일한 온감을 주는 기온($°F$)을 의미한다.
 ③ 최적 감각온도는 여름철보다 겨울철이 낮은데 이것은 기후에 대한 순화현상 때문이다(겨울철 66$°F$, 여름철 71$°F$).
(3) 불쾌지수:기후상태로 인해 인간이 느끼는 불쾌감을 나타내는 지수로 기온과 기습의 영향을 받는다.
(4) 카타 냉각력(kata cooling power):카타 냉각력은 기온, 기습, 기류의 3인자가 종합하여 인체의 열을 빼앗는 힘을 의미한다.
(5) 지적온도:생활하는 데 가장 적절한 온도를 의미한다. 습도 및 기류와 밀접한 관계가 있고 노동의 강도, 착의상태, 성별, 연령, 건강상태 등에 따라 다르게 나타난다.

01 상수소독에서 염소소독에 관한 설명으로 틀린 것은?

① 잔류염소량은 0.1ppm 기준이나 병원성 미생물 처리 시는 0.4ppm이다.
② 트리할로메탄(THM)이라는 발암물질을 발생한다.
③ 불연속점 이상으로 염소처리해야 하며 경제적이고 잔류효과가 크다.
④ 부활현상이 발생하지 않는다.

➕해설 부활현상이란 염소소독 후 상수에 세균은 일반적으로 감소하나, 일정시간 후에 세균이 증가 추세를 보이는 것이다. 염소소독을 하는 경우 부활현상이 나타난다.

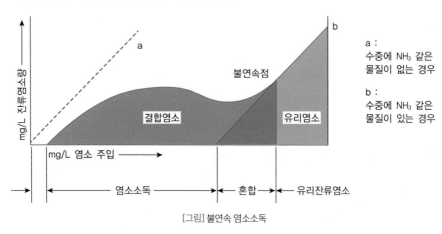

[그림] 불연속 염소소독

02 재난관리에서 위험정보교환의 기본원칙에 해당되지 않는 것은?

① 신속성
② 정보차단성
③ 공감성
④ 신뢰성

➕해설 [위험정보교환의 기본원칙]
　　　신속성 : 재난 상황에 최대한 빨리 대응하는 것
　　　개방성 : 위험상황에 대해 최대한 정직하게 공개하고 공유하는 것
　　　일관성 : 위험정보에 대해 일관성 있는 정보를 제공해야 함
　　　공감성 : 책임여부와 관계없이 희생자에 대한 적극적인 관심을 표명하고 대중에 대한 책임을 지는 것
　　　신뢰성 : 신뢰할 수 있는 위험정보 자료를 제시하여 국민에게 신뢰감을 주어야 함

03 환경보건 및 재난관리에 대한 위험분석 중에서 국민의 참여와 알권리를 보장하는 것과 가장 관련이 깊은 내용은?

① 위험개선계획　　　　　　　　② 위험관리

③ 위험정보교환　　　　　　　　④ 위험예방계획

➕해설　위험분석 중에서도 위험 평가자, 위험 관리자, 소비자와 기타 이해관계 집단 간에 위해 인자나 위해 인자에 관련된 요인에 대한 정보와 의견을 교환하는 것으로 유해화학물질 및 환경보건관련, 재난관리에 대한 자료 및 정보가 국민들에게 쉽게 전달될 수 있는 체계(Risk communication)를 구축하는 것이 가장 중요하다.

04 손에 화농성 상처를 가진 요리사가 준비한 음식을 먹었을 때 감염으로 위험할 수 있는 균은?

① 포도상구균　　　　　　　　② 보툴리눔균

③ 대장균　　　　　　　　　　④ 파상풍균

➕해설　① 독소형 식중독을 일으키는 포도상구균은 화농균으로써 식중독을 유발한다. 독소형 식중독은 식품 중에서 증식한 균이 장관에 정착하여 독소를 산출하며, 그 독소에 의하여 증상을 일으키는 것이다.

구분	원인균	잠복기(시간)	증상	원인식품	특징	예방
포도상구균 식중독 Staphylococcal intoxication	포도상구균이 생성하는 장독소 (enterotoxin) (열에 내성이 강함)	0.5~6 (평균 3)	구역질, 복통, 구토, 설사 등, 열(-)/열(+) 높지 않음	가공식품 (아이스크림, 케이크 등), 유제품	치명률 0.006% 발병시기 (봄·가을에 흔함)	화농성 질환자의 음식 취급 금지, 5℃ 이하로 식품보관, 식기 멸균

05 먹는 물 수질기준에 따를 때, 다음 중 기준에 부적합한 것은?

① 수소이온농도(pH) 9.5

② 암모니아성 질소 0.3mg/L

③ 과망간산칼륨소비량 9mg/L

④ 일반세균 1ml 중 70CFU

➕해설　① pH 기준 : 5.8 ~ 8.5
　　　② 암모니아성 질소 기준 : 0.5mg 이하
　　　③ 과망간산칼륨소비량 기준 : 10mg 이하
　　　④ 일반세균 기준 : 1ml 중 100CFU 이하

06 에너지, 통신, 교통, 금융, 의료, 수도 등에 의한 재난은 다음 중에 어디에 해당하는가?

① 자연재난
② 인적재난
③ 사회적 재난
④ 환경적 재난

➕해설 [재난의 분류]
　　1) 자연재난
　　　① 자연현상으로 인하여 발생
　　　② 태풍, 홍수 호우, 강풍, 풍랑, 해일, 대설, 낙뢰, 가뭄, 지진, 황사, 적조, 조수 등
　　2) 인적재난
　　　① 화재, 붕괴, 폭발, 교통사고, 화생방사고, 환경오염과 그 밖에 이와 유사한 사고로 발생
　　　② 대통령령으로 정하는 규모 이상의 피해
　　3) 사회적 재난
　　　① 에너지, 통신, 교통, 금융, 의료, 수도 등 국가기반체계의 마비에 따른 피해
　　　② 감염병 및 가축감염병 확산 등으로 인한 피해

07 덜 익은 소고기를 먹고 열이 나고 설사하는 경우에 해당되는 식중독은?

① 살모넬라 식중독
② 비브리오균 식중독
③ 포도상구균 식중독
④ 보툴리누스 식중독

➕해설 [식중독]
　　1) 독소형 세균성 식중독 : 균이 독을 방출(식품과 함께 섭취한 독소에서 균이 방출된다.)
　　　① 외독소는 신경독소(neurotoxin)이며 그 중에서 보툴리누스(botulinus)균에 의한 식중독은 치명률이 가장 높다.
　　　② 내독소는 장독소(enterotoxins)이며 그 중 포도상구균(staphylococcus)은 소장에서 독소를 생산한다.
　　2) 감염형 세균성 식중독 : 식품과 함께 섭취한 미생물이 체내에서 균을 증식시켜 식중독을 일으킨다. 변에서 균이 검출되며 살모넬라균 식중독(salmonella)과 장염 비브리오균 식중독(vibrio)이 이에 속한다.

구분	원인균	잠복기(시간)	증상	원인식품	특징	예방
살모넬라 식중독	Salmonella typhimurium Sal. enteritidis Sal. cholerasuis Sal. newport	6~48 (평균 24)	위장염 증세 : 복통, 설사, 구토, 급격한 발열	각종 육류, 유류(milk)	발열증상 (38~40℃) 치명률 0.03% 발병시기 (5~10월) 발병률 75% 이상	60℃, 20분 가열하여 균을 사멸, 생식 금지, 도축장 위생관리, 식품취급장소 위생관리

08 우리나라 오존(O3)에 관한 기준으로 맞는 것은?

① 주의보 – 0.15ppm 이상

② 경보 – 0.3 ppm 이상

③ 중대경보 – 0.6ppm 이상

④ 1시간 평균치 – 0.06ppm 이하

＋해설 [오존(O3)의 특징]

① 오존은 무색, 무미의 기체로서 냄새를 유발하며 3개의 산소원자로 구성되어 있고 지표면에 생성되는 오존은 인체에 해로운 대기오염물질이 된다.

② 자동차 등에서 배출된 1차 오염물질 중 질소산화물과 탄화수소가 공기의 흐름이 거의 없는 상태에서 강한 태양광선과 광화학 반응을 일으켜 생성된다.

③ 오존의 농도가 높아지면 눈과 목이 따갑고 기도가 수축되어 호흡하기 힘들고 두통, 기침 등의 증상이 나타날 수 있다.

09 다음은 무엇에 관한 설명인가?

> • 구조적 합병증을 동반하지 않는 최소한의 부상을 가진 자
> • 치료 없이 위험에 놓이지 않고 2시간 이상을 견딜 수 있는 상태
> • 폐쇄성 골절, 약한 화상, 작은 열상, 좌상, 타박상 등

① 1등급 – 적색

② 2등급 – 노란색

③ 3등급 – 녹색

④ 4등급 – 파랑색

＋해설 [재난 긴급상황 구분]

적색(red) 가장 긴급한, 우선순위 1등급	• 생명을 위협하는 부상을 갖고 있으며, 저산소증에 놓인 자 • 쇼크, 흉부 상처, 내출혈, 의식손실이 진행되고 있는 두부 외상, 피부 표면의 20~50%에 달하는 화상 등
노란색(yellow) 긴급한, 우선순위 2등급	• 신체 구조적 영향과 합병증을 동반한 부상을 가졌으나 아직 저산소증이나 쇼크 상태에까지 빠지지 않은 자 • 즉각적인 위험없이 최대 2시간까지 견딜 수 있는 상태 • 다발성 골절, 개방성 골절, 척수 손상, 큰 부위 열상, 피부 표면의 10~20%에 달하는 화상과 당뇨성 혼수, 인슐린 쇼크, 간질적 발작과 같은 의료적 응급 등 • 철저한 관찰이 필요하며, 쇼크 등의 증상을 보일 시 우선순위 1등급으로 재분류
녹색(green) 우선순위 3등급	• 구조적 합병증을 동반하지 않는 최소한의 부상을 가진 자 • 치료 없이 2시간 이상을 견딜 수 있는 상태 • 폐쇄성 골절, 약한 화상, 작은 열상, 좌상, 타박상 등
검정색(black) 사망함	• 생존 가능성이 없는 부상을 가졌거나 이미 사망한 자 • 머리나 가슴이 짓눌린 압좌부상(crushing injuries) 같은 심각한 부상을 가진 자로서 최선의 환경을 제공하여도 생존 가능성이 없는 상태 • 간호철학에 반대되기 때문에 이러한 환자들에게 치료를 중단하는 것이 가장 어려우나 재난 중 환자분류는 개인보다는 희생자의 생존자 수를 높이는 것이 목적임
혼합색 (contaminated)	• 위험한 박테리아나 화학적 물질에 오염된 자 • 치료 전 빨리 오염되지 않은 지역으로 이동시켜야 함

10 다음 중 지역사회 재난의 2차 예방에 관한 내용으로 옳은 것은?

① 재난 위험 파악 및 재난 시 계획의 수립
② 자원봉사자와 건강관리제공자들의 훈련 및 교육
③ 탐색 및 구조, 희생자 분류, 파괴된 지역 사정
④ 시설 및 체계 복구, 피해자의 신체적 정신적 재활

➕해설 ①②은 지역사회 재난의 1차 예방에 해당한다.
④는 3차 예방에 해당한다.

 공부하기

[지역사회 재난 예방]

1) 일차예방
　① 재난이 일어나기 전에 예방하거나 불가한 경우 재난의 피해를 최소화하는 것
　② 잠재적인 재난의 위험 파악, 재난 시 계획 수립, 자원봉사자와 건강관리제공자의 훈련교육
2) 이차예방
　① 재난 발생 시 재난의 피해를 최소화하는 것
　② 탐색 및 구조, 희생자 분류, 파괴된 지역 사정
3) 삼차예방
　① 재난을 당하기 이전 수준으로 지역이 가능하도록 남아있는 기능을 최대화하여 지역을 복원시키는 것
　② 시설 및 체계 복구, 피해자의 신체적·정신적 재활

---

11 다음 중 군집독에 관한 설명으로 옳지 않은 것은?

① 다수의 사람이 장시간 밀폐된 좁은 공간에 있을 때 나타난다.
② 불쾌감, 두통, 권태감, 구토, 현기증 등의 증상이 있다.
③ 공기의 압력과 밀접한 관련이 있다.
④ 체열의 발산과 수분배출로 인해 실내온도 및 습도의 상승으로 일어난다.

➕해설 **[군집독(crowd poisoning)]**
(1) 다수인의 밀집한 실내 공기의 화학적·물리적인 조성 변화로 인해 초래하는 불쾌감, 두통, 권태, 메스꺼움, 현기증, 구토, 식욕부진 등의 신체적 현상을 말한다.
(2) 군집독의 원인
　① 많은 사람이 밀폐된 공간에 장기간 머무를 경우 호흡에 의한 O_2 감소, CO_2 증가로 인해 발생한다.
　② 무기화합물인 암모니아, 염소 그리고 유기물인 아민류, 지방성류 등에 의해 악취가 발생하므로 불쾌감을 준다.
　③ 체열의 발산 및 수분배출 등으로 인해 실내온도 및 습도가 상승하면서 발생한다.
(3) 군집독은 환기 등을 통해 예방 할 수 있다.

12 다음 하수처리방법은?

> 1893년 영국에서 처음 개발되었으며 폐수를 미생물막으로 덮은 자갈이나 쇄석, 기타 매개층 등을 여재 위에 뿌려서 미생물막과 폐수 중 유기물을 접촉시켜 분해시키는 방법이다.

① 살수여상법(trickling filter process)
② 활성오니법(active sludge process)
③ 부패조(septic tank)
④ 임호프탱크(imhoff tank)

➕해설 [살수여상법(trickling filter process)]
(1) 1차 침전지를 거친 폐수를 여재로 채워진 여상에 골고루 뿌려 처리하는 방법
(2) 활성오니법과 달리 1차 침전지를 거친 폐수를 미생물막으로 덮인 자갈이나 쇄석, 기타 매개층 등을 여재(濾材, filter material) 위에 뿌려서 미생물막과 폐수 중의 유기물을 접촉시켜 분해시키는 처리 방법이다.
(3) 생물학적 폐수처리의 한 방법으로, 도시하수의 2차 처리에 주로 사용된다.
(4) 1893년 영국에서 처음 개발되었으며, 1936년 미국에서 고속살수여상법이 개발되어 널리 쓰이고 있다.

13 1972년 스웨덴 스톡홀름에서 열렸던 국제연합 인간환경회의 '인간환경선언'을 재확인하면서 이후에 교토의정서로 발전한 국제환경협약은 다음 중 무엇인가?

① 리우환경선언
② 몬트리올 의정서
③ 바젤협약
④ 생물다양성협약

➕해설 1992년 6월 브라질의 리우데자네이루에서 지구환경 정상회담이 개최되었다.

 공부하기

> ① 리우환경선언:1972년 스웨덴 스톡홀름에서 열렸던 국제연합 인간환경회의의 '인간환경선언'을 재확인하였다.
> ② 리우환경선언과 21세기 지구인의 행동강령인 '의제 21(Agenda 21)'을 채택하였다.
> ③ 지구온난화 방지를 위한 기후변화방지협약으로 이산화탄소·탄산가스·메탄가스·프레온가스 등 온실가스의 방출을 제한하고, 지구온난화를 방지할 목적으로 온실가스 규제문제, 재정지원 및 기술이전 문제, 특수 상황에 처한 국가에 대한 고려 등이 주요내용이다. 이 후에 교토의정서(1997)로 발전하였다.
>
>   ② 몬트리올의정서(1987):오존층 파괴 물질에 대한 생산 및 사용 규제
>   ③ 바젤협약(1989):지구환경보호의 일환으로 유해 폐기물의 국가 간 교역을 규제하는 내용의 국제협약
>   ④ 생물다양성협약(1992):지구상의 생물종을 보호하기 위한 협약

14 다음 중 불쾌지수의 측정에 필요한 기후요소로 조합된 것은?

가. 기온   나. 기류
다. 기습   라. 복사열

① 가, 나, 다   ② 가, 다
③ 나, 라   ④ 가, 나, 다, 라

➕해설 불쾌지수는 기온의 변화에 따른 공장, 사무실에서 난방 / 냉방에 소요되는 전력 소모를 알기 위하여 E.C. Thom에 의해 고안된 것으로 기류 및 복사열이 고려되지 않아 감각온도와 차이가 있기 때문에 실외에서는 적용되지 않는다.

 공부하기

[불쾌지수의 개념]
① 불쾌지수(DI ; Discomfort Index)는 기후상태로 인해 인간이 느끼는 불쾌감을 나타내는 지수로 기온과 기습의 영향을 받는다.
② 불쾌지수와 불쾌감의 관계
  ㉠ DI≥70일 때 약 10% 사람이 불쾌감 느낌
  ㉡ DI≥75일 때 약 50% 이상의 사람이 불쾌감 느낌
  ㉢ DI≥80일 때 거의 모든 사람이 불쾌감 느낌
  ㉣ DI≥85일 때 모든 사람이 견딜 수 없을 정도의 불쾌감을 느끼는 상태

15 해양의 적조현상에 관한 설명 중 옳은 것은?

① 적조현상의 원인은 독성물질의 과다 유입이다.
② 적조현상에 과도하게 번식한 플랑크의 광합성작용으로 산소가 과다하게 발생한다.
③ 수온은 낮아지고 염분농도는 높아져서 발생하게 된다.
④ 적조현상은 미세한 플랑크톤이 바다에 무수히 발생해 해수가 적색을 띠는 현상이다.

➕해설 **[적조현상]**
㉠ 질소(N)와 인(P)을 과다 함유하고 있는 생활하수나 비료성분이 유입되면 플랑크톤이 일시에 많이 번식하여 바다나 호수가 붉게 변하게 되는 것을 적조현상이라 한다.
㉡ 플랑크톤 자체의 독성 또는 플랑크톤의 외부를 감싸고 있는 점액질이 물고기의 아가미를 덮어 호흡을 방해함으로써 어패류가 죽거나 수질이 악화된다.

• 원인 : ① 수온상승 ② 염분농도 저하 ④ 정체성 수역 ③ 질소, 인산 함유한 생활하수, 비료유입
• 피해 : ① 독소 방출 ② 과영향상태로 용존 산소량(DO) 감소 ③ 어폐류 폐사

16 다음 중 재난 간호 시 윤리적 고려가 아닌 것은?

① 대상자의 사생활 보호 및 비밀준수
② 대상자 자율권 존중
③ 재난관리 책임자의 사회적 위치
④ 의료인로서의 책임과 사명

+해설 **[재난 간호 시 4가지 윤리적 고려]**
① 대상자의 사생활 보호 및 비밀준수 : 의료인의 의무이나, 때로는 공중보건의 목적에 따라 이를 준수하지 않기도 한다.
② 대상자 자율권 존중 : 재난 상황에서 피해자들에 대한 강제적 예방접종이나, 격리 시 자율권 침해가 발생하므로 의료인은 재난발생 시 검역, 격리, 치료를 시행하기 전에 법이 정한 절차에 따라 정당성 확보를 고려해야 한다.
③ 희소자원분배 : 부족한 자원으로 인한 분배 시 어려움 발생, 특히 환자 중증도 분류 시 여러 윤리적 문제가 발생할 것을 고려한다.
④ 의료인로서의 책임과 사명 : 강제적 출근과 근무시간 조정, 위험상황 노출 등의 경우 의료인으로서의 전문적 가치와 개인적 가치 사이에서 갈등이 발샘됨을 고려한다.

17 여러가지 오염 지표 중 수질평가에서 중요시되는 오염지표에 해당하는 것이 아닌 것은?

① 탁도(turbidity)
② 세균(bacteria)
③ pH(수소이온농도)
④ 부유물질(SS)

+해설 먹는물 수질기준이 아니라 수질평가 중요오염지표에 대해 묻고 있는 문제이다. "탁도"는 수질평가 오염지표가 아니라 먹는 물 수질기준에 해당된다.

 공부하기

> 수질오염지표 : pH(수소이온농도), DO(용존산소), BOD(생물학적 산소요구량), COD(화학적 산소요구량), SS(부유물질), 세균(대장균, 일반세균)

18 수질오염에 대한 설명으로 옳은 것은?

① 영양염류가 감소하면 녹조현상이 발생할 수 있다.
② 전체 오·폐수 발생량과 비교하여 축산폐수는 절반이상을 차지한다.
③ 수중에 유기물질이 많으면 용존산소가 증가한다.
④ 하천 수질검사에서 생화학적 산소요구량이 높다는 것은 오염도가 높다는 것을 의미한다.

해설 ① 영양염류의 과다로 녹조현상이 발생할 수 있다.

② 전체 오·폐수 발생량과 비교하여 축산폐수는 1% 정도를 차지한다.

③ 수중에 유기물질이 많으면 용존산소가 감소한다.

 공부하기

[생화학적 산소요구량(BOD ; Biochemical Oxygen Demand)]

① 물속의 유기물질이 호기성 미생물에 의해 20℃에서 5일간 생화학적으로 분해되어 안정화되는 데 필요한 산소의 양이며 ppm으로 표시한다.

② BOD가 높다는 것은 분해가능한 유기물질이 수중에 많이 포함되어 있다는 것으로 오염도가 높음을 의미한다.

---

19 미생물이 관여하는 사항이 아닌 것은?

① 갈변 ② 발효

③ 변패 ④ 부패

 해설 ① 갈변은 미생물이 아닌 산소가 관여한 것이다.

 공부하기

[식품의 변질]

(1) 변질 : 부패 및 변패된 상태의 총칭으로 자연조건에 식품을 방치하여 식품의 영양물질, 비타민 등의 파괴와 향미의 손상이 발생되어 식용에 부적합하게 되는 상태를 의미한다.

(2) 부패 : 미생물의 작용으로 단백질이 분해되어 암모니아 등의 나쁜 냄새가 발생하는 현상이다.

(3) 변패 : 미생물의 작용으로 지방질이 분해되어 식품 성분이 변화되고 풍미가 나쁘게 되어 식용으로 부적절하게 되는 현상이다.

(4) 발효 : 미생물의 작용으로 탄수화물이 유기산이나 알콜 등을 생성하는 현상이다. 식품 중에는 대량의 미생물과 대사산물을 함유하고 있으나 아무런 해가 없다.

---

20 정수과정에서 폭기(aeration)의 가장 중요한 의미는?

① 수중 미생물 증식 촉진

② 수중 미생물 제거 촉진

③ 수중 유기물 제거

④ 수중에 산소의 공급

➕해설 **[폭기(aeration)]**

(1) 하수처리 때 사용되는 용어로, 물속에 공기를 불어넣거나 공중에 물을 살포하여 물과 공기를 충분히 접촉시키는 조작이다.

(2) 폭기란 이러한 조작을 통하여 맛이나 냄새를 제거하고 물의 온도를 냉각하고, 이산화탄소, 메탄, 황화수소 등의 가스를 제거하며, 불필요한 철분, 망간 등의 가스도 제거한다.

(3) 이산화탄소 제거로 물의 pH를 높이며, 자외선에 의한 살균작용을 한다.

21 위험 정보 교환(Risk Communication)의 특징이 아닌 것은?

① 신속성

② 개방성

③ 안정성

④ 공감성

➕해설 **[위험 정보 교환(Risk Communication)]**

1) 위험 정보 교환(Risk Communication) 개념

위험 평가자, 위험 관리자, 소비자와 기타 이해관계 집단 간에 위해 인자나 위해 인자에 관련된 요인에 대한 정보와 의견을 교환하는 것

2) 기본원칙

① 신속성 ; 최대한 빨리 대응

② 개방성 : 최대한 정직하게 공개하고 공유

③ 일관성 : 한 목소리로 말해야 함

④ 공감성 : 책임여부와 관계없이 희생자에 대한 적극적인 관심을 표명하고 대중에 대한 책임을 지는 것

⑤ 신뢰성 : 신뢰할 수 있는 자료 제시를 통해 국민에게 신뢰감을 주어야 함

22 폐기물 내에는 다량의 유기물질이 함유되어 있다. 생물을 이용한 전환을 유도하여 처리하는 폐기물 처리방법은?

① 투기법

② 매립법

③ 소각법

④ 퇴비법

➕해설 폐기물 처리 시 생물을 이용하여 전환을 유도하는 것은 퇴비법이다.

23 환경보전을 위한 규제 및 유인정책 중 경제적 유인제도가 다르게 연결된 것은?

① 환경개선부담금:오염원인자 부담원칙에 따라 유통, 소비과정의 오염원인자에게 오염물질 처리비용을 부담

② 배출부과금:오염물질을 배출하는 배출업소에 부과

③ 폐기물부담금:재활용이 용이한 제품의 생산·수입업자에게 폐기물 회수·처리비용을 예치 하게 하고, 적정 처리한 경우 실적에 따라 반환해줌으로써 재활용을 촉진

④ 수질개선부담금:개발한 샘물을 원료로 사용하여 제품을 판매하는 자와 먹는샘물 수입판매 업자에게 부담금을 부과하는 제도

➕해설 [환경보전을 위한 규제 및 유인정책]
    1) 직접 규제정책
        ① 기업이나 개인이 지켜야 할 규칙을 법령으로 제정해 놓고, 이를 위반할 경우 행정상의 강제조치나 형법상의 제재를 가하는 방법
        ② 배출업소 인·허가, 지도점검, 각종 환경기준
        ③ 시행방법이 강제력이 있고, 비교적 단순하며, 효과가 신속히 나타난다.

24 유리잔류염소에 관한 설명으로 옳지 않은 것은?

① 유리잔류염소는 염소가 HOCl, OCl-로 존재하는 형태를 말한다.

② 유리잔류염소가 결합잔류염소보다 살균력이 약하다.

③ 수도 급수 시 유리잔류염소가 0.1mg/L 이상이 되도록 한다.

④ 병원성미생물에 오염될 우려가 있는 경우에는 유리잔류염소가 0.4mg/L 이상이 되도록 한다.

➕해설 유리잔류염소가 결합잔류염소보다 살균력이 높다.
    1) 유리잔류염소는 강한 살균력과 냄새를 가지고 있으며 HOCl(치아염소산), OCl⁻(치아염소산이온) 등 이 있다. 결합잔류염소는 냄새가 강하지는 않으나 살균력이 약하며 잔류효과는 크다(클로라민).
    2) 살균력 높은 순서 : HOCl (OCl⁻보다 살균력이 80배 정도 강함) > OCl⁻ > 클로라민
    3) 수도꼭지에서의 염소 검출량
        먹는 물은 유리잔류염소가 항상 0.1(결합잔류염소는 0.4) 이상이 되도록 하고 병원미생물에 오염되 거나 우려되는 경우에는 유리잔류염소가 0.4(결합잔류염소 1.8)가 되도록 한다.

25 먹는 물 수질기준의 심미적 영향물질에 관한 기준을 통과하지 못한 것은?

① 경도 – 1500mg/L
② 과망간산칼륨 소비량 – 8mg/L
③ 냄새와 맛이 없음
④ 색도 3도

➕해설 ① 경도 1,000mg/L 를 넘지 아니할 것 → 수돗물은 300mg/L
② 과망간산칼륨 소비량 기준은 10mg/L이다.
③ 소독으로 인한 맛과 냄새를 제외하고 냄새와 맛이 없어야 한다.
④ 색도는 5도를 넘지 아니해야 한다.
   * 동은 1mg/L
   * 세제는 0.5mg/L
   * 수소이온농도 pH 5.8~8.5
   * 아연 3mg/L

26 동식물과 그에 따른 유해한 독성물질이 옳게 연결되지 않은 것은?

① 감자 – 솔라닌
② 굴, 바지락 – 베네루핀
③ 청매 – 아미그달린
④ 맥각 – 시큐톡신

➕해설 맥각의 독성물질은 에르고톡신이고, 독미나리는 시큐톡신이다.

27 1954년 이후에 미국에서 발생한 로스앤젤레스형 스모그 사건의 특징과 가장 거리가 먼 것은?

① 주된 사용 연료는 석유계였다.
② 기온역전이 있었다.
③ 최다 발생시간은 낮 시간이었다.
④ 발생 시 기온은 –1 ~ 4도 였다.

➕해설 ④번 로스앤젤레스형 스모그 사건 발생 시 기온은 24~32도였고, -1 ~ 4도는 런던형 스모그 사건의 특징이다.

공부하기

[대표적인 스모그 사건의 2가지 형태]

항목	런던형 스모그	로스앤젤레스형 스모그
발생 시의 온도	- 1~4C	24~32C
발생 시의 습도	85% 이상	70% 이하
기온역전의 종류	복사성 역전	침강성 역전
풍속	무풍	5m/sec 이하
스모그 최성 시의 시계	100m 이하	1.6~0.8km 이하
가장 발생하기 쉬운 달	12월, 1월	8월, 9월
주된 사용연료	석탄과 석유계	석유계
주된 성분	SO_x, CO, 입자상 물질	O_3, NO_2, CO, 유기물
반응유형	열적	광화학적, 열적
화학적 반응	환원	산화
최다 발생시간	이른 아침	낮
인체에 대한 영향	기침, 가래, 호흡기계 질환	눈의 자극

[표] 스모그 사건의 유형

28 상부의 기온이 하부 기온보다 높아지면서 공기의 수직 확산이 일어나지 않아 공기층이 반대로 형성되는 현상은?

① 기온역전
② 빌딩증후군
③ 열섬현상
④ 광화학스모그

➕해설 [기온역전]

상부의 기온이 하부 기온보다 높아지면서 공기의 수직 확산이 일어나지 않아 공기층이 반대로 형성되는 것으로 복사성 역전과 침강성 역전 2가지가 있다.

① 복사성 역전
  ⊙ 낮 동안에 태양복사열로 인해 지표면의 온도가 높아지나 밤이 되면서 복사열이 적어지게 되어 지표의 온도가 낮아지므로 상승할 따뜻한 공기가 없어 발생하게 된다.
  ⊙ 지표로부터 120~250m 정도의 낮은 상공에서 발생하기 때문에 접지 역전, 지표성 역전 또는 방사성 역전이라고도 한다.
  ⊙ 아침에 다시 따뜻한 햇빛이 비치면 쉽게 파괴되는 야행성이며 계곡 지대나 밤이 긴 겨울에 많이 발생한다.
  ⊙ 지형성 역전은 해안지역에서 낮 동안에 찬 해풍이 불어와 육지의 더운 공기가 상승함으로써 발생하는 것이다.

② 침강성 역전
　㉠ 고기압 중심부에서 맑은 날에는 공기가 침강하여 압축을 받아 따뜻한 공기층을 형성하게 되는데
　　보통 1,000m 내외의 고도에서 발생하고 역전층의 두께는 200~300m에 이른다.
　㉡ 한랭전선이나 온난전선에 의하여 발생하는 전선성역전과 해풍역전, 난류역전 등은 침강성역전과
　　유사하다.

29 환경부의 기준에서 하루 평균 미세먼지 기준과 초미세먼지 기준은 각각 얼마인가?

① $50\mu g/m^3$, $30\mu g/m^3$
② $100\mu g/m^3$, $30\mu g/m^3$
③ $100\mu g/m^3$, $35\mu g/m^3$
④ $80\mu g/m^3$, $50\mu g/m^3$

➕해설　우리나라에서는 대기오염에 대한 국민적 우려의 증가로 미세먼지 예보제를 2014년 2월부터 전면 시행
하고 있으며 등급별 행동요령과 주의해야 할 행동수칙을 제시하고 있다.
1) 미세먼지(PM - 10)는 입자 크기가 10㎛(미크론) 이하인 먼지이고 초미세먼지(PM - 2.5)는 2.5㎛ 이
하인 먼지로 둘 다 호흡기질환 등을 일으킨다.
2) 초미세먼지는 기도에서 걸러지지 않고 사람의 폐포 깊숙이 침투하여 위험하며, 미세먼지의 크기도 머
리카락 직경의 20~30분의 1보다 작아 폐를 통해 혈액 속으로 들어와 온몸 전체를 순환하여 조직 곳
곳에 노화, 염증을 일으키게 된다. 따라서 호흡기 계통은 물론 당뇨나 동맥경화 같은 만성질환 발생의
위험이 있다.
3) 환경부는 미세먼지 기준을 연평균 $50\mu g/m^3$, 하루 평균(일평균) $100\mu g/m^3$ 이하이고 초미세먼지는 연
평균 $15\mu g/m^3$, 하루 평균 $35\mu g/m^3$ 이하로 개정해 시행 관리하고 있다.

30 병원성 대장균의 종류 중 햄버거의 덜 익힌 다진 고기에서 주로 발견되는 E.coli O157 : H7이 해당하는 것은?

① 장출혈성 대장균
② 장관독소원성 대장균
③ 장관침투성 대장균
④ 장관병원성 대장균

➕해설　[장출혈성대장균감염증]
E. coli O157 : H7은 장출혈성대장균감염증을 일으키는 장관출혈성 대장균이다.
(1) 원인균 : 장관출혈성 대장균인 E. coli O157 : H7, E. coli O26 : H11 등
(2) 제1군 법정감염병으로서 잠복기간은 4~8일이며, 수양성 설사와 베로톡신(verotoxin)이라는 독소를
　　분비하여 장벽의 세포를 파괴함으로써 장출혈을 일으키는 원인이 된다.

(3) 햄버거의 덜 익힌 다진 고기에서 주로 발견되고, 소의 분변이나 환자의 분변에 오염된 식수나 음식물로 전파되기 때문에 음식물은 반드시 75℃ 이상으로 가열하여야 한다.

(4) 1982년 미국에서 처음 보고되었고, 일본은 1996년 여름 오카야마 현의 한 초등학교에서 1만 2,000여 명의 환자가 발생하여 11명이 사망하였다.

31 미세먼지 예보등급별 행동요령 중 노약자는 무리한 실외활동 자체 요청을 하고, 일반인에게는 장시간 무리한 실외 활동을 자제할 것을 요청하는 미세먼지(PM10) 농도($\mu g/m^2 \cdot$일)는?

① 31~80($\mu g/m^2 \cdot$일)
② 31~120($\mu g/m^2 \cdot$일)
③ 151이상($\mu g/m^2 \cdot$일)
④ 81~150($\mu g/m^2 \cdot$일)

+ 해설

예보내용		등급($\mu g/m$)			
		좋음	보통	나쁨	매우 나쁨
미세먼지 (PM10)		0~30	31~80	81~150	151이상
미세먼지 (PM2.5)		0~15	16~35	35~75	76이상
행동 요령	민감군		실외 활동 시 특별히 행동에 제약을 받을 필요는 없지만 몸상태에 따라 유의하여 활동	√장시간 또는 무리한 실외활동 제한 √특히 천식을 앓고 있는 사람이 실외에 있는 경우 흡입기를 더 자주 사용할 필요가 있음	가급적 실내 활동, 실외 활동 시 의사와 상의
	일반인			√장시간 또는 무리한 실외활동 제한 √특히 눈이 아픈 증상이 있거나, 기침이나 목의 통증으로 불편한 사람은 실외활동을 피해야 함	√장시간 또는 무리한 실외활동 제한 √목의 통증과 기침 등의 증상이 있는 사람은 실외 활동을 피해야 함

※ 민감군 : 어린이, 노인, 천식 같은 폐질환 및 심장질환을 앓고 있는 어른　　　　　출처 : 생활법

[표] 미세먼지 예보등급별 행동요령

32 환경오염물질인 유해 중금속에 대한 설명으로 옳지 않은 것은?

① 납은 대부분 만성중독을 일으킨다.
② 미나마타병은 수은중독에 의한 것이다.
③ 이타이이타이병은 카드뮴 중독에 의한 것이다.
④ 무기수은은 유기수은보다 독성이 강하다.

➕해설 **[수중 중금속이 인체에 미치는 영향]**

※ 중금속은 금속 중에서 그 비중이 4.0 이상인 것을 의미한다.

중금속의 종류	급성 중독증상	만성 중독증상
카드뮴(Cd)	구토, 복통, 오심	골연화증, 골다공증, 간장장애, 신장질환, 다뇨, 단백뇨
비소(As)	설사, 혈압강하, 혼수	중추신경 장애, 암 유발
시안(CN)	호흡급박, 구토, 두통	신경질환, 신장장애
유기수은(Hg)	신경질환, 난청, 언어장애	신장장애, 환각증상, 시야협착, 정신장애, 미나마타
납(Pb)	급성 위장염, 황달, 근육통	뼈에 가장 많이 축적, 적혈구 장애(빈혈), 안면창백, 두통, 환각, 심근마비
크롬(Cr)	복통, 심한 갈증	비중격 천공, 피부암

33 노로바이러스 식중독에 대한 설명으로 옳지 않은 것은?

① 노로바이러스는 소형구형바이러스, Nirwalk virus, 또는 Norwalk – like virus로도 명명되었다.

② 노로바이러스는 DNA 구형 바이러스로 적당한 온도와 습도에서 자가 증식할 수 있다.

③ 노로바이러스 식중독은 일반적으로 24~48시간의 잠복기 이후에 구역질, 구토, 설사, 복통 증상을 나타낸다.

④ 노로바이러스는 소화기 계통의 병원균이므로 오염된 식품이나 물을 통하여 주로 감염되고, 사람 간의 접촉에 의한 감염도 가능하다.

➕해설 **[노로바이러스]**

- 노로바이러스는 RNA 소형 바이러스로 DNA 유전물질이 아니며 RNA를 포함, 껍질 없는 바이러스이다.
- 노로바이러스는 세균이나 곰팡이와는 달리 사람 몸 밖에서는 자라지 못한다.
- 비교적 최근에 알려진 신종 병원체이며 최근 식품매개 집단식중독의 가장 중요한 원인체이다.
- 감염자의 대변 혹은 구토물에 있는 바이러스가 음식, 물을 오염시키거나 감염자의 손이나 접촉한 물건 등이 오염되어 이를 먹거나 마시거나 접촉함으로써 감염된다.
- 특별한 치료법은 없으며 탈수나 전해질 불균형에 대해서 치료한다.
- 예방으로는 개인위생과 음식물에 대한 관리가 중요, 손 씻기, 특히 과일과 채소는 철저히 씻어야 하며, 굴은 가능하며 익혀서 먹는 것이 좋다.
- 예방으로 85℃에서 1분간 가열하는 경우 불활성화되어 사멸한다.

34 살균력과 침투성이 우수하여 플라스틱류 및 의료기구에 널리 사용되는 멸균용 가스제는?

① 포르말린

② 과산화수소

③ 에틸렌옥사이드

④ 이산화탄소

➕ 해설 [에틸렌옥사이드(Ethylene oxide, E.O gas)]
 (1) 화학적 멸균방법으로 낮은 온도(54.5~65.5℃)에서 멸균하므로 냉멸균이다.
 (2) 고열이나 습도에 민감하고 섬세한 물품이나 예리한 기구 등(고무제품, 플라스틱, 날이 있는 기구)의 멸균에 적합하며 멸균시간이 길고 충분한 통기 후에 사용되며 통기시간은 최소 8~16시간 이상 소요된다.
 (3) 최근에는 이 가스의 유해성에 대한 논란이 많아 사용을 제한하는 경향을 보이고 있다.
 (4) 멸균에 영향을 주는 조건으로는 에틸렌옥사이드 가스의 농도, 습도, 온도, 시간과 물품 종류 등이 있다.

35 식품의 위해요소 HACPP의 CCP에 해당하는 것은?

> 가. 시설, 설비의 위생유지   나. 종업원의 개인위생
> 다. 미생물의 증식억제, 온도관리 라. 기계, 기구의 위생

① 가, 나, 다   ② 가, 다
③ 나, 라   ④ 가, 나, 다, 라

➕ 해설 [일반적인 CCP]
 1. 시설, 설비의 위생 유지
 2. 종업원의 개인 위생
 3. 생물의 증식 억제, 오도 관리
 4. 기계, 기구의 위생
 5. 일상의 미생물 관리체계

36 다음 중 환경영향평가제도에 대한 설명으로 맞는 것은?

① 건설 후 환경에 대한 평가를 하여 건설이 환경에 미치는 영향에 대해 평가하여 더 이상의 오염을 방지한다.
② 건설 후 환경에 대해 평가한 후 환경오염에 대한 책임을 묻기 위한 제도이다.
③ 건설계획 전 환경에 대한 평가를 함으로써 계속적인 건설을 하면서 환경오염을 예방하기 위하여 시행한다.
④ 건설계획 전 환경에 대해 평가하여 부적절하면 즉시 건설을 취소시킨다.

➕ 해설 [환경영향평가의 정의]
 환경영향평가란 사업에 대한 계획을 수립·시행할 때에 해당 사업이 환경·교통·재해 및 인구에 미칠 영향이 크다면 이것을 미리 평가·검토하도록 하는 것이다.

공부하기

> **[환경영향평가제도의 기능]**
> ① 정책 결정자나 지역 주민에게 정보를 제공하는 기능이 있다.
> ② 사업에 대한 이해, 설득 내지는 합의를 형성·촉진하는 기능이 있다.
> ③ 정보 제공을 통한 친환경적인 계획을 수립하고 유도하는 기능이 있다.
> ④ 환경을 훼손·오염시키는 사업을 하지 못하도록 규제하는 기능을 수행한다.

37 공기의 자정작용이 아닌 것은?

① 흡수작용　　　　　　　　② 살균작용
③ 희석작용　　　　　　　　④ 산화작용

➕해설 **[공기의 자정작용]**
　　　(1) 공기의 자체 희석작용
　　　(2) 강우, 강설에 의해 분진이나 용해성 가스 세정
　　　(3) 산소, 오존, 과산화수소 등에 의한 산화작용
　　　(4) 태양광선 중 자외선에 의한 살균작용
　　　(5) 식물의 탄소동화작용에 의한 이산화탄소와 산소의 교환작용

38 오존에 대한 설명으로 맞는 것은?

> 가. 오존 주의보 0.12ppm 이상
> 나. 오존농도는 1시간 평균농도가 해당지역 1개 측정장소라도 경보단계별 발령기준을 초
> 　　과하면 오존경보가 발령된다.
> 다. 오존경보 0.3ppm 이상
> 라. 오존경보 발령 시 노약자와 어린이는 외출을 삼가는 것이 좋다.

① 가, 나, 다　　　　　　　　② 가, 다
③ 나, 라　　　　　　　　　　④ 가, 나, 다, 라

➕해설 * 주의보, 경보, 중대경보 모두 1시간 평균농도를 기준으로 한다는 점 기억할 것
　　　　* 주의보 − 0.12ppm 이상일 때(주민의 실외활동 및 자동차 사용 자제요청)
　　　　* 경보 − 0.3ppm 이상일 때(주민 실외활동 제한 요청/사업장의 연료사용량 감축 권고)
　　　　* 중대경보 − 0.5ppm 이상일 때(주민의 실외활동 금지 요청/자동차 통행금지/사업장의 조업시간 단축
　　　　　명령)

39 다음 중 감염성 식중독으로 구분된 것은?

① 살모넬라 식중독, 비브리오 식중독, 대장균군 식중독
② 웰치균 식중독, 살모넬라 식중독, 비브리오 식중독
③ 보툴리누스균 식중독, 비브리오 식중독, 대장균군 식중독
④ 포도상구균 식중독, 웰치균 식중독, 보툴리누스균 식중독

➕ 해설 감염형 식중독은 식품에서 미리 대량 증식한 균이 식품과 함께 섭취되어 소장에서 더욱 증식한 후, 중독 증상을 일으키는 것이다.

구분	잠복기	증상	원인식품	특징	예방
살모넬라 식중독	6~48 (평균 24)	위장염 증세 : 복통, 설사, 구토, 급격한 발열	각종 육류, 유류 (milk)	발열증상(38~40℃) 치명률 0.03% 발병시기(5~10월) 발병률 75% 이상	60℃, 20분 가열 하여 균을 사멸, 생식 금지, 도축 장 위생관리,
장구균 식중독	4~5	위장 증세 : 설사, 복통, 구토, 발열(2~3일 내에 회복)	치즈, 소시지, 햄	대체로 경증이며 1~2일 후면 치유됨	분변오염을 방지
장염 비브리오 식중독	8~20 (평균 12)	설사, 복통, 구토, 발열, 콜레라와 유사한 증상	해산물, 오징어, 바 다고기 등의 회나 소금절임	치명률 0.01% 발병시기(5~10월) 여름철 집중 발생	60℃, 2분 가열
병원성 대장균 식중독	10~30 (평균 12)	심한 설사(장액 성, 농), 발열, 두 통, 복통	보균자나 동물의 대 변에 의해 1차적, 2 차적으로 오염된 식 품(우유 등)	2차감염 및 어린이 에게 급속히 확산	조리기구 구분하 여 사용, 다진 고 기는 1분 이상 가 열

[표] 감염형 세균성 식중독

- 김화중 외, 지역사회간호학(제9판), 수문사, 2014, p.747.

40 물 속의 유기물질을 호기성 미생물이 산화 분해하는데 필요한 산소량을 측정하는 지표는?

① DO
② BOD
③ COD
④ SS

➕ 해설 BOD는 유기물질을 20도에서 5일간 안정시키는 데 필요한 것이다.
DO는 용존산소로 물속에 용해되어 있는 산소의 양이다.
COD는 화학적 산소요구량으로 산화성 무기물질을 산화제에 의하여 화학적으로 산화시킬 때 소비되는 산소요구량이다.

41 상수의 정수과정이 옳게 된 것은?

① 침전 – 폭기 – 여과 – 소독
② 폭기 – 여과 – 소독 – 침전
③ 여과 – 소독 – 침전 – 폭기
④ 소독 – 침전 – 폭기 – 여과

+해설 침전과 폭기는 위치가 바뀌어도 가능하기 때문에 폭기 - 침전 - 여과 - 소독 도 맞는 답이 될 수 있다.

 공부하기

[하수처리방법]
(1) 물리적 처리 : 스크린, 침사법, 침전법, 여과 등
(2) 화학적 처리 : 중화법, 산화환원법, 응집법
(3) 생물학적 처리 : 호기성, 혐기성 처리법

42 상수소독에서 염소소독에 관한 설명으로 틀린 것은?

① 상수의 유리잔류염소는 병원미생물에 오염 된 경우 0.6mg/L 이상을 유지한다.
② 염소소독은 다른 소독에 비해 경제적이고 잔류효과가 크다
③ 염소소독 시 부활현상을 고려하여 불연속점 이상으로 염소처리 한다.
④ 염소소독은 트리할로메탄(THM)이라는 발암물질을 발생한다.

+해설 상수의 유리잔류염소의 기준은 다음과 같다.
유리잔류염소 : 상수의 유리잔류염소는 수도꼭지에서 0.1mg/L 이상을 유지, 병원미생물 오염이 된 경우는 0.4mg/L
결합잔류염소 : 수도꼭지에서 0.4mg/L, 병원미생물 1.8mg/L

43 다음 중 새집증후군을 일으키는 주요 물질은?

① 에틸렌옥사이드
② 일산화탄소
③ 이산화질소
④ 포름알데히드

➕ 해설 새집증후군(Sick House Syndrome)이란 빌딩증후군 또는 새가구증후군이라고도 하며, 주원인은 주택 건자재나 가구, 가정용품에서 발생하는 유해한 휘발성 유기화합물(VOC)이다.
VOC는 악취나 오존을 발생시키는 탄화수소화합물을 일컫는 말로 피부접촉이나 호흡기 흡입을 통해 신경계에 장애를 일으키는 발암물질이며 벤젠, 포름알데히드, 톨루엔, 자일렌, 에틸렌, 스틸렌, 아세트알데히드 등을 통칭하여 사용한다.

44 COVID 19와 같은 감염성 질병이 발생하는 경우를 대비하여 예방 및 준비단계에서 지역사회 간호사가 해야하는 역할은 다음 중 무엇인가?

① 타 전문 인력과의 협력적 업무 운영방안과 실천계획을 다시 세운다.
② 감염성 질환 발생 시에 간호사의 역할과 업무를 재분배하고 다시 실행하도록 한다.
③ 감염에 대비하여 구호물품을 준비하고 감시하며 물품에 대한 정보를 확보해 둔다.
④ 감염성 질환을 통제하고 의료진에게 물품을 제공하도록 한다.

➕ 해설 [미국 적십자협회의 재난 시 지역사회간호사의 역할]
1) 준비단계 : 간호사는 구호 물품을 준비하고 감시하며 물품에 대한 정보를 가지고 있어야 한다.
2) 반응단계 : 요구도에 따른 구호 물품을 사정하고 의료진에게 물품을 제공하며 재난으로 인한 루머를 차단하는 역할을 한다.
3) 복구단계 : 재난 단계의 정신적 쇼크에 대한 지지역할을 지속적으로 하고 장기회복을 위해 지역사회와 연결을 하며 앞으로의 재난상황을 준비한다.

45 도심에서 큰 화재가 발생하여 120명 정도의 많은 부상자가 발생하였다. 재난유형별 분류원칙에서 가장 우선적으로 조치를 취해야 하는 대상자는 다음 중 누구인가?

① 다발성 골절, 척수 손상이 있는 사람
② 쇼크나 조절되지 않는 출혈이 있는 사람
③ 폐쇄성 골절, 약한 화상이 있는 사람
④ 두부손상이 있으면서 반응이 없는 사람

➕ 해설 재난 구조의 목표는 치료가 불필요한 희생자로부터 치료가능한 자를 분류하여 생존자의 수를 최대화하는 것으로 우선적으로 조치해야 할 대상자는 중증이지만 생존 가능성이 큰 사람이다.

46 2020년 COVID-19가 유행하면서 전 세계를 공포로 몰아넣었다. 이와 같은 상황은 다음 중 어떤 재난에 해당하는가?

① 인적재난
② 자연재난
③ 특수재난
④ 사회적재난

+해설 우리나라의 「재난 및 안전관리기본법」에서는 재난의 종류를 자연재난, 인적재난, 사회적 재난으로 구분하고 있다.

자연재난		태풍, 홍수, 호우, 강풍, 풍랑, 해일, 대설, 낙뢰, 가뭄, 지진, 황사, 적조, 그 밖에 이에 준하는 자연현상으로 인하여 발생하는 재해
사회 재난	인적 재난	화재, 붕괴, 폭발, 교통사고, 화생방사고, 환경오염사고, 그 밖에 이와 유사한 사고로 대통령이 정하는 규모 이상의 피해
	사회적 재난	에너지, 통신, 교통, 금융, 의료, 수도 등 국가기반체계의 마비와 전염병 확산으로 인한 피해

47 먹는 물 수질기준(음용수 기준) 중 틀린 것은?

① 일반세균이 1㎖ 중 100CFU를 넘지 않아야 한다.
② 과망간산칼륨 소비량은 10mg/L를 넘지 않아야 한다.
③ 총대장균은 100ml에서 검출되지 않아야 한다.
④ 페놀과 톨루엔은 검출되지 않아야 한다.

+해설 ④ 페놀은 0.005mg/L 이하로 검출, 톨엔은 0.7mg/L 이하로 검출이다.

48 건물 붕괴 사고 때 소방서 구급대원으로 구조활동에 참가했던 정씨는 사고 발생 후 1년간 제대로 잠을 자지 못하고 악몽에 시달리며 약물치료와 심리치료를 받았다. 이러한 심리적 문제를 지칭하는 것으로 옳은 것은?

① 인격장애
② 약물의존중
③ 부적응반응
④ 외상 후 스트레스장애

＋해설 **[외상 후 스트레스장애(PTSD; Post Traumatic Stress Disorder)]**
전쟁이나 자연재해, 테러, 인질 등의 공포스러운 경험을 겪고 그 두려웠던 경험에서 벗어난 이후에도 여러 가지 심리적 고통과 정신적 장애에 시달리는 심리적 문제이다.

 공부하기

[외상 후 스트레스 증후군의 증상]
① 신체적으로는 흉통과 현기증, 두통, 소화기 및 면역계 증상이 보이고, 정서적 증상으로는 충격적 사건과 관련된 대화 및 대인기피증, 직업사회성의 결여와 불면, 분노의 폭발, 심한 경계심 등이 나타난다.
② 죽음이나 부상에 대한 실제적인 상황이나, 위협, 목격 등 극심한 외상성 스트레스 요인에 노출된 후 발달하는 특징적인 증상들로 심각한 스트레스 반응을 보이게 된다.
③ 사람마다 차이를 보이기는 하지만 사건 발생 후 대략 3개월 이내에 발생하며, 치료기간도 개인에 따라 다르다.

49 다음에서 설명하는 단체 또는 기관은?

• 외교통상부 산하 대외무상협력사업 전담기관이다.
• 개발도상국가의 경제사회발전 지원사업을 수행한다.
• 글로벌연수사업, 해외봉사단 파견, 해외재난 긴급구호사업, 민관협력사업을 실시한다.

① 국민안전처
② 국제적십자사
③ 한국국제협력단
④ 국제한인간호재단

＋해설 한국국제협력단(KOICA)은 보건복지부 산하 특별 법인으로 개발도상국, 북한, 재외 동포, 외국인 근로자 등에 대한 보건의료지원사업을 수행하여 국제 협력 증진 및 긴급구호 사업 등을 수행한다. 개발도상국의 빈곤감소 및 삶의 질 향상, 여성, 아동, 장애인, 청소년의 인권향상, 성평등 실현, 지속가능한 발전 및 인도주의를 실현하고, 협력대상국과의 경제 협력 및 우호협력관계 증진, 국제사회의 평화와 번영에 기여하고 있다.

역학과 질병관리

UNIT 01 _ 최신기출문제

01 흡연과 뇌졸중 발생의 관계를 알아보기 위해 환자-대조군 연구를 실시하여 <보기>와 같은 결과를 얻었다. 흡연과 뇌졸중 발생 간의 교차비(odds ratio)는? `2020`

<보기>

<단위 : 명>

		뇌졸중		계
		유	무	
흡연	유	30	70	100
	무	10	90	100
계		40	160	200

① (30×70)/(10×90)

② (30×10)/(70×90)

③ (30×100)/(10×100)

④ (30×90)/(70×10)

➕해설 특정 질병이 있는 집단에서 위험요인에 노출된 사람과 그렇지 않은 사람의 비, 특정 질병이 없는 집단에서의 위험요인에 노출된 사람과 그렇지 않은 사람의 비를 구하고, 이들 두 비 간의 비를 구한 것을 교차비라고 한다.

		질병	
		환자군	대조군
요인	노출된 사람	a	b
	노출되지 않은 사람	c	d
	계	a + c	b + d

$$\text{교차비} = \frac{\text{환자군에서의 특정 요인에 노출된 사람과 노출되지 않은 사람의 비}}{\text{대조군에서의 특정 요인에 노출된 사람과 노출되지 않은 사람의 비}}$$

$$= \frac{a/c}{b/d} = \frac{a \times d}{b \times c} = \frac{30 \times 90}{70 \times 10}$$

02 「후천성면역결핍증 예방법」상 후천성면역결핍증으로 사망한 사체를 검안한 의사 또는 의료기관은 이 사실을 누구에게 신고하여야 하는가? `2019`

① 보건소장 ② 시 · 도지사

③ 질병관리청장 ④ 보건복지부장관

➕해설 의사, 치과의사 또는 한의사는 다음의 어느 하나에 해당하는 사실(제16조제6항에 따라 표본감시 대상이 되는 제4급감염병으로 인한 경우는 제외)이 있으면 소속 의료기관의 장에게 보고하여야 하고, 해당 환자와 그 동거인에게 질병관리청장이 정하는 감염 방지 방법 등을 지도하여야 한다. 다만, 의료기관에 소속되지 아니한 의사, 치과의사 또는 한의사는 그 사실을 관할 보건소장에게 신고하여야 한다.

1. 감염병환자등을 진단하거나 그 사체를 검안(檢案)한 경우
2. 예방접종 후 이상반응자를 진단하거나 그 사체를 검안한 경우
3. 감염병환자등이 제1급감염병부터 제3급감염병까지에 해당하는 감염병으로 사망한 경우
4. 감염병환자로 의심되는 사람이 감염병병원체 검사를 거부하는 경우

03 지난 1년간 한 마을에 고혈압 환자가 신규로 40명이 발생하였다. 마을 주민 중 이전에 고혈압을 진단받은 환자는 200명이다. 마을 전체 주민이 1,000명이라면 지난 1년간 고혈압 발생률은? `2019`

① 4% ② 5% ③ 20% ④ 24%

➕해설 [발생률(incidence rate)]
① 일정한 기간 동안에 대상 인구집단에서 질병에 걸릴 가능성 또는 위험을 나타내는 것이다.
② 건강한 전체 인구수 중에서 관찰 기간에 특정 질병이 새롭게 발생한 환자의 수를 단위인구로 표시한 것이다.
③ 발생률의 분자는 새로운 환자만을 대상으로 하며 분모의 관찰 대상 인구집단에는 대상 질병에 이미 이환된 사람과 예방접종 등으로 면역을 가진 사람은 제외한다.

$$\text{평균발생률} = \frac{\text{일정기간 동안 위험에 노출된 인구 중 새로 발생한 환자수}}{\text{일정기간 동안 발병 위험에 노출된 인구수}} \times 100$$

$$= \frac{40}{(1,000-200)} \times 100 = 5$$

04 <보기>는 어떠한 역학적 연구방법에 대한 설명이다. 이 연구방법에 해당하는 것은? `2019`

> <보기>
>
> 심뇌혈관질환의 유병을 예방하고자 비만한 대상자를 두 개의 집단으로 할당한 후 한쪽 집단에만 체중관리를 시키고 나머지는 그대로 둔 이후에 두 집단 간의 심뇌혈관질환의 유병을 비교하였다.

① 코호트 연구　　　　　　　　② 단면적 연구
③ 환자–대조군 연구　　　　　　④ 실험 연구

➕해설 **[실험연구(experimental study)]**
① 연구자가 연구대상자의 참여, 주요인 및 교란요인에의 노출, 무작위 배경 등 여러 연구조건들을 배정하거나 통제하여 연구하는 것이다. 변인들 간의 관계를 밝혀내기 위해, 통제된 상황에서 독립변인들을 인위적으로 조작하여 그것이 종속 변인에 어떤 영향을 미치는지를 관찰하여, 분석하는 방법이다.
② 연구수행 과정에서 발생할 수 있는 여러 교란요인이 연구 결과에 영향을 끼치지 못하도록 고안된 연구형태이다.

05 관할지역에서 탄저로 죽은 소가 발견되었다는 신고를 받은 읍장이 취해야 할 행동으로 가장 옳은 것은? `2019`

① 즉시 보건소장에게 신고
② 즉시 시장·군수·구청장에게 신고
③ 즉시 보건소장에게 통보
④ 즉시 질병관리청장에게 통보

➕해설 **[감염병 예방 및 관리에 관한 법률 제14조 (인수공통감염병의 통보)]**
① 「가축전염병예방법」에 따라 신고를 받은 국립가축방역기관장, 신고대상 가축의 소재지를 관할하는 시장·군수·구청장 또는 시·도 가축방역기관의 장은 같은 법에 따른 가축전염병 중 다음 각 호의 어느 하나에 해당하는 감염병의 경우에는 즉시 질병관리청장에게 통보하여야 한다. [시행일 2020.9.12]
　1. 탄저
　2. 고병원성조류인플루엔자
　3. 광견병
　4. 그 밖에 대통령령으로 정하는 인수공통감염병
② 제1항에 따른 통보를 받은 질병관리청장은 감염병의 예방 및 확산 방지를 위하여 이 법에 따른 적절한 조치를 취하여야 한다.
③ 제1항에 따른 신고 또는 통보를 받은 행정기관의 장은 신고자의 요청이 있는 때에는 신고자의 신원을 외부에 공개하여서는 아니 된다.
④ 제1항에 따른 통보의 방법 및 절차 등에 관하여 필요한 사항은 보건복지부령으로 정한다.

06 임신 22주인 산모 A씨는 톡소플라즈마증으로 진단받았다. A씨가 취할 수 있는 행위로 가장 옳은 것은? `2019`

① 법적으로 인공임신중절수술 허용기간이 지나 임신을 유지하여야 한다.
② 인공임신중절수술 허용기간은 지났지만 톡소플라즈마증은 태아에 미치는 위험이 높기 때문에 본인과 배우자 동의하에 인공임신중절수술을 할 수 있다.
③ 인공임신중절수술을 할 수 있는 기간이지만 톡소플라즈마증은 태아에 미치는 위험이 낮기 때문에 임신을 유지하여야 한다.
④ 인공임신중절수술을 할 수 있는 기간이고 톡소플라즈마증은 태아에 미치는 위험이 높기 때문에 본인과 배우자 동의하에 인공임신중절수술을 할 수 있다.

＋해설 임산부가 감염되면 수직 전파될 수 있고 이는 태아의 선천성 톡소플라즈마증을 유발할 수 있다.

> 1) 톡소플라즈마증은 톡소플라즈마 곤디(Toxoplasma gondii)라는 기생충에 의한 감염성 질환으로 톡소플라즈마에 감염된 고양이의 대변에 노출되거나, 톡소플라즈마에 감염된 동물의 공기를 생식하거나, 톡소플라즈마에 오염된 음식을 섭취하여 감염된다.
> 2) 톡소플라즈마증은 감염 환자의 90% 정도에서는 아무런 증상이 나타나지 않으며 감염을 인식하지 못하는 경우가 많다. 그러나 면역 체계가 약화된 사람, 특히 후천적 면역 결핍증 환자는 뇌와 관련된 심한 증상이 나타날 수 있다.
> 3) 톡소플라즈마증이 폐에 침범하면 호흡 곤란, 발열, 마른 기침, 객혈 증상이 나타나고 호흡 부전을 초래하기도 한다.
> 4) 임신 중이나 임신 전 6주 이내에 톡소플라즈마증에 노출되면 아이가 선천성 톡소플라즈마증을 가지고 태어날 수 있으며 대개 영아의 눈에서 감염 징후를 발견할 수 있습니다.

 공부하기

[모자보건법 시행령 제15조(인공임신중절수술의 허용한계)]
① 법 제14조에 따른 인공임신중절수술은 임신 24주일 이내인 사람만 할 수 있다.
② 법 제14조제1항제1호에 따라 인공임신중절수술을 할 수 있는 우생학적 또는 유전학적 정신장애나 신체 질환은 연골무형성증, 낭성섬유증 및 그 밖의 유전성 질환으로서 그 질환이 태아에 미치는 위험성이 높은 질환으로 한다.
③ 법 제14조제1항제2호에 따라 인공임신중절수술을 할 수 있는 전염성 질환은 풍진, 톡소플라즈마증 및 그 밖에 의학적으로 태아에 미치는 위험성이 높은 전염성 질환으로 한다.

---

07 규칙적 운동 미실천과 고혈압 발생과의 관련성을 알아보기 위하여 코호트 연구를 실시하여 <보기>와 같은 자료를 얻었다. 운동 미실천과 고혈압 발생에 대한 상대위험비는? `2019`

<단위: 명>

	고혈압 발생	고혈압 없음	계
규칙적 운동 미실천	100	400	500
규칙적 운동 실천	500	2500	3000
계	600	2900	3500

① 1.15　　　　② 1.20　　　　③ 1.25　　　　④ 1.30

✚해설 **[상대위험비(비교위험도, RR ; Relative Risk)]**

특정 위험요인에 노출된 사람들의 발생률과 노출되지 않은 사람들의 발생률을 비교하는 것으로 비교 위험도라고도 하며, 코호트 연구에 적합하다.

		질병		계
		있다	없다	
요인	있다	a	b	a + b
	없다	c	d	c + d
	계	a + b	b + d	a + b + c + d

노출군의 질병발생률 = a / (a + b)

비노출군의 질병발생률 = c / (c + d)

[표] 상대위험비 계산 공식

$$상대위험비 = \frac{위험요인에 노출된 군에서의 질병 발생률}{비노출군에서의 질병 발생률}$$

$$= \frac{a / (a + b)}{c / (c + d)} = \frac{100 / (100 + 400)}{500 / (500 + 2,500)} = 1.20$$

08 모기가 매개하는 감염병이 아닌 것은? `2019 지방직`

① 황열　　　　　　　　　② 발진열

③ 뎅기열　　　　　　　　④ 일본뇌염

✚해설 **[모기매개감염병]**

1) 말라리아

- 전파경로 : 말라리아 원충에 감염된 모기를 통해 전파, 드물게 수혈이나 주사기 공동 사용 등에 의해 감염

- 증상 : 주기성을 갖는 열(삼일열, 난형열은 48시간 주기 / 사일열은 72시간 주기, 열대열은 매일), 주기적으로 오한, 발열, 발한 후 해열이 반복적으로 나타남, 두통이나 구역 설사 등을 동반할 수 있음

- 예방 : 예방약 복용, 말라리아 발생국가 장기여행 또는 체류자, 여행 1~2주 전부터 여행 후 4주까지

약복용(의료기관 처방), 모기에 물리지 않도록 주의 등
- 환자관리 : 재발 및 재감염 가능, 완치 후 3년간 헌혈 금지
2) 뎅기열
- 전파경로 : 매개 모기에 물려 감염(이집트 숲모기, 국내 서식 흰줄숲모기도 가능하나, 현재까지 국내 서식 흰줄숲모기에서는 바이러스 미검출), 수직감염, 혈액 전파(수혈 등)
- 증상 : (발열기) 2~7일 발열, 심한 두통, 출혈성 반점 등 → (급성기) 해열 이후 1~2일, 대부분 회복되나 심각한 혈장 유출이 있는 환자의 경우 중증 뎅기열로 이환 → (회복기) 발진 부위 피부 벗겨지거나 가려움
- 환자관리 : 뎅기열 감염증 환자는 치료 종료 후 6개월간 헌혈금지
3) 지카바이러스감염증
- 전파경로 : 지카바이러스에 감염된 숲 모기류(이집트 숲모기)에 물려 감염, 성접촉, 수직감염, 수혈 감염이 가능, 국내 전국적으로 서식하는 흰줄숲모기도 전파 가능, 사람 − 모기 − 사람으로 전파가 가능
- 증상 : 발진을 포함한 다음 한 가지 이상(관절통/관절염, 근육통, 비화농성 결막염/결막충혈)
- 예후 : 대부분 특별한 합병증 없이 회복됨, 선천성 지카증후군(소두증 등), 길랑−발레증후군 등이 발생할 경우 예후가 좋지 않음, 발생국 여행자는 귀국 후 헌혈금지, 6개월간 콘돔사용, 임신연기, 임신부 모기주의
4) 그 외 모기매개감염병
- 황열, 치쿤구니아열, 웨스트나일열 등 모기를 매개로 한 감염병이 있으나, 현재까지 국내 발생 없음(동남아시아, 남아메리카, 아프리카 등 발생)
5) 예방 및 관리
- 모기 기피제 사용
- 외출 시 모기에 물리지 않도록 긴소매, 긴바지, 양말 착용, 모기가 얇은 옷을 뚫고 물 수 있기 때문에 옷 위로 모기 기피제를 뿌릴 것
- 모기가 활동하는 시간에 외출을 피할 것

09 <보기>에서 설명하는 역학적 측정지표로 가장 옳은 것은? `2018 서울시`

<보기>
• 위험요인에 노출된 집단과 위험요인에 노출되지 않은 집단 간 발생률의 차이를 말한다.
• 특정 요인에 노출된 집단의 질병 발생위험이 특정 요인에 노출되지 않은 집단에 비해 얼마나 더 높은가를 나타낸다.

① 교차비(OR; Odd's Ratio)
② 기여위험도(AR; Attribute Risk)
③ 상대위험도(RRR; Relative Risk Ratio)
④ 이차 발병률(SAR; Secondary Attack Rate)

➕ 해설 기여위험도(attributable risk)는 위험요인을 갖고 있는 집단의 해당 질병 발생률의 크기 중 위험요인이 기여하는 부분을 추정한다. 백분율(%)로 표시한다.

공부하기

[기여위험도(AR;Attributable Risk, 귀속위험도)]

① 노출군과 비노출군의 발생률의 차이를 기여 위험도라고 하며 요인과 질병발생의 관련을 나타내는 지표의 하나이다.

② 특정 요인에 노출된 군에서 질병 또는 건강 관련 사건 발생 위험이 노출되지 않은 군에 비해 얼마나 더 높은가를 나타낸다.

③ 기여 위험도는 노출군에서의 사건 위험성에서 노출 없이도 일어나는 사건의 위험성을 빼줌으로 구할 수 있다.

귀속위험도 = 노출군에서의 발생률 − 비노출군에서의 발생률

$$귀속위험 백분율 = \frac{귀속\ 위험도}{노출군에서\ 질병\ 발생률} \times 100$$

10 <보기>는 간호사가 임산부 A씨에 대해 작성한 내용이다. 출생할 신생아의 HBsAg(+) 수직감염을 예방하기 위해 간호사가 A씨에게 안내해야 할 내용으로 가장 옳은 것은? (단, 제2급감염병은 현행 「감염병의 예방 및 관리에 관한 법률」을 따른다.) <u>2018 서울시</u>

<보기>
– 거주지: 서울특별시 ○○구 ○○동 1234번지
– 의료급여 수급자
– 32세, HBsAg(+), VDRL(+), 결핵(+)
– 2018년 9월 30일 분만예정
작성일: 2018년 9월 14일
작성자: **보건소 ***간호사

① 출생 직후 VDRL혈청검사 실시
② 출생 후 7일 이내 A형간염 항원 검사
③ 출생 후 28일 이내 결핵반응검사 실시 및 BCG접종
④ 출생 후 12시간 이내 B형간염의 백신 및 면역글로불린 접종

+해설 임신 중에 HBsAg(+) 검사결과가 양성이라면 B형간염 백신 및 면역글로불린 접종을 해야한다.

 공부하기

B형간염 수직감염 예방사업이란 B형간염 표면항원(HBsAg) 양성 또는 e항원(HBeAg) 양성 산모로부터 태어난 신생아의 수직감염을 예방하기 위해 예방접종 및 면역글로불린 접종을 무료로 받을 수 있도록 국가에서 의료비를 지원하는 사업이다.

11 리벨과 클라크(Leavell & Clark)는 질병의 자연사에 따른 예방적 수준을 제시하였다. 질병의 자연사 중 초기병변단계(불현성감염기)에 해당하는 예방적 조치는? `2018`

① 보건교육   ② 조기진단   ③ 예방접종   ④ 재활훈련

+ 해설 불현성 감염은 임상증세가 없는 감염상태를 의미하며 조기진단을 통해 원인을 찾고 최대한 빨리 치료에 들어가야 한다.

12 다음 그림은 A초등학교 100명의 학생 중 B형 간염 항원 양성자 15명의 발생분포이다. 4월의 B형 간염 발생률(%)은? (단, 소수점 둘째자리에서 반올림함) `2018`

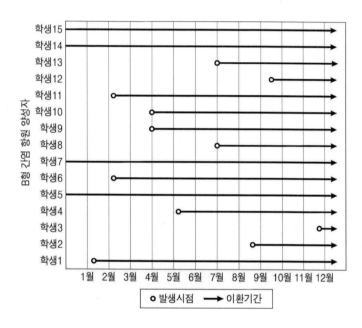

① 2.0   ② 9.0   ③ 2.2   ④ 9.7

+ 해설 발생률은 일정한 기간 동안에 대상 인구집단에서 질병에 걸릴 가능성 또는 위험을 나타내는 것이다. 발생률의 분자는 새로운 환자만을 대상으로 하며 분모의 관찰 대상 인구집단에는 대상 질병에 이미 이환된 사람과 예방접종 등으로 면역을 가진 사람은 제외한다.

$$평균발생률 = \frac{일정기간\ 동안\ 위험에\ 노출된\ 인구\ 중\ 새로\ 발생한\ 환자수}{일정기간\ 동안\ 발병\ 위험에\ 노출된\ 인구수} \times 100$$

$$평균발생률 = \frac{2}{(100-7)} \times 100 = 2.2$$

13 감염병의 예방 및 관리에 관한 법률 제2조제8호에 따른 세계보건기구 감시 대상 감염병만을 모두 고른 것은? 2017

> ㄱ. 두창　　　　　　　　　　ㄴ. 폴리오
> ㄷ. 중증급성호흡기증후군(SARS)　ㄹ. 콜레라

① ㄱ, ㄷ　　　　　　　　　② ㄱ, ㄴ, ㄹ
③ ㄴ, ㄷ, ㄹ　　　　　　　　④ ㄱ, ㄴ, ㄷ, ㄹ

+해설 **[세계보건기구 감시대상 감염병(9종)]**
세계보건기구가 국제공중보건의 비상사태에 대비하기 위하여 감시대상으로 정한 질환
1. 두창
2. 폴리오
3. 신종인플루엔자
4. 중증급성호흡기증후군(SARS)
5. 콜레라
6. 폐렴형페스트
7. 황열
8. 바이러스성출혈열
9. 웨스트나일열

14 다음 표에 제시된 전향성 코호트 연구 결과에서 위험요인의 질병발생에 대한 기여위험도 (atributable risk)는? 2017

구분		질병		합계
		유	무	
위험요인	유	a	b	a+b
	무	c	d	c+d
합계		a+c	b+d	a+b+c+d

① $\dfrac{a}{a+b} - \dfrac{c}{c+d}$

② $\dfrac{b}{a+b} - \dfrac{d}{c+d}$

③ $\dfrac{a}{a+c} - \dfrac{b}{b+d}$

④ $\dfrac{c}{a+c} - \dfrac{d}{b+d}$

[귀속위험도(= 기여위험도)]

(1) 원인 인자가 미치는 영향을 측정하는 지표

(2) 폭로군의 질병발생 위험도와 비폭로군의 질병발생 위험도의 차이(risk difference)에 해당하며, 단순한 차이로 표현하거나 구성비의 형태로 표현된다.

귀속위험도(기여위험도) = [(위험군의 해당 질병발생률) - (비위험군의 해당 질병발생률)]

15 감염병의 예방 및 관리에 관한 법률상 특별자치도지사 또는 시장·군수·구청장이 관할 보건소를 통하여 필수예방접종을 실시하여야 하는 질병만을 모두 고른 것은? `2017`

> ㄱ. 디프테리아   ㄴ. 풍진
> ㄷ. 폐렴구균   ㄹ. C형 간염

① ㄱ, ㄴ   ② ㄱ, ㄴ, ㄷ

③ ㄴ, ㄷ, ㄹ   ④ ㄱ, ㄴ, ㄷ, ㄹ

[필수예방접종(제24조)]

1. 디프테리아	2. 폴리오	3. 백일해
4. 홍역	5. 파상풍	6. 결핵
7. B형간염	8. 유행성이하선염	9. 풍진
10. 수두	11. 일본뇌염	12. b형헤모필루스인플루엔자
13. 폐렴구균	14. 인플루엔자	15. A형간염
16. 사람유두종바이러스 감염증		
17. 그 밖에 질병관리청장이 감염병의 예방을 위하여 필요하다고 인정하여 지정하는 감염병		

16 다음 표에 제시된 대장암 선별 검사의 민감도[%]는? `2017`

구분		대장암		합계
		유	무	
대장암 선별 검사	양성	80	30	110
	음성	20	870	890
합계		100	900	1,000

① $80/100 \times 100$ ② $870/900 \times 100$

③ $80/110 \times 100$ ④ $870/890 \times 100$

➕해설 [민감도]

① 질환에 걸린 사람에게 검사를 통해 양성으로 진단하여 질병이 있다고 확진할 수 있는 확률을 의미한다.

② 민감도가 낮은 검사는 해당 질환의 발견이 어려워서 조기 진단의 기회를 놓칠 수 있다.

민감도 = (검사 양성수 / 총환자수) × 100 = (a / a + c) × 100
= (80 / 80 + 20) × 100 = (80/100)× 100

17 운동 부족과 심혈관질환 발생과의 관계를 알아보기 위해 환자–대조군 연구를 실시하였다. 아래 표와 같은 결과가 나왔을 때 운동 부족과 심혈관질환 발생 간의 교차비는 얼마인가? `2016`

	심혈관질환 발생(환자군)	심혈관질환 비발생(대조군)
운동 부족	120	880
운동 실시	48	952

① (880/952)/(120/48)

② (120/48)/(880/952)

③ (120/168)/(880/1,832)

④ (48/1,000)/(120/1,000)

➕해설 [교차비]

= $\dfrac{운동부족 환자(위험군 노출 된 사람) /운동실시 환자(위험군에 노출되지 않은 사람)}{운동부족 대조군(위험군 노출된 사람)/ 운동실시 대조군(위험군에 노출되지 않은 사람)}$

= (120/48)/(880/952)

 공부하기

[교차비(대응위험도, 비차비, odds ratio)]

① 특정 질병이 있는 집단에서 위험요인에 노출된 사람과 그렇지 않은 사람의 비, 특정 질병이 없는 집단에서의 위험요인에 노출된 사람과 그렇지 않은 사람의 비를 구하고, 이들 두 비 간의 비를 구한 것을 교차비라고 한다.

② 교차비는 평균 발생률이나 누적 발생률을 계산할 수 없는 환자 - 대조군 연구에서 요인과 질병과의 관계를 알아보고자 할 때 사용된다.

18 검사방법의 타당도에 대한 설명으로 가장 옳은 것은? 2016

① 특이도가 낮으면 양성예측도가 감소한다.
② 민감도가 증가하면 특이도가 함께 증가한다.
③ 진단 기준의 경계값을 올리면 민감도가 증가한다.
④ 유병률이 높은 질환은 특이도가 높은 검사방법을 이용한다.

＋해설 ① 특이도가 낮다는 것은 검사를 통해 질병이 없다고 확진하는 확률이 떨어짐을 의미하므로 검사결과가 양성인 사람이 질병자로 확진받을 확률 역시 감소하게 된다.

공부하기

(1) 민감도
　① 질환에 걸린 사람에게 검사를 통해 양성으로 진단하여 질병이 있다고 확진할 수 있는 확률을 의미한다.
　② 민감도가 낮은 검사는 해당 질환의 발견이 어려워서 조기 진단이 기회를 놓칠 수 있다.
(2) 특이도
　① 질환에 걸리지 않은 사람에게 검사를 통해 음성으로 진단하여 질병이 없다고 확진할 수 있는 확률을 의미한다.
　② 특이도가 낮으면 수검자에게 불필요한 걱정과 비용이 발생하는 다음 단계의 검사를 유도 할 수 있다.
(3) 예측도
　① 양성예측도 : 검사결과가 양성인 사람이 질병자로 확진을 받을 확률을 예측하는 것이다.
　② 음성예측도 : 검사결과가 음성인 사람이 비질병자로 확진을 받을 확률을 예측하는 것이다.

19 다음 설명에 해당하는 역학연구 방법으로 옳은 것은? 2016

> 대상 질병에 걸리지 않은 표본 집단을 선정하여 질병발생의 원인으로 가정한 요인의 노출 여부 자료를 수집한 후, 일정 기간 계속 관찰하여 질병 발생 여부 자료를 수집함

① 실험연구
② 전향적 코호트 연구
③ 환자-대조군 연구
④ 후향적 코호트 연구

＋해설 **[전향성-코호트 연구(cohort study)]**
　① 연구하고자 하는 질병(또는 사건)이 발생하기 전에 연구대상에 대하여 원인으로 의심되는 요인들을 조사해 놓고 장기간 관찰한 후, 발생한 질병의 크기와 의심되는 요인의 상관성을 비교위험도로 제시하는 연구이다.
　② 코호트(cohort)는 같은 특성을 가진 인구집단을 의미하며 현시점을 기준으로 앞으로의 결과를 검토하는 것으로 전향성 연구(prospective study)라고도 한다.

연구방법	장점	단점
코호트 연구	• 위험요인 노출에서부터 질병 진행의 전 과정을 관찰할 수 있다. • 위험요인 노출수준을 여러 번 측정할 수 있다. • 위험요인과 질병 간의 시간적 선후관계가 비교적 분명하다. • 질병의 발생률과 비교위험도를 구할 수 있다. • 노출과 많은 질병 간의 연관성을 볼 수 있다. • 위험요인에 대한 노출이 드문 경우에도 연구가 가능하다.	• 비용(경비, 노력, 시간)이 많이 든다. • 장기간 계속 관찰하여야 한다. • 추적불능의 연구대상자가 많아지면 연구 결과에 영향을 줄 수 있다. • 진단방법과 기준, 질병 분류 방법이 변경될 가능성이 있다. • 질병발생률이 낮은 경우에는 연구의 어려움이 있다.

20 다음 중 대사증후군 진단 시 사용하는 요소 및 기준으로 옳지 않은 것은? `2016`

① 혈압 130/85mmHg 이상
② 중성지방 150mg/dL 이상
③ 공복 시 혈당 100mg/dL 이상
④ 체질량 지수 25kg/m² 이상

해설 갑작스럽게 대사증후군에 대한 내용이 출제되어 모두를 당황스럽게 했던 문제이다.
대사증후군을 진단할 때 비만은 체질량 지수가 아닌 복부비만으로 기준을 삼는다.
1998년 세계보건기구(WHO)에서 제시한 진단 기준은 임상적으로 환자를 가려내기에 문제가 있어 현재 2001년 미국 국립 콜레스테롤 교육 프로그램(NCEP)을 진단기준으로 사용하고 있다. 아래의 5가지 기준 중, 3가지 이상이 기준치가 넘는다면 대사증후군으로 진단한다.

 공부하기

> **[미국 국립콜레스테롤 교육프로그램(NCEP)이 제시한 진단 기준]**
> 1. 복부비만(허리둘레) : 남성 102cm(동양인 90cm), 여성 88cm(동양인 85cm) 이상
> 2. 중성지방 : 150mg/dl 이상이거나 고지혈증약복용중
> 3. HDL 콜레스테롤(높을수록 좋음) : 남자 40mg/dl, 여자 50mg/dl 미만이거나 고지혈증약복용중
> 4. 혈압 : 130/85mmHg 이상이거나 혈압약복용중
> 5. 공복혈당 : 100mg/dl 이상이거나 당뇨약복용중

21 역학연구방법에 관한 설명으로 옳은 것은? `2015`

① 기술역학은 질병과 특정 노출요인에 대한 정보를 특정한 시점 또는 짧은 기간 내에 얻는 방법이다.
② 단면조사연구의 주요 변수는 인구학적 특성, 지역적 특성, 시간적 특성이다.
③ 후향적 코호트 연구는 연구시작 시점 훨씬 이전으로 거슬러 올라가 "요인 노출"과 "질병 발생" 간의 관련성을 추적하는 방법이다.
④ 이중 맹검법은 환자–대조군 연구에서 정보편견을 최소화하는 방법이다.

③ 후향적 코호트 연구의 다른 방법으로 질병이 발생하기 전에 수집된 자료를 바탕으로 관찰하고자 하는 질병을 연구하는 것으로 관찰시작과 폭로, 질병의 시간적 관계는 환자-대조군 연구와 같이 후향성이지만, 관찰 방법은 코호트적으로 하는 것이다.

① 기술역학은 인구집단에서 질병 발생 양상을 인적, 지역적, 시간적 특성별로 파악하여 질병발생의 원인에 대한 가설을 설정하는 연구방법으로 사례 연구와 사례군 연구, 생태학적 연구, 단면 연구가 이에 속한다.

② 단면조사 연구는 일정한 인구집단을 대상으로 특정한 시점이나 일정한 기간 내에 질병을 조사하고 각 질병과 그 인구집단과의 관련성을 보는 방법으로 상관관계연구(correlation study)라고도 하고, 대상 집단의 특정질병에 대한 유병률을 알아낼 수 있어 유병률연구(prevalence study)라고도 한다.

④ 환자−대조군연구에서 정보편견을 최소화하기 위한 방법으로 맹검법을 사용하며 종류는 다음과 같다.
맹검법의 종류
(1) 단순 맹검법 : 실험자나 피실험자의 어느 한쪽에만 투약 내용을 알리지 않고 실험하는 경우
(2) 이중 맹검법 : 실험자나 피실험자 모두에게 실험 사실을 공개하지 않고 판정자만 알고 있는 약효의 검정법
(3) 삼중 맹검법 : 실험자 피실험자는 물론 제3자인 판정자 역시 실험에 투여된 약에 대한 정보를 모르게 함으로써 통계의 결과를 유출하는 데 편견을 제거하는 방법

 공부하기

[역학적 연구방법론]

역학적 연구에 사용되는 연구방법론은 관찰연구와 실험연구로 구분할 수 있다.

(1) 관찰연구(observational study)

연구목적을 위하여 연구자가 연구대상자에 대한 특별한 조작을 하지 않고, 연구대상자에게 일어나는 질병현상 또는 원인과 질병발병의 관계를 깊이 있게 관찰하여 파악하는 것으로, 관찰연구에는 기술역학 연구와 분석역학 연구가 있다.

① 기술역학 : 인구집단에서 질병발생 양상을 인적 · 지역적 · 시간적 특성별로 파악하여 질병발생의 원인에 대한 가설을 설정하는 연구방법으로, 생태학적 연구, 사례연구와 사례군연구, 단면연구가 이에 속한다.

② 분석역학 : 비교군을 가지고 두 군 이상의 질병 빈도 차이를 관찰하는 연구방법으로, 환자 - 대조군 연구와 코호트 연구가 여기에 속한다.

(2) 실험연구(experimental study)

연구자가 연구대상자의 참여, 주요인 및 교란요인에의 노출, 무작위 배경 등 여러 연구조건들을 배정하거나 통제하여 연구수행 과정에서 발생할 수 있는 여러 바이러스가 연구 결과에 영향을 끼치지 못하도록 고안된 연구형태이다.

---

22 **[감염병의 예방 및 관리에 관한 법률]상 질병관리청장, 시·도지사 또는 시장·군수·구청장이 강제처분권을 가지고 감염병이 의심되는 주거시설, 선박, 항공기, 열차 등의 운송 수단 또는 그 밖의 장소에 들어가 필요한 조사나 진찰을 할 수 있는 감염병으로 맞지 않는 것은?** `2015`

① 제1급감염병
② 제2급감염병 중 디프테리아, 홍역 및 폴리오
③ 제3급감염병 중 질병관리청장이 정하는 감염병
④ 세계보건기구 감시대상 감염병

➕해설 ② 제2급감염병 중 결핵, 홍역, 콜레라, 장티푸스, 파라티푸스, 세균성이질, 장출혈성대장균감염증, A형간염, 수막구균 감염증, 폴리오, 성홍열 등이 해당된다.

 공부하기

> **[제42조 (감염병에 관한 강제처분)]**
> ① 질병관리청장, 시·도지사 또는 시장·군수·구청장은 해당 공무원으로 하여금 다음의 어느 하나에 해당하는 감염병환자등이 있다고 인정되는 주거시설, 선박·항공기·열차 등 운송수단 또는 그 밖의 장소에 들어가 필요한 조사나 진찰을 하게 할 수 있으며, 그 진찰 결과 감염병환자등으로 인정될 때에는 동행하여 치료받게 하거나 입원시킬 수 있다. [시행일 2020.9.12]
> 1. 제1급감염병
> 2. 제2급감염병 중 결핵, 홍역, 콜레라, 장티푸스, 파라티푸스, 세균성이질, 장출혈성대장균감염증, A형간염, 수막구균 감염증, 폴리오, 성홍열 또는 질병관리청장이 정하는 감염병
> 3. 삭제 [2018.3.27] [[시행일 2020.1.1]]
> 4. 제3급감염병 중 질병관리청장이 정하는 감염병
> 5. 세계보건기구 감시대상 감염병
> 6. 삭제 [2018.3.27] [[시행일 2020.1.1]]

23 **지역사회간호사가 지역주민 600명을 대상으로 유방암검진을 실시한 결과 다음과 같은 결과를 얻었다면 민감도와 특이도는?** `2015`

		유방암 있음	유방암 없음	계
유방암 검진	양성	96	2	98
	음성	5	497	502
계		101	499	600

① 민감도 = 96/98, 특이도 = 497/502
② 민감도 = 96/101, 특이도 = 497/499
③ 민감도 = 2/98, 특이도 = 5/502
④ 민감도 = 5/101, 특이도 = 2/499

$$\text{민감도} = \frac{\text{검사양성수}}{\text{총환자수}} \times 100 = \frac{A}{A+C} \times 100$$

$$\text{특이도} = \frac{\text{검사음성수}}{\text{총환자수}} \times 100 = \frac{D}{B+D} \times 100$$

측정의 정확도는 민감도, 특이도, 예측도의 3가지 척도로 검증한다.

(1) 민감도(감수성, sensitivity)

　　검사방법이 확진된 환자를 환자로 바르게 확인하는 능력으로 해당 질환에 걸린 사람들에게 그 검사법을 적용했을 때 결과가 양성으로 나타나는 비율이다. 민감도가 낮은 검사는 해당 질환의 발견이 어려우므로 조기진단의 기회를 놓치는 결과를 초래하게 된다.

(2) 특이도(specificity)

　　질병을 가지지 않은 사람을 환자가 아니라고 바르게 찾아내는 능력으로 해당 질환에 걸리지 않은 사람에게 그 검사법을 적용했을 때 결과가 음성으로 나타나는 비율이다. 특이도가 낮은 검사는 수검자에게 불필요한 걱정을 끼치며, 힘들고 돈이 많이 드는 다음 단계의 검사를 유도하게 된다.

24 흡연에 의한 폐암 환자의 상대위험비(비교위험도)로 옳은 것은?　　　2014 서울시

	폐암 있음	폐암 없음	총합
흡연함	100	50	150
흡연하지 않음	50	100	150
총합	150	150	300

① 1　　　② 2　　　③ 3　　　④ 4　　　⑤ 5

➕해설 [상대위험비(RR ; Relative Risk)]

(1) 특정 위험요인에 노출된 사람들의 발생률과 노출되지 않은 사람들의 발생률을 비교하는 것으로, 비교위험도라고도 한다.

(2) 상대위험비가 클수록 노출되었던 원인이 병인으로 작용할 가능성도 커진다.

(3) 상대위험비가 1에 가까울수록 의심되는 위험요인과 질병과의 연관성은 적어진다.

　　㉠ 노출군의 질병발생률 = A/(A+B)

　　㉡ 비노출군의 질병발생률 = C/(C+D)

	관상동맥 질환	
	발생함	발생하지 않음
흡연자	A	B
비흡연자	C	D

$$\text{상대위험비} = \frac{\text{위험요인에 노출된 군에서의 질병발생률}}{\text{비노출군에서의 질병발생률}}$$

$$= \frac{A / (A + B)}{C / (C + D)}$$

$$RR = \frac{\dfrac{a}{a+b}}{\dfrac{c}{c+d}} = \frac{\dfrac{100}{150}}{\dfrac{50}{150}} = \frac{100}{50} = 2$$

25 보건지표에 관한 설명으로 옳은 것은? `2013`

① 비례사망지수는 전체 사망자 중 65세 이상의 사망자이며, 비례사망지수가 낮은 것은 영아 사망률이 높고 평균수명이 낮기 때문이다.

② 알파인덱스는 신생아사망자수를 영아사망자수로 나눈 값으로 1에 가까울수록 보건수준이 높다.

③ 노령화지수는 비경제활동인구를 경제활동인구로 나눈 값으로, 우리나라의 노령화지수는 점점 증가하고 있다.

④ 코호트연구는 상대위험비로 위험노출군에서의 질병발생과 비노출군에서의 질병발생의 비를 나타내는 것으로 1에 가까울수록 위험요인이 질병발생과 관련이 없다.

⑤ 이차발병률은 발단환자가 있는 지역의 전체인구 중에서 새롭게 발병하는 환자의 비율로서 병원체의 병원력을 간접적으로 측정하는데 유용하다.

➕해설 ④ 코호트 연구의 다른 방법으로 질병이 발생하기 전에 수집된 자료를 바탕으로 관찰하고자 하는 질병을 연구하는 것으로 관찰 시작과 폭로, 질병의 시간적 관계는 환자 - 대조군 연구와 같이 후향성이지만, 관찰방법은 코호트적으로 하는 것이다.

① 비례사망지수(PMI):1년 동안 총 사망자수 중에서 50세 이상의 사망자수를 나타내는 비율로 이를 통해 한 나라의 건강수준을 파악할 수 있을 뿐만 아니라 다른 나라와 보건수준을 비교할 수도 있다.

② 알파인덱스는 영아사망자수를 신생아사망자수로 나눈 값으로 1에 가까울수록 보건수준이 높다.

③ 노령화지수는 65세 이상 인구를 0~14세 인구로 나눈 값으로, 우리나라의 노령화지수는 점점 증가하고 있다.

⑤ 이차발병률은 새롭게 발병된 환자 중에서 다시 발병된 2차 발병자의 비율(1,000분비)을 말한다.

 공부하기

> **[후향적 코호트 연구]**
> ㉠ 코호트 연구(cohort study)는 연구하고자 하는 질병(또는 사건)이 발생하기 전에 연구대상에 대하여 원인으로 의심되는 요인들을 조사해 놓고 장기간 관찰한 후, 발생한 질병의 크기와 의심되는 요인의 상관성을 비교위험도로 제시하는 연구이다.
> ㉡ 후향적으로 관찰하나 코호트 연구이기 때문에 발생률 계산이 가능하며, 상대위험비와 같은 직접적인 지표의 계산이 가능하다
> ㉢ 코호트 연구와 환자 - 대조군 연구의 장단점을 모두 가지고 있는 유용한 연구이다.

26 신종감염병의 출현이 증가하는 이유가 아닌 것은? 2013

① 해외여행 증가
② 공중보건체계 미흡
③ 항생제 개발 미흡
④ 병원체의 내성 증가
⑤ 진단의료기술의 발달

➕해설 ③ 항생제 오남용으로 인한 병원체의 내성으로 인해 새로운 항생제의 개발은 계속 발전하고 있다.

 공부하기

[신종감염병 출현이 증가하는 이유]
1) 교통수단의 발달로 인해 글로벌시대 일일 생활문화권으로 진입하게 되면서 신종감염병은 국내 및 국외로 빠르게 확산되었다.
2) 항생제 사용이 지속적으로 증가되면서 병원체에 대한 내성의 증가로 감염병의 확산 속도가 더욱 빨라졌다.
3) 진단의료기술의 발달로 인해 감염병에 대한 정확한 진단이 가능해지면서 신종감염병의 출현이 증가하게 되었다.

27 검역감염병 의심자 격리기간으로 옳은 것은? 2013

① 황열 – 10일
② 콜레라 – 5일
③ 페스트 – 5일
④ 조류독감 – 14일
⑤ 중증급성호흡기증후군 – 감염력이 없어질 때까지

➕해설 [제16조 (검역감염병 환자등의 격리)]
① 질병관리청장은 제15조제1항제1호에 따라 검역감염병 환자등을 다음에 해당하는 시설에 격리한다. 다만, 사람 간 전파가능성이 낮은 경우 등 질병관리청장이 정하는 경우는 격리 대상에서 제외할 수 있다. [[시행일 2021.3.5]]
  1. 질병관리청장이 지정한 검역소 내 격리시설
  2. 「감염병의 예방 및 관리에 관한 법률」에 따른 감염병관리기관, 격리소·요양소 또는 진료소
  3. 자가(自家)
  4. 「감염병의 예방 및 관리에 관한 법률」 제8조의2에 따른 감염병전문병원
  5. 국내에 거주지가 없는 경우 질병관리청장이 지정하는 시설 또는 장소
② 질병관리청장은 검역감염병 환자등이 많이 발생하여 제1항에 따른 격리시설이나 감염병관리기관 등이 부족한 경우에는 보건복지부령으로 정하는 바에 따라 임시 격리시설을 설치·운영할 수 있다.
③ 질병관리청장은 제1항에 따른 격리조치를 할 때에 필요하면 시·도지사 또는 시장·군수·구청장에게 협조를 요청할 수 있다. 이 경우 시·도지사 또는 시장·군수·구청장은 특별한 사유가 없으면 협조하여야 한다.

④ 검역감염병 환자등의 격리 기간은 검역감염병 환자등의 감염력이 없어질 때까지로 하고, 격리기간이 지나면 즉시 해제하여야 한다. [개정 2020.3.4] [[시행일 2021.3.5]]

⑤ 제4항에 따른 격리 기간 동안 격리된 사람은 검역소장의 허가를 받지 아니하고는 다른 사람과 접촉할 수 없다.

⑥ 검역소장은 검역감염병 환자등을 격리하였을 때에는 보건복지부령으로 정하는 바에 따라 격리 사실을 격리 대상자 및 격리 대상자의 가족, 보호자 또는 격리 대상자가 지정한 사람에게 알려야 한다.

28 당뇨병 환자의 진단 기준을 현행 공복 시 혈당 126mg/dl 보다 낮춘 115mg/dl 로 한다면 민감도와 특이도는 어떻게 변화되는가? `2013`

① 민감도는 감소하고, 특이도는 증가한다.

② 민감도는 감소하고, 특이도는 변화가 없다.

③ 민감도는 증가하고, 특이도는 감소한다.

④ 민감도는 증가하고, 특이도는 변화가 없다.

⑤ 민감도와 특이도 모두 증가한다.

+해설 기존에 적용하던 것보다 양성으로 판정받는 기준이 낮아졌기 때문에 민감도(양성판정)는 높아지고 특이도(음성판정)는 감소하게 된다.

민감도, 특이도, 예측도가 모두 높을수록 검사법의 타당성이 높아지고 진단결과의 신빙도가 높다.

정확도(타당도)는 어떤 측정치 또는 측정방법이 평가하려는 내용을 얼마나 정확히 측정하였는지의 정도를 의미하며 민감도, 특이도, 예측도의 3가지 척도로 검증한다.

29 OO시의 2012년 인구는 40,000명이었고, 총사망자 수는 5,000명이었다. 2011년 한 해 동안 뇌졸중 발생자 수는 620명이었고, 이중 227명이 사망, 134명이 장애를 가졌다. 뇌졸중에 의한 치명률은 어떻게 계산하는가? `2013`

① $(134/5,000) \times 100$

② $(620/5,000) \times 100$

③ $(361/620) \times 100$

④ $(227/620) \times 100$

⑤ $(134/620) \times 100$

+해설 치명률은 어떤 질병에 이환된 환자의 수 중에서 그 질병으로 인한 사망자의 수를 나타내며 치명률이 높으면 그 질병의 병원체가 독성이 높거나 인구집단의 건강도가 낮거나 그 질병에 대한 저항력(면역력)이 낮다는 것을 의미한다.

$$치명률 = \frac{그\ 질병에\ 의한\ 사망자\ 수}{특정\ 질병에\ 이환된\ 환자\ 수(발병자\ 수)} \times 100 = \frac{227}{620} \times 100$$

30 국가 간에 일인당 평균 소금 섭취량과 해당 국가의 고혈압 발생률 간의 관련성을 연구한 결과, 소금섭취량이 높은 국가에서 고혈압 발생률이 높은 경향을 보였다고 한다. 이와 같이 집단의 평균적인 속성 간의 상관성을 보는 연구방법을 무엇이라고 하는가?   2013

① 코호트연구
② 실험연구
③ 환자–대조군 연구
④ 사례연구
⑤ 생태학적 연구

+ 해설 ⑤ 생태학적 연구는 개인이 아닌 인구집단을 관찰단위로 하여 분석한 것으로, 한 시점에서 여러 인구집단에서 대상 질병의 집단별 발생률과 위험요인에의 노출률 간의 양적 경향성(상관성)이 있는지를 분석하는 방법이다.

생태학적 연구를 상관성 연구 또는 단면조사연구라 하며 다른 목적을 위해 생성된 기존 자료 중 질병에 대한 인구집단 통계자료와 해당 질병의 요인에 대한 인구집단 통계자료를 이용하여 상관분석을 시행한다. 1950년 돌과 페토(Doll & Peto)에 의해 흡연과 폐암의 상관성을 찾는 연구가 시행되었으며 이것인 생태학적 연구의 대표적인 사례이다.

① 코호트 연구: 질병에 이환되지 않은 건강군을 대상으로 질병발생의 원인과 관련이 있다고 생각되는 어떤 특성을 가진 인구집단과 관련이 없는 인구집단을 장기간 관찰하여 서로 간의 질병발생률의 차이를 비교 분석하는 연구방법이다.
② 실험연구: 실험군과 대조군을 추적 관찰하여, 조작의 효과를 비교하는 역학적 연구방법으로, 일반적으로 실험은 역학적 연구의 마지막 단계에서 수행된다.
③ 환자–대조군 연구: 질병에 이환된 환자군과 해당 질병이 없는 대조군으로 구분하여 두 군 사이에 질병의 원인 또는 위험요인이라고 의심되는 요인이 과거에 노출된 여부를 조사하여 두 군 사이를 비교함으로써 질병 발생과의 원인관계를 규명하는 연구방법이다.
④ 사례연구: 단일 환자에 관한 기술로서 기존에 보고되지 않았던 특이한 질환 양상이거나 혹은 특이한 원인이 의심되는 경우, 원인적 노출요인과 발병에 관하여 임상적 특성을 기술하여 보고하는 것이다.

31 어떤 집단에서 흡연자의 폐암 발생률은 5/100이고, 비흡연자의 폐암발생률은 5/1000이다. 이집단에서의 흡연으로 인한 폐암 발생의 상대위험비(relative risk ratio)는?   2013

① 9   ② 1/9
③ 10   ④ 1/11
⑤ 11

+ 해설 상대위험비(비교위험도, relative risk)는 위험요인 유무에 따른 질병 발생률을 이용하여 구할 수 있다.

32 다음은 유방암에 대한 자가검진과 조직검사 결과이다. 이 결과를 보고 자가검진 방법의 민감도를 구하면? `2011`

		조직검사	
		양성(+)	음성(-)
자가검진	양성(+)	20	40
	음성(-)	10	160

① 20/60 ② 20/30 ③ 40/200 ④ 40/160 ⑤ 10/160

➕해설 민감도(sensitivity)는 질환에 걸린 사람에게 검사를 통해 양성으로 진단하여 질병이 있다고 확진할 수 있는 확률을 의미한다.

$$민감도 = \frac{검사양성수}{총환자수} \times 100 = \frac{A}{A+C} \times 100 = \frac{20}{20+10} = \frac{20}{30}$$

33 역학연구 방법 중 건강관련 문제가 발생했을 때 있는 그대로를 기술하는 것은? `2011`

① 기술역학 ② 단면연구
③ 환자대조군 연구 ④ 코호트 연구
⑤ 실험역학

➕해설 기술역학은 인구집단에서 질병발생 양상을 인적·지역적·시간적 특성별로 파악하여 질병발생의 원인에 대한 가설을 설정하는 연구방법이며 생태학적 연구, 사례연구와 사례군연구, 단면연구가 이에 속한다.

✏️ **공부하기**

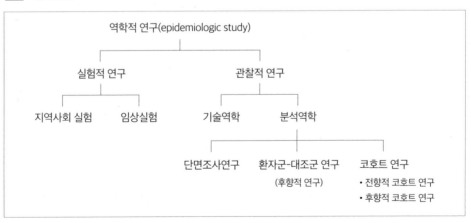

34 역학적 검사방법에 대한 설명으로 옳지 않은 것은?
2010

① 민감도란 질병이 있을 때 특정 검사방법이 질병이 있는 것으로 확인된 사례의 비율을 말한다.

② 특이도란 질병이 없을 때 특정 검사방법이 질병이 없는 것으로 확인된 사례의 비율을 말한다.

③ 타당도란 동일 대상에 대해 동일한 방법으로 반복 측정할 때에 얼마나 일치된 결과를 나타내느냐를 의미한다.

④ 양성예측도란 측정에 의해 질병이 있다고 판단한 사람들 중에 실제로 그 질병을 가진 사람들의 비율을 말한다.

해설 타당도는 정확도라고도 하며 측정값이 측정하고자 목적하는 것을 반영하는 정도이다.
신뢰도와 타당도는 필수조건에 해당되며 타당도가 높으면 신뢰도도 높지만 신뢰도가 높다고 해서 타당도가 높은 것은 아니다.

 공부하기

[신뢰도(reliability)]

(1) 동일대상에 대한 반복 측정이 일정성을 얼마나 가지고 일치하는지를 검정하는 것이다.

(2) 동일 측정도구를 반복적으로 사용하여 측정치가 동일한 것을 얻을 확률을 재는 것으로 오차가 크면 신뢰도가 낮아진다.

(3) 신뢰도는 정확도의 필수조건

(4) 신뢰도 저하에 영향을 미치는 요인
　① 관측자의 편견(digital preference, 선입견 등)과 기술의 미숙
　② 측정도구의 부정 상태(전류/표준액의 변질 등)
　③ 측정 시의 환경조건(audiometry, 설문조사 등)

(5) 신뢰도를 높이는 방법
　① 측정자의 숙련도와 측정기술을 높임
　② 측정자 수를 줄임
　③ 여러 가지 방법을 병행한 측정치로 종합적인 평가
　④ 표준화된 환경에서 측정함
　⑤ 측정자와 측정도구의 주기적인 관리

35 콜레라 유행조사의 역학적 과정에서 가장 먼저 실시해야 하는 것은?
2010

① 유행병이 발생한 장소의 특성을 조사한다.

② 오염된 우물물의 공통 감염원을 파악한다.

③ 콜레라의 과거 발생률을 확인한다.

④ 재발을 예방하기 위해 즉시 주민교육 프로그램을 실시한다.

+해설 역학적 과정에서 가장 먼저 실시해야 할 것은 질환에 대한 과거 발생률의 확인이다.
발생률은 일정한 기간 동안에 대상 인구집단에서 질병에 걸릴 가능성 또는 위험을 나타내는 것으로 과거에 어떠한 모습으로 질병이 발생하고 유행하였는지에 대해 살펴보고 우선적인 원인을 파악하도록 한다.

 공부하기

[감염병 현지역학조사 단계]
1단계 : 유행의 발생과 규모의 파악
2단계 : 유행자료의 수집 및 분석
3단계 : 가설 설정 및 검정
4단계 : 방역대책 수립

36 역학조사에서 원인적 연관성을 확정짓는데 필요한 조건이 아닌 것은? `2010`

① 시간적 독립성
② 통계적 연관성
③ 예측가능한 특이성
④ 기존 지식과의 일치성
⑤ 실험결과에 의한 증거

+해설 ① 시간적 독립성이 아닌 시간적 속발성이 맞는 답이다. 시간적 속발성은 어떤 병이 다른 병에 바로 이어서 생기는 특성을 의미한다.

 공부하기

[원인적 연관성의 확정조건]
(1) 시제의 정확성, 시간적 속발성, 원인이 질병보다 선행할 것
(2) 통계적 연관성의 강도
(3) 기존 지식과의 일치성
(4) 연관성의 특이도, 예측가능한 특이성
(5) 생물학적 공통성, 실험결과에 의한 증거, 동물실험에 의한 증명

37 다음 환자대조군 연구 결과에 대한 교차비를 구하시오.

2010

	폐암환자	정상인	합계
흡연자	120	30	150
비흡연자	10	90	100
합계	130	120	250

① 8

② 36

③ 48

④ 68

⑤ 80

+ 해설 [교차비(OR)]

$$= \frac{\text{폐암 환자(위험군 노출된 사람)/폐암환자(위험군에 노출되지 않은 사람)}}{\text{정상인(위험군 노출된 사람)/정상인(위험군에 노출되지 않은 사람)}}$$

$$= \frac{120/10}{30/90} = \frac{120 \times 90}{10 \times 30} = 36$$

38 다음 중 전염병의 생성요소 6가지에 해당되지 않는 것은?

2010

① 병원체

② 병원소

③ 병원체의 병원소 탈출

④ 전파

⑤ 병원소의 감수성

+ 해설 ⑤ 병원소가 아닌 숙주의 감수성이 맞는 답이다.

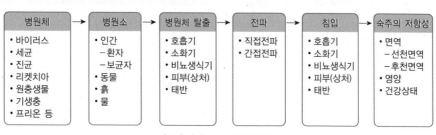

[그림] 감염성 질환의 생성과정

01 누적발생률과 평균발생률이 매우 낮은 질병에서 요인과 질병 발생과의 관련성을 보기 위한 수치는?

① 비교위험도
② 귀속위험도
③ 특이도
④ 교차비

➕해설 ④ 해당질병 발생률이 아주 낮은 경우에 한하여 교차비를 구하여 비교위험도 대신 사용한다.

02 코호트(Cohort) 연구에 대한 설명이다. 옳지 않은 것은?

① 코호트란 같은 특성을 가진 집단을 의미한다.
② 표본이 적게 필요한 희귀질병을 연구하기에 적합하다.
③ 확률표본추출이므로 연구 결과를 모집단에 적용하기가 쉽다.
④ 진단방법과 기준, 질병분류방법이 변할 가능성이 있다.

➕해설 ② 표본이 적은 경우에도 가능한 것은 환자-대조군 연구이다.

03 다음에서 민감도를 구하면?

구분	병에 걸린 사람	병에 안 걸린 사람
고혈압 양성	200	200
고혈압 음성	200	300

① 20% ② 50%
③ 60% ④ 90%
⑤ 110%

➕해설 1) 민감도는 환자로 확진 받은 사람(병에 걸린 사람)이 검사에서 양성을 받을 확률이다. 분모가 병에 걸린 사람, 분자는 양성반응자
2) 민감도 = 200/400 x 100 = 50%

04 다음 표에서 흡연에 의한 폐암 발생의 비교위험도는 몇 배인가?

구분	계	폐암환자	건강한 자
흡연자	1,000	10	990
비흡연자	2,000	10	1,990
합계	3,000	20	2,980

① 1
② 2
③ 3
④ 4

➕해설 흡연자가 비흡연자에 비해 폐암 발생의 비교위험도는 2배이다.

$$\text{비교위험도} = \cfrac{\dfrac{\text{흡연자 중 폐암에 걸린 자}}{\text{흡연자}}}{\dfrac{\text{비흡연자 중 폐암에 걸린 자}}{\text{비흡연자}}} \;\text{이므로}\; \cfrac{\dfrac{10}{1,000}}{\dfrac{10}{2,000}} = \dfrac{2,000}{1,000}$$

05 임상적 증상을 전혀 나타내지 않고 보균상태를 지속하고 있는 자로 보건학상 관리가 가장 어려운 보균자는?

① 건강보균자
② 회복기 보균자
③ 잠복기 보균자
④ 불현성 감염자

➕해설 보건학상 관리가 가장 어려운 보균자는 건강보균자이며 역학적 관리가 가장 중요하다.
건강보균자는 증상이 없으면서 균을 보유하고 있는 자이다(폴리오, 디프테리아, 일본뇌염, B형간염 등).

06 불현성감염을 유발하는 경우로 옳은 것은?

① 소량의 병원체
② 부적절한 침입로
③ 숙주의 높은 감수성
④ 숙주의 낮은 면역력

➕해설 불현성감염을 유발하는 경우는 다음과 같다.
① 약한 병원력 ② 적절한 침입로 ③ 숙주의 부분면역 ④ 소량의 병원체

07 다음에서 특이도를 구하면?

구분	병에 걸린 사람	병에 안 걸린 사람
고혈압 양성	150	200
고혈압 음성	100	300

① 20% ② 50%

③ 60% ④ 90%

＋해설 1) 특이도는 비환자로 확진 받은 사람(병에 안 걸린 사람)이 검사에서 음성을 받을 확률이다.
분모가 병에 걸리지 않은 사람, 분자는 음성반응자로 두고 계산한다.

2) 특이도 = 300/500 x 100 = 60%

08 다음 설명에 해당하는 감염병은?

- 95%가 15세 이상에서 발생한다.
- 2005년에 제2급 법정감염병으로 지정되었다.
- 주로 4~6월, 11~1월 사이에 많이 발생한다.

① 유행성이하선염 ② 홍역

③ 수두 ④ 백일해

＋해설 수두는 제2급 법정감염병에 해당되며, 수두의 잠복기간은 보통 2~ 3주(13~17일)이며 수포 침출액에
직접 접촉되거나 공기를 통해 전파된다. 수포발생 초기가 가장 강한 급성감염병이다.

09 유방암환자 100명과 대조군 100명을 대상으로 조사한 결과, 유방암환자 중 50명이 고지 방식이를 섭취하였고, 대조군에서는 20명이 고지방식이를 섭취하였다. 이때 대응위험도 (OR)은?

	유방암환자	대조군	합계
고지방식이	50	20	70
정상식이	50	80	130
합계	100	100	200

① 0.25 ② 0.4 ③ 1.94 ④ 4.0

	유방암환자	대조군	합계
고지방식이	a	b	70
정상식이	c	d	130
합계	100	100	200

$$교차비 = \frac{\text{환자군에서의 특정 요인에 노출된 사람과 노출되지 않은 사람의 비}}{\text{대조군에서의 특정 요인에 노출된 사람과 노출되지 않은 사람의 비}}$$

$$= \frac{a/c}{b/d} = \frac{a \times d}{b \times c}$$

$$= 50 \times 80 / 20 \times 50 = 4$$

10 S기업의 반도체 생산라인에서 유해물질에 노출된 근로자가 유해물질을 다루지 않는 작업환
경에서 근무하는 근로자보다 각종 암에 발생될 가능성이 3배나 높다는 예측 결과가 나왔다.
이러한 경우 역학적 연구의 원인적 연관성의 확정조건은 무엇이 되는가?

① 시제의 정확성
② 연관성의 강도
③ 연관성의 특이도
④ 생물학적 공통성

11 다음은 2020년도에 질병관리청에서 발표한 자료의 일부이다. 이 그래프와 보도자료를 통해 알 수 있는 역학의 기능과 활용은 무엇인가?

> 인플루엔자 유행 전 대비책에 대한 안내
> *인플루엔자 우선 접종 권장대상자 중 미접종자 예방접종 당부
> *감염예방 및 확산방지를 위해 철저한 손씻기 등 개인위생 실천을 강조

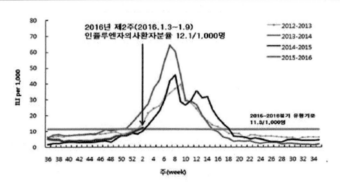

< '12-'13절기 ~ '15-'16절기 인플루엔자의사환자 분율 >

① 보건사업평가의 역할
② 자연사의 기술
③ 건강수준과 건강 및 질병양상에 관한 기술
④ 원인규명의 역할

➕해설 [역학의 기능과 활용]
   1) 기술적 역학의 기능
   2) 원인규명의 역할
   3) 연구전략 개발의 역할
   4) 질병과 유행발생의 감시역할
   5) 보건사업평가의 역할이 있다.

12 다음과 같이 코로나 19 확산 관련 뉴스 보도자료를 통해 신규 확진자의 수가 지속적으로 증가하면서 질병관리청에서 5인이상 집합을 금지하고 마스크 쓰기와 손씻기에 대해 강력히 권고하였다. 이러한 조치는 역학 목적의 어느 것에 해당하는가?

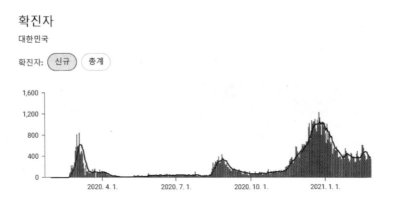

① 보건사업의 평가
② 건강문제의 원인 규명
③ 인구집단에서의 건강문제 발생 예견
④ 건강문제가 발생 확장되지 않도록 통제

+해설 역학의 기능 및 목적 중 질병발생 및 유행을 방지해야 하는 것이 있다. 이것은 건강문제가 발생되지 않도록 통제하는 역할로 특정 인구집단에서 질병이나 건강문제가 더 이상 발생하지 않도록 통제하기 위해 고위험 집단을 파악하고 예방하는 것이다.

13 유병률(prevalence rate)에 관한 설명으로 옳지 않은 것은?

① 질병관리에 필요한 인력 및 자원소요의 추정, 병상수, 보건기관수 등의 계획을 수립하는데 필요한 정보를 제공한다.
② 유병률이 낮아지는 경우는 발생률이 낮아지거나, 질병 발생 후에 바로 사망하거나 회복된 경우이다.
③ 발생률과 이환기간을 알면 유병률을 구할 수 있다.
④ 급성질환이나 만성 질환 관계없이 질병의 원인을 찾는 연구에서 가장 필요한 측정 지표이다.

+해설 [발생률과 유병률]
　　1) 발생률
　　　　급성질환이나 만성 질환 관계없이 질병의 원인을 찾는 연구에서 가장 필요한 측정 지표
　　2) 유병률

질병관리에 필요한 인력 및 자원소요의 추정, 질병퇴치 프로그램의 수행 평가, 주민의 치료에 대한 필요(need), 병상수, 보건기관수 등의 계획을 수립하는 데 필요한 정보를 제공

14 <표>는 흡연과 관상동맥 질환과의 관계를 나타낸 것으로, <표>를 보고 비교(상대)위험도를 바르게 구한 것은?(단, 비교위험도는 소수점 셋째 자리에서 반올림한 수치임)

구분	관상동맥 질환		계
	발생함	발생하지 않음	
흡연자(명)	90	2,910	3,000
비흡연자(명)	95	4,905	5,000

① 1.58
② 1.78
③ 2.16
④ 2.46

+해설 상대위험도는 특정 위험요인에 노출된 사람들의 발생률과 노출되지 않은 사람들의 발생률을 비교하는 것으로 비교 위험도라고도 한다.

$$RR = \frac{\frac{a}{a+b}}{\frac{c}{c+d}} = \frac{\frac{90}{3,000}}{\frac{95}{5,000}} = \frac{30}{19} \fallingdotseq 1.58$$

15 다음에서 설명하는 질병의 자연사 단계는 무엇인가?

> 45세 여성 최씨는 자궁암0기(전암성 변화)로 진단을 받은 후 추후 검진을 위해서 보건소를 방문하였다. 대상자는 질병과 관련된 특별한 증상이 없는데도 불구하고 정기적 검진을 꼭 받아야 하는지 물었다.

① 현성감염
② 초기 병원성기
③ 불현성 감염기
④ 혼합감염

+해설 [감염의 형태]
① 현성감염:임상적인 증세가 있는 감염상태
② 불현성감염:임상증세가 없는 감염상태
③ 혼합감염:2종 이상의 병원균이 침입한 경우
④ 중감염:동일 병원균이 감염상태에서 다시 침입한 경우
⑤ 자가감염:자신이 지닌 병원균에게 자기 자신이 다시 감염되는 경우

간호직공무원 시험대비 | **지역사회간호** 단원별 기출문제집

16 어떤 감염병이 2~4년을 주기로 유행이 반복된다면 이러한 현상을 무엇이라 하는가?

① 불규칙 변화   ② 순환 변화

③ 추세 변화   ④ 단기 변화

➕해설 집단면역은 한계밀도를 갖는 감염병은 2~3년의 주기로 순환변화를 한다. 이러한 순환변화에서는 집단
면역의 증강을 위해 백신접종이 매우 중요하다. 한계밀도, 순환변화, 이웃효과(이웃효과=확산효과)는 늘
함께 나오는 내용이다.

17 다음 중 필수예방접종에 해당하는 것은?

① A형간염, 폐렴구균

② 폴리오, 홍역, 수두

③ 발진티푸스, 홍역, 수두

④ 인플루엔자, 폴리오, A형감염

➕해설 필수예방접종 대상 질병은 16종으로 감염병의 예방 및 관리에 관한 법률에서 고시하고 있으며, 최근에
사람유두종바이러스가 새롭게 필수예방접종 항목에 포함되었으므로 숙지하기 바란다.

 공부하기

[제24조 (필수예방접종)]

① 특별자치도지사 또는 시장·군수·구청장은 다음의 질병에 대하여 관할 보건소를 통하여 필수예방접종을
실시하여야 한다. [시행일 2020.9.12]

1. 디프테리아
2. 폴리오
3. 백일해
4. 홍역
5. 파상풍
6. 결핵
7. B형간염
8. 유행성이하선염
9. 풍진
10. 수두
11. 일본뇌염
12. b형헤모필루스인플루엔자
13. 폐렴구균
14. 인플루엔자
15. A형간염

---

16. 사람유두종바이러스 감염증
17. 그 밖에 질병관리청장이 감염병의 예방을 위하여 필요하다고 인정하여 지정하는 감염병

18 샌드위치를 먹은 사람의 상대위험비는 얼마인가?

	식중독	건강	계
샌드위치	25	75	100
김밥	5	95	100
합계	30	170	200

① 5/25
② 25/75
③ 25/100
④ 25/5

+ 해설 상대위험비는 위험요인에 노출된 자가 질환에 걸릴 위험도가 노출되지 않은 자가 질환에 걸릴 위험도가 몇 배가 되는지를 나타내는 것이다.

$$RR = \frac{\frac{a}{a+b}}{\frac{c}{c+d}} = \frac{\frac{25}{100}}{\frac{5}{100}} = \frac{25}{5}$$

19 병원체가 병원소로부터 탈출하는 경로에 해당하지 않는 것은?

① 소화기계를 통해 탈출이 이루어진다.
② 내분비계를 통해 탈출이 이루어진다.
③ 개방병소를 통해 탈출이 이루어진다.
④ 기계적 탈출 방법에 의해 탈출이 이루어진다.

+ 해설 **[병원소에서 병원체 탈출]**
① 호흡기계 탈출:비강, 기도, 기관지, 폐 등 호흡기계에서 증식한 병원체가 외호흡을 통해서 나가며 주로 대화, 기침, 재채기로 전파된다.
　• 폐결핵, 폐렴, 백일해, 홍역, 수두, 천연두 등
② 소화기계 탈출:위장관을 통한 탈출로 소화기계 전염병이나 기생충 질환의 경우 분변이나 토물에 의해 체외로 배출되어 전파된다.
　• 세균성 이질, 콜레라, 장티푸스, 파라티푸스, 폴리오 등
③ 비뇨생식기계 탈출:주로 소변이나 생식기 분비물을 통하여 탈출한다.
　• 성병
④ 개방병소 직접 탈출(open lesion):신체 표면의 농양, 피부병 등의 상처 부위에서 병원체가 직접 탈출

하는 것이다
- 한센병, 종기 등

⑤ 기계적 탈출(mechanical escape) : 모기, 이, 벼룩 등의 흡혈성 곤충에 의한 탈출과 주사기 등에 의한 탈출을 말한다.
- 발진티푸스, 발진열, 뇌염, 간염, 말라리아 등

20 일정한 인구집단을 대상으로 특정한 시점이나 기간 내에 그 질병과 인구집단이 가지고 있는 속성과의 관계를 찾아 조사하는 방법은?

① 단면조사
② 환자-대조군 연구
③ 실험연구
④ 후향적 코호트 연구

⊕해설 단면조사는 특정한 시점 또는 기간 내에 어떤 질병상태의 유무를 관찰하는 것으로 인구집단의 구성요원의 속성과 질병과의 상관관계를 규명하는 조사 방법이다.
[단면조사연구(상관관계연구)]
장점 : 비용 적게 들고 일반화가 쉬우며, 유병률 구할수 있다. 또한 단시간에 결과를 알 수 있다.
단점 : 대상 인구집단의 크기가 커야하고 질병발생과 속성과의 시간적인 전후관계 규명 어렵다.

21 다음 표에서 김밥에 의한 식중독 발생의 비교위험도는 몇 배인가?

구분	계	식중독 발생	건강한 자
김밥	100	10	90
샌드위치	300	10	290
합계	400	20	380

① 1
② 2
③ 3
④ 4

⊕해설

$$비교위험도(상대위험도) = \frac{\dfrac{흡연자\ 중\ 폐암에\ 걸린\ 자}{흡연자}}{\dfrac{비흡연자\ 중\ 폐암에\ 걸린\ 자}{비흡연자}} 이므로$$

$$\frac{\dfrac{10}{100}}{\dfrac{10}{300}} = \frac{300}{100}$$

즉, 김밥 먹은자가 샌드위치 먹은자에 비해 식중독 발생의 비교위험도는 3배이다.

22 지역사회 간에 1인당 평균 흡연량과 해당 국가의 폐암 발생률 간의 관련성을 연구한 결과, 흡연량이 높은 지역에서 폐암 발생률이 높은 경향을 보였다고 한다. 이와 같이 집단의 평균적인 속성 간의 상관성을 보는 연구방법을 무엇이라고 하는가?

① 코호트연구   ② 실험연구

③ 사례연구   ④ 생태학적 연구

➕해설 **[생태학적 연구]**

생태학적 연구는 상관성연구(단면조사연구, correlational study)라고도 한다.

① 다른 목적을 위해 생성된 기존 자료 중 질병에 대한 인구집단 통계자료와 해당 질병의 요인에 대한 인구집단 통계자료를 이용하여 상관분석을 시행한다.

② 개인이 아닌 인구집단을 관찰 단위로 하여 분석하기 위해 가장 많이 수행되어지는 생태학적 연구는 대상 질병의 집단별 발생률과 위험요인에의 노출률 간의 양적 상관성이 있는지를 분석하는 방법이다.

③ 생태학적 연구는 연구 주제에 대한 발상만 있으면 기존 자료들을 재구성하여 연구 가설을 평가해 볼 수 있는 손쉬운 방법이며 간편성, 경제성, 폭넓은 활용가능성 등이 장점이다.

④ 생태학적 연구의 한계점

㉠ 원인적 요인과 질병발생 간의 선후 관계가 불분명하다는 것이다.

㉡ 생태학적 연구의 결과를 인과성으로 해석하려고 할 때 오류가 발생할 수 있다.

예를 들어 대장암의 발생빈도가 증가하고 비슷한 시기에 휴대폰 사용 시간이 늘어났다고 해서 둘 사이에 인과적인 연관성이 있는 것은 아니다.

⑤ 생태학적 연구의 대표적인 사례:세계 여러 나라의 폐암 사망률과 그 나라 1인당 담배 생산량 간의 높은 상관성을 찾아낸 돌과 페토(Doll & Peto)의 흡연과 폐암 연구가 대표적이다.

23 홍역과 백일해는 2년에서 4년 주기로 발생률이 증가 감소를 반복하는데 그 이유는 무엇인가?

① 자연능동면역이라서

② 인공능동면역이라서

③ 자연피동면역이라서

④ 집단면역이라서

➕해설 집단면역을 위한 백신접종이 중요하며 2~3년 주기의 순환변화를 갖는 감염병을 예방할 수 있다.

24 다음 중 제2급감염병에 해당하는 것은?

① 리프트밸리열   ② 세균성이질

③ 야토병   ④ B형간염

+ 해설 ①③은 제1급감염병에 해당하고, ④는 제3급감염병에 해당한다.

"제2급감염병"이란 전파가능성을 고려하여 발생 또는 유행 시 24시간 이내에 신고하여야 하고, 격리가 필요한 다음 각 목의 감염병을 말한다. 다만, 갑작스러운 국내 유입 또는 유행이 예견되어 긴급한 예방·관리가 필요하여 질병관리청장이 보건복지부장관과 협의하여 지정하는 감염병을 포함한다.

가. 결핵(結核)	타. 풍진(風疹)
나. 수두(水痘)	파. 폴리오
다. 홍역(紅疫)	하. 수막구균 감염증
라. 콜레라	거. b형헤모필루스인플루엔자
마. 장티푸스	너. 폐렴구균 감염증
바. 파라티푸스	더. 한센병
사. 세균성이질	러. 성홍열
아. 장출혈성대장균감염증	머. 반코마이신내성황색포도알균(VRSA) 감염증
자. A형간염	버. 카바페넴내성장내세균속균종(CRE) 감염증
차. 백일해(百日咳)	서. E형간염
카. 유행성이하선염(流行性耳下腺炎)	

25 측정검사의 정확도 평가를 위한 지표인 특이도가 높다는 것의 의미는?

① 실제 질병이 없는 사람을 질병이 없다고 측정해내는 비율이 높다.
② 실제 질병이 없는 사람을 질병이 있다고 측정해내는 비율이 높다.
③ 실제 질병이 있는 사람을 질병이 없다고 측정해내는 비율이 높다.
④ 실제 질병이 있는 사람을 질병이 있다고 측정해내는 비율이 높다.

+ 해설 ① 특이도는 질환에 걸리지 않은 사람에게 검사를 통해 음성으로 진단하여 질병이 없다고 확진할 수 있는 확률을 의미한다.
④는 민감도에 대한 설명이다.

26 환자-대조군 연구에 대한 설명이다. 옳은 것은?

① 오랜 기간의 추적조사가 필요하므로 경비, 노력, 시간이 많이 든다.
② 표본이 적게 필요한 희귀질병을 연구하기에 적합하다.
③ 확률표본추출이므로 연구 결과를 모집단에 적용하기가 쉽다.
④ 진단방법과 기준, 질병분류방법이 변할 가능성이 있다.

+ 해설 ①④ 코호트 연구의 단점에 대한 설명이다.
③ 적은 표본으로 연구하기에 모집단에 적용이 어렵다.

27 누적발생률과 평균발생률이 매우 낮은 질병에서 요인과 질병 발생과의 관련성을 보기 위한 수치는?

① 비교위험도
② 귀속위험도
③ 발생률의 차
④ 교차비

➕해설 해당질병 발생률이 아주 낮은 경우에 한하여 교차비를 구하여 비교위험도에 대신하여 사용한다.

28 인수공통감염병인 동물인플루엔자 바이러스는 동물을 통해 사람에게도 전파될 수 있다는 가능성 때문에 사회적으로 문제가 되고 있다. 동물인플루엔자에 관한 역학적 설명으로 맞는 것은?

① 유전적 소인을 중심에 두고 설명한다.
② 직·간접적인 요인들이 다양하게 얽혀 질병을 일으킨다.
③ 병원체가 강해져서 형평이 깨지면 질병이 발생한다.
④ 만성질환을 설명하는 데 적절하다.

➕해설 동물인플루엔자에 의한 전염병 발생은 역학적 삼각형 모형(지렛대모형)으로 설명할 수 있다.
이는 병원체, 숙주, 환경요인이 형평을 유지하다가 그 중 하나가 강해지거나 약해지거나 환경이 한쪽에 유리하게 변화했을 때 질병이 일어난다고 주장하는 모형이다.

 공부하기

[생태학적 모형(역학적 삼각형 모형, triangle model)]

① 고든(John Gordon)의 지렛대 이론(lever theory)이 대표적이다.
② 질병은 숙주(인간), 환경, 병원체의 세 요인 사이의 상호작용에 따라 결정된다는 모형이다.
③ 질병 혹은 유행의 발생기전을 환경이라는 저울 받침대의 양쪽 끝에 병원체와 숙주라는 추가 놓인 지렛대에 비유하여 설명했다.
④ 세 요인을 중심으로 질병의 발생기전을 설명하여서 역학적 삼각모형 또는 감염병 역학모형이라고 명명한다.
⑤ 모형의 한계점
  ㉠ 질병발생의 원인이 병원체로 명확하게 알려진 감염병의 발생에 적합하다.
  ㉡ 선천성 질환 등 유전적 소인이 있는 질병이나 비감염성 질환 설명에는 한계가 있다.

간호직공무원 시험대비 | **지역사회간호** 단원별 기출문제집

29 다음 중 코호트 조사연구의 장점이 아닌 것은?

① 다른 질병과의 관계를 파악할 수 있다.
② 질병발생 위험률을 직접 구할 수 있다.
③ 조사연구 때 편견이 발생할 확률이 적다.
④ 발생률이 낮은 질병에 적용할 수 있다.

＋해설 ④ 발생률이 비교적 높은 질환이어야 적용이 가능하다는 제한점이 있다.

 공부하기

[코호트 연구에서 산출할 수 있는 통계량]
① 위험 요인 유무에 따른 질병 발생률:모집단에 대한 규정이 가능하므로 위험 요인별 질병 발생률을 구할 수 있다.
② 상대위험도(비교위험도, relative risk):비교위험도는 위험요인과 결과 사이 연관성의 강도를 의미
③ 발생률 차(rate difference)
④ 기여위험도(attributable risk):위험요인을 갖고 있는 집단의 해당 질병 발생률의 크기 중 위험요인이 기여하는 부분을 추정

[코호트 연구의 장점]
㉠ 위험요인 노출에서부터 질병진행의 전 과정을 관찰할 수 있다.
㉡ 원인-결과 해석에 시간적 선후관계가 비교적 분명하다.
㉢ 부수적으로 다른 질환과의 관계를 알 수 있다.
㉣ 속성 또는 요인에 편견이 들어가는 일이 적다.

[코호트 연구의 단점]
㉠ 오랜 기간 계속 관찰하여야 하므로 시간과 비용이 많이 든다.
㉡ 많은 대상자를 필요로 하며 대상자가 중도에 탈락되기 쉽다(기록보존의 어려움이 있다).
㉢ 발생률이 비교적 높은 질환이어야 하는 제한점이 있고 희귀질환에 부적합하다.

30 다음 표에서 흡연에 의한 폐암 발생의 1,000명당 귀속위험도는 얼마인가?

구분	계	폐암환자	건강한 자
흡연자	1,000	10	990
비흡연자	2,000	10	1,990
합계	3,000	20	2,980

① 5　　　　　　　　　② 10
③ 15　　　　　　　　④ 20

+ 해설 귀속위험도(=기여위험도)는 폭로군의 질병 발생 위험도와 비폭로군의 질병발생 위험도의 차이(risk difference)에 해당하며, 단순한 차이로 표현하거나 구성비의 형태로 표현된다.

- 귀속위험도(기여위험도) = [(위험군의 해당 질병발생률) - (비위험군의 해당 질병발생률)]
  = (10÷1,000) - (10÷2,000) = 0.01 - 0.005 = 0.005이므로 1,000명당 귀속위험도는 5이다.

- 귀속위험도를 구성비 = [(위험군 질병발생률) - (비위험군 질병발생률)]÷위험군 질병발생률×100
- 위험군 질병발생률 = 10÷1,000
- 비위험군 질병발생률 = 10÷2,000

그러므로 $\dfrac{(10÷1,000) - (10÷2,000)}{(10÷1,000)} ×100 = \dfrac{0.01 - 0.005}{0.01} ×100 \quad \dfrac{0.005}{0.01} ×100 = 50\%$

※ 흡연군의 암 발생 크기 중 흡연이 기여한 부분이 50%라는 뜻이다.
※ 또한 귀속위험도는 {(비교위험도 - 1)÷비교위험도}×100으로도 구한다.
   즉 (2 - 1)÷2×100 = 50%이다.

31 동물인플루엔자의 돌연 유행과 관련된 시간적 변수는?

① 순환변화   ② 불규칙변화
③ 추세변화   ④ 계절적 변화

+ 해설 시간적 변수는 시간의 흐름에 따라 질병발생의 차이를 보고자할 때 사용한다.
   ① 추세변화(장기변동 - 10년 이상을 주기로):감염병의 유행 양상이 수십 년에 걸쳐서 발생
   ② 순환변화(주기적·단기적 변동 - 10년 미만을 주기로 순환적으로 유행을 반복
   ③ 계절적 변화:1년을 주기로 하여 계절적으로 반복되는 변화
   ④ 불규칙변화(일일변화, 돌연유행):돌발적 유행의 경우를 말하는 것으로서 외래 감염병의 불시 침입에
      기인하는 유행이나 수계 유행 등이 그 예이다.

32 다음 표는 흡연 여부에 따른 20년 후의 'A' 질병 발생 유무를 정리한 것이다.

구분	'A' 질병		계
	유	무	
흡연	10	90	100
비흡연	10	990	1,000

흡연의 'A' 질병에 대한 비교위험도(relative risk)와 귀속위험도(attributable risk)로 옳은 것은(보기는 비교위험도, 귀속위험도 순이다)?

① 11, 100%   ② 10, 90%   ③ 9, 70%   ④ 8, 60%

+해설 • 비교위험도는 폭로군의 발생률÷비폭로군의 발생률이므로 폭로군의 발생률은 0.1, 비폭로군의 발생률은 0.01이므로 0.1÷0.01 = 10
• 귀속위험도는 {(비교위험도 - 1)÷비교위험도}×100이므로 (10 - 1)÷10×100 = 90%

33 고혈압에 걸린 환자들과 고혈압에 걸리지 않은 대조군들을 모집하여 과거에 노출된 위험요인을 사정하는 후향적 연구방법은?

① 실험 연구
② 횡단 연구
③ 코호트 연구
④ 환자–대조군 연구

+해설 질병에 걸린 환자와 걸리지 않은 환자를 대상으로 진행되는 연구는 환자-대조군 연구에 대한 설명으로 교차비를 통해 구할 수 있다.

34 일정 기간 동안 어떤 질병의 위험 요인에 노출된 대상 중에서 새롭게 그 질병에 걸린 대상 수를 단위 인구당 계산한 값은?

① 천인율
② 비차비
③ 유병률
④ 발생률

+해설 발생률 - 일정 기간 동안 새로운 환자만을 대상으로 구한다.
발병률 - 발생률의 변형된 형태로 유행기간 특정 집단에 대한 값이다.
유병률 - 어느 시점에서 존재하는 모든 환자의 비율을 의미한다.

35 지역의 특수성이나 또는 연령, 성별 및 인구구조가 현저하게 다를 때 이 인구오차를 없애기 위해 사용되는 사망률은?

① 사인별사망률
② 특수사망률
③ 표준화사망률
④ 연령별사망률

+해설 [표준화사망률]
1) 인구구조가 서로 다른 두 인구집단의 사망률 수준을 비교하기 위해 인구구조의 차이가 사망률 수준에 미치는 영향을 제거한 객관화된 측정치를 산출하여 두 집단의 사망률 수준을 비교하는 방법이다.
2) 성별·직업별·소득별 차이에 따른 사망률의 차이를 제거하여 두 인구집단의 사망률을 비교하게 된다.

36 모집단을 동일한 특성을 가진 소집단으로 분류하여 각 소집단 내 사건의 비율을 계산하여 비교하는 방법은 무엇인가?

① 조율
② 보정률
③ 비율
④ 특수율

➕해설 (1) 특수율 : 모집단을 동일한 특성을 가진 소집단으로 분류하여 각 소집단 내 사건의 비율을 계산하여 비교하는 방법
 • 소집단의 특성의 예:성, 연령군, 직업, 학력, 결혼상태, 경제수준, 지역구분, 계절, 종족 등
(2) 조율 : 종합적인 지수로서 일정 기간 동안에 대상 인구집단에서 나타난 전체 환자수를 전체인구로 나누어 산출한다.
 → 전체 모집단 중 사건의 비율
(3) 보정률
 • 정정률 또는 표준화율이라고 함
 • 연령 및 성별의 구성비, 경제수준별 구성비 등
 • 2개 이상의 인구집단을 대상으로 이들의 사건비율을 비교하고자 할 때 필요한 비율
 • 표준화가 필요한 이유:어떤 사건 발생에 영향을 미치는 변수 또는 변수들의 각 인구 내 구성비가 다를 때, 이 구성비의 차이 때문에 유발되는 조율의 차이를 조정해 줌으로써 잘못된 인식을 바로 잡아주기 위해서 필요하다.
(4) 비(ratio) : 분자가 분모에 포함되지 않는다는 점에서 구성비 또는 비율과 구분된다.
 • 한 측정값을 다른 측정값으로 나누어 A:B 또는 A/B의 형태로 나타내는 지수이며 0에서부터 무한대의 값을 갖게 된다.

37 수인성 감염병의 특징으로 옳지 않은 것은?

① 급수시설에 오염원이 있고 치명률이 낮은 것이 일반적이다.
② 가족집적화로 불리는 가족집적성이 높다.
③ 계절에 영향을 크게 받지 않는다.
④ 성별, 연령별, 빈부차이 등에 의한 이환율의 차이가 없다.

➕해설 수인성 감염병의 특징은 일반적으로 이환율과 치명률 낮다는 것이며 가족집적성(가족 간의 전염되는 것)이 낮다.

38 누적발생률과 평균발생률이 매우 낮은 질병에서 요인과 질병 발생과의 관련성을 보기 위한 수치는?

① 비교위험도
② 귀속위험도
③ 발생률의 차
④ 교차비

+해설 해당 질병 발생률이 아주 낮은 경우에 한하여 교차비를 구하여 비교위험도에 대한하여 사용한다.

39 다음 중 국가 집단검진 대상 질환의 조건에 해당하는 것은 무엇인가?

① 진단 및 완치 판정기준이 명확한 질환이여야 한다.
② 치료약제 개발이 필요한 질환이여야 한다.
③ 고가의 특수 치료 장비가 필요한 질환이여야 한다.
④ 숙련된 전문인의 집중치료가 필요한 질환이여야 한다.

+해설 국가 집단검진 대상 질환은 관련 연구가 충분하여 질병의 자연사가 명확히 알려져 있어야 한다. 또한 진단 및 완치 판정기준이 정확하고 치료비가 일상적 의료비에 준하여 가능한 수준이어야 한다.

40 다음 중 국가 집단검진도구의 조건으로 맞는 설명은 무엇인가?

① 검진과정에 신체적 노출이 많다.
② 기존 도구의 검사결과와 일치도가 높다.
③ 장기간 교육훈련을 검사자가 필요하다.
④ 다른 검사결과와 교차확인 과정이 필요하다.

+해설 집단검진도구는 검진을 받는 대상자에게 통증이나 노출이 적은 것이어야 하고 검사준비가 간단해야 한다. 또한 한 번의 검사만으로 정확한 진단이 가능해야 하고, 다른 도구와도 일치도가 높고 정확해야 한다.

CHAPTER 08
건강증진과 보건교육

01 간호사는 금연 교육 프로그램을 기획하고 학습목표를 기술하였다. 블룸(Bloom)의 인지적 학습 목표에 따를 때, 가장 높은 수준에 해당하는 것은?　　2020

① 대상자는 심장질환과 니코틴의 작용을 관련지어 말할 수 있다.
② 대상자들은 자신들이 계획한 금연계획을 실천가능성에 따라 평가한다.
③ 대상자들은 흡연으로 인한 증상과 자신에게서 나타나는 증상을 비교한다.
④ 대상자들은 금연방법을 참고하여 자신의 금연계획을 작성한다.

+해설 블룸(Bloom)은 학습목표 지식영역 : 인지적 영역(cognitive domain)
　　　㉠ 인지적 영역은 지식의 증가와 이를 활용하는 능력을 나타낸다.
　　　㉡ 행동의 복합성에 따라 가장 낮은 수준의 지식 습득부터 가장 높은 수준의 평가로 분류된다.
　　　㉢ 인지적 영역의 6가지 수준

수준	내용
지식(knowledge, 암기)	정보를 회상해 내거나 기억하는 것이다.
이해(comprehension)	학습자는 의사소통되고 있는 물질이나 아이디어를 다른 것과 관련시키지 않고도 무엇이 의사소통되고 있는지 알고 있다.
적용(application)	구체적이고 특수한 상황에 일반적인 아이디어나 규칙, 이론, 기술적인 원리 혹은 일반화된 방법의 추상성을 사용한다.
분석(analysis)	의사소통을 조직적·효과적으로 분명히 하기 위해 표현된 아이디어의 위계와 관계가 분명해지도록 의사소통을 부분으로 나누는 것을 의미한다.
종합(synthesis, 합성)	부분이나 요소를 합하여 분명히 보이도록 완성된 구조로 구성하는 것이다.
평가(evaluation)	주어진 목표에 대해 자료와 방법이 범주를 충족시키는 정도에 관해 질적·양적으로 판단한다.

02 <보기>에서 설명하는 학습이론으로 가장 옳은 것은?

> <보기>
>
> 학습이란 개인이 이해력을 얻고 새로운 통찰력 혹은 더 발달된 인지구조를 얻는 적극적인
> 과정이다. 이러한 학습은 동화와 조절을 통해 이루어진다. 동화란 이전에 알고 있던 아이
> 디어나 개념에 새로운 아이디어를 관련시켜 통합하는 것이다. 학습자는 자신의 인지구조
> 와 일치하는 사건을 경험할 때는 끊임없이 동화되며 학습하지만 새로운 지식이나 사건이
> 이미 갖고 있는 인지구조와 매우 달라서 동화만으로 적응이 어려울 때는 조절을 통해 학습
> 하고 적응한다.

① 구성주의 학습이론　　　　　　　② 인본주의 학습이론
③ 인지주의 학습이론　　　　　　　④ 행동주의 학습이론

➕해설 [인지주의 학습이론]
　　(1) 인지주의 학습이론 개념
　　　　① 인지주의에서는 인간을 문제해결을 위해 정보를 적극적으로 탐색하고 이미 알고 있는 것을 재배
　　　　　열하며 재구성함으로써 새로운 학습을 성취하는 능동적이고 적극적인 존재로 보았다.
　　　　② 학습은 본질적으로 내적인 사고과정의 변화이기에 개인이 환경으로부터 받은 자극이나 정보를
　　　　　어떻게 지각하고 해석하고 저장하는가에 관심을 두었다.
　　(2) 인지주의 학습이론의 기본원리
　　　　① 주의집중은 학습을 증가시킨다.
　　　　② 정보자료를 조직화할 때 학습을 증가시킨다.
　　　　③ 정보를 관련지음으로써 학습을 증가시킨다.
　　　　④ 개개인의 학습유형은 다양하다.
　　　　⑤ 우선적인 것은 정보의 저장에 영향을 준다.
　　　　⑥ 새로이 학습한 내용을 다양한 배경에서 적용하는 것은 그 학습의 일반화를 도와준다.
　　　　⑦ 모방은 하나의 학습방법이다.
　　　　⑧ 신기함이나 새로움은 정보의 저장에 영향을 준다.

03 제시된 시나리오를 활용하여 학습에 대한 동기유발, 학습자의 자발적 참여와 자율성, 능동적 태도 및 문제해결능력이 강화되어 새로운 상황에 대한 효과적인 대처가 가능하도록 교육하는 데 근거가 되는 교육방법과 교육이론을 옳게 짝지은 것은?　　2019

① 역할극 – 행동주의 학습이론
② 분단토의 – 인지주의 학습이론
③ 강의 – 인본주의 학습이론
④ 문제중심학습법 – 구성주의 학습이론

➕해설 **[구성주의 학습이론]**

(1) 구성주의 학습이론의 개념

구성주의 학습은 자신의 개인적인 경험에 근거해서 독특하고 개인적인 해석을 내리는 능동적이며 개인적인 과정을 의미하는 학습이론이다.

(2) 구성주의 학습이론의 특징

① 구성주의는 지식이 인간의 경험과는 별도로 외부에 존재한다는 객관주의와는 상반되는 이론으로 지식이란 인간이 처한 상황의 맥락 안에서 사전경험에 의해 개개인의 마음에 재구성하는 것이라고 주장하였다.

② 구성주의는 문제중심학습(PBL; Problem Based Learning)의 철학적 배경이 되며 "의미 만들기 이론" 또는 "알아가기 이론"이라고도 하고 의학이나 간호학의 학습방법으로 도입되고 있다.

04 **Bloom은 학습목표 영역을 세 가지로 분류하였다. 다음 중 다른 종류의 학습목표 영역에 해당하는 것은?** `2019`

① 대상자들은 담배 속 화학물질인 타르와 니코틴이 건강에 미치는 영향을 비교하여 설명할 수 있다.

② 대상자들은 흡연이 건강에 미치는 해로운 영향을 5가지 말할 수 있다.

③ 대상자들은 흡연이 자신이나 가족들에게 매우 해로우므로 금연을 하는 것이 긍정적인 행위라고 말한다.

④ 대상자들은 자신이 직접 세운 금연 계획의 실천 가능성이 얼마나 되는지 평가할 수 있다.

➕해설 ①②④는 인지적 영역에 해당하는 내용이며 ③은 정의적 영역에 해당하는 내용이다.

정의적 영역은 내면화 정도에 따라 5단계로 분류된다.

단계	내용
감수 (수용, receiving, attending)	학습자는 단순히 어떤 것에 의식적이거나, 선호하는 자극에 주의를 기울인다.
반응(responding)	학습자가 말로 표현하여 외부에서 알 수 있도록 반응을 보인다.
가치화(valuing)	학습자가 스스로 몰입하며 가치를 갖고 있음을 타인이 확인할 수 있다.
내적 일관성 (organization, 조직화)	복합적인 가치를 적절히 분류하고 순서를 매겨 체계화하고 가치들의 관계가 조화롭고 내적으로 일관성을 이루도록 한다. 생활양식을 체계적으로 실행한다.
채택(characterization by a value system, 성격화)	새로운 가치를 생활 속으로 통합하여 효과적으로 행동하도록 한다.

05 <보기>에서 설명하고 있는 학습이론은?

2019

<보기>

학습이란 외적인 환경을 적절히 조성하여 학습자의 행동을 변화시키는 것으로 학습자에게 목표된 반응이 나타날 때, 즉각적인 피드백과 적절한 강화를 사용하도록 한다. 또한, 학습목표의 성취를 위하여 필요한 학습과제를 하위에서 상위로 단계별로 제시하고 반복연습의 기회를 제공한다.

① 구성주의 학습이론
② 인본주의 학습이론
③ 인지주의 학습이론
④ 행동주의 학습이론

➕ 해설 **[행동주의 학습이론]**

(1) 행동주의 학습이론 개념[1]

인간의 학습현상을 행동과 그 행동의 발생 원인이 되는 외부환경에 초점을 두고 설명하는 이론으로, 목표한 행동의 변화가 일어나면 학습이 이루어졌다고 본다.

(2) 행동주의 학습이론의 기본원리

① 행동은 보상, 칭찬, 처벌 등과 같은 강화에 의해 증가된다.
② 행동은 이전의 경험에 의해 영향을 받으며, 다음에 올 결과에 의해 더 큰 영향을 받는다.
③ 처벌은 행동을 억제한다. 처벌이 제거되면 행동은 증가하는 경향이 있다.
④ 각성은 주의집중에 영향을 준다.
⑤ 반복적인 행동으로 강화가 이루어지며 강화를 통해 학습을 증진시킨다.
⑥ 불규칙적인 강화가 행동을 오래 지속하게 한다.
⑦ 즉각적이고 일관성 있는 강화가 효과적이다. 정확하고 즉각적인 회환은 학습을 향상시킨다.
⑧ 명백하게 행동과 연결된 보상이나 벌이 행동을 강화시킨다. 결과에 상응하는 적절한 보상 제공이 학습을 증진시킨다.
⑨ 대상자가 원하는 보상일 때 행동이 증가한다.
⑩ 욕구를 충족시키지 못하는 행위는 소멸된다.

06 PRECEDE-PROCEED 모형에서 강화요인(reinforcing factors)은?

2019 지방직

① 개인의 기술 및 자원
② 대상자의 지식, 태도, 신념
③ 보건의료 및 지역사회 자원의 이용 가능성
④ 보건의료 제공자의 반응이나 사회적 지지

---

1 조유정 외, 지역사회간호학 총론, 현문사, 2014, pp.441-442.

➕해설 **[교육 및 조직적 또는 생태학적 진단]**

건강행위에 변화를 가져오기 위한 보건교육 프로그램을 설정하는 단계로 전단계에서 규명된 건강행위에 영향을 주는 성향요인(predisposing factors), 강화요인(reinforcing factors), 촉진(가능)요인(enabling factors)을 사정한다.

(1) 성향요인(Predisposing factors)

행위의 근거나 동기를 제공하는 인지적·정서적 요인으로 지식, 태도, 신념가치, 자기효능 등이 있고 중재전략을 세우거나 보건교육 계획에 매우 유용하다.

(2) 촉진요인(Enabling factors)

개인이나 조직의 건강행위 수행을 가능하게 도와주는 요인으로 보건의료 및 지역사회 자원의 이용 가능성, 접근성, 시간적 여유 제공성과 개인의 기술, 개인의 자원 및 지역사회 자원 등이다.

(3) 강화요인(Reinforcing factors)

보상, 칭찬, 처벌 등과 같이 행위가 지속되거나 없어지게 하는 요인으로 사회적 유익성, 신체적 유익성, 대리보상, 사회적 지지, 친구의 영향, 충고, 보건의료제공자에 의한 긍정적·부정적 반응 등이 있다.

이 3가지 요인의 범주는 상호배타적인 것이 아니므로 한 요소가 여러 요인에 속할 수도 있으며 어떤 단순한 행위라도 한 가지 원인 때문에 나타나는 행위는 거의 없고, 3가지 요인이 복합적으로 영향을 미쳐 나타나게 된다.

07 다음 글에서 청소년의 약물남용 예방교육에 적용된 보건교육 방법은? `2019 지방직`

> 청소년들이 실제 상황 속의 약물남용자를 직접 연기함으로써 약물남용 상황을 분석하여 해결방안을 모색하고, 교육자는 청소년의 가치관이나 태도변화가 일어날 수 있도록 하였다.

① 시범
② 역할극
③ 심포지엄
④ 브레인스토밍

➕해설 **[역할극(role play)]**

㉠ 학습자들이 직접 실제 상황 중의 한 인물로 등장하여 연극을 하면서 건강문제나 어떤 상황을 분석하고 해결 방안을 모색하면서 학습목표에 도달하는 방법이다.

㉡ 장·단점

장점	단점
• 대상자의 직접 참여로 흥미와 동기유발이 용이하고 사회성이 개발된다. • 교육 대상자의 수가 많아도 적용이 가능하다. • 의사소통 및 의사결정에 대한 경험을 제공한다.	• 준비하는 데 시간이 많이 소요된다. • 대상자들이 역할을 맡는 것을 위협적으로 생각할 수 있다.

08 '합리적 행위 이론(Theory of Reasoned Action)'에는 포함되지 않으나 '계획된 행위 이론 (Theory of Planned Behavior)'에 새롭게 포함된 개념은?

2018 서울시

① 지각된 행위통제
② 행위의도
③ 행위(행위수행)
④ 행위에 대한 태도

 해설 합리적 행위이론(TRA ; theory of reasoned action)은 행위에 대한 태도와 주관적 규범을 통해 행위의도가 생기고 이로 인해 행위가 수행된다는 이론이며, 여기에 "지각된 행위통제"가 추가된 것이 계획된 행위이론(Theory of Planned Behavior)이다.

공부하기

[합리적 행위이론]

(1) 합리적 행위이론(TRA ; theory of reasoned action)의 개념
  ① 기대가치이론에 기초하여 개발된 이론으로 인간의 행위를 행위의도 측면에서 설명하면서 사람들은 환경에 적절히 대처하고 행동을 결정할 때 합리적이고 체계적으로 정보를 사용한다고 보았다.
  ② 인간은 행위수행의 바람직한 결과가 기대되고 행위의 결과에 개인이 긍정적인 가치를 부여할 때 행위가 수행된다고 하였다.

(2) 합리적 행위이론의 구성개념
  ① 행위(수행) : 행위를 예측하기 위해서는 의도를 파악해야 한다.
  ② 행위의도 : 개인이 가지는 태도와 주관적 규범에 의해 결정된다.
  ③ 행위에 대한 태도 : 태도는 신념에 따라 달라지며 행동에 대한 태도는 행동이 초래할 결과의 가치와 그 결과들이 발생할 가능성을 따져서 결정된다.
  ④ 주관적 사회규범 : 주위의 중요한 사람들이 그 행동과 관련되어 어떠한 기대를 하는지에 대한 개인의 판단과 태도에 따라 달라진다.
  ⑤ 행동결과 평가
  ⑥ 행동에 대한 주위의 태도

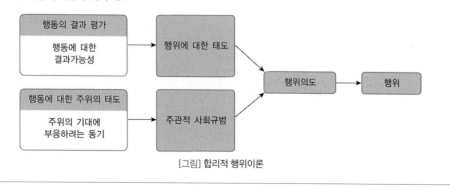

[그림] 합리적 행위이론

---

09 일차예방수준의 지역사회 건강증진활동에 해당하는 것은?

① 만성정신질환자를 대상으로 자기주장훈련 실시
② 접객업소 여직원을 대상으로 주기적인 성병검진 실시
③ 체질량지수 25 이상인 대학생을 대상으로 운동프로그램 실시
④ 임신을 계획하고 있는 여성을 대상으로 엽산제 지급 및 복용 교육

➕ 해설 [건강예방 수준에서의 지역사회보건의 목표]

(1) 일차예방
① 건강문제의 발생 이전에 행하는 행동으로, 건강증진과 건강보호의 영역이다.
② 최적의 건강증진을 위하여 혹은 특별한 질병을 일으키는 원인으로부터 인간을 보호하기 위해 고안된 방법이다.
③ 규칙적인 운동, 스트레스 관리, 균형 잡힌 식이, 보건교육, 예방접종 등
(2) 이차예방
① 건강문제의 조기 발견과 조기 치료를 위한 영역이다.
② 건강문제를 조기에 해결하여 심각한 결과를 초래하는 것을 예방한다.
③ 집단검진 및 조기 진단, 현존하는 질환의 치료가 포함된다.
(3) 삼차예방
① 건강문제의 재발을 예방하고 불구된 기능을 재활시켜 사회에 잘 적응할 수 있도록 하는 영역이다.
② 건강이 더 악화되는 것을 방지하고 최고의 건강수준으로 회복시키는 것이다.
③ 사회 재적응 훈련, 자조 집단

10 강당에서 간호사 60명을 대상으로 <보기>의 내용에 대해 토의할 때, 토의 방법으로 가장 옳은 것은?

<보기>
• 주제: 안전과 재난관리(사회자: 이○○ 사무관)
• 세부주제
 1. 국가의 재난관리체계(발제: 김○○)
 2. 재난 대비와 대응 및 복구(발제: E. Trump)

① 심포지엄(Symposium)
② 배심토의(Panel discussion)
③ 집단토론회(Group discussion)
④ 브레인스토밍(Brainstorming)

➕ 해설 동일한 주제에 대해 전문적인 지식을 가진 전문가 2~5명을 초청하여 각자 10~15분씩 의견을 발표하게 한 후 발표 내용을 중심으로 사회자가 청중을 공개 토론 형식으로 참여시키는 방법으로 사회자는 이

분야의 최고 전문가이어야 한다. 사회자는 연사 전원의 강연이 끝나면 내용을 짧게 요약해서 질문, 답변 또는 토론이 적당히 진행되게 한다.

 공부하기

[심포지엄의 장점]
- 특별한 주제에 대한 밀도 있는 접근이 가능하다.
- 청중이 알고자 하는 문제 파악이 가능하다.

[심포지엄의 단점]
- 연사의 발표 내용에 중복이 있을 수 있다.
- 청중이 주제에 대한 정확한 윤곽을 형성하지 못했을 때는 비효과적이다.

11 1986년에 캐나다 오타와에서 개최된 '제1차 국제건강 증진회의'에서 발표된 건강증진 활동 영역에 해당하지 않는 것은?
<u>2018 서울시</u>

① 건강지향적 환경 조성
② 파트너십 형성 및 연대 구축
③ 건강한 공공정책 수립
④ 지역사회활동 강화

+ 해설 [제1차 오타와 국제회의 건강증진 원칙의 5대 활동요소]
① 건강한 공공정책의 수립 → 2차 애들레이드 국제회의의 토대가 됨
② 지지적 환경의 조성 → 3차 선즈볼 국제회의의 토대가 됨
③ 지역사회 활동의 강화
④ 개인기술의 개발
⑤ 보건의료서비스의 방향 재설정

12 기존의 획일적인 국가주도형 상의하달 방식에서 탈피하여 지자체의 선택권과 자율성을 제고하고 지역여건에 맞는 보건사업을 추진함으로써 주민들의 건강증진 사업에 대한 체감도를 향상하고자 하는 건강 정책에 해당하는 것은?
<u>2018 서울시</u>

① 영양플러스 사업
② 공중보건의사제도
③ 국민건강증진종합계획
④ 지역사회 통합건강증진사업

➕해설 **[지역사회 통합건강증진사업]**

(1) 지자체가 지역사회 주민을 대상으로 실시하는 건강생활실천 및 만성질환 예방, 취약계층 건강관리를 목적으로 하는 사업을 통합하여 지역특성 및 주민 수요에 맞게 기획·추진하는 사업이다.

(2) 기존에 전국을 대상으로 획일적으로 실시하던 국가주도형 사업방식에서 지역여건에 맞는 사업을 추진할 수 있도록 지자체 주도방식으로 개선되었다.

기존 국고보조사업	지역사회 통합건강증진사업
• 사업내용 및 방법 지정 지침 • 중앙집중식 · 하향식 • 지역여건에 무방한 사업 • 산출중심의 사업평가 • 분절적 사업수행으로 비효율	• 사업내용 및 원칙 중심 지침 • 지방분권식 · 상향식 • 지역여건을 고려한 사업 • 과정 · 성과 중심의 평가 • 보건소 내외 사업 통합 · 연계 활성화

13 중학교에서 결핵으로 의심되는 환자가 발생하였다. 이 학생에게 등교 중지 조치를 내릴 수 있는 가장 적절한 사람은? 2018 서울시

① 학교장
② 교육감
③ 보건소장
④ 해당 학교 소재 구청장

➕해설 ① 학교보건법 제8조(등교 중지) 학교의 장은 제7조에 따른 건강검사의 결과나 의사의 진단 결과 감염병에 감염되었거나 감염된 것으로 의심되거나 감염될 우려가 있는 학생 및 교직원에 대하여 대통령령으로 정하는 바에 따라 등교를 중지시킬 수 있다.

14 보건교육방법의 토의 유형 중 심포지엄(symposium)에 대한 설명으로 옳은 것은? 2018

① 일명 '팝콘회의'라고 하며, 기발한 아이디어를 자유롭게 제시하도록 하는 방법이다.
② 참가자 전원이 상호 대등한 관계 속에서 정해진 주제에 대해 자유롭게 의견을 교환하는 방법이다.
③ 전체를 여러 개의 분단으로 나누어 토의시키고 다시 전체회의에서 종합하는 방법이다.
④ 동일한 주제에 대해 전문가들이 다양한 의견을 발표한 후 사회자가 청중을 공개토론 형식으로 참여시키는 방법이다.

➕해설 ①은 구성원이 가능한 많은 아이디에 기록하여 목록화하고 가장 최상의 아이디어를 선택하는 브레인 스토밍에 대한 설명이다.

②는 참가자들이 특정 주제에 대하여 자유롭게 상호의견을 교환하고 결론을 내리는 집단토론에 대한 설명이다.

③은 전체를 몇 개 분단으로 나누어서 토의를 하게 하고 다시 전체 회의에서 종합하는 분단토의에 대한 설명이다.

15 72세 할머니가 치매를 진단받은 남편의 간호요령에 대해 알고 싶다고 말하였다. 이에 해당하는 브래드쇼(Bradshaw)의 교육요구는? 2018

① 규범적 요구   ② 내면적 요구
③ 외향적 요구   ④ 상대적 요구

＋해설 [보건교육 요구의 4가지 유형(Bradshaw)]

다음의 4가지 요구 중에서 필요에 따라 한 가지 이상의 요구사정을 수행하여 보건교육계획에 반영하는 것이 바람직하다.

① 규범적 요구 : 보건의료전문가에 의해 정의되는 요구
② 내면적 요구 : 언행으로 드러나지는 않으나 학습자가 바라는 대로 정의되는 요구
③ 외향적 요구 : 자신의 건강문제를 다른 사람에게 호소하거나 행동으로 나타내는 요구
④ 상대적 요구 : 다른 대상자와의 비교를 통해 나타나는 요구

16 건강행위에 영향을 미치는 요인을 개인의 특성과 경험, 행위와 관련된 인지와 감정으로 설명하였으며, 사회인지이론과 건강신념 모델에 기초하여 개발된 이론은? 2018

① 계획된 행위이론
② 건강증진모형
③ 범이론 모형
④ PRECEDE—PROCEED 모형

＋해설 [건강증진모형[2]]

(1) 건강증진모형(HPM；Health promotion model)의 개념

펜더(Pender)의 건강증진모형은 건강행위에 영향을 미치는 요인을 설명하는 것으로, 건강신념모형과 사회학습이론을 기초로 하여 개발되었다.

(2) 건강증진모형은 건강증진행위에 인지·지각요인이 미치는 영향이 크다는 것을 강조하면서 인지·지각 요인은 고정된 것이 아니라 중재

---

2   조유향 외, 지역사회간호학 총론, 현문사, 2014, p.377.

17 PRECEDE-PROCEED 모형(Green & Kreuter)에서 보건교육의 내용설정을 위한 단계로 건강행위를 유발시키고 건강행위 결정에 영향을 주는 선행요인, 강화요인, 가능요인 등을 진단하는 단계는?

2018 서울시

① 역학적 평가
② 사회적 평가
③ 행태 및 환경적 평가
④ 교육 및 생태학적 평가

➕해설 **[교육 및 조직적 또는 생태학적 진단]**
건강행위에 변화를 가져오기 위한 보건교육 프로그램을 설정하는 단계로 전단계에서 규명된 건강행위에 영향을 주는 성향요인(predisposing factors), 강화요인(reinforcing factors), 촉진(가능)요인(enabling factors)을 사정한다.

18 보건교육 방법 중 집단토의(group discusion)에 대한 설명으로 옳지 않은 것은?

2017

① 모든 학습자가 토의의 목적을 이해해야 효과적이다.
② 교육자는 적극적으로 토의에 개입한다.
③ 타인의 의견을 존중하고 양보함으로써 사회성을 높인다.
④ 학습자는 능동적으로 학습에 참여할 수 있다.

➕해설 **[집단토론(group discussion)]**
• 참가자들이 특정 주제에 대하여 자유롭게 상호의견을 교환하고 결론을 내리는 방법을 말한다.
• 효과적인 토론을 위해서는 참가자 모두 토론의 목적을 이해하고 참여하여야 하므로 참가자 수가 많을수록 토론의 참여 기회가 적어지므로 참가자는 10명 내외가 적당하다.
• 잘못된 결론이 내려진 경우에 사회자는 결론 수정이 가능하다.
• 장·단점

장점	단점
• 대상자들의 능동적인 참여를 통해 상호 협동적, 민주적 회의 능력을 기를 수 있다. • 각자의 의견을 표현하므로 자신의 의사를 올바르게 전달하는 능력이 배양된다.	• 많은 대상자가 참여할 수 없고 초점에서 벗어나는 경우가 많아서 시간이 오래 걸릴 수 있다. • 지배적인 참여자와 소극적인 참여자가 있을 수 있다.

19 사회생태학적 모형을 적용한 건강증진사업에서 건강 영향 요인별 전략의 예로 옳지 않은 것은?

① 개인적 요인—개인의 지식·태도·기술을 변화시키기 위한 교육
② 개인간 요인 ― 친구, 이웃 등 사회적 네트워크의 활용
③ 조직 요인 ― 음주를 감소시키기 위한 직장 회식문화 개선
④ 정책 요인 ― 지역사회 내 이벤트, 홍보, 사회 마케팅 활동

➕해설 [사회 생태학적 모형에 따른 접근전략]

단계		정의	
개인적 수준		지식, 태도, 믿음, 기질과 같은 행동에 영향을 주는 개인적 특성	교육 • 상담 • 유인제공

개인간 수준		가족, 직장동료, 친구 등 공식적, 비공식적 사회적 관계망과 지지 시스템	기존 네트워크의 활용
			• 새로운 네트워크의 개발
			  - 후원자(mentor) 활용
			  - 동료(buddy)의 활용
			  - 자조집단(동아리)의 형성
			• 자연적인(비공식적) 지도자(natural helper)의 활용

지역 사회 수준	조직 요인	조직원의 행동을 제약하거나 조장하는 규칙·규제·시책, 조직 내 환경과 조직문화, 조직원 간의 비공식적 구조 등	조직개발 이론과 조직관계 이론의 적용
	지역 사회 요인	개인, 집단, 조직 간에 공식적, 비공식적으로 존재하는 네트워크, 규범 또는 기준과 지역사회 환경	• 이벤트 • 매체 홍보 • 사회마케팅 • 지역사회 역량강화
	정책 요인	질병예방, 조기발견, 관리 등 건강관련 행동과 실천을 규제하거나 지지하는 각급 정부의 정책과 법률 및 조례	• 옹호 • 정책개발

20 제1차 국제건강증진회의(캐나다 오타와)에서 건강증진 5대 활동전략이 발표되었다. 다음 글에 해당하는 전략은? 2017

> ○ 보건의료 부문의 역할은 치료와 임상서비스에 대한 책임을 넘어서 건강증진 방향으로 전환해야 한다.
> ○ 건강증진의 책임은 개인, 지역사회, 보건전문인, 보건의료기관, 정부 등이 공동으로 분담한다.

① 보건의료서비스의 방향 재설정
② 건강 지향적 공공정책의 수립
③ 지지적 환경 조성
④ 지역사회활동의 강화

➕해설 **[건강증진 원칙의 5대 활동요소]**
① 건강한 공공정책의 수립 : 건강증진은 건강관리(health care)를 훨씬 뛰어넘어서 있다. 건강증진은 모든 부문들의, 모든 수준들의 정책결정자들이 건강을 자신들의 의제로 삼게 만들어서, 자신들의 결정이 건강에 미치는 결과물들이 무엇인지를 인지하게 함과 동시에 건강에 대하여 자신들이 가진 책임을 받아들이게 하여야 한다.
② 지지적 환경의 조성 : 자연적 환경과 인공적 환경 등의 보호와 자연자원의 보존은 어느 건강증진 전략에서든지 강조되어야 한다.
③ 지역사회 활동의 강화 : 건강증진은 보다 양질의 건강을 성취하기 위한 우선순위 설정, 의사결정, 전략의 기획과 시행 등에서 지역사회가 구체적이며 효과적인 활동을 할 경우에 작동한다.
④ 개인기술의 개발 : 건강증진은 정보를 제공하고, 건강에 관한 교육을 시행하며, 삶에 필요한 수기를 숙달시킴으로써 개인과 사회의 발전을 지원한다. 그렇게 함으로써 건강증진은 사람들이 자신들의 건강과 환경을 관리하고, 건강에 도움이 되는 선택을 결정함에 있어서 이용 가능한 선택의 자유를 넓힌다.
⑤ 보건의료서비스의 방향 재설정 : 건강서비스(health services)에서 건강증진에 관한 책임은 개인, 지역사회 집단, 건강전문가, 건강서비스기관, 정부 등이 나누어서 짊어진다. 이들은 모두 보건의료체계가 건강을 추구하는 데 기여할 수 있도록 반드시 같이 일하여야 한다. 건강부문(health sector)의 역할은 임상적 서비스와 치료적 서비스 등을 제공하는 책임을 넘어서서 건강증진 방향으로 더욱 더 나아가야 한다.

21 블룸(Bloom)의 심리운동 영역에 해당하는 학습목표는? 2017

① 대상자는 운동의 장점을 열거할 수 있다.
② 대상자는 지도자의 지시에 따라 맨손체조를 실시할 수 있다.
③ 대상자는 만성질환 관리와 운동 효과를 연관시킬 수 있다.
④ 대상자는 운동이 자신에게 매우 이롭다고 표현한다.

➕해설 **[기술 영역 : 심리운동적 영역(psychomotor domain)]**

㉠ 심리운동 영역의 학습은 관찰 가능하기 때문에 학습목표의 확인과 측정이 쉽다.

㉡ 복합성의 수준이 증가함에 따라 심리운동 영역의 수준도 증가한다.

㉢ 심리운동 영역의 수준이 높아질수록 신체적 기술을 좀 더 효과적으로 수행할 수 있다.

㉣ 심리운동적 영역은 수준에 따라 7단계로 분류한다.

단계	내용
지각(perception)	감각기관을 통해 대상, 질 또는 관계를 알아가게 되는 과정이다.
태세(set)	특정 활동이나 경험을 위한 준비를 말한다.
지시에 따른 반응 (guided response)	교육자의 안내 하에 학습자가 외형적인 행위를 하는 것으로, 활동에 앞서 반응할 준비성과 적절한 반응을 선택해야 한다.
기계화(mechanism)	학습된 반응이 습관화되어 학습자는 행동수행에 자신감이 있으며 상황에 따라 습관적으로 행동한다.
복합 외적 반응 (complex overt response)	복합적이라고 여겨지는 운동활동의 수행을 뜻하며, 고도의 기술이 습득되고 최소한의 시간과 에너지 활동을 수행할 수 있다.
적응(adaptation)	신체적 반응이 새로운 문제 상황에 대처하기 위해 운동활동을 변경하는 것을 말한다.
창조(origination)	심리 영역에서 발달한 이해, 능력, 기술로 새로운 운동활동이나 자료를 다루는 방법을 창안한다.

22 본인이 결핵에 걸릴 가능성을 실제보다 과소평가하는 대상자에게 높은 결핵 발생률에 대한 정보를 제공하여 결핵검진 및 예방행동을 증진하는 데 활용할 수 있는 이론 또는 모형으로 가장 적합한 것은?

`2016`

① 건강신념모형

② 합리적행동이론

③ 임파워먼트이론

④ 건강증진모형

➕해설 건강신념모형에 대해 충분한 숙지가 필요한 문제가 출제되었다. 대중매체 캠페인이나 다른 사람의 조언, 미디어나 신문 등을 통한 정보 제공은 행위의 계기가 되어 건강행동을 하게 만드는 요인이 된다.

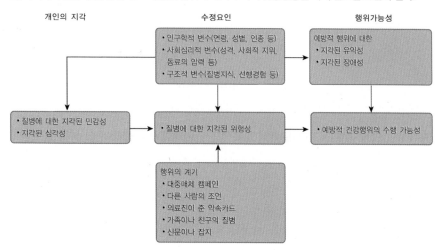

23 사업장의 보건관리자는 근로자를 대상으로 변화단계이론(Stage of Change Theory)에 따라 금연프로그램을 실시하고 있다. 금연을 지속적으로 실천한 지 4개월된 근로자가 금연상담을 위해 보건실에 방문하였다. 이 근로자에게 적합하게 적용할 수 있는 단계는? `2016`

① 인식단계(contemplation stage)

② 준비단계(preparation stage)

③ 행동단계(action stage)

④ 유지단계(maintenance stage)

➕해설 **[범이론적 모형(Transtheoretical Model)의 개념]**

범이론적 모형은 행위변화과정과 행위변화단계를 핵심으로 개인·집단이 문제행위를 어떻게 수정하고 긍정적 행위를 선택하는가에 대한 행위변화를 설명하는 이론이다.

① 무관심단계(계획 전 단계): 6개월 이내에 행동변화의 의지가 없는 단계이다.

② 인식단계(관심단계=계획단계): 문제를 인식하고 6개월 이내에 문제를 해결하고자 하는 의도는 있고 구체적인 계획은 없다.

③ 준비단계: 행위변화 의도와 행동을 결합시킨 단계로 1개월 내에 건강행동을 하겠다는 의도가 있다.

④ 행동단계(실행단계): 행동시작 후 6개월 이내로 행동변화가 실행되는 단계이다.

⑤ 유지단계: 실행단계에서 시작한 행위변화를 최소한 6개월 이상 지속하여 생활의 일부분으로 정착하는 단계이다.

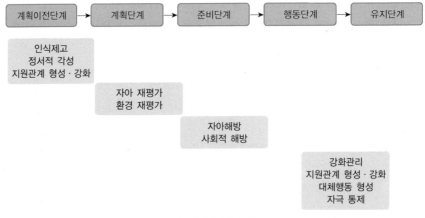

[변화과정의 변화단계별 적용]

24 PRECEDE-PROCEED모형의 교육적 진단단계에서 수집해야 할 성향요인은? `2016`

① 건강행위에 대한 피드백

② 건강행위 관련 지식 및 인식

③ 행위를 촉진하는 학습자의 기술

④ 건강행위 변화를 방해하는 환경적 자원

[교육 및 조직적 또는 생태학적 진단(3단계)]

건강행위에 변화를 가져오기 위한 보건교육프로그램을 설정하는 단계로 전단계에서 규명된 건강행위에 영향을 주는 성향요인(predisposing factors), 강화요인(reinforcing factors), 촉진(가능)요인(enabling factors)을 사정한다.

ⓐ 성향요인(Predisposing factors) : 행위의 근거나 동기를 제공하는 인지적·정서적 요인으로 지식, 태도, 신념가치, 자기효능 등이 있고 중재전략을 세우거나 보건교육 계획에 매우 유용하다.

ⓑ 촉진요인(Enabling factors) : 개인이나 조직의 건강행위 수행을 가능하게 도와주는 요인으로 보건의료 및 지역사회 자원의 이용 가능성, 접근성, 시간적 여유 제공성과 개인의 기술, 개인의 자원 및 지역사회 자원 등이다.

ⓒ 강화요인(Reinforcing factors) : 보상, 칭찬, 처벌 등과 같이 행위가 지속되거나 없어지게 하는 요인으로 사회적 유익성, 신체적 유익성, 대리보상, 사회적 지지, 친구의 영향, 충고, 보건의료제공자에 의한 긍정적·부정적 반응 등이 있다.

이 3가지 요인의 범주는 상호배타적인 것이 아니므로 한 요소가 여러 요인에 속할 수도 있으며 어떤 단순한 행위라도 한 가지 원인 때문에 나타나는 행위는 거의 없고, 어떤 행위라도 이 3가지 요인이 복합적으로 영향을 미쳐 나타나게 된다.

25 Bloom이 제시한 인지적 영역 학습목표의 수준이 올바르게 나열된 것은? 2016

← 낮은 수준	높은 수준 →

① 지식 → 적용 → 이해 → 종합 → 분석 → 평가

② 지식 → 이해 → 적용 → 종합 → 분석 → 평가

③ 지식 → 이해 → 적용 → 분석 → 종합 → 평가

④ 지식 → 적용 → 이해 → 분석 → 종합 → 평가

해설 Bloom이 제시한 인지적 영역 학습목표의 수준은 "인지리적분종합평가"라는 단어를 반복하여 되뇌이면 암기가 쉬워진다.

"인지리적분종합평가""는 인지적 영역의 지식 → 이해 → 적용 → 분석 → 종합 → 평가의 앞글자만 인용한 것이다.

지식영역 : 인지적 영역(cognitive domain)

㉠ 인지적 영역은 지식의 증가와 이를 활용하는 능력을 나타낸다.

㉡ 행동의 복합성에 따라 가장 낮은 수준의 지식 습득부터 가장 높은 수준의 평가로 분류된다.

26 케나다의 보건성 장관이었던 Lalonde의 보고서(1974)에서는 건강에 결정을 미치는 중요 요인을 제시하였다. 건강결정요인으로 가장 옳지 않은 것은? 2015

① 생물학적 요인   ② 생활습관

③ 교육정도   ④ 보건의료조직

➕해설 라론드 보고서는 생물학적 요인, 환경적 요인, 생활양식 요인, 보건의료조직 요인을 동등하게 중요시하는 건강장(Health-field) 개념을 대중화하였다.

 공부하기

[라론드 보고서(Lalonde Report))]

① 1974년 캐나다의 라론드(Lalonde)가 보건의료의 중점을 치료 중심의 의학적 모형에서 예방 중심의 총체적 모형으로 전화시킨 라론드 보고서를 통해 건강증진의 중요성에 대해 제시하였다.

② 건강 결정요인을 유전적 요인(20%), 물리적 환경 요인(20%), 개인의 생활양식(50%), 보건의료서비스(8%)로 구분하면서 가장 중요한 요인은 생활양식임을 강조하였다.

27 다음은 보건교육방법에 대한 설명이다. 옳은 것을 모두 고르면? 2015

㉠ 강의 – 많은 대상자에게 짧은 시간 동안 많은 지식과 정보를 제공한다.

㉡ 그룹토의 – 일방식 교육방법으로 참가자가 자유로운 입장에서 상호의견을 교환하고 결론을 내린다.

㉢ 분단토의 – 각 견해를 대표하는 토론자 4~5명을 선정하고 사회자의 진행하에 토론한다.

㉣ 역할극 – 학습자가 실제 상황 속 인물로 등장하여 그 상황을 분석하고 해결방안을 모색한다.

① ㉠, ㉣   ② ㉡, ㉣

③ ㉠, ㉡, ㉢   ④ ㉠, ㉡, ㉢, ㉣

+해설 ⓛ 그룹토론(group discussion)

참가자들이 특정주제에 대하여 자유롭게 상호의견을 교환하고 결론을 내리는 방법으로 효과적인 토론을 위해서는 참가자 모두 토론의 목적을 이해하고 참여하여야 하므로 참가자 수가 많을수록 토론의 참여기회가 적어지므로 참가자는 10명 내외가 적당하다

ⓒ 분단토의(buzz session, 와글와글 학습법, 6.6토의)

전체를 몇 개 분단으로 나누어서 토의시키고 다시 전체회의에서 종합하는 방법으로, 각 분단은 6~8명이 알맞으며 상호 의견 교환 후에는 전체의견을 종합하여 전체적으로 보고하도록 한다.

ⓘ 강의(강연회, lecture)는 교육자가 학습자에게 학습내용을 직접 언어로 전달하는 가장 전통적이고 보편적인 교육방법으로 지식을 주입하는데 적절하다.

ⓔ 역할극(role play)은 학습자들이 직접 실제 상황 중의 한 인물로 등장하여 연극을 하면서 건강문제나 어떤 상황을 분석하고 해결방안을 모색하면서 학습목표에 도달하는 방법이다.

보건교육방법에는 강의, 시범, 토의, 역할극, 상담 등이 있으며 교육방법을 선택할 때에는 대상자가 달성해야 할 학습목표, 대상의 성숙 정도, 대상집단의 크기, 교육이 이루어질 학습환경을 고려하여 적절한 방법을 선택하여야 한다.

28 지역사회간호사가 Green의 PRECEDE-PROCEED 모형을 이용하여 보건교육을 기획하는 과정에서 다음과 같은 진단을 내렸다면 이는 어느 단계에 해당하는가? 2015

> 지역사회주민의 고혈압 식이조절에 대한 지식과 신념이 부족하며 의료시설 이용이 부적절하다.

① 교육 및 생태학적 진단단계
② 사회적 진단단계
③ 역학 및 행위와 환경 진단단계
④ 행정 및 정책적 진단단계

+해설 교육 및 조직적 또는 생태학적 진단단계는 건강 행위에 변화를 가져오기 위한 보건교육프로그램을 설정하는 단계로 전단계에서 규명된 건강행위에 영향을 주는 성향요인(predisposing factors), 강화요인(reinforcing factors), 촉진(가능)요인(enabling factors)을 사정한다.

 공부하기

[교육 및 조직적 또는 생태학적 진단단계]

ⓘ 성향요인(Predisposing factors)

행위의 근거나 동기를 제공하는 인지적·정서적 요인으로 지식, 태도, 신념가치, 자기효능 등이 있고 중재전략을 세우거나 보건교육 계획에 매우 유용하다.

ⓛ 촉진요인(Enabling factors)

개인이나 조직의 건강행위 수행을 가능하게 도와주는 요인으로 보건의료 및 지역사회자원의 이용 가능

성, 접근성, 시간적 여유 제공성과 개인의 기술, 개인의 자원 및 지역사회자원 등이다.

ⓒ 강화요인(Reinforcing factors)
- 보상, 칭찬, 처벌 등과 같이 행위가 지속되거나 없어지게 하는 요인으로 사회적 유익성, 신체적 유익성, 대리보상, 사회적 지지, 친구의 영향, 충고, 보건의료제공자에 의한 긍정적·부정적 반응 등이 있다.
- 이 3가지 요인의 범주는 상호배타적인 것이 아니므로 한 요소가 여러 요인에 속할 수도 있으며 어떤 단순한 행위라도 한 가지 원인 때문에 나타나는 행위는 거의 없고, 어떤 행위라도 이 3가지 요인이 복합적으로 영향을 미쳐 나타나게 된다.

29 다음 제4차 국민건강증진종합계획의 비젼으로 맞는 것은? 〔2014〕

① 함께 만들고 누리는 건강세상
② 모든 사람이 평생건강을 누리는 사회
③ 모든 국민의 건강형평성 제고
④ 전 국민의 건강수명 연장

 ①은 제3차 국민건강증진종합계획의 비젼이고 ③④는 국민건강증진종합계획의 목표에 해당한다.

📝 공부하기

[제5차 국민건강증진종합계획(Health Plan 2030)의 사업내용]
(1) 비전 : 모든 사람이 평생건강을 누리는 사회
(2) 목표 : 건강수명 연장과 건강형평성 제고
(3) 사업과제 : 건강생활실천, 정신건강 관리, 비감염성질환 예방관리, 감염 및 환경성질환 예방관리, 인구집 단별 건강관리, 건강친화적 환경구축

30 지역의 어린이집에 근무하는 건강관리 실무자 15명을 대상으로 유아의 효율적인 위생관리 방안을 모색하고자 한다. 가장 적절한 교육방법은? 〔2014 서울시〕

① 상담
② 강의
③ 세미나
④ 공개토론회
⑤ 브레인스토밍

 실무자 15명이 효율적인 위생관리 방안을 모색하려고 모였다는 것은 전문적인 지식을 가지고 있는 전문 가들 간의 정보 교환 및 해결방안 도출을 위한 것으로 볼 수 있으므로 정답이 세미나가 된다.

공부하기

[세미나(seminar)]

- 세미나는 토론 구성원이 해당 주제에 관한 전문가나 연구자로 이루어졌을 때 주제 발표자가 먼저 발표를 하고, 토론 참가자들이 이에 대해 토론하는 방법이다.
- 세미나는 사전에 철저한 연구와 토론 준비를 전제로 하기 때문에 토론자들이 해당 주제에 대한 지식이나 정보를 체계적이고 깊이 있게 토론할 수 있다.
- 세미나는 토의주제에 대해 전문적인 지식을 가지고 있는 전문가들이나 연구자들로 이루어지며 고도의 독창적 연구를 위해 서로의 의견과 정보를 교환하면서 해결방안을 도출하는 방법이다.

31 Green의 PRECEDE−PROCEED모형에 의해 교육 및 생태학적 사정을 할 때 개인이나 조직의 건강행위 수행을 가능하게 도와주는 것과 관련된 요인은? 2014 서울시

① 성향요인
② 촉진요인
③ 강화요인
④ 행위요인
⑤ 환경요인

➕해설 ② 촉진요인은 개인이나 조직의 건강행위가 가능하도록 돕는 행동 및 환경적인 요인이다.

 공부하기

Green의 PRECEDE−PROCEED모형은 지속적으로 출제되고 있으며 이 중에서도 교육 및 생태학적인 모형에 대한 각각의 요인에 대한 숙지가 반드시 필요하다는 것을 알 수 있다.
교육 및 조직적 또는 생태학적 진단(3단계) : 건강행위에 변화를 가져오기 위한 보건교육 프로그램을 설정하는 단계로 전 단계에서 규명된 건강행위에 영향을 주는 성향요인(predisposing factors), 강화요인(reinforcing factors), 촉진(가능)요인(enabling factors)을 사정한다.
㉠ 성향요인(Predisposing factors) : 행위의 근거나 동기를 제공하는 인지적·정서적 요인으로 지식, 태도, 신념가치, 자기효능 등이고 중재전략을 세우거나 보건교육 계획에 매우 유용하다.
㉡ 촉진요인(Enabling factors) : 개인이나 조직의 건강행위 수행을 가능하게 도와주는 요인으로 보건의료 및 지역사회 자원의 이용 가능성, 접근성, 시간적 여유 제공성과 개인의 기술, 개인의 자원 및 지역사회 자원 등이다.
㉢ 강화요인(Reinforcing factors) : 보상, 칭찬, 처벌 등과 같이 행위가 지속되거나 없어지게 하는 요인으로 사회적 유익성, 신체적 유익성, 대리보상, 사회적 지지, 친구의 영향, 충고, 보건의료제공자에 의한 긍정적·부정적 반응 등이 있다.
이 3가지 요인의 범주는 상호배타적인 것이 아니므로 한 요소가 여러 요인에 속할 수도 있으며 어떤 단순한 행위라도 한 가지 원인 때문에 나타나는 행위는 거의 없고, 어떤 행위라도 이 3가지 요인이 복합적으로 영향을 미쳐 나타나게 된다.

32 다음은 어떤 학습이론에 대한 설명인가?

> – 학습이란 자기실현을 할 수 있도록 개인의 잠재력을 발달시키는 것이다.
> – 스스로 학습하여 학습이 유용했는지를 스스로 평가하도록 한다.
> – 학습자가 자발적인 사람이기 때문에 교육자의 역할은 학습자의 조력자이며 촉진자의 역할이다.

① 사회–학습이론
② 계획된 행위이론
③ 인지주의 학습이론
④ 행동주의 학습이론
⑤ 인본주의 학습이론

＋해설 인본주의 학습이론은 인간의 존재와 성장에 주된 관심을 두고 인간 개개인의 독특한 특성과 요구에 중점을 두고 이루어지는 것이 특징이다.

 공부하기

[인본주의 학습이론]

(1) 인본주의 학습이론의 개념

인본주의는 심리학에 근본을 두고 있으며 학습은 개인이 주위 환경과의 능동적인 상호작용을 통하여 자아성장과 자아실현을 이루는 과정이다.

(2) 학습의 개념

① 학습은 학습자가 긍정적 자아개념을 갖도록 도와주는 것이다.
② 학습자들에게 자유 선택의 기회를 부여하면 그들은 최선의 것을 선택한다.
③ 학습은 학습자의 조화로운 발달을 도모하며 학습자 중심으로 이루어져야 효과적이다.
④ 학습은 학습자로 하여금 그들의 신념과 태도와 가치를 분명히 의식하여 행동하도록 돕는 것이다.
⑤ 학습은 자기실현을 할 수 있도록 개인의 잠재력을 발달시키는 것이다.

---

33 Health Plan 2030의 사업 분야가 아닌 것은?

① 건강생활실천 확산
② 정신건강관리
③ 비감염성질환예방관리
④ 건강형평성 제고
⑤ 인구집단별 건강관리

＋해설 ④ 건강형평성 제고는 Health Plan 2030의 목표에 해당한다.

공부하기

[제4차 국민건강증진종합계획(Health Plan 2030)의 기본틀]

① 비전:모든 사람이 평생건강을 누리는 사회
  - 모든 사람 : 성, 계층, 지역 간 건강형평성을 확보, 적용 대상을 모든 사람으로 확대
  - 평생 건강을 누리는 사회 : 출생부터 노년까지 전 생애주기에 걸친 건강권 보장, 정부를 포함한 사회 전체를 포괄
② 목표:건강수명 연장과 건강형평성 제고
  - 건강수명 : '30년까지 건강수명 73.3세 달성 ('18. 70.4세 → '30. 73.3세)
  - 건강형평성 : 건강수명의 소득 간, 지역 간 형평성 확보
    *소득 : 소득수준 상위 20%의 건강수명과 소득수준 하위 20%의 건강수명 격차를 7.6세 이하로 낮춘다
    * 지역 : 건강수명 상위 20% 해당 지자체의 건강수명과 하위 20% 해당 지자체의 건강수명의 격차를 2.9세 이하로 낮춘다
③ 국민건강증진종합계획 수립−추진−평가 전 과정에 걸쳐 다음과 같은 원칙을 따른다.
  - 국가와 지역사회의 모든 정책 수립에 건강을 우선적으로 반영한다.
  - 보편적인 건강수준의 향상과 건강형평성 제고를 함께 추진한다.
  - 모든 생애과정과 생활터에 적용한다.
  - 건강친화적인 환경을 구축한다.
  - 누구나 참여하여 함께 만들고 누릴 수 있도록 한다.
  - 관련된 모든 부문이 연계하고 협력한다.

건강생활 실천	정신건강 관리	비감염성질환 예방관리	감염 및 환경성질환 예방관리	인구집단별 건강관리	건강친화적 환경 구축
금연 절주 영양 신체활동 구강건강	자살예방 치매 중독 지역사회 정신건강	암 심뇌혈관질환 (심뇌혈관질환, 선행질환) 비만 손상	감염병예방 및 관리(결핵, 에이즈, 의료감염, 항생제내성, 예방행태개선 등 포함) 감염병위기대비대응(검역/감시, 예방접종 포함) 기후변화성 질환	영유아 아동·청소년 여성 노인 장애인 근로자 군인	건강친화적법제도 개선 건강정보이해력 제고 혁신적 정보 기술의 적용 재원마련 및 운용 지역사회지원(인력,시설) 확충 및 거버넌스 구축

34 사전에 치밀한 계획이나 연습 없이 진행되고, 참여자 스스로 주어진 상황과 관련된 가치나 의사를 좀 더 깨달을 수 있도록 하며, 대상자의 창의성이 개발되고 태도가 변화될 수 있다. 또한 대상자들의 협동적인 태도와 적극적인 참여가 학습의 효과를 좌우하며, 구체적이고 현실적인 문제를 다루는 것이 효과적이다. 이와 관련된 보건교육 방법은? 2013

① 시범   ② 모의학습
③ 역할극   ④ 견학
⑤ 집단토론회

+해설 보건교육의 방법 중에서 역할극에 대해 묻는 질문이다. 지역사회 대상자에 맞는 보건교육 방법을 선택하여 적용하여야 교육의 효과가 증대될 수 있다.

 공부하기

[집단교육]

2명 이상의 대상자에게 이루어지는 교육을 말하며 인지적 영역, 정의적 영역, 심리운동 영역에 따라 다양한 방법을 적용할 수 있다.

① 시범(demonstration)은 이론과 함께 시각적으로 볼 수 있는 모든 실물을 사용하거나 실제 장면을 만들어 내어 지도하는 교육방법으로, 심리운동 영역인 기술교육에 적합한 방법이다.

② 모의학습(simulation) 또는 모의실험은 학습자에게 실제와 유사한 상황이나 중요한 요소만을 선별하여 제공해주는 것으로, 활동을 재현함으로써 쉽게 기억하게 되고 실제상황에서 적용할 수 있는 능력을 기를 수 있는 방법이다.

④ 견학(field visit)은 현지답사라고도 하며, 보건시설 등의 현장을 방문, 관찰하여 대상자의 학습을 유도하는 방법이다.

⑤ 집단토론회(group discussion)는 참가자들이 특정 주제에 대하여 자유롭게 상호의견을 교환하고 결론을 내리는 방법을 말한다.

35 다음 설명에 해당하는 보건교육 방법은? `2013`

> 동일한 주제에 대한 전문적인 지식을 가진 전문가 3~5명의 발표 내용을 중심으로 청중과의 공개 토론 형식으로 참여시키는 교육방법이다.

① 패널토의   ② 델파이법
③ 심포지엄   ④ 분임토의
⑤ 브레인스토밍

+해설 심포지엄(symposium)은 동일한 주제에 대해 전문적인 지식을 가진 전문가 2~5명 또는 3~5명을 초청하여 각자 10~15분씩 의견을 발표하게 한 후, 발표내용을 중심으로 사회자가 청중을 공개토론형식으로 참여시키는 교육방법이다.

 공부하기

[심포지엄의 특징]

심포지엄을 진행하는 사회자는 이 분야의 최고의 전문가이어야 하고 사회자는 연사 전원의 강연이 끝나면 내용을 짧게 요약해서 질문 및 답변 또는 토론이 적당히 진행되게 한다. 심포지엄의 장점은 특별한 주제에 대한 밀도 있는 접근이 가능하고, 청중이 알고자 하는 문제 파악이 가능하다는 것이고, 단점은 연사의 발표내용에 중복이 있을 수 있고 청중이 주제에 대한 정확한 윤곽을 형성하지 못했을 때는 비효과적이라는 것이다.

36 보건교육 시 학습원리를 적용하려 한다. 다음 중 행동주의 학습원리에 대한 설명으로 옳지 않은 것은? `2013`

① 반복은 학습을 증진시킨다.
② 사람마다 인지 차이에 따라 다양한 학습유형을 가진다.
③ 정확하고 즉각적인 회환은 학습을 향상시킨다.
④ 각성은 주의집중에 영향을 준다.
⑤ 결과에 상응하는 적절한 보상을 제공하는 것은 학습을 증진시킨다.

➕해설 ②는 인지주의에 대한 내용이다.
행동주의 학습원리는 바람직한 행동변화를 가져올 수 있는 조건, 즉 외적인 환경을 적절히 조성하여 학습자의 행동을 변화시키는 것이다.

 공부하기

[행동주의 학습원리]
• 반복은 학습을 증진시킨다.
• 새로운 자료를 간격을 두고 제시함으로써 학습을 돕는다.
• 정확하고 즉각적인 회환은 학습을 향상시킨다.
• 각성은 주의집중에 영향을 준다.
• 학습자의 행동결과에 상응하는 적절한 보상을 주면서 충분히 연습하도록 한다.
• 긍정적인 보상을 시간적 간격을 두고 적절하게 제공한다.
---

37 다음 중 제1차 국제건강증진회의에서 채택된 오타와헌장의 1차 내용이 아닌 것은? `2011`

① 여성건강증진계획   ② 건강한 공공정책 수립
③ 건강지향적 환경 조성   ④ 지역사회활동 강화
⑤ 보건의료사업의 방향 재조정

➕해설 [제1차 오타와 국제회의(Ottawa, 1986)]
(1) 건강이란 삶의 목적이 아닌 일상생활을 위한 것이며, 건강증진은 사람들이 자신의 건강에 대한 통제력을 증대시키고 건강을 향상시키는 능력을 갖도록 하는 개념을 정립하였다.
(2) 건강증진의 3대 원칙
① 옹호(advocacy) : 건강에 대한 관심을 불러일으키고, 보건의료의 수요를 충족할 수 있는 건강한 보건정책을 수립해야 한다.
② 역량강화(empowerment) : 개인과 가족의 건강권을 인정하고, 그들 스스로 건강관리에 적극 참여하여 자신의 행동에 책임을 갖도록 해야 한다.
③ 연합(alliance) : 모든 사람들이 건강하도록 관련 전문가들이 연합해야 한다.

(3) 건강증진 원칙의 5대 활동요소
    ① 건강한 공공정책의 수립 → 2차 애들레이드 국제회의의 토대가 됨
    ② 건강지향적 환경의 조성 →3차 선즈볼 국제회의의 토대가 됨
    ③ 지역사회 활동의 강화
    ④ 개인기술의 개발
    ⑤ 보건의료서비스의 방향 재설정(재조정)

38 다음 중 보건교육 방법에 대한 설명으로 옳지 않은 것은? `2011`

① 패널토의는 어떤 주제에 대해 대립되는 의견을 가진 전문가들이 각자 의견을 발표한 뒤 사회자의 진행에 따라 토론을 실시하면서 참여한 청중과의 질의, 응답을 하는 토론 방법이다.

② 심포지엄은 전문가 2~3명을 선정하여 10~15분 발표하게 한 후 사회자의 진행에 따라 청중들과의 질의, 응답을 통해서 공개토론을 하면서 목적에 접근하는 교육방법이다.

③ 그룹토의는 교사 중심으로 학습자들의 전체 참여를 이끌어 내고 짧은 시간 내에 많은 양의 지식이나 정보를 많은 사람에게 전달하는 교육방법이다.

④ 분단토의는 참가자가 많은 경우에 전체를 몇 개의 소집단으로 나누어서 토의시키고 다시 전체 회의에서 종합하는 방법이다.

⑤ 역할극은 교육대상자들이 직접 실제상황 중의 한 인물로 등장하여 연극을 하면서 건강문제나 어떤 상황을 분석하고 해결방안을 모색하면서 이를 통해 학습목적에 흥미 있게 도달할 수 있는 교육방법이다.

➕ 해설 ③ 강의식 보건교육 방법에 대한 설명이다.

 공부하기

[그룹토의(집단토론 = group discussion)]

• 참가자들이 특정 주제에 대하여 자유롭게 상호의견을 교환하고 결론을 내리는 방법을 말한다.
• 효과적인 토론을 위해서는 참가자 모두 토론의 목적을 이해하고 참여하여야 하므로 참가자 수가 많을수록 토론의 참여 기회가 적어지므로 참가자는 10명 내외가 적당하다.
• 잘못된 결론이 내려진 경우에 사회자에 의해 결론 수정이 가능하다.
• 장·단점

장점	단점
• 대상자들의 능동적인 참여를 통해 상호 협동적, 민주적 회의 능력을 기를 수 있다. • 각자의 의견을 표현하므로 자신의 의사를 올바르게 전달하는 능력이 배양된다.	• 많은 대상자가 참여할 수 없고 초점에서 벗어나는 경우가 많아서 시간이 오래 걸릴 수 있다. • 지배적인 참여자와 소극적인 참여자가 있을 수 있다.

39 그린(Green)의 PRECEDE-PROCEED 모형 중 건강행위에 영향을 주는 촉진요인, 강화요인, 성향요인에 대한 내용이 포함되어 있는 단계는? 2011

① 사회적 진단 단계
② 역학적 진단 단계
③ 행정적, 정책적 진단 단계
④ 행동 및 환경적 진단 단계
⑤ 교육적, 조직적 진단 단계

➕ 해설

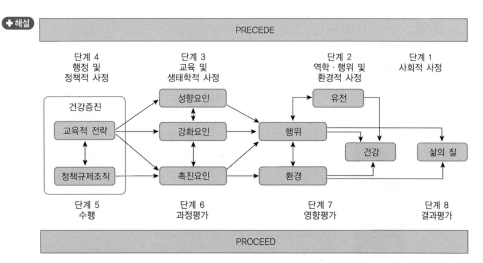

[교육 및 조직적 또는 생태학적 진단]
건강행위에 변화를 가져오기 위한 보건교육 프로그램을 설정하는 단계로 전단계에서 규명된 건강행위에 영향을 주는 성향요인(predisposing factors), 강화요인(reinforcing factors), 촉진(가능)요인(enabling factors)을 사정한다.
(1) 성향요인(Predisposing factors)
　　행위의 근거나 동기를 제공하는 인지적·정서적 요인으로 지식, 태도, 신념가치, 자기효능 등이 있고 중재전략을 세우거나 보건교육 계획에 매우 유용하다.
(2) 촉진요인(Enabling factors)
　　개인이나 조직의 건강행위 수행을 가능하게 도와주는 요인으로 보건의료 및 지역사회 자원의 이용가능성, 접근성, 시간적 여유 제공성과 개인의 기술, 개인의 자원 및 지역사회 자원 등이다.
(3) 강화요인(Reinforcing factors)
　　보상, 칭찬, 처벌 등과 같이 행위가 지속되거나 없어지게 하는 요인으로 사회적 유익성, 신체적 유익성, 대리보상, 사회적 지지, 친구의 영향, 충고, 보건의료제공자에 의한 긍정적·부정적 반응 등이 있다.
이 3가지 요인의 범주는 상호배타적인 것이 아니므로 한 요소가 여러 요인에 속할 수도 있으며 어떤 단순한 행위라도 한 가지 원인 때문에 나타나는 행위는 거의 없고, 3가지 요인이 복합적으로 영향을 미쳐 나타나게 된다.

40 건강 증진 프로그램의 성과평가에 대한 설명으로 옳은 것을 모두 고르시오. <small>2011</small>

> 가. 과정과 영향평가에 비해 평가하기 어렵다.
> 나. 계획된 프로그램의 실제 수행된 활동에 대한 평가이다.
> 다. 시간이 경과함에 따라 나타난 장기적 성과를 말한다.
> 라. 위험요인의 감소, 효과적인 대처 등이 지표에 해당한다.

① 가, 나, 다　　　　　　　　　② 가, 다
③ 나, 라　　　　　　　　　　　④ 라
⑤ 가, 나, 다, 라

➕해설 프로그램의 평가성과에 초점을 둔 분류는 다음과 같다.

과정평가	• Process evaluation • 보건교육 프로그램이 어떻게 시행되었는가를 평가하는 것이다. • 지도자의 훈련수준과 관련된 프로그램의 외적 특징 등 과정의 적절성, 난이성, 과정의 수, 각 과정의 진행 시간, 참석자의 수, 대상자의 참여율 등이 포함될 수 있다. • 시행된 프로그램이 다른 환경에서도 적용할 수 있는 실현가능성(feasibility)과 일반화, 프로그램의 확산에 관한 판단의 실마리를 제공한다.
영향평가	• Impact evaluation • 프로그램을 투입한 결과로 단기적으로 나타난 바람직한 변화를 평가한다.
성과평가	• Outcome evaluation • 보건교육을 통해 나타난 바람직한 변화가 시간이 흐름에 따라 긍정적으로 나타난 효과를 평가한다. • 성과평가는 평가된 프로그램의 필요성을 설명하는 중요한 수단이 되기 때문에, 연구자들은 프로그램의 성과평가를 수행하도록 노력하여야 한다.

41 보건교육은 도입, 전개, 종결단계로 진행이 된다. 이 중 전개단계에 해당하는 활동내용으로 적절한 것은? <small>2011</small>

① 학습내용의 문제를 제시하고 그 개요를 설명한다.
② 전 시간 학습내용에 대해 요점과 줄거리 등을 반복해서 설명하고 이해가 불충분한 점이나 오해하고 있는 점을 고친다.
③ 학습자들이 학습한 내용을 주변의 생활문제에 적용해서 일반화할 수 있도록 한다.
④ 학습자료를 제시하고 다양한 수업기법을 활용하여 목표달성을 위한 교수학습활동을 한다.
⑤ 학습과제와 관련이 있는 예화나 경험담을 들려주어 학습의욕을 환기시킨다.

➕해설 [학습내용의 구성 단계]
(1) 도입단계
① 학습의욕을 환기시켜 학습을 효과적으로 이끌어가도록 학습자의 학습동기와 흥미를 유발하는 준

비단계이다.

② 주의집중을 시키는 것이 중요하며 보건교육의 주제 내용, 목적, 보건교육의 중요성 등을 제시한다.

③ 학습목표를 제시하고 모르는 것을 받아들일 수 있게 심리적 안정감을 준다.

④ 사전경험이나 학습과 관련짓기, 이전에 배운 것과 앞으로 배울 내용의 관계를 지적해준다.

(2) 전개단계

① 전개단계는 계획에 따라 학습을 전개시켜 나가는 학습의 중심 부분으로 학습활동의 대부분은 이 단계에서 이루어진다.

② 핵심적인 학습내용의 제시와 다양한 학습방법 및 매체 사용으로 학습자들의 참여를 유도한다.

(3) 종결단계

① 마지막 요약 또는 결론 부분으로 전개단계에서 수행한 활동을 종합하여 설정된 목표를 성취해 나 아가는 단계이다.

② 학습한 전체 내용을 종합적으로 요약하거나 중요한 부분을 학습자에게 질문하고 토의함으로써 정리하고 결론을 내린다.

42 쾰레의 통찰이론, 레빈의 장이론과 관련 있는 학습이론은?

2011

① 사회주의 학습이론

② 인본주의 학습이론

③ 인지주의 학습이론

④ 행동주의 학습이론

⑤ 구성주의 학습이론

+해설 쾰레의 통찰이론, 레빈의 장이론과 관련 있는 학습이론은 인지주의 학습이론이다.

 공부하기

> **[인지주의 학습이론의 주요 학자와 관련 이론]**
>
> ① 행태주의 심리학 : 행태주의 심리학에서는 부분을 지각하는 데 전체가 영향을 주며 전체는 단순한 부분의 합이 아님을 강조하며 대상자의 심리적 환경을 사정하여 연관된 교육을 해야 한다고 주장했다.
>
> ② 레빈(Lewin)의 장이론 : 여기서의 장(field)은 어떤 순간에 개인의 행동을 결정하는 사실들의 전체로서 개인과 심리적 환경을 포함한다. 개인의 심리적 장에서 영향력을 행사하는 세력들을 알아야 개인의 행동을 이해할 수 있으므로, 대상자의 심리적 환경을 사정하여 관련 있는 교육을 실시할 필요가 있다는 이론이다.
>
> ③ 피아제(Piaget)의 인지발달이론
>
> ⓐ 지적인 발달은 시간에 따라 발달하는 점진적인 과정이고, 학습이란 개인이 이해력을 얻고 새로운 통찰력 혹은 더 발달된 인지구조를 얻는 적극적인 과정이다.
>
> ⓑ 학습은 동화(이전에 알고 있던 아이디어, 개념, 기억에 새로운 아이디어를 관련시켜 통합하는 것)와 조절(새로운 관점으로 현상을 보는 것으로 인지구조가 수정되는 과정)을 통해 이루어진다.
>
> ⓒ 따라서 대상자의 발달단계에 따라 인지구조에 적합한 교육이 필요하다.
>
> ④ 정보처리이론

㉠ 학습이란 단기기억의 정보가 장기기억으로 전이해 가는 것으로, 사람이 환경을 어떻게 지각하며 습득한 관련 지식을 어떻게 조직화하고 활용하는가에 관심을 두었다.

㉡ 자극(S)과 반응(R) 사이에서 정보를 다루는 과정을 감각저장고, 형태 재인식, 여과 및 선택, 단기기억, 장기기억의 단계로 보았다.

⑤ 쾰러(Khler)의 통찰학습

㉠ 통찰학습의 원리는 상황을 파악하고 순간적으로 문제를 이해하고 해결하는 것이다.

㉡ 통찰이란 상황을 구성하는 요소 간의 관계 파악을 의미하며 이러한 통찰을 흔히 아하 현상(a−ha phenomenon)이라고 한다. 통찰은 탐색적 과정을 통해서 이루어지는 일이 많으며 단순히 우연만을 중시하는 시행착오와는 다르다.

㉢ 통찰학습의 과정은 먼저 문제 장면을 구조화된 전체로 지각하는 것을 포함하며 문제의 해결은 단순한 과거 경험의 집약이 아닌 경험적인 사실을 재구성하는 인지구조의 전환 과정이라 볼 수 있다.

43 1986년 제1차 건강증진국제회의에서 채택한 건강증진 접근전략이 아닌 것은? `2011`

① 개인의 기술개발
② 건강불평등 해소
③ 지역사회활동 강화
④ 건강지향적 환경조성
⑤ 건강한 공공정책 확립

➕해설 **[제1차 오타와 국제회의(Ottawa, 1986)의 건강증진 원칙의 5대 활동요소]**
① 건강한 공공정책의 수립
② 건강지향적 환경조성
③ 지역사회 활동의 강화
④ 개인의 기술 개발
⑤ 보건의료서비스의 방향 재설정

44 급성전염병 만연 시 효과적인 보건교육 방법 또는 수단은? `2010`

① 강연회
② 개별교육
③ 그룹토론회
④ 매스컴 이용

➕해설 지역사회 주민의 건강관리에 대한 교육이나 전달사항이 있을 때 방송을 활용할 수 있다.
① 방송의 장점
㉠ 많은 대상자에게 가장 빠르게 정보를 전달할 수 있다.
㉡ 스피커로 나가는 소리가 행사에 참여하는 기분이 들도록 친근감을 줄 수 있다.
㉢ 권위 있게 인식됨으로써 대상자의 주의를 집중시킬 수 있다.
② 방송의 단점 : 시간이 지나면서 기억이 상실되어 쉽게 잊혀질 수 있으며 방송망의 활용이 번거롭다.

45 Green PRECEDE-PROCEED의 설명 중 맞는 것은? 2010

> ○ 행동진단에 관련된 설명이다.
> ○ 성향요인 동기부여를 위한 개인의 지식, 신념, 가치 등
> ○ 강화요인 보상, 칭찬, 처벌 등을 이용하여 행위를 유지, 지속한다.
> ○ 촉진요인이란 프로그램 개발, 운영에 필요한 조직적·행정적 차원으로서 정책, 규정 등을 말한다.

① ㉠, ㉡, ㉢
② ㉠, ㉢
③ ㉡, ㉣
④ ㉣
⑤ ㉠, ㉡, ㉢, ㉣

+ 해설 ㉣ 촉진요인(Enabling factors)이란 개인이나 조직의 건강행위 수행을 가능하게 도와주는 요인으로 보건 의료 및 지역사회 자원의 이용 가능성, 접근성, 시간적 여유 제공성과 개인의 기술, 개인의 자원 및 지역사회 자원 등이 이에 해당한다.
프로그램 개발, 운영에 필요한 조직적·행정적 차원으로서 정책, 규정 등은 4단계인 행정·정책적 진단단계에 해당한다.
행정·정책적 진단단계는 이전단계에서 세워진 계획이 건강증진 프로그램으로 전환되기 위해서는 행정 또는 정책적인 진단이 필요하며 건강증진 프로그램에 이용 가능한 예산, 자원, 시간, 프로그램 수행 시 극복해야 할 장애, 프로그램 지원 정책 등이 있는지를 사정하는 단계이다.

46 Bloom의 학습목표 영역에는 인지적 영역, 정의적 영역, 심리운동적 영역이 있다. 다음 중 정의적 영역이 아닌 것은? 2010

① 반응
② 지각
③ 가치화
④ 인격화
⑤ 조직화

+ 해설 **[학습목표 영역의 분류]**
블룸(Bloom)은 학습목표를 인지적, 정의적, 심리운동적 영역으로 구분하였고 각 영역의 복합성에 따라 세분하였다.
① 지식영역 : 인지적 영역(cognitive domain)
　㉠ 인지적 영역은 지식의 증가와 이를 활용하는 능력을 나타낸다.

ⓒ 행동의 복합성에 따라 가장 낮은 수준의 지식 습득부터 가장 높은 수준의 평가로 분류된다.
② 태도영역 : 정의적 영역(affective domain)
　　㉠ 정의적 영역은 느낌이나 정서의 내면화가 깊어짐에 따라 대상자의 성격과 가치체계에 통합되어
　　　가는 과정을 나타낸다.
　　ⓒ 정의적 영역은 내면화 정도에 따라 5단계로 분류된다.

단계	내용
감수	학습자는 단순히 어떤 것에 의식적이거나, 선호하는 자극에 주의를 기울인다.
반응	학습자가 말로 표현하여 외부에서 알 수 있도록 반응을 보인다.
가치화	학습자가 스스로 몰입하며 가치를 갖고 있음을 타인이 확인할 수 있다.
내적 일관성 (조직화)	복합적인 가치를 적절히 분류하고 순서를 매겨 체계화하고 가치들의 관계가 조화롭고 내적으로 일관성을 이루도록 한다. 생활양식을 체계적으로 실행한다.
채택(성격화)	새로운 가치를 생활속으로 통합하여 효과적으로 행동하도록 한다.

③ 기술 영역 : 심리운동적 영역(psychomotor domain)
　　㉠ 심리운동 영역의 학습은 관찰 가능하기 때문에 학습목표의 확인과 측정이 쉽다.
　　ⓒ 복합성의 수준이 증가함에 따라 심리운동 영역의 수준도 증가한다.
　　ⓒ 심리운동 영역의 수준이 높아질수록 신체적 기술을 좀 더 효과적으로 수행할 수 있다.

47 1986년 오타와 회의에서 제시한 건강증진 전략에 해당하지 않는 것은? `2010`

① 건강에 이로운 공공정책
② 개인기술역량 개발
③ 최첨단 의료기술의 도입
④ 지역사회활동 강화
⑤ 보건서비스 재조정

➕해설 [건강증진을 위한 국제회의 정리]

제1차 건강증진을 위한 국제회의 오타와(1986)	• 건강증진의 3대 원칙　① 옹호(advocacy)　② 역량강화(empowerment)　③ 연합(alliance)	• 건강증진 원칙의 5대 활동요소　① 건강한 공공정책의 수립　② 지지적 환경의 조성　③ 지역사회 활동의 강화　④ 개인기술의 개발　⑤ 보건의료서비스의 방향 재설정
제2차 건강증진을 위한 국제회의 에들레이드 (1988)	제1차 회의에서 제시한 5가지 건강증진 원칙 중 건강한 공공정책의 수립에 대해 집중 토의　① 공공정책에서의 우선순위　② 여성건강의 개선(여성의 건강증진)　③ 식품과 영양　④ 흡연과 음주　⑤ 지지적 환경의 조성	

제3차 건강증진을 위한 국제회의 순스발 (선드볼)(스웨덴, 1991)	• 건강을 지원하는 환경구축 강조 • 환경을 변화시키는 전략으로 정책개발, 법제도, 조직방향의 재설정, 옹호, 인식의 제고, 　능력의 부여, 자원의 동원, 지역사회 역량의 강화를 채택
제4차 건강증진을 위한 국제회의 자카르타 (인도네시아, 1997)	• 건강증진을 보건의료개발의 중심에 둠 　① 건강을 위한 사회적 책임의 향상 　② 건강증진사업의 전개를 위한 투자증대 　③ 건강을 위한 동반자적 관계 구축 및 확대 　④ 지역사회의 능력증대 및 개인역량의 강화 　⑤ 건강증진을 위한 인프라 구축
제5차 건강증진을 위한 국제회의 멕시코시티 (멕시코, 2000)	• 건강증진을 위한 과학적 근거 확보와 파트너십 형성 　① 건강을 위한 사회적 책임감의 증진 　② 건강증진 및 개발을 위한 투자의 증대 　③ 지역사회의 역량과 개인의 능력 향상 　④ 건강증진을 위한 과학적 근거의 강화 　⑤ 보건조직과 서비스의 재구성
제6차 건강증진을 위한 국제회의 방콕 (태국, 2005)	• 건강 결정 요소를 다루기 위한 정책과 파트너십 　① 건강의 중요성 및 형평성 주장 　② 건강을 위한 투자 　③ 건강증진을 위한 역량 강화 　④ 규제 및 법규 제정 　⑤ 건강을 위한 파트너십 및 연대 구축
제7차 건강증진을 위한 국제회의 나이로비 (케냐, 2009)	• 주제 : 수행역량 격차 해소를 통한 건강증진과 개발 • 나이로비 선언과 아프리카의 날 　① 지역사회 권능 부여(지역사회 역량 강화) 　② 건강지식 및 건강행동 　③ 보건시스템(보건체계)의 강화 　④ 파트너십 및 부문 간 활동 　⑤ 건강증진을 위한 역량 구축
제8차 건강증진을 위한 국제회의 헬싱키 (2013)	1) "건강을 모든 정책들에서" 2) 제1차 오타와 국제회의 이후 2009년 나이로비 국제회의까지 이루어진 건강증진에 　대한 목표와 성과를 되돌아보고, 향후 건강 체계들의 지속가능성, 지속가능한 개발 의 　제들에 대한 토의가 이루어짐
제9차 건강증진을 위한 국제회의 상하이 (중국, 2016)	① "모두의 건강과 건강을 위한 모든 것" ② 건강도시 2016 상하이 선언문 채택 ③ 지속가능한 발전의 본질이 되는 것은 "건강"과 "웰빙"임을 인식 ④ 지속가능발전을 위한 모든 활동을 통해 건강증진을 달성

UNIT 02 _ 기출응용문제

01 건강신념모델(HBM)에 대한 설명으로 옳지 않은 것은?

① 건강 행위에 대한 개념 틀로 인간행동은 인지적 영향에 의해 결정된다는 점에 초점을 둔 모델

② 건강신념 4가지 변수인 지각된 민감성, 심각성, 유익 장애는 행위가 일어나게 하는 계기(cue to action)의 영향을 받아 건강관련 행위를 결정

③ 지각된 민감성, 심각성이 높을수록, 지각된 유익이 많을수록, 지각된 장애가 낮을수록 바람직한 건강관련 행위를 함

④ 변인들이 서로 연결되어 행동에 이르는 과정의 인과관계를 제대로 설명할 수 있음

➕해설 건강신념모델(HBM)은 변인들이 서로 연결되어 행동에 이르는 과정의 인과관계가 제대로 설명되지 못하며, 연구마다 조작적 정의가 다양하여서 연구 결과를 일관성 있게 해석하기에 어려움이 있다.

02 초등학교 3학년생의 보건교육 시 "올바른 손씻기 방법을 습득한다"라는 학습목표의 영역으로 옳은 것은?

① 인지적 영역의 이해

② 정의적 영역의 적용

③ 정의적 영역의 반응

④ 심동적 영역의 유도 반응

➕해설 행위습득에 관련된 학습목표 영역은 심리역동적 영역이다.
태도는 정의적 영역이고 암기, 이해, 적용, 분석, 종합, 평가 등은 인지적 영역에 해당한다.

03 국민건강증진사업의 내용으로 거리가 먼 것은?

① 보건교육

② 질병예방

③ 질병치료

④ 건강생활의 실천

➕해설 「국민건강증진법」 제2조에서 "국민건강증진사업"이라 함은 보건교육, 질병예방, 영양개선, 건강관리 및 건강생활의 실천 등을 통하여 국민의 건강을 증진시키는 사업을 말한다.

04 다음 중 보건교육의 정의로 옳은 것은?

① 예방접종의 필요성을 교육하는 것이다.
② 일차보건의료에 대한 기술개발을 제공하는 것이다.
③ 건강관리를 위한 지역사회의 조직화를 교육하는 것이다.
④ 건강결정인자를 이해하고 건강생활실천을 유도하는 것이다.

> **➕해설** 보건교육이란 단순히 지식을 전달하는 것이 아니라 개인과 집단이 건강을 유지하고 향상시켜 나가도록 현재 가지고 있는 나쁜 태도와 행위를 새로운 학습경험을 통해 계획된 실천 목표에 따라 바람직한 행태 변화가 이루어지도록 유도해 나가는 과정이다.

05 제4차 국민건강증진종합계획(Health Plan 2030)에 관한 설명으로 옳지 않은 것은?

① 제3차 Health Plan 2030의 목표는 건강수명 연장과 건강형평성 제고이다.
② 제3차 Health Plan 2030에서 비전은 모든 사람이 평생건강을 누리는 사회이다.
③ 국민건강증진종합계획은 「국민건강증진법」 제4조에 근거, 5년마다 수립하는 국가종합계획으로, 제4차 Health Plan 2030은 2025년부터 2030년까지 5년 계획을 수립하였다.
④ 국민건강증진종합계획은 「국민건강증진법」 제4조에 근거하여 5년마다 수립하는 국가종합계획이다.

> **➕해설** ③ 국민건강증진종합계획은 「국민건강증진법」 제4조에 근거, 5년마다 수립하는 국가종합계획이지만, 제4차 Health Plan 2030은 2021년부터 2030년까지 10년 계획을 수립하였다.

 공부하기

[국민건강증진종합계획의 이해]

(1) 법적 근거
국민건강증진법(제4조) '국민건강증진종합계획의 수립'에 따라, 질병 사전예방 및 건강증진을 위한 중장기 정책방향을 제시하고 성과지표 모니터링 및 평가를 통해 국민건강증진종합계획의 효율적인 운영 및 목표 달성을 추구

(2) 추진경과
'17년 : 추진체계 구축 및 현안발굴 등을 통한 국내외 동향 및 현안 분석
'18년 : 근거마련을 위한 연구수행, 전문가 포럼 구성 및 운영
'19년 : HP2030의 비전/총괄목표/기본 추진원칙 합의
'20년 : HP2030 기본틀 확정 및 계획 마련, 총괄목표 성과지표 등 확정, 분과위원회 위촉 및 분과별 심층토론회 등을 통한 중점과제별 세부계획(안) 작성
'21년 1월 : 제5차 국민건강증진종합계획(Health Plan 2030, '21~'30) 발표

---

06 간호연구의 과학적 기반을 공고히 하여 인류의 건강을 증진하고자 1992년 미국 인디애나 대학에서 설립한 기구는 무엇인가?

① 국제간호협의회 (ICN)
② 시그마데타타우(STTI)
③ 세계보건기구(WHO)
④ 한국국제협력단(KOICA)

➕해설 [시그마데타타우(STTI)]
① 1992년 미국 인디애나 대학에서 간호사들의 학습, 지식과 전문직 개발을 지원하기 위하여 설립됨
② 목적 : 간호연구의 과학적 기반을 공고히 하여 인류의 건강 증진
③ 주요활동 내용 : 탁월한 학문적 성취에 공헌, 지도자적 자질과 개발, 높은 수준의 전문직 표준강화 활동 격려, 간호전문직의 목적과 이상실현을 위한 사명감 고취, 간호학문의 가치와 간호실무의 우수성을 널리 알림, 과학적 근거를 중심으로 한 간호연구지원, 온라인 보수교육, 전문직 개발 프로그램, 출판 등의 사업

07 80세 이상 주민을 대상으로 [고혈압 예방을 위한 저염식이]에 대한 교육을 할 때, 대상자의 연령을 고려하여 단순하고, 이해하기 쉬운 사진과 그림을 활용하여 반복 설명하고, 능동적 참여자에게 칭찬과 기념품을 제공하였다. 이러한 경우 활용한 학습이론의 특징은 무엇인가?

① 내적 동기유발
② 외적 동기유발
③ 교육경험 조직화
④ 학업 성취수준과 형태

➕해설 행동주의 이론의 외적 동기에 대한 내용에 해당되며 이는 칭찬과 보상, 질책 등 외부로부터 자극에 의해서 동기가 유발되는 것을 의미한다.
① 행동주의 학습이론에 대한 특징이며 내적 동기는 자아와 관련된 것으로 교육목표를 제시하거나 성적 등 학습결과를 알려주는 것이다.
③은 인지주의 학습이론의 특징이고, ④는 인본주의 학습이론의 특징이다.

08 다음 중 건강신념모형(Health Belief Model)의 구성요소가 아닌 것은?

① 지각된 민감성
② 지각된 심각성
③ 질병에 대한 객관적인 위협성
④ 지각된 유익성

➕해설 질병에 대한 객관적 위협이 아닌 질병에 대한 지각된 위협성이다.
① 지각된 민감성은 질병에 걸릴 가능성에 대한 감수성이다.
② 지각된 심각성은 질병결과에 대한 인지된 심각성이다.
④ 지각된 유익성은 건강행위로부터 얻는 이익이다.

09 <보기>의 내용과 가장 관련이 깊은 국제건강증진회의가 개최된 곳은?

> • 건전한 공공보건정책을 건강증진의 수단으로 강조
> • 우선순위
>   ① 여성건강의 개선(여성의 건강증진)
>   ② 식품과 영양
>   ③ 흡연과 음주
>   ④ 지지적 환경의 조성

① 선드볼(Sundsvall)　　　　　　② 애들레이드(Adelaide)
③ 자카르타(Jakarta)　　　　　　④ 나이로비(Nairobi)

+해설 [제2차 건강증진을 위한 국제회의(호주, 1988)]
(1) 건강은 인간의 기본적인 권리인 동시에 건전한 사회적 투자라는 전제에서 출발하였다. 공공정책에서의 우선순위를 통해 정부 정책의 중요성을 강조하였다.
(2) 제1차 회의에서 제시한 5가지 건강증진 원칙 중 건강한 공공정책의 수립에 대해 집중 토의하였다.
   ① 공공정책에서의 우선순위
   ② 여성건강의 개선(여성의 건강증진)
   ③ 식품과 영양
   ④ 흡연과 음주
   ⑤ 지지적 환경의 조성

10 집단 및 지역사회 수준의 건강행위 이론 또는 모형은 무엇인가?

① 건강신념모형　　　　　　② 합리적 행위이론
③ 건강증진모형　　　　　　④ PRECEDE-PROCEED 모형

+해설 ①②③은 개인 수준의 건강행위와 관련된 이론 모형이다.

11 합리적 행위이론의 확대된 이론으로 지각된 행위통제개념을 추가한 이론은?

① 목표지향적 이론
② 건강신념이론
③ 범이론적 모형
④ 계획적 행위이론

해설 계획적 행위이론은 인간의 행동을 결정하는 요인에는 태도와 주관적 규범이 영향을 미친다는 합리적 이론에 행동의도에 영향을 미치는 요인 중 지각된 행위통제로 추가한 이론이다. 기존의 합리적 이론이 너무 단순하다는 지적을 받으면서 이를 보충하기 위해 추가로 고려된 이론이다.

12 보건소 전문가와 보건소 담당간호사 약 10~20명 정도가 둘러앉아 지역사회 고혈압관리 방법에 관하여 자유로운 입장에서 상호의견을 교환하고 토의를 하였다면, 이와 관련된 토의 기법은?

① 델파이기법　　　　　　　　　② 패널토의
③ 집단토론　　　　　　　　　　④ 심포지엄

해설 집단토론회는 집단 내의 참가자들이 약 10~20명 정도가 둘러앉아 어떤 특정한 주제에 대해 목표를 정하고 자유로운 입장에서 상호의견을 교환하고 결론을 내리는 회화방식이다.
여기서 사회자겸 교육자는 일부참여자가 토론을 독점하지 못하도록 조절하고 목표에서 토론 주제가 벗어나지 않도록 돕는다.

13 보건교육의 교육방법 선정에 영향을 미치는 요소 중 가장 중요한 것은 어느 것인가?

① 교육대상자 수와 학습목표　　　② 교육대상자의 태도
③ 교육대상자들의 교육정도　　　　④ 교육실시 장소의 위치 및 시설

해설 교육대상자의 수와 달성하고자 하는 학습목표에 따라 교육방법을 선정하여야 가장 효과적인 교육을 수행할 수 있다.

14 보건교육의 계획과 원칙에 대한 설명으로 옳지 않은 것은 무엇인가?

① 시범사업으로부터 시작하여 점차 확대한다.
② 보건교육을 계획할 때는 주민들을 참여시켜야 한다.
③ 전체 보건사업계획과 분리해서 수립하여야 한다.
④ 적절한 예산이 책정되어야 하고, 사업의 우선순위에 따라 사용되어야 한다.

해설 ③ 전체 보건사업계획과 분리하는 것이 아니라 함께 수립하여야 한다.

15 다음의 사례에서 공통적으로 적용할 수 있는 교육방법은 무엇인가?

> 노인들에게 적합한 운동을 교육하기 위해 운동시범자가 우선 근력운동을 시행한다. 노인들은 운동시범자가 보이는 근력운동을 관찰한 후 운동시범자의 지시에 따라 고무밴드를 이용한 운동을 따라 한다.

① 면접(interview)
② 상담(counselling)
③ 시범(demonstration)
④ 패널토의(panel discussion)

+해설 학습자가 새로운 기술을 습득해야 하는 심리운동 영역의 경우에는 실제 시범을 보이면서 따라하게 하는 학습이 가장 효과적이다.

16 다음 중 Bloom의 인지학습 영역 중 가장 높은 단계는?

① 분석
② 종합
③ 응용
④ 평가

+해설 Bloom은 인지학습 영역을 낮은 단계에서 높은 순으로 '암기(지식)→이해→응용(적용)→분석→종합→평가' 라고 하였다.

17 보건복지부가 발표한 '건강보험 보장성 강화계획'의 내용으로 옳지 않은 것은?

① 중증질환자 및 희귀난치성질환자 진료비 부담 완화
② 건강보험 보장성 강화와 함께 건강보험 보험료율의 지속적 인하 추진
③ 진료비 부담이 큰 비급여 항목의 급여 전환
④ 저출산 추세 등에 대응한 보장성 확대 추진

+해설 건강보험 보장성 강화와 함께 건강보험 보험료율의 지속적인 인상을 추진하고 있다.

18 2013년 6월 10일부터 14일까지 핀란드의 수도 헬싱키의 핀란디아 홀에서 열린 "제8차 건강증진에 관한 세계대회"의 주제는 무엇인가?

① 모든 정책에서의 건강(health in all policies)
② 건강의 중요성 및 형평성 주장
③ 건강을 위한 파트너십 및 연대 구축
④ 건강증진사업의 전개를 위한 투자증대

➕해설 [제8차 헬싱키 국제회의]

① 2013년 6월 10일부터 14일까지 핀란드의 수도 헬싱키의 핀란디아 홀에서 세계보건기구와 핀란드 사회보건부 공동 주최로 개최
② 제8차 대회에서 제1차 세계대회로부터 2009년에 캐냐의 나이로비 제7차 세계대회목표들을 되돌아보았다.
③ 관련 주제 : "모든 정책에서의 건강(health in all policies)" 접근방법을 시행
 • 건강증진 활동들이 건강을 위하여 가지는 가치와, 그 가치가 가지는 사회의 전반적 개발과 개발정책에도 적절함을 강조
 • 건강증진이 가진 경제적 국면들에 대한 정보를 제공
 • 건강증진에 있어서 일차보건의료(primary health care)가 가진 중요한 역할을 강조
 • 오타와 세계대회 이래 건강증진의 진척, 영향, 성취 등을 검토하기 위함
④ 연계되는 주제들
 • 건강 체계들(health systems)의 지속 가능성
 • 건강의 사회적 결정요소들에 관한 권고사항들의 실시
 • 비전염성질병들의 예방과 관리에 관한 UN 총회 고위급 회담
 • 세기개발목표(the Millennium Development Goals)에 대한 검토

19 흡연 예방 보건교육 시 인지적 영역 중 분석능력을 키우는데 중점을 두려고 한다. 다음 중 분석능력에 해당하는 목표설정은 무엇인가?

① 흡연 유형에 대해 구별할 수 있다.
② 담배의 폐해에 대해 나열할 수 있다.
③ 담배의 유해성분에 대해 토의할 수 있다.
④ 담배를 거절하는 방법을 시범 보일 수 있다.

➕해설 인지 영역은 암기, 지식, 적용, 분석, 합성, 평가의 단계로 이루어지며, ②은 암기, ③은 이해, ④는 적용에 해당한다.

20 인본주의 학습원리에 근거한 보건교육방법으로 옳은 것은?

① 정보자료를 조직화함으로써 학습효과를 증대한다.
② 학습자가 학습을 선택하고 관리하도록 하며, 교사는 이를 격려한다.
③ 교육자의 욕구에 근거한 학습목표를 설정함으로써 학습을 강화한다.
④ 정확하고 즉각적인 회환으로 학습을 향상한다.

＋해설 ① 인지주의 학습원리, ④ 행동주의 학습원리 설명이다.
　　　　③ 교육자의 욕구에 근거하는 것이 아니라 학습자의 욕구에 근거한 학습목표를 설정하는 것이 인본주의
　　　　학습원리의 방법이다.

21 70세 이상의 지역주민을 대상으로 [폐암 예방과 관리를 위한 금연교육]을 실시하려고 할 때 연령을 고려하여 이해하기 쉬운 사진과 그림을 융판에 붙여서 반복 설명하였다. 이 경우 활용한 교육매체의 장점은 무엇인가?

① 사물을 있는 그대로 관찰할 수 있다.
② 학습속도와 순서를 조절할 수 있다.
③ 잘못된 내용은 즉시 수정할 수 있다.
④ 한번 기획하여 대량으로 생산할 수 있다.

＋해설 학습속도 및 순서를 마음대로 조절할 수 있는 것은 융판의 장점에 해당한다.

 공부하기

[융판(pannel board)]
㉠ 융이나 펠트(felt)를 씌워서 만든 판과 그림과 글자, 사포만 있으면 어디서나 활용할 수 있는 매체이다.
㉡ 장·단점
　• 장점 : 흥미와 동기유발이 가능하고, 복잡한 이야기를 간단히 묘사할 수 있으며, 매우 경제적이고 반복학습이 가능하다.
　• 단점 : 교육목적에 맞게 그림이나 글씨를 제작하여야 하므로 기술이 요구되고 섬세한 설명이 불가능하다.

---

22 다음 중 지역사회 간호사가 보건교육을 실시하려고 할 때 보건교육 계획 시 가장 먼저 해야 할 것은?

① 목적의 설정
② 기준 및 시험의 설정
③ 우선순위의 결정
④ 교육요구의 사정
⑤ 지역의 경제수준 사정

➕해설 보건교육의 실시에서 가장 먼저 해야 할 일은 지역사회 주민들의 교육요구를 사정하는 것이다.

23 보건교육에 대한 토론방식 중 보기와 같은 토론 방식은?

> • 비판능력이 생기고 미래를 전망할 수 있는 능력 생김
> • 비교적 높은 수준의 회의 방법

① 브레인스토밍
② 집단토의
③ 분단토의
④ 배심토의

➕해설 [배심토의(panel discussion, 패널 디스커션)]
　ⓐ 집단의 구성원이 많아서 모두 토론에 참가하기 곤란한 경우 사전에 충분한 지식을 가진 사람 중 선정된 각기 상반되는 의견을 가진 전문가 4~7명이 사회자의 안내에 따라 토의를 진행하는 방법
　ⓑ 정해진 시간 동안 전문가들이 발표한 후 청중과 질의응답으로 전체 토의가 진행된다.
　ⓒ 장점
　　ⓐ 제한된 시간에 특정 주제에 대해 많은 전문가로부터 다각도의 의견을 들을 수 있다.
　　ⓑ 타인의 의견에 대한 비판능력이 배양된다.
　　ⓒ 어떤 주제를 다각도로 분석하고 앞으로를 예측할 수 있게 된다.
　ⓓ 단점
　　ⓐ 전문가의 선정이 용이하지 않고 전문가 초빙에 따른 경제적 부담이 있다.
　　ⓑ 사회자의 토의 진행 기술에 따라 패널토의의 성패가 좌우된다.
　　ⓒ 청중이 기존 지식이 없을 때에는 토론내용을 이해하기 힘들다.

24 범이론에서 제시한 변화단계를 고려하여, 보건관리자가 아래의 근로자에게 적용해야 할 변화과정으로 옳은 것은?

> 근로자 : 담배를 끊으면 주위에서 축하해줄 사람이 많이 있고, 건강에 좋다는 건 알고 있어요. 그렇지만 담배를 피우면 같은 동료끼리 이런저런 이야기를 하면서 스트레스를 풀 수도 있어서 좋은 점도 많아요. 회사에서는 금연을 권하는데 저는 아직 잘 모르겠어요.

① 자기해방   ② 의식상승   ③ 환경재평가   ④ 자기재평가

➕해설 현재 근로자는 "인식단계"이며 "준비단계"로 가기 위해서는 "자기재평가"라는 변화과정이 필요하다.
변화과정은 변화의 한 단계에서 다음 단계로 이동하기 위해 수행하는 활동으로 필요한 중재 프로그램을 안내하는 지침이 된다.
㉠ 인지적 변화과정(경험적 변화과정)
- 의식상승(인식제고) : 건강한 행동변화를 지지할 수 있는 조언과 아이디어, 새로운 지식의 학습과 발견에 대한 것이다.
- 극적전환(정서적 각성) : 불건강 행위의 위험에 따른 부정적인 감정(불안, 공포, 걱정)의 경험이다.
- 환경재평가 : 주변의 사회적·물리적 환경에 대한 불건강 행위의 부정적 영향이나 건강행위의 긍정적 영향을 깨닫는 것이다.
- 사회적 해방 : 사회 내에서 생활방식에 대한 개인의 인식이다.
- 자기재평가(자아재평가) : 자기기준과 행동 사이의 불일치를 인식시킴으로써 대상자가 불만족을 느끼게 하여 변화를 야기시킨다는 전제에 기초한 것이다.
㉡ 행위적 변화과정(행동적 변화과정)
- 자극통제 : 행동을 방해하는 원인이 되는 사람이나 상황을 조절하고 극복할 대안을 시도
- 조력관계 : 문제행위를 변화시키려고 시도하는 동안에 타인의 도움을 신뢰하고 수용하여 사용하는 지지관계를 형성하는 것
- 역조건 형성(대체조건 형성) : 행동단계나 유지단계에서 문제행위를 긍정적 행위나 경험으로 대체할 수 있는 능력이나 대처방법 및 기술 이완요법 등
- 강화관리 : 긍정적인 행위변화에 대한 보상을 늘리고, 불건강 행동에 대한 보상을 감소시킴
- 자기해방 : 변화하겠다고 결심하고 다른 사람에게 그 결심을 공개함으로써 의지를 더욱 강화시키고 확실한 책임을 갖도록 함

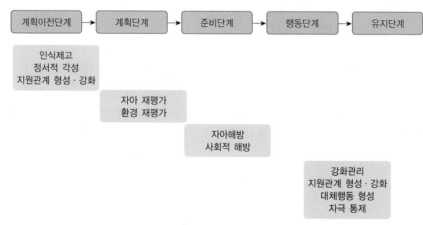

[그림] 변화과정의 변화단계별 적용

25 Bloom은 학습목표 설정에 인지적 영역, 정의적 영역, 심리운동 영역으로 세분화하였다. 이 중 정의적 영역에 포함된 내용으로 옳지 않은 것은?

① 반응
② 지각
③ 가치화
④ 인격화

➕해설 ② 지각은 심리운동적 영역에 해당한다.

 공부하기

[학습목표의 영역(Benjamin Bloom, 1956)]
① 인지적 영역(cognitive domain):지식의 증가와 이를 활용하는 능력을 나타내는 지적 영역으로 행동의 복합성에 따라 가장 낮은 수준의 지식습득부터 가장 높은 수준의 평가까지 '지식(암기, knowledge) → 이해 (comprehension) → 적용(application) → 분석(analysis) → 종합(합성, synthesis) → 평가(evaluation)'의 6가지 수준으로 분류한다.
② 정의적 영역(affective domain):정의적 영역 수준은 느낌이나 정서의 내면화가 깊어짐에 따라, 그리고 대상자의 성격과 가치체계에 통합되어 가는 과정을 나타낸다. 내면화 정도에 따라 '감수(수용)→반응→가치 화→조직화→성격화'의 5단계로 분류한다.
③ 심리운동적 영역(psychomotor domain):심리운동의 영역의 학습은 관찰 가능하기 때문에 확인하고 측정하기 쉽다. 복합성의 수준이 증가함에 따라 심리운동 영역의 수준도 증가한다. 즉 심리운동 영역의 수준이 증가할수록 신체적 기술을 수행할 수 있다. 수준에 따라 '지각 → 태세 → 지시에 따른 반응 → 기계화 → 복합 외적 반응 → 적응 → 창조'의 6단계로 분류한다.

---

26 건강증진 프로그램의 기획 과정에서 가장 먼저 수행되어야 할 것은?

① 프로그램의 내용선정
② 대상자의 준비 정도 확인
③ 자원의 동원 가능성, 문제의 중요성에 따른 우선순위 설정
④ 대상자의 요구, 유용한 자원, 프로그램의 성공 가능성 등에 대한 기초조사

➕해설 건강증진 프로그램 기획과정은 무엇보다도 먼저 지역사회 대상자에 대해 사정하고, 사정한 자료의 분석을 통해 대상자의 요구를 진단한다. 대상자의 요구 수준에 따라 프로그램을 계획, 수행하며, 마지막으로 프로그램을 평가하게 된다.

27 마을 어르신들을 대상으로 [감염병 관리]에 대한 보건교육을 수행하려고 한다. 보건교육을 진행할 때 학습내용을 적절하게 배열한 것은?

① 쉬운 것에서 어려운 것의 순서로 전개한다.
② 최신내용에서 과거내용의 순서로 전개한다.
③ 복잡한 것에서 단순한 것으로 전개한다.
④ 추상적인 것에서 구체적인 것으로 전개된다.

➕해설 ① 학습내용을 진행하는 방향은 쉬운 것에서 어려운 것으로, 구체적인 것에서 추상적인 것으로, 친숙한 것에서 낯선 것으로, 단순한 것에서 복잡한 것으로 과거 내용에서 최신내용의 시간순서로 진행하여 이해도를 높여야 한다.

28 Bradshaw에 따를 때, 지역사회간호사가 판단한 학습요구의 유형은?

① 외면적 요구   내면적 요구   ③ 규범적 요구   ④ 상대적 요구

➕해설 [보건교육 요구의 4가지 유형(Bradshaw)]
다음의 4가지 요구 중에서 필요에 따라 한 가지 이상의 요구사정을 수행하여 보건교육계획에 반영하는 것이 바람직하다.
① 규범적 요구 : 보건의료전문가에 의해 정의되는 요구
② 내면적 요구 : 언행으로 드러나지는 않으나 학습자가 바라는 대로 정의되는 요구
③ 외향적 요구 : 자신의 건강문제를 다른 사람에게 호소하거나 행동으로 나타내는 요구
④ 상대적 요구 : 다른 대상자와의 비교를 통해 나타나는 요구

29 면접에 대한 설명 중 옳은 것은?

> 가. 언어적 혹은 비언어적 방식으로 이루어진다.
> 나. 어떤 뚜렷한 목표를 가지고 두 사람 사이에 교환되는 대화이다.
> 다. 면접 시 전문직에 대한 학문과 기술이 있어야 한다.
> 라. 개인의 배경을 확인하기 위하여 이루어진다.

① 가, 나
③ 가, 다

② 가, 나, 다
④ 가, 나, 다, 라

➕해설 라. 면접은 보건교육을 전달하는 수단으로 많이 이루어지며 공공목적에 도달하기 위한 두 사람 사이의 생각이나 정보를 교환하는 과정을 말한다. 즉, 개인의 배경 확인을 위해 면접이 이루어지지 않는다.

30 다음 중 Bloom의 인지학습 영역 중 가장 낮은 단계는?

① 이해   ② 암기
③ 적용   ④ 평가

> **해설** Bloom은 인지학습 영역을 낮은 단계순으로 '암기(지식)→이해→응용(적용)→분석→종합→평가'라고 하였다.

31 <보기>의 내용과 가장 관련이 깊은 국제건강증진회의가 개최된 곳은?

> • 건강증진을 보건의료개발의 중심에 둠
> • 우선순위
> ① 건강을 위한 사회적 책임의 향상
> ② 건강증진사업의 전개를 위한 투자증대
> ③ 건강을 위한 동반자적 관계 구축 및 확대
> ④ 지역사회의 능력증대 및 개인역량의 강화
> ⑤ 건강증진을 위한 인프라 구축

① 방콕(Bangkok)
② 나이로비(Nairobi)
③ 자카르타(Jakarta)
④ 선드볼(Sundsvall)

> **해설**

제3차 선드볼 국제회의 (스웨덴, 1991)	• 건강을 지원하는 환경구축 강조 • 환경을 변화시키는 전략으로 정책개발, 법제도, 조직방향의 재설정, 옹호, 인식의 제고, 능력의 부여, 자원의 동원, 지역사회 역량의 강화를 채택
제6차 방콕 국제회의 (태국, 2005)	• 건강 결정 요소를 다루기 위한 정책과 파트너십 ① 건강의 중요성 및 형평성 주장 ② 건강을 위한 투자 ③ 건강증진을 위한 역량 강화 ④ 규제 및 법규 제정 ⑤ 건강을 위한 파트너십 및 연대 구축
제7차 나이로비 국제회의 (케냐, 2009)	• 주제 : 수행역량 격차 해소를 통한 건강증진과 개발 • 나이로비 선언과 아프리카의 날 ① 지역사회 권능 부여(지역사회 역량 강화) ② 건강지식 및 건강행동 ③ 보건시스템(보건체계)의 강화 ④ 파트너십 및 부문 간 활동 ⑤ 건강증진을 위한 역량 구축

32 노인이나 저소득층에게 가장 적합한 보건교육방법은?

① 개인접촉방법
② 집단접촉방법
③ 대중접촉방법
④ 왕래식 교육방법

➕ 해설 저소득층과 노인층에는 개별접촉방법이 가장 효과적이며, 세부적 방법으로는 가정방문, 전화, 건강상담, 예방접종, 편지 등이 있다. 인원과 시간이 많이 드는 비경제적인 단점이 있다.

33 캐나다 보건부장관 라론드(Lalonde)가 1974년 건강의 장(health field)에서 제시한 건강 결정요인 4가지는?

① 생활습관 – 환경 – 사회활동 – 병원체
② 생활습관 – 환경 – 보건의료제도 – 인간 생물학적 요인
③ 의료의 질 – 인간생물학적 요인 – 환경 – 개인의 보건지식
④ 의사의 지식 – 환경의 지식 – 깨끗한 식생활 – 인간유전자

➕ 해설 라론드는 캐나다 국민의 건강에 관한 새로운 시각이라는 보고서를 발간하면서 4가지 건강결정요인을 주장하였다.
이 중 생활습관(여가활동, 소비패턴, 식생활습관 등)은 개인의 건강에 많은 영향을 끼치고 있다.

34 제1차 오타와 국제회의에서 제시한 건강증진의 3대 원칙에 해당하지 않는 것은?

① 옹호(advocacy)
② 역량강화(empowerment)
③ 교육(education)
④ 연합(alliance)

➕ 해설 **[건강증진의 3대 원칙]**
① 옹호(advocacy) : 건강에 대한 관심을 불러일으키고, 보건의료의 수요를 충족할 수 있는 건강한 보건정책을 수립해야 한다.
② 역량강화(empowerment) : 개인과 가족의 건강권을 인정하고, 그들 스스로 건강관리에 적극 참여하여 자신의 행동에 책임을 갖도록 해야 한다.
③ 연합(alliance) : 모든 사람들이 건강하도록 관련 전문가들이 연합해야 한다.

35 지역사회 내에서의 "안전벨트 의무사용 입법을 위한 로비활동"은 터너힐의 건강증진 모형 중 어느 영역에 해당하는가?

① 예방서비스

② 예방적인 보건교육

③ 예방적인 건강보호

④ 예방적인 건강보호를 위한 보건교육

➕**해설** ① 예방서비스 : 예방접종, 자궁검진, 고혈압 발견, 금연을 위한 니코틴껌 사용, 감시 체계

② 예방적인 보건교육 : 금연상담과 정보 제공

③ 예방적인 건강보호 : 수돗물 불소 첨가

④ 예방적인 건강보호를 위한 보건교육 : 안전벨트 의무사용 입법을 위한 로비활동

⑤ 긍정적인 보건교육 : 청소년 대상의 생활기술 습득활동

⑥ 긍정적인 건강보호 : 작업장 금연정책

⑦ 긍정적인 건강보호에 목적을 둔 보건교육 : 담배광고 금지를 위한 로비활동

36 초기 건강신념모형에는 없었으나 로젠스톡(Rossenstock)이 통합을 주장하여 후기 건강신념모형에서 제시된 개념은 무엇인가?

① 지각된 민감성 ② 선행경험

③ 자기효능감 ④ 행위 수행가능성

➕**해설** 자기효능감은 반두라(Albert Bandura)가 제시한 개념으로 인간은 자신이 잘해낼 수 있다는 확신이 있을 때 행동하게 되며, 장기간에 걸친 생활양식의 변화를 통해 얻어진 자신감에 따라 행동 여부가 결정된다고 보고 있다.

37 기대가치 이론에 기초하여 개발되었으며 인간의 행위를 행위의도 측면에서 설명하면서 사람들이 환경에 적절히 대처하고 행동을 결정할 때 합리적이고 체계적으로 정보를 사용한다고 주장한 이론은 무엇인가?

① Transtheoretical Model

② HPM ; Health promotion model

③ HBM ; Health Belief Model

④ TRA ; theory of reasoned action

[합리적 행위이론(TRA ; theory of reasoned action)의 개념]

인간은 행위수행의 바람직한 결과가 기대되고 행위의 결과에 개인이 긍정적인 가치를 부여할 때 행위가 수행된다고 하였다.

1번 보기의 설명 : 범이론적 모형(Transtheoretical Model)의 개념

범이론적 모형은 행위변화과정과 행위변화단계를 핵심으로 개인·집단이 문제행위를 어떻게 수정하고 긍정적 행위를 선택하는가에 대한 행위변화를 설명하는 이론이다.

① 건강증진을 위한 개인이나 가족의 변화 방향을 흡연이나 과다 음주 등과 같은 건강에 해로운 행동을 멈추고, 영양가 있는 식사를 하거나 가족 간의 효과적인 의사소통기술을 학습하는 등의 건강행위 습득에 초점이 맞춰져야 한다.

② 이러한 변화들은 동시에 이루어지며 변화의 각 단계에서 적절한 관리가 이루어지기 위해서 간호사는 변화과정에 대한 이론적 이해를 갖추고 있어야 한다.

③ 이렇듯 각 단계마다 서로 다른 전문인인 중재가 필요한데 범이론적 모형은 이러한 행동변화의 과정을 잘 설명한다.

④ 범이론적 모형은 성인을 대상으로 한 광범위한 금연연구에 기초하고 있다. 대상자가 건강에 위험한 행동을 그만두고자 하는 경우나 건강행동을 시도하고자 하는 경우에는 무관심단계, 관심단계, 준비단계, 실행단계, 유지단계의 건강행위 변화과정을 거친다.

38 다음 중 국민건강증진기금이 사용되는 곳으로 맞게 조합된 것은?

> 가. 금연교육 및 광고 등 흡연자를 위한 건강관리사업
> 나. 건강생활 지원사업
> 다. 보건교육 및 그 자료의 개발
> 라. 보건통계의 작성

① 가, 나, 다
② 가, 다
③ 나, 라
④ 가, 나, 다, 라

➕해설 보기 이 외에 국민건강증진기금이 사용되는 곳은 다음과 같다.

5. 질병의 예방·검진·관리 및 암의 치료를 위한 사업
6. 국민영양관리사업
7. 구강건강관리사업
8. 시·도지사 및 시장·군수·구청장이 행하는 건강증진사업
9. 공공보건의료 및 건강증진을 위한 시설·장비의 확충
10. 기금의 관리·운용에 필요한 경비
11. 그 밖에 국민건강증진사업에 소요되는 경비로서 대통령령이 정하는 사업

39 다음 중 행동주의 학습이론의 주요 관련 이론이 아닌 것은?

① 파블로프의 고전적 조건화
② 쾰러의 통찰학습
③ 손다이크의 시행착오이론
④ 스키너의 조작적 조건화

➕해설 ② 쾰러(Köhler)의 통찰학습은 인지주의 학습이론에 해당한다. 통찰학습의 원리는 상황을 파악하고 순간적으로 문제를 이해하고 해결하는 것이다.
① 파블로프(Pavlov)의 고전적 조건화는 특정한 조건화에서 학습이 이루어진 것을 의미하며 파블로프의 "개" 실험을 통해 제시되었다.
③ 손다이크(Thorndike)의 시행착오이론은 자극에 대한 반응을 반복하다가 학습이 이루어진다는 이론으로 손다이크의 "고양이" 실험을 통해 제시되었다.
④ 스키너(Skinner)의 조작적 조건화는 배고픈 쥐가 지렛대를 누르면 먹이가 나오도록 하는 실험을 통해 제시되어다.

40 학습목표의 분류 영역 중 인지학습 영역에서 대상자가 인슐린, 식사, 활동 그리고 당뇨병의 관계를 논의한다면 이 때 보일 수 있는 간호사의 행동은 무엇인가?

① 정보를 제공한다
② 대상자 스스로 계획을 세우도록 돕는다
③ 학습내용을 활용하는 방법을 제시한다.
④ 분석을 시범 보이고 격려한다.

➕해설 대상자가 인슐린, 식사, 활동 그리고 당뇨병의 관계를 논의한다는 것은 분석에 해당한다.
1. 지식(knowledge, 암기) : 정보를 회상해 내거나 기억하는 것이다.
2. 이해(comprehension) : 학습자는 의사소통되고 있는 물질이나 아이디어를 다른 것과 관련시키지 않고도 무엇이 의사소통되고 있는지 알고 있다.
3. 적용(application) : 구체적이고 특수한 상황에 일반적인 아이디어나 규칙, 이론, 기술적인 원리 혹은 일반화된 방법의 추상성을 사용한다.
4. 분석(analysis) : 의사소통을 조직적·효과적으로 분명히 하기 위해 표현된 아이디어의 위계와 관계가 분명해지도록 의사소통을 부분으로 나누는 것을 의미한다.
5. 종합(synthesis, 합성) : 부분이나 요소를 합하여 분명히 보이도록 완성된 구조로 구성하는 것이다.
6. 평가(evaluation) : 주어진 목표에 대해 자료와 방법이 범주를 충족시키는 정도에 관해 질적·양적으로 판단한다.

41 보건사업에서 가장 많이 쓰이는 방법으로 교육의 가장 오래된 형태이며 현실적으로 실천 가능한 효과적인 방법은 무엇인가?

① 역할극
② 세미나
③ 시범
④ 프로젝트

> ➕해설 **[시범(demonstration)]**
> ㉠ 이론과 함께 시각적으로 볼 수 있는 모든 실물을 사용하거나 실제 장면을 만들어내어 교육자가 직접 수행하면서 지도하는 교육방법으로, 심리운동 영역인 기술교육에 적합한 방법이다.
> ㉡ 교육자가 전 과정을 천천히 실시해 보임으로써 대상자들이 기술을 습득할 수 있도록 한다. 보건사업 에서 가장 많이 쓰이는 방법으로, 교육의 가장 오래된 형태이며 현실적으로 실천 가능한 효과적인 방 법이다.
>
> **[시범의 장점]**
> • 학습자의 흥미와 동기유발이 용이하다.
> • 배운 내용을 실무에 적용하기 쉽다.
> • 학습자의 수준에 따라 다양하게 적용할 수 있다.
>
> **[시범의 단점]**
> • 소수에게만 적용 가능할 수 있다.
> • 특정 장비가 필요하기 때문에 경제적이지 못하다.
> • 시범 방법을 선택한 교육자는 교육 준비에 시간을 많이 소모하게 된다.

42 보건교육의 정의로 가장 잘 표현된 것은?

① 보건에 대한 정보나 지식을 전달하는 것이다.
② 건강증진과 동일한 개념이다.
③ 보건지식을 전달하여 태도의 변화를 가져오고 실천하는 것을 말한다.
④ 보건지식의 전달로 잘못된 습관을 고치는 것이다.

> ➕해설 행동하고 실천하는 것이 지식과 정보를 전달하는 것보다 더 중요하기 때문에 보기 ①은 맞지 않는 답이 된다.

43 당뇨환자에게 인슐린 자가주사법에 관한 교육을 실시하려고 한다. 행동주의 학습원리에 근거한 교육방법으로 옳은 것은?

① 환자 스스로 교육내용과 방법을 선택하여 배울 수 있게 한다.
② 기존에 알고 있는 인슐린 자가 주사와 관련된 지식을 교육 시 활용한다.
③ 인슐린 자가주사를 정확히 할 수 있을 때까지 반복 연습시킨다.
④ 인슐린 자가주사법을 실시하는 동료환자들의 모습을 관찰하게 한다.

➕해설 ① 인본주의
② 인지주의
④ 사회학습이론

44 영·유아 단계에 있는 가족의 아버지가 폐결핵으로 실직하여 보건간호사가 보건교육요구를 파악하여 보건교육을 실시하고자 한다. 이때 보건간호사가 파악한 학습요구의 유형은?

① 규범적 요구
② 내면적 요구
③ 외향적 요구
④ 상대적 요구

➕해설 ② 내면적 요구 : 학습자가 원하는 요구, 말이나 행동하기 전
③ 외향적 요구 : 학습자의 말이나 행동에 나타난 요구
④ 상대적 요구 : 다른 대상자와 비교하여 나타난 요구

45 보건교육의 최상의 목표에 근접하는 기술능력의 변화는 Bloom의 학습목표 영역 중 어디에 속하는가?

① 인지적 영역
② 정의적 영역
③ 정서적 영역
④ 심리운동적 영역

➕해설 ① 인지적 영역 - 지식의 증가와 이를 활용
② 정의적 영역 - 느낌이나 정서의 내면화정도가 대상자의 성격과 가치체계 나타냄

46 지적수준이 높은 사람의 건강에 대한 형태를 변화시키려고 할 때의 일반적인 변화과정에 해당하는 것은?

① 태도변화 – 행동변화 – 지식변화
② 지식변화 – 태도변화 – 행동변화
③ 행동변화 – 지식변화 – 태도변화
④ 지식변화 – 행동변화 – 태도변화

➕해설 반대로 교육수준이 낮은 수준일수록 행동변화 - 태도변화 - 지식변화의 과정을 거친다.

47 다음 중 보건교육 시 고려대상이 아닌 것은?

① 교육자의 사회적, 경제적 수준
② 교육대상
③ 교육내용
④ 시간 및 매체

➕해설 [학습목표 설정 시 고려해야 할 사항]
① 대상자에게 학습이 필요한 영역이 인지적, 정의적, 심동적 영역 중 어느 영역의 어떤 수준인가를 결정
② 대상자의 발달적, 정서적, 경험적인 준비성을 고려한다.
③ 시간적 요소, 즉 우선순위 설정, 중간목표의 설정, 순차적 배열, 지속적 관리를 고려한다.
④ 학습이 이루어져야 할 환경을 고려한다.
⑤ 분명한 의미의 행동적 용어를 사용한다.

48 고등학생들을 대상으로 학교환경위생 문제를 해결하기 위한 각자의 아이디어를 내놓아 최선책을 결정하는 토의를 진행하려고 한다. 가능한 모든 면이 검토를 통하여 창조적으로 문제를 해결하는 자질을 향상시키는 데 가장 적합한 교육방법은?

① 시범
② 역할극
③ 그룹토의
④ 브레인스토밍

➕해설 브레인스토밍은 고도의 기술이 필요하며, 자칫 잘못하면 시간낭비가 될 수 있다는 단점을 가진다.

49 다음 중 흡연 시 인체에 독극물로 작용하여 폐암을 유발하는 담배의 주성분은?

① 일산화탄소　　　　　　　　② 니코틴
③ 타르　　　　　　　　　　　④ 질소

➕해설 [담배의 유해성분]
- 타르는 담배연기를 입에 넣었다가 내뿜을 때 생성되는 미립자가 농축된 물질로서 흑갈색이며 식으면 액체가 되는 발암물질로 알려져 있다. 호흡기 점막의 섬모상피와 폐포에 손상을 입히며 폐암을 유발한다.
- 담배연기 속에는 약 4,000여종의 화학물질이 있으며, 인체유해성분은 일산화탄소, 니코틴, 타르, 벤조피렌 등 300여종에 이른다.

50 건강증진 분야를 건강증진, 건강보호, 예방서비스로 구분했던 건강증진사업은?

① 파랑새 사업　　　　　　　　② Healthy people 2000
③ 건강가꾸기 운동　　　　　　④ Health Plan 2010

➕해설 [미국의 건강증진 분야 및 영역(Healthy People 2000)]
1990년 미국은 건강증진사업으로 Healthy People 2000을 발표하였는데, 크게 건강증진, 건강보호, 예방서비스로 분류하였다.

분야	영역
건강증진 (Health promotion)	신체활동 운동/영양/금연/알코올/약물/가족계획/폭력과 학대행위
건강보호 (Healthy Protection)	불의의 상해(사고)/산업안전 및 보건/환경보건/식품과 약의 안전/구강보건
예방서비스 (Preventive services)	모자보건/심장질환과 뇌졸중/암/당뇨병/만성장애/HIV감염증/성행위 감염증/예방접종과 감염증/임상적 예방서비스

51 국민건강증진종합계획(HP 2030)에 포함되어 있는 U−Health의 의의로 옳지 않은 것은?

① 공간적 확대　　　　　　　　② 공급자의 확대
③ 시간적 확대　　　　　　　　④ 서비스의 고급화

➕해설 [U-Health의 의의]
(1) 공간적 확대 : 의료기관 내 → 노인 요양기관, 가정, 직장, 이동공간 등
(2) 공급자의 확대 : 의사, 병원 → 가정간호기관, 건강관리회사, 통신기업 등
(3) 서비스의 다양화 : 질병치료 → 예방서비스, 건강증진, 맞춤치료
(4) 시간적 확대 : 특정 시간 → 24시간, 질병발생 전
(5) 소비자의 확대 : 환자 → 일반고객

CHAPTER 09

학교보건

UNIT 01 _ 최신기출문제

01 「학교보건법」에 근거한 학교의 장의 업무로 가장 옳지 않은 것은? `2020`

① 학생 건강검사 결과 질병에 감염된 학생에 대하여 질병의 치료에 필요한 조치를 하여야 한다.

② 학생 정신건강 상태를 검사한 결과 필요하면 해당 학생에 대해 의료기관을 연계하여야 한다.

③ 안전사고를 예방하기 위하여 학생에 대한 안전교육 및 그 밖에 필요한 조치를 하여야 한다.

④ 학생이 새로 입학한 날로부터 180일 이내에 시장·군수 또는 구청장에게 예방접종증명서 를 발급받아 예방접종을 모두 받았는지를 검사한 후 이를 교육정보시스템에 기록하여야 한다.

➕해설 **[제10조 (예방접종 완료 여부의 검사)]**
① 초등학교와 중학교의 장은 학생이 새로 입학한 날부터 90일 이내에 시장·군수 또는 구청장에게 「감염 병의 예방 및 관리에 관한 법률」 제27조에 따른 예방접종증명서를 발급받아 같은 법 제24조 및 제25 조에 따른 예방접종을 모두 받았는지를 검사한 후 이를 교육정보시스템에 기록하여야 한다.
② 초등학교와 중학교의 장은 제1항에 따른 검사결과 예방접종을 모두 받지 못한 입학생에게는 필요한 예방접종을 받도록 지도하여야 하며, 필요하면 관할 보건소장에게 예방접종 지원 등의 협조를 요청할 수 있다.

02 교육환경 보호구역에 대한 설명으로 옳은 것은? 2014

① 보호구역 관리는 보건교사가 담당한다.
② 절대보호구역은 학교 경계선에서 직선거리로 50m까지이다.
③ 상·하급 학교 간 보호구역이 중복될 경우 상급 학교장이 보호구역을 관리한다.
④ 상대보호구역은 절대보호구역을 제외한 학교 경계선에서 직선거리로 200m까지의 지역이다.
⑤ 학교 간에 절대정화구역과 상대정화구역이 중복될 때는 상대정화구역이 설정된 학교에서 관리한다.

 해설 ① 보호구역 관리는 학교장이 담당한다.
　　 ② 절대보호구역은 학교출입문에서 직선거리로 50m까지이다.
　　 ③ 상·하급 학교 간 보호구역이 중복될 경우 하급 학교장이 보호구역을 관리한다.
　　 ⑤ 학교 간에 절대보호구역과 상대보호구역이 중복될 때는 절대보호구역이 설정된 학교에서 관리한다.
　　　 절대보호구역은 학교 출입문으로부터 직선거리 50m까지이며 학교장이 보호구역을 담당한다. 절대보호구역과 상대보호구역이 중복되는 경우에는 절대보호구역이 설정된 학교에서 관리하고 상·하급 학교 간에 보호구역이 중복되면 유치원을 제외하고 하급 학교장이 보호구역을 관리한다.

📝 공부하기

[학교환경위생 보호구역의 설정]

① 학교의 보건·위생 및 학습 환경을 보호하기 위하여 교육감은 대통령령으로 정하는 바에 따라 교육환경 보호구역을 설정·고시하여야 한다. 이 경우 교육환경 보호구역은 학교 경계선이나 학교설립예정지 경계선으로부터 200미터를 넘을 수 없다.

② 학교설립예정지를 결정·고시한 자나 학교설립을 인가한 자는 학교설립예정지가 확정되면 지체 없이 관할 교육감에게 그 사실을 통보하여야 한다.

③ 교육감은 학교설립예정지가 통보된 날부터 30일 이내에 교육환경 보호구역을 설정·고시하여야 한다.

❖ 이전의 「학교보건법」에 있던 "학교환경위생정화구역" 관련 내용이 「교육환경 보호에 관한 법률」의 "교육환경보호구역"으로 변경되었다(2016년 2월 3일 제정, 2017년 2월 4일 시행).

03 학교에서 감염병 발생 시 감염관리로 옳은 것은?

① 학교의 장은 감염성 질환이 의심되어 정상수업이 어렵다고 판단될 때에는「감염병의 예방 및 관리에 관한 법률」에 따라 등교중지를 할 수 있다.
② 학교의 장은 의사에게 확진을 받은 교직원에 대하여는 등교중지를 할 수 있다.
③ 학생이 감염병에 감염되었을 때에는 등교중지를 하고, 결석이라고 기록하고 생활기록부에 는 "감염병에 의한 것"임을 명시한다.
④ 감염병 발생 시 학교의 장은 학교의사에게 역학조사와 필요한 방역을 실시하도록 조치한다.
⑤ 학교장은 감염병 발생 후 필요한 경우 임시휴업 및 등교 중지 현황, 감염병 발생현황 등을 즉시 보건복지부장관에게 보고한다.

＋해설 ② 학교장은 감염병 발생 후 임시휴업 및 등교중지 현황, 감염병 발생현황 등을 즉시 보건복지부에 보고 하여야 한다.

① 학교보건법 제8조의 내용에 따라 등교 중지를 할 수 있다.
학교보건법 제8조 : 학교의 장은 제7조에 따른 건강검사의 결과나 의사의 진단 결과 감염병에 감염 되었거나 감염된 것으로 의심되거나 감염될 우려가 있는 학생 및 교직원에 대하여 대통령령으로 정하 는 바에 따라 등교를 중지시킬 수 있다.
③ 감염병 등으로 인한 등교중지 학생 출결처리는 "교육부훈령 학교생활기록 작성 및 관리지침"을 참고 하여 출석으로 처리하되 전국단위교육정보시스템, 교무학사, 출석인정 결석란에 체크한다.
④ 감염병 예방 및 관리에 관한 법률 제18조 역학조사
질병관리청장, 시·도지사 또는 시장·군수·구청장은 감염병이 발생하여 유행할 우려가 있거나, 감염 병 여부가 불분명하나 발병원인을 조사할 필요가 있다고 인정하면 지체 없이 역학조사를 하여야 하 고, 그 결과에 관한 정보를 필요한 범위 에서 해당 의료기관에 제공하여야 한다. 다만, 지역확산 방지 등을 위하여 필요한 경우 다른 의료기관에 제공하여야 한다. [개정 2015.7.6]
⑤ 학교장은 학교보건법 제8조 및 초.중등교육법 시행령 제47조에 의거 감염병 발생으로 인하여 정상수 업이 곤란하다고 인정할 경우에는 학생 및 교직원에 대하여 임시휴업 및 등교를 중지시킬 수 있으며, 임시휴업 및 등교중지 현황, 감염병 발생 현황 등을 즉시 감독청(교육청)에 보고하여야 하고, 또한 보 건소에 신고하여야 한다.

04 학교보호구역에 대한 설명으로 옳은 것은?

① 절대보호구역은 환경위생 보호구역위원회에서 관리한다.
② 같은 급의 학교 간에 보호구역이 중복된 경우, 학생 수가 많은 학교에서 관리한다.
③ 절대보호구역과 상대보호구역이 중복된 경우, 상대보호구역의 학교장이 관리한다.
④ 상·하급학교 간의 보호구역이 중복된 경우, 상급학교의 장이 관리한다.
⑤ 절대 보호구역은 학교 경계선으로부터 200m 이내이다.

＋해설 ②「학교보건법 시행령」에 관한 사항으로 같은 급의 학교 간에 보호구역이 중복된 경우는 학생 수가 많은

학교의 장이 관리한다.

관련 내용이 2017년 2월 4일 이후로는 [교육환경 보호에 관한 법률]로 변경되었다.

① 보호구역은 보호구역이 설정된 당해 학교의 장이 관리한다.
③ 절대보호구역과 상대보호구역이 중복된 경우, 절대보호구역의 학교장이 관리한다.
④ 상·하급학교 간의 보호구역이 중복된 경우, 하급학교의 장이 관리한다.
⑤ 절대보호구역은 학교출입문으로부터 50m 이내이다.

 공부하기

[학교환경위생 보호구역]

① 교육감이 학교환경위생 정화구역을 설정할 때에는 절대보호구역과 상대보호구역으로 구분하여 설정하되, 절대보호구역은 학교출입문(학교설립예정지의 경우에는 설립될 학교의 출입문 설치 예정 위치를 말한다)으로부터 직선거리로 50미터까지인 지역으로 하고, 상대보호구역은 학교경계선 또는 학교설립예정지경계선으로부터 직선거리로 200미터까지인 지역 중 절대보호구역을 제외한 지역으로 한다.
② 교육감은 보호구역을 설정하였을 때에는 그에 관한 사항을 시장·군수 또는 구청장에게 알리고, 그 설정일자 및 설정구역을 고시하여야 한다.

---

05 학교 환경위생 보호구역 관리의 설명으로 옳은 것을 모두 고른 것은?　2011

가. 절대 보호구역은 학교 출입문으로부터 직선거리 50미터 이내 지역으로 유해시설의 설치를 일절 금한다.

나. 상대 보호구역은 300미터 이내 지역 중 절대 보호구역을 제외한 지역으로 유해시설은 심의를 걸쳐 설치할 수 있다.

다. 보호구역을 설정할 때는 교육감이 특별시장, 광역시장 또는 도지사에게 알리고 설정일자 및 구역을 공고하여야 한다.

라. 보호구역 내의 금지행위 해제 허가는 학교장과 교사협의회에서 이루어진다.

① 가, 나, 다
② 가, 다
③ 나, 라
④ 라
⑤ 가, 나, 다, 라

+ 해설　나) 교육환경보호에 관한 법률 제8조 : 상대보호구역은 학교경계등으로부터 직선거리로 200미터까지인 지역 중 절대보호구역을 제외한 지역에 설치할 수 있다.
　라) 교육환경보호에 관한 법률 제9조 : 교육환경보호구역에서의 금지행위와 관련하여 규정된 행위 및 시설 중 교육감이나 교육감이 위임한 지역교육환경보호위원회(약칭 "지역위원회")가 심의를 담당한다.

공부하기

> **[교육환경보호에 관한 법률 제8조 (교육환경보호구역의 설정 등)]**
>
> ① 교육감은 학교경계 또는 학교설립예정지 경계로부터 직선거리 200미터의 범위 안의 지역을 다음 각 호의 구분에 따라 교육환경보호구역으로 설정·고시하여야 한다.
>
>   1. 절대보호구역: 학교출입문으로부터 직선거리로 50미터까지인 지역(학교설립예정지의 경우 학교경계로부터 직선거리 50미터까지인 지역)
>
>   2. 상대보호구역: 학교경계등으로부터 직선거리로 200미터까지인 지역 중 절대보호구역을 제외한 지역
>
> ② 학교설립예정지를 결정·고시한 자나 학교설립을 인가한 자는 학교설립예정지가 확정되면 지체 없이 관할 교육감에게 그 사실을 통보하여야 한다.
>
> ③ 교육감은 학교설립예정지가 통보된 날부터 30일 이내에 교육환경보호구역을 설정·고시하여야 한다.
>
> ④ 설정·고시된 교육환경보호구역이 다음의 어느 하나에 해당하게 된 때에는 그 효력을 상실한다.
>
>   1. 학교가 폐교되거나 이전(移轉)하게 된 때(대통령령으로 정하는 바에 따른 학교설립계획 등이 있는 경우는 제외한다)
>
>   2. 학교설립예정지에 대한 도시·군관리계획결정의 효력이 상실된 때
>
>   3. 유치원이나 특수학교 또는 대안학교의 설립계획이 취소되었거나 설립인가가 취소된 때
>
> ⑤ 교육감의 권한은 대통령령으로 정하는 바에 따라 교육장에게 위임할 수 있다.

06 수두를 심하게 앓고 있는 학생에 대해 등교 중지를 명할 수 있는 자는? `2010`

① 담임교사

② 보건교사

③ 학교장

④ 교육감

＋해설 학교장은 학교보건법 제8조 및 초·중등교육법 시행령 제47조에 의거 감염병 발생으로 인하여 정상수업이 곤란하다고 인정할 경우에는 학생 및 교직원에 대하여 임시휴업 및 등교를 중지시킬 수 있으며, 임시휴업 및 등교중지 현황, 감염병 발생 현황 등을 즉시 감독청(교육청)에 보고하여야 하고, 또한 보건소에 신고하여야 한다.

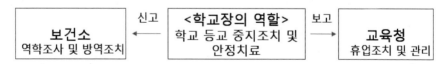

07 다음 중 보건교사의 역할로 맞는 것끼리 묶여있는 것은?

2010

> ㉠ 학교보건계획수립
> ㉡ 각종질환 예방처지
> ㉢ 신체 허약학생 보건지도
> ㉣ 보건지도를 위한 학생 가정방문

① ㉠, ㉡, ㉢
② ㉠, ㉢
③ ㉡, ㉣
④ ㉣
⑤ ㉠, ㉡, ㉢, ㉣

+해설 학교보건법 시행령 제23조에 기재되어 있는 보건교사의 직무는 다음과 같다.

[보건교사의 직무]

가. 학교보건계획의 수립

나. 학교 환경위생의 유지·관리 및 개선에 관한 사항

다. 학생과 교직원에 대한 건강진단의 준비와 실시에 관한 협조

라. 각종 질병의 예방처치 및 보건지도

마. 학생과 교직원의 건강관찰과 학교의사의 건강상담, 건강평가 등의 실시에 관한 협조

바. 신체가 허약한 학생에 대한 보건지도

사. 보건지도를 위한 학생가정 방문

아. 교사의 보건교육 협조와 필요시의 보건교육

자. 보건실의 시설·설비 및 약품 등의 관리

차. 보건교육자료의 수집·관리

카. 학생건강기록부의 관리

타. 다음의 의료행위(간호사 면허를 가진 사람만 해당한다)

　　1) 외상 등 흔히 볼 수 있는 환자의 치료

　　2) 응급을 요하는 자에 대한 응급처치

　　3) 부상과 질병의 악화를 방지하기 위한 처치

　　4) 건강진단결과 발견된 질병자의 요양지도 및 관리

　　5) 1)부터 4)까지의 의료행위에 따르는 의약품 투여

파. 그 밖에 학교의 보건관리

01 학교보건법에 명시된 보건교사의 역할로 옳지 않은 것은?

① 학생 및 교직원에 대한 건강진단과 건강평가
② 학교보건 계획의 수립
③ 각종 질병의 예방처치 및 보건지도
④ 보건지도를 위한 학생가정의 방문

➕해설 ①은 학교의사의 직무이다.
보건교사는 학생 및 교직원에 대한 건강진단 실시의 준비와 실시에 관한 협조를 한다.

02 학교 교실 내 환경기준으로 옳지 않은 것은?

① 소음기준은 55dB 이하이다.
② 이산화탄소 허용기준은 1,000ppm 이하이다.
③ 인공조명은 최대조도와 최소조도의 비율이 10 : 1을 넘지 않아야 한다.
④ 조명기준은 300Lux 이상이되, 50Lux 이하일 때는 인공조명을 설치하여야 한다.

➕해설 ③ 인공조명의 경우 최대조도와 최소조도의 비율이 3:1을 넘지 아니하도록 해야 한다.

03 「학교보건법」에 근거한 학교장의 직무내용에 속하는 것이 아닌 것은?

① 학생의 보건관리
② 휴교조치
③ 건강검사 실시
④ 학교보건계획수립

➕해설 ④ 학교보건계획수립은 보건교사의 직무에 해당한다.

 공부하기

[학교장의 직무]
(1) 학교의 환경위생 및 식품위생의 유지·관리
(2) 학교환경위생 정화구역의 관리
(3) 건강검사의 실시
(4) 건강증진계획의 수립
(5) 건강검사기록
(6) 등교 중지

(7) 학생의 보건관리

(8) 예방접종 완료여부의 검사

(9) 치료 및 예방조치

(10) 학생의 안전관리

(11) 교직원의 보건관리

(12) 질병의 예방과 휴교조치

04 다음 중 보건교사의 직무에 해당하는 것은?

① 교직원의 보건관리

② 각종 질병의 예방처치

③ 신체가 허약한 학생에 대한 보건지도

④ 보건지도를 위한 학생가정 방문

➕해설 ① 교직원의 보건관리는 학교장의 직무에 해당한다.

 공부하기

[보건교사의 직무(「학교보건법 시행령」 제23조 제3항 제1호)]

① 학교보건계획의 수립

② 학교 환경위생의 유지·관리 및 개선에 관한 사항

③ 학생과 교직원에 대한 건강진단의 준비와 실시에 관한 협조

④ 각종 질병의 예방처치 및 보건지도

⑤ 학생과 교직원의 건강관찰과 학교의사의 건강상담, 건강평가 실시에 관한 협조

⑥ 신체가 허약한 학생에 대한 보건지도

⑦ 보건지도를 위한 학생가정 방문

⑧ 교사의 보건교육 협조와 필요시의 보건교육

⑨ 보건실의 시설·설비 및 약품 등의 관리

⑩ 보건교육자료의 수집·관리

⑪ 학생건강기록부의 관리

⑫ 다음의 의료행위(간호사 면허를 가진 사람만 해당한다)

　　㉠ 외상 등 흔히 볼 수 있는 환자의 치료

　　㉡ 응급을 요하는 자에 대한 응급처치

　　㉢ 부상과 질병의 악화를 방지하기 위한 처치

　　㉣ 건강진단결과 발견된 질병자의 요양지도 및 관리

　　㉤ ㉠내지 ㉣의 의료행위에 따르는 의약품의 투여

⑬ 그 밖에 학교의 보건관리

05 교직원 응급처치 교육에 대한 설명으로 옳은 것은?

① 보건교사는 매년 응급처치 교육을 받아야 한다.
② 일반교사는 2년마다 응급처치 교육을 받아야 한다.
③ 학교 운동부 지도자는 3년마다 응급처치 교육을 받아야 한다.
④ 학교장은 매년 교직원을 대상으로 3시간의 응급처치 교육을 실시하여야 한다.

➕해설 ② 일반교사는 매 3년마다 응급처치 교육을 받아야 한다.
③ 보건교사를 포함한 학교 운동부 지도자와 체육교사, 스포츠 강사는 매년 응급처치 교육을 받아야 한다.
④ 교직원은 이론교육 2시간, 실습교육 2시간에 해당하는 응급처치 교육을 받아야 한다.

06 교사 안에서의 환경위생 기준으로 맞지 않는 것은?

① 교사 내의 소음은 60dB(A) 이하로 할 것
② 1인당 환기량이 시간당 21.6m³ 이상이 되도록 할 것
③ 옥외 수평조도와 실내조도와의 비가 평균 5% 이상으로 하되, 최소 2% 미만이 되지 아니하도록 할 것
④ 화장실의 내부 및 외부 청소는 4월부터 9월까지는 주 3회 이상, 10월부터 다음해 3월까지는 주 1회 이상 실시할 것

➕해설 ① 교사 내의 소음은 55dB(A) 이하로 해야 한다.

07 다음 중 학교건강기록부의 내용으로 옳은 것은?

① 신체능력 검사 여부 및 검사 일자
② 별도검사 일자, 검진기관 및 검사결과
③ 감염병 예방접종 년도 및 접종 기관명
④ 건강검진 일자, 검진기관 및 검진 결과

➕해설 [건강기록부 기록 사항]
1) 신체발달상황검사 결과
2) 신체능력 검사 결과
3) 별도 검사 현황(일자, 검사명, 검사기관)
4) 예방접종명과 일자
5) 건강검진 현황(검진일자, 기관)

08 감염병 발생 시 학교장이 해야 할 일로 옳은 것은?

① 의사의 진단에 따라 학생이 전염성이 강한 질환에 감염되었다고 인정되는 경우 「감염병의 예방 및 관리를 위한 법률」에 의해 학교장이 등교를 중지시킨다.

② 교사가 감염병에 감염된 경우에도 해당 교사의 출근을 중지시킬 수 있다.

③ 감염병 발생 시 학교의사에게 역학조사 및 방역조치를 의뢰하여야 한다.

④ 감염병에 의한 등교중지 학생은 결석처리를 하되, 비고란에는 "감염으로 인한 결석"이라고 표기한다.

➕해설 ① 「감염병의 예방 및 관리를 위한 법률」에 의한 것이 아니라 「학교보건법」 제8조 의거한다.
③ 감염병 발생 시 보건소에 신고한다.
④ 감염병 등으로 인한 등교중지 학생 출결처리는 "교육부훈령 학교생활기록 작성 및 관리지침"을 참고하여 출석으로 처리하되 전국단위교육정보시스템, 교무학사, 출석인정 결석란에 체크한다.

09 중학교 1학년 학생이 받아야 할 건강검진의 항목으로 옳은 것은?

① 색각 검사, 간염 검사, 혈액형 검사

② 색각 검사, 혈색소 검사, 혈액형 검사

③ 색각 검사, 간염 검사, 흉부 X선 검사

④ 간염 검사, 혈색소 검사, 흉부 X선 검사

➕해설 ③ 흉부 X선 검사를 통해 결핵유무를 검진한다.

구분	초등학교 1학년	초등학교 4학년	중학교 1학년	고등학교 1학년
기본공통항목	근·골격 및 척추, 눈, 귀, 코, 목, 피부, 구강, 기관능력, 소변검사, 혈압			
추가항목	혈액형	색각검사	색각검사, 간염검사, 결핵검사	결핵검사, 혈색소(여학생)
	비만학생(혈당, 총콜레스테롤, AST, ALT)			

10 학교에서 학생이 염좌가 일어났다. 보건교사가 제공할 간호로 틀린 것은?

① 압박붕대를 감는다.

② 얼음찜질을 한다.

③ 부위를 딱딱한 막대로 고정시킨다.

④ 염좌가 생긴 부위를 다리 밑으로 내려놓는다.

+해설 2013년 광주에서 출제되었던 문제로 주로 보건임용문제에서 볼 수 있는 출제유형이다.
염좌(sprain)는 발목이 삐거나 접질린 경우를 의미한다.

 공부하기

[염좌 응급처치 및 간호방법은 밥이다(RICE)]

Rest - 고정

Ice - 얼음 찜질

Compression - 압박

Elevation - 다리 올리기

---

11 학교건강검사 중 별도 검사항목에 관한 설명으로 옳지 않은 것은?

① 소변검사와 결핵검사는 지정 검사기관에서 시행한다.
② 구강검사는 치과의사가 시력검사는 교직원이 각각 담당한다.
③ 별도 검사는 학교 내에서 실시한다.
④ 대상자는 초등학교 1, 4학년, 중학교 1학년, 고등학교 1학년이다.

+해설 신체의 발달상황, 신체의 능력, 건강조사 및 건강검진으로 구분한다.
  *별도 검사는 지정 검사기관(소변검사, 결핵검사) 및 치과의사(구강검사), 교직원(시력검사)이 각각 담당
  하고, 학교 내에서 실시한다. 소변검사 및 결핵검사는 학생의 질병예방 및 조기발견을 위한 최소한의 검
  사이므로 대상자가 누락없이 전원 실시하여야 한다.

12 다음 중 교육환경보호에 관한 법률에 의거하여 학생의 보건위생, 안전, 학습과 교육환경 보호를 위하여 교육환경보호구역에서 해서는 안 되는 행위 및 시설에 해당하지 않는 것은?

① 배출허용기준을 초과하여 대기오염물질을 배출하는 시설
②「하수도법」에 따른 분뇨처리시설
③「축산법」에 따른 가축시장
④ 영화상영관

+해설 ④「영화 및 비디오물의 진흥에 관한 법률」에 따른 "제한상영관"이 금지행위 및 시설에 포함된다.

13 다음 중 유치원 및 대학의 교육환경보호구역에서 자유롭게 설치가 가능한 시설이 아닌 것은?

① 담배자동판매기
② 게임물 시설
③ 노래연습장업
④ 당구장

+해설 ② 게임물 시설은 대학의 학교환경위생 정화구역에서만 설치가 허용된다.

14 교사 안에서의 공기의 질에 대한 유지·관리기준 중 모든 교실에 해당하는 오염물질 항목과
기준이 맞게 연결 된 것은?

① 미세먼지($\mu g/m^3$) - 80
② 이산화탄소(ppm) - 1,000
③ 포름알데하이드($\mu g/m^3$) - 50
④ 총부유세균(CFU/m^3) - 700

+해설

오염물질 항목	기준	적용시설	비고
미세먼지(μg/m³)	100	모든 교실	10μㅍm 이하
이산화탄소(ppm)	1,000		기계환기시설은 1,500ppm
포름알데하이드(μg/m³)	100		
총부유세균(CFU/m³)	800		
낙하세균(CFU/실당)	10	보건실 · 식당	
일산화탄소(ppm)	10	개별난방 및 도로변교실	직접연소에 의한 난방의 경우
이산화질소(ppm)	0.05		
라돈(pCi/L)	4.0	지하교실	
총휘발성유기화합물(μg/m³)	400	건축한 때로부터 3년이 경과되지 아니한 학교	증축 및 개축 포함
석면(개/cc)	0.01	석면을 사용하는 학교	단열재로 석면을 사용한 학교의 경우
오존(ppm)	0.06	교무실 및 행정실	오존을 발생시키는 사무기기(복사기 등)가 있는 경우
진드기(마리/m³)	100	보건실	

15 학교 간에 보호구역이 서로 중복될 경우의 관리로 옳은 것은?

① A중학교 절대보호구역과 B고등학교 절대보호구역이 겹칠 경우 B고등학교가 관리한다.
② A중학교와 B초등학교의 절대보호구역이 겹칠 경우 B초등학교가 관리한다.
③ A중학교 절대보호구역과 B중학교 상대보호구역이 겹칠 경우 B중학교가 관리한다.
④ A중학교와 B중학교의 상대보호구역이 겹칠 경우 학생수가 적은 학교가 관리한다.

➕해설 기존의 학교보건법에서 다루던 "학교환경위생정화구역"에 대한 명칭만 변경되고 내용에는 크게 달라지는 점이 없다. 용어가 달라졌다고 당황하지 말고 차분히 문제를 풀어가기 바란다.

 공부하기

[교육환경보호에 관한 법률 시행령 제24조 (보호구역의 관리)]

① 학교의 장은 해당 학교의 보호구역 내 교육환경에 대한 현황 조사 및 보호구역 내 금지행위의 방지 등을 위한 관리를 한다. 다만, 학교가 개교하기 전까지의 관리는 보호구역을 설정한 자가 한다.
② 학교 간에 보호구역이 서로 중복되는 경우 그 중복된 보호구역에 대한 관리는 다음에 해당하는 학교의 장이 한다.
    1. 상·하급 학교 간에 보호구역이 서로 중복되는 경우에는 하급학교에서 관리한다. 다만, 하급학교가 유치원인 경우에는 그 상급학교로 한다.
    2. 같은 급의 학교 간에 보호구역이 서로 중복될 경우에는 학생 수가 많은 학교가 관리한다.
③ 학교 간 절대보호구역과 상대보호구역이 서로 중복되는 경우 그 중복된 보호구역에 대한 관리는 절대보호구역이 설정된 학교의 장이 한다.

---

16 「학교건강검사규칙」상 건강검사의 내용이 아닌 것은?

① 신체의 능력
② 정신건강 상태
③ 영양섭취
④ 신체의 발달상황

➕해설 **[학교건강검사규칙 제3조 (건강검사의 실시)]**
① 건강검사는 신체의 발달상황, 신체의 능력, 건강조사, 정신건강 상태 검사 및 건강검진으로 구분한다. [개정 2016.3.4]
② 신체의 발달상황, 신체의 능력, 건강조사 및 정신건강 상태 검사는 해당 학교의 장이 실시하고, 건강검진은 지정된 검진기관에서 실시한다. [개정 2016.3.4]
③ 제2항의 규정에 불구하고 건강검진을 실시하는 학생에 대한 신체의 발달상황에 대한 검사는 검진기관에서 실시할 수 있다. [개정 2020.1.9]

17 다음 중 교육환경보호구역이 효력을 상실하는 경우에 해당하지 않는 것은?

① 학교가 폐교되거나 이전(移轉)하게 된 때
② 학교설립예정지에 대한 도시·군관리계획결정의 효력이 상실된 때
③ 대학교의 설립계획이 취소된 때
④ 유치원이나 특수학교 또는 대안학교의 설립인가가 취소된 때

+ 해설 교육환경보호구역이 효력을 상실하는 경우는 다음과 같다.
    1. 학교가 폐교되거나 이전(移轉)하게 된 때(대통령령으로 정하는 바에 따른 학교설립계획 등이 있는 경우는 제외한다)
    2. 학교설립예정지에 대한 도시·군관리계획결정의 효력이 상실된 때
    3. 유치원이나 특수학교 또는 대안학교의 설립계획이 취소되었거나 설립인가가 취소된 때

18 초등학교에 입학한 1학년 철수는 학교에서 건강검진을 받았다. 철수의 다음 번 건강검진 시기는 언제인가?

① 초등학교 2학년
② 초등학교 3학년
③ 초등학교 4학년
④ 초등학교 6학년

+ 해설 건강검진은 취학 후 3년마다인 초등학교 1, 4학년, 중학교 1학년, 고등학교 1학년에 받게 된다.

19 다음 중 학교보건법에 제시된 학교의사의 직무로 옳은 것은?

① 학교보건계획의 수립
② 학생건강 기록부의 관리
③ 학생 및 교직원의 건강상담
④ 신체 허약 학생에 대한 보건지도

+ 해설 **[학교보건법 시행령 제23조에 따른 "학교의사의 직무"]**
    가. 학교보건계획의 수립에 관한 자문
    나. 학교 환경위생의 유지·관리 및 개선에 관한 자문
    다. 학생과 교직원의 건강진단과 건강평가
    라. 각종 질병의 예방처치 및 보건지도
    마. 학생과 교직원의 건강상담
    바. 그 밖에 학교보건관리에 관한 지도

CHAPTER **10**
산업보건

UNIT 01 _ 최신기출문제

01 작업환경 관리의 기본원리 중 대치에 해당하는 것은?   [2020]

① 교대근무를 실시하도록 한다.
② 페인트를 분무하던 것을 전기이용 흡착식 분무로 한다.
③ 개인용 위생보호구를 착용하도록 한다.
④ 인화물질이 든 탱크 사이에 도랑을 파서 제방을 만든다.

➕해설 페인트 성분의 비산 방지를 위해서 분무방법 대신에 페인트에 담그거나 전기흡착식 방법으로 변경하는
것은 대치에 해당한다.

 공부하기

> **[공학적 관리의 원칙]**
> 작업환경관리의 기본원리는 대치, 격리, 환기이다. 이는 모두 직업병 예방대책 중 일차예방에 해당한다.
> ① 대치 : 근본적인 위생대책 방법이며, 비용이 적게 들 때도 있지만 기술적인 어려움이 따른다.
>   ㉠ 시설변경 : 공정을 변경할 수 있는 상황이 안 되면, 사용하고 있는 위험시설이나 기구를 바꾸는 것이다.
>   • 화재예방을 위해 가연성 물질을 철재 통에 저장
>   • 용해나 파손 방지를 위해 염화탄화수소 취급장에서 폴리비닐알콜 장갑을 사용하는 것
>   ㉡ 공정변경 : 안전하고 효율적인 공정과정으로 유해한 과정을 변경하는 것이다.
>   • 페인트 성분의 비산 방지를 위해서 분무방법 대신에 페인트에 담그거나 전기흡착식 방법으로 변경
>   하는 것
>   • 소음 감소를 위해 금속을 톱으로 자르는 것
>   ㉢ 물질변경 : 유사한 화학구조를 갖고 있는 다른 물질로 대치하는 것으로 가장 흔히 사용하는 방법이다.
>   • 야광시계 자판의 라듐(radium)을 인으로 대치하는 것
>   • 성냥 제조 시 황인을 적인으로 대치하는 것

② 격리:격리란 물체, 거리, 시간과 같은 장벽(barrier)을 통해 작업자와 유해인자를 분리하는 것이다.
    ㉠ 격리 저장:격리하여 저장할 필요가 있는 물질은 섞이지 않도록 저장하여야 한다.
        • 지상의 큰 탱크에 인화성 물질을 저장하는 경우
    ㉡ 위험시설의 격리:고압으로 가동하는 기계나 고속회전을 요하는 시설처럼 신체적 손상을 줄 수 있을
        가능성이 있어 위험한 시설은 격리하는 것이 좋다.

02 <보기>에서 설명하는 작업환경에서의 건강장애로 가장 옳은 것은? `2020`

<보기>

옥외 작업환경에서 격심한 육체노동을 지속하는 경우 일어나는 현상이다. 중추성 체온조절 기능장애로서, 체온 방출 장애가 나타나 체내에 열이 축적되고 뇌막혈관의 충혈과 뇌내 온도 상승에 의해 발생한다. 땀을 흘리지 못하여 체온이 41~43℃까지 급격히 상승하여 혼수상태에 이를 수 있으며, 피부 건조가 나타나게 된다.

① 열피로(heat exhaustion)
② 열경련(heat cramp)
③ 열사병(heat stroke)
④ 열실신(heat syncope)

➕해설 **[열사병(heat stroke)]**
• 원인:고온다습한 환경에 폭로되어 중추성 체온조절의 기능장애로 인한 체온조절의 부조화
• 증상:체온의 이상상승, 두통, 현기증, 이명, 의식혼미, 구토, 무력감, 동공반응 손실 등
• 관리:머리를 차게 해주고, 생리식염수 IV 및 찬 음료를 마시게 한다.

03 다음 글에서 업무수행 적합여부 판정구분에 해당하는 것은? `2019`

분진이 심한 사업장에서 근무 중인 근로자가 건강진단결과 폐질환 유소견자로 발견되어 업무수행 적합여부를 평가한 결과 '다'로 판정되었다.

① 건강관리상 현재의 조건하에서 작업이 가능한 경우
② 일정한 조건(환경개선, 보호구착용, 건강진단주기의 단축 등)하에서 현재의 작업이 가능한 경우
③ 건강장해의 악화 또는 영구적인 장해의 발생이 우려되어 현재의 작업을 해서는 안 되는 경우
④ 건강장해가 우려되어 한시적으로 현재의 작업을 할 수 없는 경우(건강상 또는 근로조건상의 문제가 해결된 후 작업복귀 가능)

⊕해설 [업무수행 적합여부 판정구분]

구분	업무수행 적합여부 내용
가	건강관리상 현재의 조건 하에서 작업이 가능한 경우
나	일정한 조건(환경개선, 보호구 착용, 건강진단주기의 단축 등)하에서 현재의 작업이 가능한 경우
다	건강장애가 우려되어 한시적으로 현재의 작업을 할 수 없는 경우 (건강상 또는 근로조건상의 문제가 해결된 후 작업복귀 가능)
라	건강장애의 악화 또는 영구적인 장해의 발생이 우려되어 현재의 작업을 해서는 안 되는 경우

04 어떤 사업장에서 근로자 건강진단을 실시하여 <보기>와 같은 결과가 나왔다. 이에 대한 설명으로 가장 옳은 것은? 2019

건강관리구분		단위(명)
A		2000
C	C1	200
	C2	300
D	D1	20
	D2	150
계		2670

① 일반 질병으로 진전될 우려가 있어 추적관찰이 필요한 근로자는 300명이다.
② 직업성 질병의 소견을 보여 사후관리가 필요한 근로자는 200명이다.
③ 일반 질병의 소견을 보여 사후관리가 필요한 근로자는 20명이다.
④ 직업성 질병의 소견을 보여 사후관리가 필요한 근로자는 150명이다.

⊕해설 [건강관리 구분]
건강관리의 구분은 건강진단 실시결과에 대해 근로자 본인의 건강을 유지하고 보호하기 위한 사후관리조치 결정에 참고하기 위함이며 이것으로 일반적인 건강의 등급을 구분하는 것은 아니다.

구분		내용
A		건강관리상 사후관리가 필요 없는 자(건강자)
C	C1	직업성 질병으로 진전될 우려가 있어 추적검사 등 관찰이 필요한 자(직업병 요관찰자)
	C2	일반 질병으로 진전될 우려가 있어 추적검사 등 관찰이 필요한 자(일반질병 요관찰자)
D1		직업성 질병의 소견을 보여 사후관리가 필요한 자(직업병 유소견자)
D2		일반 질병의 소견을 보여 사후관리가 필요한 자(일반질병 유소견자)
R		일반건강진단에서의 질환의심자(제2차 건강진단 대상자)

※ 특수건강진단 선택검사항목 추가검사 대상임을 통보하였으나 당해 근로자의 퇴직 등으로 당해검사가 이루어지지 않아 건강관리구분을 판정할 수 없는 근로자는 'U'로 분류함

[표] 건강관리 구분

05 다음은 1년간의 K사업장 현황이다. 강도율(severity rate)은? 2019 지방직

> ○ 근로자수: 1,000명
> ○ 재해건수: 20건
> ○ 재해자수: 20명
> ○ 근로시간수: 2,000,000시간
> ○ 손실작업일수: 1,000일

① 0.5
② 1
③ 10
④ 20

➕해설 강도율(severity rate)은 연 1,000 작업시간당 작업손실일수이며 재해에 의한 손상의 정도를 의미한다.
강도율 = 손실 작업일수/연 근로시간수×1,000
= 1,000/2,000,000×1,000 = 0.5

06 다음 사례에서 설명하는 고온장해와 보건관리자의 처치를 옳게 짝지은 것은? 2019 지방직

> 40세의 건설업 근로자 A씨는 38 °C의 덥고 습한 환경에서 장시간 일하던 중 심한 어지러
> 움증을 호소하면서 쓰러졌다. 발한은 거의 없고 피부가 건조하였으며 심부체온은 41.5 °C
> 였다.

① 열경련 – 말초혈관의 혈액 저류가 원인이므로 염분이 없는 수분을 충분하게 공급한다.
② 열피로 – 고온에 의한 만성 체력소모가 원인이므로 따뜻한 커피를 마시지 않도록 한다.
③ 열쇠약 – 지나친 발한에 의한 염분소실이 원인이므로 시원한 곳에 눕히고 충분한 수분을
  공급한다.
④ 열사병 – 체온조절중추의 장애가 원인이므로 체온을 낮추기 위해 옷을 벗기고 찬물로 몸
  을 닦는다.

➕해설 열사병은 고온다습한 환경에 폭로되는 경우 체온조절중추 기능장애로 인해 발생하며, 이런 경우 보건관
리자는 대상자의 체온을 낮추기 위해 옷을 벗기고 찬물로 몸을 닦아주어야 한다.

 공부하기

[고온에 의한 영향]
• 고온환경에 폭로되면 체온조절 기능의 생리적 변조 및 장애가 온다.
• 고온환경으로 나타나는 증상을 열중증 또는 고열장해라 한다.

> • 고온작업의 허용한계는 38.3℃이다.
>
> ㉠ 열경련(heat cramp)
> • 원인 : 고온환경에서 심한 육체적 노동 시 지나친 발한으로 인한 체내 수분 및 염분의 손실
> • 증상 : 맥박상승, 현기증, 사지경련, 이명, 두통, 구토 등
> • 관리 : 바람이 잘 통하는 서늘한 곳에 옮기고, 생리식염수 정맥 주사나 0.1% 식염수를 마시게 한다.
> ㉡ 열사병(heat stroke)
> • 원인 : 고온다습한 환경에 폭로되어 중추성 체온조절의 기능장애로 인한 체온조절의 부조화
> • 증상 : 체온의 이상상승, 두통, 현기증, 이명, 의식혼미, 구토, 무력감, 동공반응 손실 등
> • 관리 : 머리를 차게 해주고, 생리식염수 IV 및 찬 음료를 마시게 한다.
> ㉢ 열피로
> • 원인 : 오랫동안 고온환경에 폭로되어 말초혈관 운동신경의 조절장애와 심박출량의 부족으로 인한 순환부전
> • 증상 : 전신권태, 의식상실, 두통, 현기증 등
> • 관리 : 포도당 및 생리식염수 IV를 공급한다.
> ㉣ 열쇠약
> • 원인 : 고온작업 시 비타민 B1의 결핍으로 발생하는 만성적인 열 소모
> • 증상 : 전신권태, 식욕부진, 위장장애, 불면, 빈혈 등
> • 관리 : 비타민 B1의 투여 및 충분한 휴식과 영양을 섭취하도록 한다.

07 <보기>의 내용이 설명하는 직업병은?

2018 서울시

> <보기>
> • 반복적인 컴퓨터 및 키보드 작업, 고정된 자세 등으로 인해 유발된다.
> • 뒷목이 뻐근하고 어깨, 팔꿈치, 손목 통증 등의 근골격계 이상이 발생한다.
> • 눈의 이물감, 충혈, 눈부심, 안구 건조증, 근시 등 안과질환이 발생한다.
> • 우울증, 수면장애, 두통 등 정신과적 이상이 발생한다.

① 산업피로
② VDT 증후군
③ 유기용제 중독
④ Raynaud's 현상

➕해설 [VDT 증후군(Visual Display Terminal syndrome)]
① VDT 증후군 정의
㉠ 사무작업에 종사하는 작업자 수의 현저한 증가로 인해 VDT 작업에 소요하는 작업자에게 주로 발생하는 증상이다.
㉡ 목, 어깨, 팔, 손가락 등에 통증, 저림, 얼얼함 등의 증상으로 시작하여 운동마비, 근육위축으로 발전하는 질환이다.
② 위험요소 및 관련 직업군
㉠ 작업조건, 작업자세, 소음, 조명, 작업대 등과 관련된 환경적 요소와 각종 타자 업무

ⓒ 컴퓨터를 이용하여 자료를 입력, 출력, 검색 등 프로그램을 활용하는 작업
ⓒ 대형 슈퍼마켓 등에서 캐시어를 이용하여 계산업무를 하는 작업
ⓔ 대형설비를 갖춘 공장의 통제실에서 화면을 통해 자료를 감시·조정하는 작업

08 산업안전보건법 시행규칙상 근로자 일반건강진단의 실시 횟수가 옳게 짝지어진 것은? `2017`

사무직 종사 근로자	그 밖의 근로자
① 1년에 1회 이상	1년에 1회 이상
② 1년에 1회 이상	1년에 2회 이상
③ 2년에 1회 이상	1년에 1회 이상
④ 2년에 1회 이상	1년에 2회 이상

➕해설 **[일반건강진단]**
⊙ 일정한 주기로 모든 근로자에게 실시하는 건강진단이다.
ⓒ 근로자의 질병을 조기에 찾아내어 적절한 치료와 사후관리를 받도록 한다.
ⓒ 근로자의 건강을 유지·보호하기 위해 사업주가 건강진단 비용을 부담하여 실시한다.
ⓔ 40세 미만 사무직에 종사하는 근로자에 대하여는 2년에 1회 이상, 기타 근로자에 대하여는 1년에 1회 이상 정기적으로 일반건강진단을 실시한다.
ⓜ 건강진단 항목
  • 과거병력, 작업경력 및 자각·타각증상(시진·촉진·청진 및 문진)
  • 혈압, 혈당, 요당, 요단백 및 빈혈 검사
  • 체중, 시력, 청력
  • 흉부방사선 간접촬영
  • 혈청 GOT, GPT, γ-GTP 및 총콜레스테롤

09 다음 글에서 설명하는 작업환경관리의 기본 원리는? `2017`

> 유해 화학 물질을 다루기 위해 원격조정용 장치를 설치하였다.

① 격리
② 대치
③ 환기
④ 개인보호구

➕해설 격리란 물체, 거리, 시간과 같은 장벽(barrier)을 통해 작업자와 유해인자를 분리하는 것이다.
⊙ 격리 저장:격리하여 저장할 필요가 있는 물질은 섞이지 않도록 저장하여야 한다.

- 지상의 큰 탱크에 인화성 물질을 저장하는 경우

ⓒ 위험시설의 격리 : 고압으로 가동하는 기계나 고속회전을 요하는 시설처럼 신체적 손상을 줄 수 있을 가능성이 있어 위험한 시설은 격리하는 것이 좋다.
- 강력한 콘크리트 방호벽을 쌓기
- 기계작동을 원격조정이나 자동화로 바꾸어 주기
- 현장감시는 CCTV 등을 활용하기

10 A 근로자는 건강진단 결과, D1로 판정 받았다. A 근로자에게 적합한 건강관리 내용으로 옳은 것은? `2016`

① 건강관리상 사후관리가 필요없다.
② 직업성 질병의 소견을 보여 사후관리가 필요하다.
③ 직업성 질병으로 진전될 우려가 있어 추적검사 등 관찰이 필요하다.
④ 일반건강진단에서 질환이 의심되어 2차 건강진단이 필요하다.

➕해설 **[건강관리 구분]**

건강관리의 구분은 건강진단 실시결과에 대해 근로자 본인의 건강을 유지하고 보호하기 위한 사후관리 조치 결정에 참고하기 위함이며 이것으로 일반적인 건강의 등급을 구분하는 것은 아니다.

A 건강관리상 사후관리가 필요 없는 자(건강자)
C1 직업성 질병으로 진전될 우려가 있어 추적검사 등 관찰이 필요한 자(직업병 요관찰자)
C2 일반 질병으로 진전될 우려가 있어 추적검사 등 관찰이 필요한 자(일반질병 요관찰자)
D1 직업성 질병의 소견을 보여 사후관리가 필요한 자(직업병 유소견자)
D2 일반 질병의 소견을 보여 사후관리가 필요한 자(일반질병 유소견자)
R 일반건강진단에서의 질환의심자(제2차 건강진단 대상자)

※ 특수건강진단 선택검사항목 추가검사 대상임을 통보하였으나 당해 근로자의 퇴직 등으로 당해검사가 이루어지지 않아 건강 관리구분을 판정할 수 없는 근로자는 'U'로 분류함

11 소음이 심한 산업장에서 일하는 근로자가 건강진단 결과 질병유소견자로 발견되어 업무수행 적합여부를 평가한 결과 "다"로 판정받았다. 보건관리자가 이 근로자에게 교육한 내용으로 옳은 것은? `2015`

① 현재의 조건하에서 작업이 가능하며 지속적인 청력검사가 필요함
② 귀마개와 귀덮개를 모두 착용한 상태에서 현재의 작업이 가능함
③ 근로시간을 50% 단축한 상태에서 현재의 작업이 가능함
④ 청력장해가 우려되어 한시적으로 현재의 작업을 할 수 없음

+해설 ① "가"에 해당 - 현재의 조건하에서 작업이 가능하며 지속적인 청력검사가 필요함

② "나"에 해당 - 귀마개와 귀덮개를 모두 착용한 상태에서 현재의 작업이 가능함

③ "나"에 해당 - 근로시간을 50%단축한 상태에서 현재의 작업이 가능함

청력장해가 우려되어 한시적으로 현재의 작업을 할 수 없다고 판정된 경우는"다" 건강장해가 우려되어 한시적으로 현재의 작업을 할 수 없는 경우에 해당한다.

 공부하기

[업무수행 적합 여부]

일반질병 또는 직업병 유소견자에 대하여는 반드시 업무적합성 여부를 판정한다.

구분	업무수행 적합여부 내용
가	건강관리상 현재의 조건 하에서 작업이 가능한 경우
나	일정한 조건(환경개선, 보호구 착용, 건강진단주기의 단축 등)하에서 현재의 작업이 가능한 경우
다	건강장애가 우려되어 한시적으로 현재의 작업을 할 수 없는 경우 (건강상 또는 근로조건상의 문제가 해결된 후 작업복귀 가능)
라	건강장애의 악화 또는 영구적인 장해의 발생이 우려되어 현재의 작업을 해서는 안 되는 경우

[표] 업무수행 적합 여부 판정구분

- 김화중 외, 지역사회간호학(제9판), 수문사, 2014, p.505.

12 산업장 유해물질 허용기준에 관한 설명으로 옳은 것은? `2015`

① 우리나라 유해물질의 허용기준은 모두 세계표준기준을 채택하고 있다.

② 시간가중 평균노출기준(TWA)은 하루 24시간 중에 실제 수행된 노동시간 중의 평균 농도로 나타낸다.

③ 단시간 노출기준(STEL)은 근로자가 1회에 60분간 유해요인에 노출되는 경우를 기준으로 나타낸다.

④ 유해물질을 혼재해서 사용하는 경우 단독 유해물질의 노출기준을 그대로 적용해서는 안 된다.

+해설 ④ 유해물질을 혼재해서 사용하는 경우에는 단독 유해물질 노출 기준보다 더 짧게 적용해야 하기에 옳은 답이다.

 공부하기

[유해물질 허용기준]

미국은 1969년 미국산업위생사협회(ACGIH)의 서한도(TLV ; Threshold Limit Values)를 정식 허용, 권장 기준으로 채택하고 있다.

(1) 노출기준

① 시간 가중 평균노출기준(TWA ; TLV-Time Weighted Average)

주당 40시간 하루 8시간 작업 동안에 폭로된 평균농도의 상한치로 이 수준에는 대부분의 작업자가 매일 노출되어도 건강상 악영향이 없을 것으로 여겨지는 수치이다.

② 단시간노출기준(STEL ; TLV-Short Term Exposure Limit)

㉠ TWA에 대한 보완기준으로 근로자가 1회에 15분 동안 유해요인에 노출되는 경우를 기준으로 한다.

㉡ 1회 노출간격이 1시간 이상인 경우 1일 4회까지만 노출이 허용된다. 전 폭로기간은 60분 미만이어야 하며 동시에 시간가중 평균농도를 초과하면 안 된다.

㉢ 주로 만성 중독이나 고농도에서 급성중독을 초래하는 유해물질에 적용된다.

③ 최고노출기준(TLV-C)

㉠ 천정치라고도 하며 1일 작업시간 동안 잠깐이라도 노출되어서는 안 되는 기준으로 최고수준의 농도를 의미한다. 시간가중 평균농도 앞에 'C'로 표시한다.

㉡ 8시간 작업 후 16시간의 휴식을 취하는 작업조건과 자극성 가스나 독작용이 빠른 물질에 적용된다.

㉢ 실제로 순간농도 측정은 불가능하므로 보통 15분간 측정한다.

13 산업재해를 나타내는 도수율과 강도율의 분모로 맞는 것은? 2014

① 재해 건수
② 실 근로자 수
③ 평균 근로자 수
④ 손실 작업일수
⑤ 연 근로시간 수

해설 도수율은 재해건수를 연 근로시간수로 나눈 것이고, 강도율은 손실작업일수를 연 근로시간수로 나눈 것이다.

 공부하기

[산업재해지표]

국제노동기구(ILO)가 권장하는 재해지표는 도수율, 건수율, 강도율이다.

① 도수율(frequency rate)

㉠ 발생상황을 파악하기 위한 표준적인 지표로서, 연 100만 작업시간당 재해발생건수를 말한다.

㉡ 도수율 = 재해건수/연 근로시간수×1,000,000

② 건수율(incidence rate)(재해율, 천인율)

㉠ 산업재해의 발생상황을 총괄적으로 파악하는 데는 적합하나, 작업시간이 고려되지 않는 결점이 있으며 조사기간 중의 산업체 종업원 1,000명당 재해발생건수를 표시하는 것으로 천인율 또는 발생률이라고도 한다.

㉡ 건수율 = 재해건수/평균실근로자수×1,000

③ 강도율(severity rate)

㉠ 연 1,000 작업시간당 작업손실일수로서 재해에 의한 손상의 정도를 나타내는 것을 말한다.

㉡ 강도율 = 손실 작업일수/연 근로시간수×1,000

14 근로자 건강진단 결과에 대한 산업보건관리자의 조치로 옳은 것은? 2013

① A 판정은 특별한 조치가 필요 없다.

② 건강진단 실시결과 통지서를 2년간 보관한다.

③ R 판정을 받은 사람에게 10일 이내 재검사를 실시한다.

④ 건강검진을 받지 않아 U 판정을 받은 사람에게 검진을 받도록 통보한다.

⑤ D2 판정은 직업병과 관련이 있다.

➕ 해설 ① A 판정은 건강관리상 사후관리가 필요 없는 건강자이다.

② 산업안전보건법 제107조 (건강진단 결과의 보존) 사업주는 송부받은 건강진단 결과표 및 근로자가
제출한 건강진단 결과를 증명하는 서류 또는 전산입력된 자료를 5년간 보존하여야 한다. 다만, 고용
노동부장관이 정하여 고시하는 물질을 취급하는 근로자에 대한 건강진단 결과의 서류 또는 전산입력
자료는 30년간 보존하여야 한다.

③ R은 일차건강검진 결과 질환이 의심되어 제2차 건강진단을 받아야 하는 대상자로 제2차 건강진단의
범위, 검사항목, 방법 및 시기 등은 고용노동부장관이 정하여 고시한다(산업안전보건법 시행규칙 제
100조).

④ 특수건강진단 선택검사항목 추가검사 대상임을 통보하였으나 당해 근로자의 퇴직 등으로 당해검사가
이루어지지 않아 건강관리구분을 판정할 수 없는 근로자는 'U'로 분류한다.

⑤ D2 판정은 일반질병 유소견자임을 나타낸다.

건강관리의 구분은 건강진단 실시결과에 대해 근로자 본인의 건강을 유지하고 보호하기 위한 사후관리
조치 결정에 참고하기 위함이며 이것으로 일반적인 건강의 등급을 구분하는 것은 아니다.

구분		내용
A		건강관리상 사후관리가 필요 없는 자(건강자)
C	C1	직업성 질병으로 진전될 우려가 있어 추적검사 등 관찰이 필요한 자(직업병 요관찰자)
	C2	일반 질병으로 진전될 우려가 있어 추적검사 등 관찰이 필요한 자(일반질병 요관찰자)
D1		직업성 질병의 소견을 보여 사후관리가 필요한 자(직업병 유소견자)
D2		질병의 소견을 보여 사후관리가 필요한 자(일반질병 유소견자)
R		일반건강진단에서의 질환의심자(제2차 건강진단 대상자)

※ 특수건강진단 선택검사항목 추가검사 대상임을 통보하였으나 당해 근로자의 퇴직 등으로 당해검사가 이루어지지 않아 건강
관리구분을 판정할 수 없는 근로자는 'U'로 분류함

15 다음 중 물리적 인자에 의한 직업성 질환으로 옳지 않은 것은? 2013

① 땀을 흘리지 못하고, 갑자기 체온 상승하였다면 열사병에 해당할 수 있다.

② 한랭에 장기간 폭로되고 동시에 지속적으로 습기나 물에 잠기게 되면 레이노드 현상이다.

③ 저온환경에서 근무하는 근로자는 고지방식 섭취를 권장한다.

④ 전신진동장애가 있을 때는 말초혈관수축 증상이 생길 수 있다.

⑤ 고지대에서 작업하는 사람들은 저산소증, 난청, 고산병을 겪는다.

＋해설 ② 번의 내용은 참호족, 침수족(immersion foot)에 관한 것이다.

 공부하기

[참호족]

1) 국소부위의 지속적인 산소결핍과 한랭으로 모세혈관이 손상되는 것이다.

2) 직접 동결상태에 이르지 않더라도 한랭에 계속해서 장기간 폭로되고, 동시에 지속적으로 습기나 물에 잠기게 되면 참호족이 발생한다.

3) 부종, 작열통, 소양감, 심한 동통이 오며 수포, 표층피부의 괴사·궤양이 형성되기도 한다.

[레이노드 현상(Raynaud's phenomenon)]

한랭에 노출되었을 때 손가락의 감각마비, 간헐적인 창백, 청색증, 통증, 저림, 냉감이 나타나는 것을 말한다.

① 열사병(heat stroke)은 고온다습한 환경에 폭로되어 중추성 체온조절의 기능장애로 인한 체온조절의 부조화로 나타난다. 증상은 체온의 이상상승, 두통, 현기증, 이명, 의식혼미, 구토, 무력감, 동공반응 손실 등이 있으며 머리를 차게 해주고, 생리식염수 IV 및 찬 음료를 마시게 하여 관리한다.

③ 저온환경에서 근무하면 에너지가 많이 소실 되므로 고지방식 섭취를 권장해야 한다.

④ 전신진동장애가 있을 경우의 증상으로는 말초혈관 수축, 혈압과 맥박상승, 위장장애 및 내장하수증 등이 나타날 수 있다.

⑤ 인간이 산소 공급 없이도 생존 가능한 고도는 5~5.5Km이며 고공 비행업무나 고지대에서 작업하는 사람에게 가장 큰 문제가 되는 것은 산소부족으로 인한 저산소증이다.

16 산업장에서 방사선이 조사되는 공정을 자동화공정으로 개선하였다. 작업환경관리 방법 중 어디에 해당하는가? 2013

① 대치   ② 격리

③ 환기   ④ 교육

⑤ 희석

＋해설 ② 격리란 작업자와 유해인자 사이에 놓여 있는 물체, 거리, 시간같은 장벽(barrier)을 의미한다.

 공부하기

[산업장 건강위해요소 관리방법]

작업환경관리의 기본원리는 대치, 격리, 환기이다. 이는 모두 직업병 예방대책 중 차예방에 해당한다.

① 대치 : 근본적인 위생대책 방법이며, 비용이 적게 들 때도 있지만 기술적인 어려움이 따른다.

② 격리 : 격리란 물체, 거리, 시간과 같은 장벽(barrier)을 통해 작업자와 유해인자를 분리하는 것이다.

③ 환기 : 유해물질을 빨아들여서 밖으로 배출시키는 장치를 유해물질의 발생원 가까이에 설치하여 근로자가 유해물질을 흡입하지 않도록 방지하여 주는 것이다.

17 아래의 공식에 해당하는 '재해통계'는 무엇인가? 2013

$$\frac{재해건수}{연\ 근로시간수} \times 1,000,000$$

① 도수율　　　　　　　　　② 건수율

③ 강도율　　　　　　　　　④ 평균 손실 일수

⑤ 재해율

＋해설 ① 도수율은 발생상황을 파악하기 위한 표준적인 지표로서, 연 100만 작업시간당 재해발생건수를 말한다.

$$도수율\ =\ \frac{재해건수}{연근로시간수} \times 1,000,000$$

④ 평균손실일수 : 재해건수당 평균작업손실 규모가 어느 정도인지를 나타내는 지표

$$평균손실일수\ =\ \frac{손실작업일수}{재해건수} \times 1,000$$

$$⑤\ 재해율\ =\ \frac{재해자수(또는\ 재해건수)}{평균실근로자수} \times 100$$

18 다음 중 산업재해를 파악하는 지표에 대한 설명으로 옳지 않은 것은? 2012

① 천인율은 근로자 1,000명당 재해로 인한 사망자 수의 비율을 의미한다.

② 도수율은 1,000,000근로시간당 재해발생건수를 의미한다.

③ 사망만인율은 근로자 10,000명당 재해로 인한 사망자 수의 비율을 의미한다.

④ 강도율은 1,000근로시간당 재해로 인한 근로 손실일수를 의미한다.

＋해설 ① 천인율은 건수율이라고도 하며, 조사기간 중의 산업체 종업원 1,000명당 재해발생건수를 표시한 것이다.

 공부하기

[건수율(incidence rate)=천인율]

㉠ 산업재해의 발생상황을 총괄적으로 파악하는 데 적합

㉡ 작업시간이 고려되지 않는 결점이 있음

㉢ 조사기간 중의 산업체 종업원 1,000명당 재해발생건수를 표시하는 것

㉣ 재해율, 천인율 또는 발생률이라고 함

㉤ 건수율 = 재해건수/평균실근로자수 × 1,000

19 분진 발생 작업장에서의 작업환경 관리 중 가장 먼저 하여야 하는 것은? 2011

① 보호구 착용
② 환기 장치 설치
③ 특수건강검진 실시
④ 분진에 대한 보건교육 실시
⑤ 분진이 적은 물질로 교체

+해설 ⑤ 작업환경관리에서 가장 우선적으로 시행해야 하는 것은 대치이다.
　　　　우선순위는 대치 → 환기 또는 격리 → 보호구 착용이다.

공부하기

작업환경관리의 기본 원리는 대치, 격리, 환기이며 이상 4가지는 직업병 예방대책 중 1차 예방에 해당한다.
(1) 대치 : 공정변경, 시설변경, 물질변경 등 근본적인 개선방법이며 효과적이다.
(2) 격리 : 작업자와 유해인자 사이에 장벽이 놓여있는 것을 의미하며 이 때의 장벽은 물체, 거리, 시간이다. 격
리저장/위험시설의 격리/차열(뜨거운 물체를 다루는 공정과정)/공정과정 격리가 이에 해당한다.
(3) 환기 : 국소환기나 전체환기를 통해 유해물질을 빨아들여 밖으로 배출시키거나 희석시키는 것이다.
(4) 교육 : 관리자와 기술자에게 작업환경관리의 필요성에 대해 교육한다.

20 산업 재해를 나타내는 지표 중 옳은 것을 모두 고른 것은? 2011

> 가. 도수율 : 재해건수 / 연근로시간수 × 1,000,000
> 나. 강도율 : 손실작업일수 / 연근로시간수 × 1,000
> 다. 건수율 : 재해건수 / 평균작업자수 × 1,000
> 라. 평균손실일수 : 손실작업일수 / 재해건수 × 1,000

① 가, 나, 다　　　　　　　　② 가, 다
③ 나, 라　　　　　　　　　　④ 라
⑤ 가, 나, 다, 라

+해설 이상 모두 맞는 답이다.
　　　1) 도수율은 발생상황을 파악하기 위한 표준적인 지표이며 연 100만 작업시간당 재해발생건수를 의미
한다.
　　　2) 강도율은 연 1,000 작업시간당의 손실작업일수로서 재해의 경중(강도)과 재해에 의한 손상의 정도를
의미한다.
　　　3) 건수율은 산업재해의 발생상황을 총괄적으로 파악하는 데는 적합하나, 작업시간이 고려되지 않는다

는 결점이 있다.

4) 평균손실일수는 재해건수당 평균작업손실 규모가 어느 정도인지를 나타내는 지표이다.

21 직업성질환을 유발할 수 있는 유해인자 중 물리적 유해요인에 의한 직업병에 해당하는 것은?

`2011`

① 감압병(잠함병)
② 유기용제중독
③ 납중독
④ 베릴륨중독
⑤ 직업성 암

 ① 감압과정 환경은 직업성 질환을 유발할 수 있는 물리적 유해요인에 해당한다.

공부하기

[감압과정 환경과 건강장애]
㉠ 고압에서 급격히 감압하는 과정에서 나타나는 신체장애로 잠함병 또는 감압병이 있다.
㉡ 잠함병(감압병)의 원인 : 잠수작업, 터널공사, 해저작업 시 급격한 감압으로 질소가 체외로 배출되지 못하고 기포상태로 혈관이나 조직에 남아 혈액순환을 저해하거나 조직손상을 일으키는 것
㉢ 발생 작업 상황 : 1.6기압 이상의 해저작업, 갱내작업, 항공기가 고공으로 급상승할 때 발생한다.
㉣ 잠함병의 4대 증상
  • 피부소양감과 사지관절통
  • 척수장애에 의한 반신불수
  • 혈액순환장애와 호흡기계 장애
  • 내이와 미로의 장애
㉤ 예방
  • 고압 노출시간의 단축
  • 감압 후 적합한 운동으로 혈액순환 촉진
  • 감압 후 산소공급
  • 고압작업 시 질소를 헬륨으로 대치한 공기 흡입
  • 고압작업 시 고지질이나 알콜 섭취의 금지

22 근로자의 연 작업시간당 재해 발생건수를 표시한 산업재해 지표는?

`2010`

① 도수율
② 강도율
③ 건수율
④ 평균작업손실일수

간호직공무원 시험대비 | **지역사회간호** 단원별 기출문제집

➕해설 도수율(frequency rate)은 재해 발생상황을 파악하기 위해 재해발생건수를 표시한 표준적인 지표로 연 100만 작업시간당 재해발생건수를 의미한다.
❖도수율 = 재해건수/연근로시간수×1,000,000

23 직업병예방 관리에서 1차 예방에 해당되는 것은?

2010

> ㉠ 위험시설의 격리
> ㉡ 작업공정 변화
> ㉢ 개인보호구 착용
> ㉣ 질병의 조기발견

① ㉠, ㉡, ㉢   ② ㉠, ㉢
③ ㉡, ㉣   ④ ㉣
⑤ ㉠, ㉡, ㉢, ㉣

➕해설 직업병 1차 예방 관리에는 대치, 격리, 환기 등이 있으며 ㉠ 위험시설의 격리와 ㉢ 개인보호구 착용은 격리에 해당하고, ㉡ 작업공정 변화는 대치에 해당한다.

UNIT 02 _ 기출응용문제

01 「산업재해보상보험법」상 재해보상에 해당하는 것으로만 조합이 이루어진 것은?

① 직업재활급여, 장의비, 요양급여
② 요양급여, 상병보상연금, 재해급여
③ 장해급여, 간병급여, 실업급여
④ 실업급여, 유족급여, 장의비

➕해설 「산업재해보상보험법」 제36조에 따른 보험급여의 종류와 산정 기준은 다음과 같다.
1. 요양급여
2. 휴업급여
3. 장해급여
4. 간병급여
5. 유족급여

6. 상병(傷病)보상연금

7. 장의비(葬儀費)

8. 직업재활급여

02 다음 중 보건관리자의 직무에 해당하지 않는 것은?

① 안전보건관리규정 및 취업규칙에서 정한 직무

② 물질안전보건자료의 게시 또는 비치

③ 근로자의 건강관리, 보건교육 및 만성질병 치료

④ 사업장 순회점검·지도 및 조치의 건의

➕해설 **[산업안전보건법 시행령 22조]**

제22조 (보건관리자의 업무 등) 보건관리자의 업무는 다음과 같다.

1. 산업안전보건위원회 또는 노사협의체에서 심의·의결한 업무와 안전보건관리규정 및 취업규칙에서 정한 업무

2. 안전인증대상기계등과 자율안전확인대상기계등 중 보건과 관련된 보호구(保護具) 구입 시 적격품 선정에 관한 보좌 및 지도·조언

3. 위험성평가에 관한 보좌 및 지도·조언

4. 물질안전보건자료의 게시 또는 비치에 관한 보좌 및 지도·조언

5. 산업보건의의 직무

6. 해당 사업장 보건교육계획의 수립 및 보건교육 실시에 관한 보좌 및 지도·조언

7. 해당 사업장의 근로자를 보호하기 위한 다음의 조치에 해당하는 의료행위

　　가. 자주 발생하는 가벼운 부상에 대한 치료

　　나. 응급처치가 필요한 사람에 대한 처치

　　다. 부상·질병의 악화를 방지하기 위한 처치

　　라. 건강진단 결과 발견된 질병자의 요양 지도 및 관리

　　마. 가목부터 라목까지의 의료행위에 따르는 의약품의 투여

8. 작업장 내에서 사용되는 전체 환기장치 및 국소 배기장치 등에 관한 설비의 점검과 작업방법의 공학적 개선에 관한 보좌 및 지도·조언

9. 사업장 순회점검, 지도 및 조치 건의

10. 산업재해 발생의 원인 조사·분석 및 재발 방지를 위한 기술적 보좌 및 지도·조언

11. 산업재해에 관한 통계의 유지·관리·분석을 위한 보좌 및 지도·조언

12. 법 또는 법에 따른 명령으로 정한 보건에 관한 사항의 이행에 관한 보좌 및 지도·조언

13. 업무 수행 내용의 기록·유지

14. 그 밖에 보건과 관련된 작업관리 및 작업환경관리에 관한 사항으로서 고용노동부장관이 정하는 사항

03 유해물질 관리전략 중 대치에 해당하지 않는 것은?

① 석면을 함유한 단열재를 제거한다.
② 유해위험작업은 조정실에서 원격장치로 수행한다.
③ 중량물을 이송할 때 수동 대신에 기계로 운반한다.
④ 작업도구를 깨지기 쉬운 유리대신 아크릴 제품으로 바꾼다.

➕해설 ② 작업환경관리방법 중에서 유해위험작업을 조정실에서 원격장치로 변경하는 것은 '공정의 격리'에 해당한다.

04 근로자의 건강진단 결과에 따른 건강관리구분에 대한 설명으로 옳지 않은 것은?

① A는 건강관리상 사후관리가 필요 없는 건강자이다.
② C1은 직업성 질환으로 진전될 우려가 있어 추적조사 등 관찰이 필요한 직업병 요관찰자이다.
③ C2는 일반질병으로 진전될 우려가 있어 추적관찰이 필요한 일반질병 요관찰자이다.
④ D2는 직업병의 소견이 있어 사후관리가 필요한 직업병 유소견자이다.

➕해설 ④는 D1에 대한 설명이다. D2는 일반질병의 소견이 있어 사후관리가 필요한 일반질병 유소견자이다.

05 다음 중 진폐증 발생에 관여하는 요인에 해당하지 않는 것은?

① 분진의 크기
② 환기시설 또는 개인보호구
③ 개인에 따른 기도의 해부학적 구조 차이
④ 작업장 시설의 오래된 정도

➕해설 [진폐증 발생에 관여하는 요인]
ⓐ 분진의 농도
ⓑ 분진의 크기
ⓒ 분진의 노출기간
ⓓ 분진의 종류
ⓔ 작업강도
ⓕ 환기시설 또는 개인보호구
ⓖ 개인에 따른 기도의 해부학적 구조 차이

06 근로자 일반건강진단의 제1차 검사항목 내용에 해당하지 않는 것은?

① 혈당·요당·요단백
② 빈혈검사
③ SGOT, SGPT
④ 흉부방사선 직접촬영

+해설 ④ 흉부방사선 직접촬영이 아닌 간접촬영을 실시한다.

 공부하기

[일반건강진단]
㉠ 모든 근로자에게 일정한 주기로 실시하는 건강진단으로, 근로자의 질병을 조기에 찾아내어 적절한 사후 관리 또는 치료를 신속히 받도록 함으로써 질병으로부터 근로자의 건강을 유지·보호하기 위한 목적으로 사업주가 비용을 부담한다.
㉡ 사무직에 종사하는 근로자에 대하여는 2년에 1회 이상, 기타 근로자에 대하여는 1년에 1회 이상 일반건강진단을 실시
㉢ 일반건강진단의 제1차 검사항목
　ⓐ 과거병력, 작업경력 및 자각·타각증상(시진·촉진·청진 및 문진)
　ⓑ 혈압·혈당·요당·요단백 및 빈혈 검사
　ⓒ 체중·시력·청력
　ⓓ 흉부방사선 간접촬영
　ⓔ 혈청 GOT, GPT, γ-GTP 총콜레스테롤(혈당·총콜레스테롤 및 γ-GTP는 고용노동부장관이 따로 정하는 근로자에 대하여 실시)
㉣ 제2차 검사항목:HDL, LDL

07 다음 중 산업장의 안전을 위한 민간조직체가 아닌 것은?

① 근로복지공단
② 대한산업보건협회
③ 한국산업의학회
④ 한국산업간호협회

+해설 ① 노동부소속인 근로복지공단은 공공기관이다. 이 외에도 산업안전공단과 지방행정조직 등이 있다.

08 산업재해는 작업일수에 많은 손실을 가져오게 된다. 다음 중 가장 많은 손실을 일으키는 질환은 무엇인가?

① 피부질환
② 순환기 질환
③ 소화기 장애
④ 비뇨기 장애

➕해설 ② 다른 어떠한 질환보다 순환기 질환은 치료와 재활하는 데 걸리는 기간이 오래 소요되기 때문에 산업장으로 재투입에 필요한 시간이 많아 작업일수에 많은 손실을 끼친다.

09 다음 중 일시적 난청에 대한 내용으로 맞는 것은?

① 전형적인 공장 소음의 경우 4,000~6,000Hz에서 가장 많이 생긴다.
② 보통 소음성 난청은 일시적 난청을 의미한다.
③ 소음 폭로로 내이의 코르티기관 신경말단에 손상이 와서 청력손실이 생기는 것이다.
④ 청신경세포의 피로현상으로 불가역적(不可逆的)이다.

➕해설 [소음성 난청의 종류]
㉠ 일시적 난청 : 청신경세포의 피로현상으로 전형적인 공장 소음의 경우 4,000~6,000Hz에서 가장 많이 생기는데 폭로 후 2시간 이내에 일어나며, 폭로중지 후 1~2시간 내에 회복되므로 일시적인 피로현상이나 가역적(可逆的)이다.
㉡ 영구적 난청 : 보통 소음성 난청은 영구적 난청을 말하며, 장기간의 소음 폭로로 내이의 코르티기관(organ of corti)의 신경말단에 손상이 와서 영구적 청력손실이 생기는 것으로 청력손실은 먼저 3,000~6,000Hz에서 나타나고 4,000Hz(C5-dip)에서 가장 심하다.

10 전지제조공장에서 11년간 근무한 35세 남자 근로자가 흉통과 피로, 체중감소, 호흡곤란을 주호소로 방문하였다. 방사선소견상 폐기종 증상 및 사지에 골연화증을 보이고 있었다. 또한 요검사상 칼슘과 저분자 단백질이 증가되었으며, 혈압이 180/100mmHg이었다. 이러한 증상을 유발시킬 수 있는 가능성이 있는 물질은?

① 니켈
② 크롬
③ 수은
④ 카드뮴

➕해설 ④ 카드뮴 중독의 대표적인 증상은 폐기종, 신장, 단백뇨, 신결석, 요로결석, 고혈압, 저색소성 빈혈, 골염, 대사 이상이다.

11 산업간호사가 지난 1년간 이루어졌던 산업간호사업을 평가하기 위하여 사고발생빈도의 변화를 보려고 할 때 사용할 지표로 가장 적합한 것은?

① 도수율
② 강도율
③ 평균손실일수
④ 건수율

+해설 ① 사고발생빈도의 변화를 보고자 할 때에는 도수율이 가장 적당하다. 도수율은 발생상황을 파악하기 위한 표준적인 지표로 연 100만 작업시간당 재해발생건수를 의미한다.

12 A방사선공장은 근로자에게 유해한 작업을 막고자 예산을 편성하여 공정과정을 자동화공정으로 바꾸었다. A방사선공장이 선택한 작업 환경개선 방법은 다음 중 무엇에 해당하는가?

① 대치
② 격리
③ 환기
④ 변경

+해설 공정과정을 바꾼다고 해서 무조건 대치로 생각하게 되면 오류가 발생할 수 있다. 특히 대치와 격리의 개념을 확실히 구분해두어야 하며 방사선공장에서 자동화공정으로 바꾸는 것은 격리에 대한 설명으로 이해하거나 숙지해두는 것이 좋다.
작업 환경개선 4대 원칙은 대치, 격리, 환기, 교육이며 유해인자로부터 보호 순서는 대치 - 환기(제거) 또는 격리(밀폐) - 보호구 착용이다.

13 급성증상으로는 신장장애를 일으켜 과뇨증이 발생하고, 심하면 무뇨증으로 발전하여 요독증으로 1~2일 또는 10일 안에 사망할 수 있는 중금속 중독은?

① 카드뮴(Cd)중독
② 납중독(Pb)
③ 수은(Hg)중독
④ 크롬(Cr)중독

+해설 [크롬(Cr)중독]
㉠ 발생요인 : 주로 크롬 도금작업이나 크롬산염을 촉매로 취급하는 작업 등에 노출될 때 발생한다.
㉡ 급성증상
• 심한 신장장애를 일으켜 과뇨증이 온다.
• 심하면 무뇨증으로 발전하여 요독증으로 1~2일 또는 10일 안에 사망한다.
㉢ 만성증상
• 코, 폐 및 위장의 점막에 병변을 일으키는 것이 특징이다.

- 장기간 노출 시 기침, 두통, 호흡곤란이 일어난다.
- 특히 비중격의 연골부에 둥근 구멍이 뚫리는 비중격 천공이 나타난다.

    ◎ 예방
- 크롬을 먹은 경우에는 응급조치로 우유와 환원제로 비타민 C를 준다.
- 호흡기 흡입에 의한 급성중독의 경우에는 병원에 입원시킨다.
- 작업장 공기를 허용 농도 이하로 유지하고 피부에 물질이 닿지 않도록 작업복을 착용한다.
- 피부보호용 크림을 노출된 피부에 바르고 비중격 점막에 바셀린을 바르도록 한다.

14 광산지역에 살고 있는 주민들이 오염된 농작물 섭취 후 다음과 같은 증상을 보였다. 이는 어떤 중독에 의한 것인가?

> 골연화증, 보행장애, 요통, 근육통, 신장기능장애, 단백뇨, 폐기종

① 납중독
② 수은중독
③ 크롬 중독
④ 카드뮴중독

+해설 [카드뮴(Cd)중독]
    ㉠ 카드뮴과 그 화합물이 인체에 접촉·흡수됨으로써 일어나는 장애
    ㉡ 증상
        ⓐ 급성:고농도 섭취로 발생하며 구토, 설사, 급성위장염, 복통, 착색뇨, 간·신기능장애
        ⓑ 만성:폐기종, 신장기능장애, 요통, 단백뇨, 골연화증, 보행곤란
    ㉢ 중독사례:이타이이타이병(Itai-Itai disease)
        ⓐ 제2차대전 말기에서 종전 후에 걸쳐 일본 도야마 현 진즈 강 연안의 한 지역에 국한하여 발생한 골연화증의 증세를 띤 질병
        ⓑ 금속 정련 공장의 폐수가 흘러나가 그 지방의 음료수와 농작물에 축적된 것을 장기간 섭취하여 중독증상을 일으켰던 것
    ㉣ 대책:허용농도 준수, 보호구 착용, 개인위생 철저

15 근로자가 1일 작업시간 동안 잠시라도 폭로되어서는 안 되는 최고 허용농도를 뜻하는 것은?

① TLV-TWA
② TLV-STEL
③ TLV-C
④ BLV

+해설 [화학물질의 허용한도]
    (1) TLV-TWA(Threshold Limit Value-Time Weighted Average)
        1일 8시간, 1주 40시간 동안 반복적으로 폭로되어도 모든 작업자에게 건강위협이 없는 공기 중 유해물질농도의 시간가중 평균 허용농도로 건강관리지표로 많이 사용되고 있다.

(2) TLV-STEL(Threshold Limit Value-Short Term Exposure Limit)
단시간 폭로의 허용농도로 15분간 계속적으로 폭로되어도 자극, 만성화, 비가역적 조직변화 혹은 재해, 건강상 위협, 작업효율감소를 예방할 수 있는 것으로 하루에 5회 이상 노출되어서는 안 되고 시간가중 평균농도를 초과해서는 안 된다.
(3) TLV-C(Threshold Limit Value Ceiling):최고치 허용농도로 어떤 경우라도 허용도를 절대 넘겨서는 안 된다.
<생물학적 허용농도(BLV;Biological Limit Value)>
(1) 직접 근로자에게 체액, 혈액, 소변의 채취로 건강장애가 없도록 한다.
(2) 유해물질의 노출허용한계를 결정하는 방법

16 다음 중 직업병의 종류가 아닌 것은?

① 규폐증
② 안구진탕증
③ 잠함병
④ 식중독

해설 ④ 식중독은 세균에 의한 감염으로 발생하는 것으로 직업병과는 관련이 없다.

① 규폐증은 유리규산(SiO_2)을 함유한 분진을 장기간 흡입함으로써 0.5~5m의 결정형 석면 흡입 시 발생하고, 호흡곤란, 기침, 전신쇠약, 흉부통증, 혈담 등의 증상과 합병증으로 폐결핵이 나타나는 것이다.
② 안구진탕증은 탄광부의 갱내작업 시 조명부족 및 산소결핍, CO, CO_2, 메탄의 흡입으로 인한 안구운동중추의 장애가 나타나는 것이다.
③ 잠함병은 잠수작업, 터널공사, 해저작업 시 급격한 감압으로 질소가 체외로 배출되지 못하고 기포상태로 혈관이나 조직에 남아 혈액순환을 저해하거나 조직손상을 일으키는 것이다.

17 다음 중 VDT 증후군(Visual Display Terminal syndrome)의 증상이 아닌 것은?

① 아드레날린의 분비촉진
② 소양감
③ 내이와 미로의 장애
④ 피부발진

해설 ③ 내이와 미로의 장애는 잠함병에서 나타나는 증상이다.

 공부하기

[VDT 증후군의 증상]
㉠ 근골격계 질환:뒷머리, 목, 어깨, 팔, 손 및 손가락의 특정 부분 혹은 전체에 걸쳐 결림, 저림, 아픔 등의 불

편함이 나타난다.

ⓛ 눈의 피로:작업을 계속하는 과정에서 시력감퇴, 복시, 안통, 두통 등이 발생한다.

ⓒ 정신신경장애:불안, 초조, 신경질, 낮의 피로감, 기상 시 피로감, 두통, 소화불량, 심박수 증가, 맥박수 증가, 혈압상승, 아드레날린 분비촉진 등이 발생한다.

ⓔ 기타:피부발진, 소양감, 임신·출산의 이상 등

18 특수 검진 결과 사후 조치로 적절하지 않은 것은?

① 직업병의 조기 발견
② 작업 전환
③ 근무 부서의 변경
④ 근로시간 단축

+해설 ①은 특수검진을 시행하는 목적에 해당하는 내용이다.

특수 건강진단은 근로자 중 특수건강진단 대상업무에 종사 또는 법정 유해인자에 노출되는 근로자에 대하여 사업주의 비용부담으로 실시하는 주기적 건강진단이다. 유해인자 노출에 의한 근로자의 직업성 질환을 조기에 발견하여 적절한 사후관리(작업전환, 근로시간 변경 등) 또는 치료를 신속히 받기 위한 목적으로 실시한다.

19 근로자의 건강진단 결과 직업병으로 발전가능성이 있을 경우 건강관리 구분은?

① C1
② D1
③ R
④ C2

+해설

배치 전 건강진단/특수건강진단/수시건강진단/임시건강진단	
구분	의미
A	건강관리상 의학적 및 직업적 사후관리 조치 불필요(정상자)
C1	직업병 예방을 위하여 적절한 의학적 및 직업적 사후관리 조치 필요(직업병 요관찰자)
C2	일반질병 예방을 위하여 적절한 의학적 및 직업적 사후관리 조치 필요(일반질병 요관찰자)
D1	직업병의 소견이 있어 적절한 의학적 및 직업적 사후관리 조치 필요(직업병 유소견자)
D2	일반질병의 소견이 있어 적절한 의학적 및 직업적 사후관리 조치 필요(일반질병 유소견자)

※ 특수건강진단 실시 도중 퇴직 등의 사유로 건강진단을 종료하지 못해 건강관리 구분을 판정하지 못한 경우에는 'U'로 판정

20 다음 중 산업재해보상의 조건으로 맞는 것은?

① 업무 후의 사고와 관련이 있을 것
② 사망하거나 또는 부상하거나 질병에 이환될 것
③ 8일 이상의 요양을 요할 것
④ 근무한 지 1년 이상이 될 것

➕해설 [산업재해 보상의 조건]
① 업무와 관련이 있을 것
② 사망하거나 또는 부상하거나 질병에 이환될 것
③ 4일 이상의 요양을 요할 것

21 온도가 급격하게 올라간 8월의 어느 여름날 옥외작업장에서 작업 중이던 근로자가 갑자기 의식을 잃고 쓰러졌다. 근로자의 상태를 살펴본 결과 발한은 없고 체온은 40℃로 확인되었다. 119에 신고한 후 보건관리자가 가장 먼저 취해야 할 조치로 옳은 것은 무엇인가?

① 생리식염수를 정맥주사한다.
② 신진대사 억제제를 투여한다.
③ 다리를 높이고 근육을 풀어준다.
④ 시원한 곳으로 옮겨 차가운 물로 몸을 닦거나 담근다.

➕해설 체온이 40℃임에도 불구하고 땀이 나지 않는 것은 중추신경계의 손상으로 나타나는 열사병을 의심할 수 있다.

 공부하기

[열사병(heat stroke)]
• 원인 : 고온다습한 환경에 폭로되어 중추성 체온조절의 기능장애로 인한 체온조절의 부조화
• 증상 : 체온의 이상상승, 두통, 현기증, 이명, 의식혼미, 구토, 무력감, 동공반응 손실 등
• 관리 : 적절한 치료가 이루어지지 않으면 사망에 이를 수 있기 때문에 무엇보다도 빨리 체온을 하강시키는 것이 가장 중요한 조치이다.

22 전자제품 부품을 생산하는 사업장의 근로자들이 어지럽고 심한 두통 증상을 호소하다가 일부 근로자는 조혈기능장애나 백혈병이 발생되었다. 이러한 상황에서 의심되는 작업관련 유해인자는 무엇인가?

① 벤젠
② 톨루엔
③ 메탄올
④ 사염화탄소

➕ 해설

유기용제	유기용제를 이용하는 산업장	건강장애
벤젠	농약, 약품제조, 휘발유	조혈장애(빈혈), 백혈병
톨루엔, 실렌, 에틸벤젠, 스타이렌	• 톨루엔 : 페놀, 사카린 등 • 합성 실렌 : 에폭시 수지, 약품 제조 • 스타이렌 : 합성고무, 수지 생산	중추신경계 억제의 일반증상
MBK, EBK	물감, 염료, 잉크 등의 제조와 용제	말초신경 독성
사염화탄소	탄화불소제 제조를 위한 연무제·냉동제, 고무접착제, 케이블, 반도체 제조의 용제	중추신경계, 간장, 신장장애, 시신경염이나 위축, 간암
클로로포름	페니실린을 비롯한 약품을 정제하기 위한 추출제, 냉동제, 흡입마취제	마취효과, 간장과 신장의 괴사, 부정맥, 동물실험에서 간암, 신장암
염화비닐	폴리비닐 중합체 생산	간장애, 발암작용(폐암, 뇌암, 림프선암, 간의 혈관육종)
PCBs	변압기와 콘덴서 등 절연용액에 이용	피부에 홍반, 부종, 건조 및 비후, 간기능장애, 신경장애
메탄올	포름알데히드, 플라스틱, 필름 등의 제조와 래커, 접착제, 코팅, 잉크, 결빙 방지, 휘발유 첨가제 등	신경장애, 시각장애, 오심, 구토, 복통, 대사성 산혈증, 혼수, 사망
글리콜에테르	래커, 수지, 잉크, 섬유염색, 부동액, 휘발유 첨가제 등	빈혈 등 조혈기능 장애, 폐·신장·생식기장애

[표] 유기용제 중독과 중독증상

- 조유정 외, 지역사회간호학 분야별, 현문사

CHAPTER 11
생애주기별 인구집단간호

UNIT 01 _ 최신기출문제

01 <보기>와 같은 인구 구조를 가진 지역사회의 2020년 6월 13일 현재 인구 구조를 나타내는 지표 값으로 가장 옳은 것은? 2020

<단위 : 명>

연령(세)	남	여	계
0~14	700	900	1600
15~64	1600	1600	3200
65 이상	700	700	1400
계	3000	3200	6200

-2020년 6월 13일 현재

① 유년부양비는 (1600/6200)×100이다.
② 노년부양비는 (1400/1600)×100이다.
③ 2차 성비는 (3200/3000)×100이다.
④ 3차 성비는 (3000/3200)×100이다.

➕ 해설

① 유년부양비(Youth D. R.) = $\dfrac{15세\ 미만\ 인구(0\sim14세\ 인구)}{15\sim64세\ 인구} \times 100$

$= \dfrac{1600}{3200} \times 100$

② 노년부양비(Old D. R.) = $\dfrac{65세\ 이상\ 인구}{15\sim64세\ 인구} \times 100$

$= \dfrac{1400}{3200} \times 100$

③2차 성비(secondary sex ratio): 출생 시의 성비

④3차 성비(tertiary sex ratio): 현재 인구의 성비

$$성비 = \frac{남자수}{여자수} \times 100$$

02 국가암검진 사업에 포함되는 암 종류별 대상자와 검진주기에 대한 설명으로 가장 옳은 것은?

`2019`

① 위암: 만 50세 이상 남녀, 2년
② 대장암: 만 50세 이상 남녀, 1년
③ 유방암: 만 40세 이상 여성, 1년
④ 간암: 만 50세 이상의 남녀 중 간암발생 고위험군, 6개월

+해설 [암 관련 건강검진연령 및 검진주기(「암관리법 시행령」 별표 1 준용)]

암의 종류	검진주기	검진연령
위암	2년	40세 이상의 남·여
간암	1년	40세 이상의 남·여 중 간암 발생 고위험군
대장암	1년	50세 이상의 남·여
유방암	2년	40세 이상의 여성
자궁경부암	2년	30세 이상의 여성
폐암	2년	만 54세 이상 74세 이하의 남·여 中 폐암 발생 고위험군

[표] 암 관련 건강검진연령 및 검진주기

"간암 발생 고위험군"이란 간경변증, B형간염 항원 양성, C형간염 항체 양성, B형 또는 C형간염 바이러스에 의한 만성 간질환 환자를 말한다.

폐암 발생 고위험군은 30갑년[하루 평균 담배소비량(갑) × 흡연기간(년)] 이상의 흡연력(吸煙歷)을 가진 현재 흡연자와 폐암 검진의 필요성이 높아 보건복지부장관이 정하여 고시하는 사람을 말함

03 <보기>와 같은 연령별 내국인 인구를 가진 지역사회의 인구구조에 대한 설명으로 가장 옳은 것은? 2019

연령(세)	인원(명)
0~14	200
15~24	200
25~34	150
35~44	200
45~54	250
55~64	200
65~74	150
75 이상	150
계	1,500

① 고령사회이다.
② 노년부양비는 50.0%이다.
③ 노령화지수는 150.0%이다.
④ 유년부양비는 50.0%이다.

＋해설 노령화지수는 노인인구의 증가에 따른 노령화 정도를 나타내는 지표이다.

$$노령화지수 = \frac{65세\ 이상\ 인구(노년인구)}{0\sim14세\ 인구(유년인구)} \times 100$$

$$= \frac{150+150}{200} \times 100 = 150$$

04 <보기>의 ( )안에 들어갈 말은? 2019

> <보기>
> 모성사망 측정을 위해 개발된 지표 중 가장 많이 사용되는 지표인 모성사망비는 해당 연도
> ( ) 10만 명당 해당 연도 임신, 분만, 산욕으로 인한 모성사망의 수로 산출한다.

① 여성
② 출생아
③ 사망 여성
④ 가임기 여성

+해설 [모성사망비(maternal death)]
① 모성사망이란 우연 또는 우발적인 원인이 아닌, 임신 또는 그 관리에 관련되거나 그것에 의해 악화된 어떤 원인때문에 임신 중 또는 분만 후 42일 이내에 발생한 사망을 말한다(WHO).

② 모성사망비는 모성사망 수준을 측정하기 위해 가장 많이 사용되고 있는 지표이다.

③ 분자와 분모가 동일 인구집단이 아니기 때문에 모성사망비라고 한다.

④ 임신한 여성을 대상으로 한 자료보다는 신고의무가 있는 출생자료를 구하는 것이 훨씬 수월하기 때문에 임신을 대신하여 측정이 용이한 출생을 분모로 하는 것이다.

$$모성사망비 = \frac{모성사망수(같은 연도의 임신, 분만, 산욕 합병증으로 사망한 모성수)}{1년간 출생아수} \times 1,000$$

05 사망 관련 통계지표에 대한 설명으로 옳은 것은?

2019 지방직

① 비례사망지수는 특정 연도 전체 사망자 중 특정 원인으로 인한 사망자 비율을 산출하는 지표이다.

② α-index는 특정 연도의 신생아 사망수를 영아 사망수로 나눈 값으로 신생아 건강관리사업의 기초자료로 유용하다.

③ 치명률은 어떤 질병이 생명에 영향을 주는 위험도를 보여주는 지표로 일정 기간 동안 특정 질병에 이환된 자 중 그 질병에 의해 사망한 자를 비율로 나타낸 것이다.

④ 모성사망비는 해당 연도에 사망한 총 여성 수 중 같은 해 임신·분만·산욕 합병증으로 사망한 모성수 비율을 산출하는 지표이다.

+해설 [치명률(CFR ; case fatality rate)]
㉠ 어떤 질병이 생명에 영향을 주는 위험도와 그 질병에 대한 치료법의 발달 정도를 나타내 주는 지표이다.

$$치명률 = \frac{그 기간 동안 동일 질병에 의한 사망자수}{어떤 기간 동안 특정 질병이 발생한 환자수} \times 100$$

㉡ 일정 기간 동안 특정 질병에 이환된 사람들 중 그 질병에 의해 사망한 사람이 얼마나 되는지를 백분율로 표시한 것이므로, 엄밀한 의미에서는 모든 환자를 추적하여 그 생존 여부를 확인한 후 다음과 같이 산출해야 한다.

06 **<보기>는 A, B, C 지역에 대한 인구통계 조사결과이다. 이에 대한 해석으로 옳은 것은?**

2018 서울시

지역명	A	B	C
신생아사망률(단위: 천명)	1.0	1.0	1.0
영아사망률(단위: 천명)	1.5	4.0	8.0
15세 미만 인구비율(%)	20	25	45
15~64세 인구비율(%)	60	65	50
65세 이상 인구비율(%)	20	10	5

① A지역의 총 부양비는 C지역보다 높은 수준이다.

② A지역의 노령화 지수는 C지역보다 낮은 수준이다.

③ A지역의 보건의료수준이 B지역보다 낮은 수준이다.

④ A지역의 영아후기사망률(post-neonatal death rate)이 B지역보다 낮은 수준이다.

➕ 해설 **[영아사망률(IMR ; Infant Mortality Rate)]**

① 국가나 지역사회의 보건수준을 나타내는 대표적인 지표이다.

② 영아사망은 상대적으로 경제·사회·환경적 특성에 민감하게 반응한다.

③ 생후 12개월 미만의 한정된 집단을 대상으로 하기 때문에 국가 간 변동범위가 크고 정확성과 편의성이 높다.

④ 영아사망률은 어떤 연도 중 정상출생수 1,000명에 대한 1년 미만의 영아사망수이다.

$$영아사망률 = \frac{출생\ 후\ 1년\ 미만의\ 영아사망수}{1년간\ 출생수} \times 1,000$$

07 **다음의 인구 현황 표에 따라 산출한 지표에 대한 설명으로 옳은 것은?**

2018

구분 (세)	인구 수 (명)
0 ~ 14	200
15 ~ 49	300
50 ~ 64	200
65 ~ 74	200
75 이상	100
계	1,000

① 노령화 지수는 30으로 유년인구 100명에 대해 노년인구가 30명임을 뜻한다.

② 노인인구 구성 비율은 20 %로 총인구 100명에 대해 노인인구가 20명임을 뜻한다.

③ 노년부양비는 60으로 생산가능인구 100명이 노년인구 60명을 부양한다는 뜻이다.

④ 유년부양비는 20으로 생산가능인구 100명이 유년인구 20명을 부양한다는 뜻이다.

➕해설 노년부양비란 생산연령인구(15~64세) 100명에 대한 고령인구(65세 이상)의 비를 말한다.

노년부양비 = (65세 이상 인구 / 15~64세 인구) × 100

= (300/500) × 100 = 60

 공부하기

생산연령인구(15~64세) 100명이 부양해야 할 고령인구(65세 이상)의 비를 의미한다.

노년부양비는 고령인구에 대한 생산연령인구의 경제적 부담을 나타내는 지표로서 사회의 고령화 추세를 파악하고 이에 대한 정책기초 및 노후생활 안정대책과 젊은 세대의 부담 완화 방안 마련을 위한 자료로 활용된다.

우리나라 노년부양비는 선진국에 비해 아직은 낮은 수준이나 급격히 높아질 것으로 예상된다. 통계청 장래인구추계(2019년)에 따르면 생산연령인구 100명당 부양해야 할 노인인구는 2017년 18.8명에서 2067년에는 102.4명으로 5.5배 증가할 것으로 전망된다.

08 다음 A지역의 성비유형 및 성비는?

2017

2016년 A지역에 남아 90명과 여아 100명이 출생하였다.

① 1차 성비, 90/100 × 100

② 1차 성비, 100/90 × 100

③ 2차 성비, 90/100 × 100

④ 2차 성비, 100/90 × 100

➕해설 [성비의 구분]

① 1차 성비(primary sex ratio) : 태아의 성비

② 2차 성비(secondary sex ratio) : 출생 시의 성비

③ 3차 성비(tertiary sex ratio) : 현재 인구의 성비

$$성비 = \frac{남자수}{여자수} \times 100$$

09 아래의 인구통계 자료로 알 수 있는 지역 A의 특성은?

2016

> 지역 A의 인구통계 자료
> • α-index : 1.03
> • 유소년 부양비 : 18.9
> • 노령화지수 : 376.1
> • 경제활동연령인구비율 : 52.7

① 노인 부양에 대한 사회적 대책과 전략이 요구된다.
② 지역사회의 영아사망 및 모성사망 감소에 대한 요구가 높다.
③ 고출생 저사망으로 인한 인구억제 및 가족계획 정책이 요구된다.
④ 근대화 과정의 초기로서 사망률 저하를 위한 환경개선사업이 요구된다.

╋해설 ① 여러 가지 인구통계 자료를 통해 노인인구가 많아지고 있음을 알 수 있다.
• 보기에서 α-Index는 1.03이기 때문에 사망한 영아의 대부분이 신생아임을 알 수 있다. α-Index는 영아 사망과 신생아 사망의 관련지표로서 1에 근접할수록 영아기간 중의 사망이 신생아 고유질환에 의한 사망뿐이라는 의미를 갖기 때문에 그 지역의 건강수준이 높은 것을 의미한다.
• 유소년 부양비의 크기는 18.9로 작기 때문에 출생률이 높지 않다는 것을 알 수 있다.
• 노령화지수의 값은 376.1로 매우 크기 때문에 노인 인구가 0~15세 미만 인구보다 많음을 알 수 있다.
• 15~64세에 해당하는 경제활동인구의 비율이 낮은 것을 통해 부양해야 할 인구가 많음을 알 수 있다.

10 아래와 같은 인구구조를 가진 지역사회가 있다. 이 지역사회의 노령화 지수는? (단, 단위는 명)

2015

> • 0-14세 : 200
> • 45-64세 : 500
> • 81세 이상 : 100
>
> • 15-44세 : 700
> • 65-80세 : 200

① 1.5
② 15
③ 150
④ 700

╋해설 노령화지수(index of aging) = $\dfrac{65세 이상 인구(노년인구)}{0~14세 인구(유년인구)} \times 100 = \dfrac{200+100}{200} \times 100 = 150$

공부하기

11 다음의 표를 통해 예측가능한 올바른 내용은?

2014 서울시

지역명	a-index
가	103
나	112
다	130

① 가 지역의 보건의료수준이 가장 높을 것이다.

② 가 지역의 영아 사망률이 나 지역보다 높을 것이다.

③ 나 지역의 영아 후기 사망률이 다 지역보다 높을 것이다.

④ 다 지역의 합계 출산율이 가장 낮을 것이다.

⑤ 다 지역의 모성 사망률이 가와 나 지역보다 낮을 것이다.

➕해설 a-index는 값이 클수록 영아사망률이 높음을 나타내며 1(100%)에 가까울수록 보건수준이 높다. 그러므로 1(100%)에 가장 가까운 [가] 지역의 보건의료수준이 가장 높음을 알 수 있다.

 공부하기

[α-Index]

① 영아 사망과 신생아 사망의 관련지표로서 α-Index가 1에 근접할수록 영아기간 중의 사망이 신생아 고유 질환에 의한 사망뿐이라는 의미를 갖기 때문에 그 지역의 건강수준이 높은 것을 의미한다.

② α-Index 값이 클수록 신생아기 이후의 영아 사망률이 높기 때문에 영아 사망에 대한 예방대책이 필요 하다.

③ α-Index 값은 영아의 건강수준과 국민건강과 생활수준 및 문화수준을 파악할 수 있는 척도이다

12 다음과 같은 인구구조를 가진 지역사회의 노년부양비(%)는?

2014

연령(세)	인원(명)
0~14	200
15~44	600
45~64	400
65~74	80
75 이상	30

① 2.3

② 5.6

③ 6.1

④ 11.0

⑤ 23.7

➕해설 노년부양비(Old D.R.) = $\dfrac{65세\ 이상\ 인구}{15\sim64세\ 인구} \times 100 = \dfrac{30+30}{600+400} \times 100 = 11.0\%$

공부하기

[부양비]

인구의 사회경제적 구성을 나타내는 지표이며 총부양비가 높을수록 경제적 투자능력이 상대적으로 떨어져서 경제발전에 어려움이 따르는 것으로 본다. 부양비에는 총부양비, 유년부양비, 노년부양비가 있다.

(1) 총부양비 = 유년부양비 + 노년부양비

(2) 유년부양비 = 15세 이하의 소년인구/생산인구

(3) 노년부양비 = 65세 이상 노인인구/생산인구

13 생후 6개월된 아이가 예방접종을 위해 보건소를 방문하였다. 이 아이가 제 시기에 예방접종을 받았다면 지금까지 접종하였을 내용에 포함되지 않는 것은?

2014

① 결핵

② 홍역

③ 폴리오

④ 백일해

⑤ B형간염

➕해설 결핵과 B형간염은 출생~1개월이내 접종하고 백일해와 폴리오는 2개월에 접종해야 한다.

공부하기

[예방접종]

우리나라의 영·유아 예방접종사업은 1960년대부터 시행해온 사업으로, 2000년도의 정부의 모자보건 사업 총예산의 약 60%를 차지하는 가장 중요한 사업이다. 영유아기의 건강관리에서 가장 기본적인 사항은 예방접종이다.

(1) 예방접종의 법적 근거(「감염병의 예방 및 관리에 관한 법률」)

　① 필수예방접종(제24조)

　　㉠ 특별자치도지사 또는 시장·군수·구청장은 다음의 질병에 대하여 관할 보건소를 통하여 필수예방접종을 실시하여야 한다.

　　　1. 디프테리아　2. 폴리오　3. 백일해　4. 홍역　5. 파상풍　6. 결핵　7. B형간염　8. 유행성이하선염

　　　9. 풍진　10. 수두　11. 일본뇌염　12. b형헤모필루스인플루엔자　13. 폐렴구균　14. 인플루엔자

　　　15. A형간염　16. 사람유두종바이러스 감염증

　　　17. 그 밖에 질병관리청장이 감염병의 예방을 위하여 필요하다고 인정하여 지정하는 감염병

　　㉡ 특별자치도지사 또는 시장·군수·구청장은 ㉠에 따른 필수예방접종업무를 대통령령으로 정하는 바에 따라 관할구역 안에 있는 「의료법」에 따른 의료기관에 위탁할 수 있다.

　　㉢ 특별자치도지사 또는 시장·군수·구청장은 필수예방접종 대상 아동 부모에게 보건복지부령으로 정하는 바에 따라 필수예방접종을 사전에 알려야 한다. 이 경우 「개인정보보호법」에 따른 고유식별정보를 처리할 수 있다.

14 다음 설명에 적합한 인구 측정지표는 무엇인가?

2014 서울시

• 한 세대 여자들이 15~49세 동안 낳은 여아의 수를 나타내는 지표
• 각 연령별 여아 출산율의 합계

① 총출산율
② 순재생산율
③ 일반출산율
④ 총재생산율
⑤ 총 특수출산율

＋해설　④ 총재생산율은 한 여자가 현재의 출생력이 계속된다는 가정하에서 가임기간 동안 재생산이 가능한 여자아이를 낳는가를 나타내는 지표이다. 총재생산율은 어머니의 사망률을 고려하지 않은 재생산율이다.

공부하기

[모자보건의 출생률 분류]

(1) 일반출산율

　① 임신이 가능한 연령(15~49세)의 여자인구 1,000명당 출생률을 말한다.

　② 우리나라는 가임연령의 범위를 15~49세로 하고 있다.

(2) 연령별 출산율

　어떤 연도의 같은 연령의 여자가 출산한 정상출생수로 출산력 수준을 파악하는 가장 대표적인 지표이다.

(3) 합계출산율

　한 여자가 평생동안 평균 몇 명의 자녀를 낳는지를 나타내며, 일반적으로 연령별 출산율을 산출한 다음, 이를 더하여 계산한다.

15 인구조사에 대한 설명으로 틀린 것은?

2013

① 인구의 크기, 구성, 성격을 나타내는 통계는 인구동태통계이다.

② 우리나라는 정기적으로 5년마다 시행한다.

③ 인구동태통계는 대상자들의 법적 신고의무에 의한다.

④ 1925년에 간이국세조사가 처음으로 실시되었다.

＋해설 ① 인구의 크기, 구성, 성격을 나타내는 통계는 인구정태통계이다.

 공부하기

[인구동태통계]

① 일정한 기간에 나타난 출생, 사망, 결혼, 이혼, 이주에 관한 내용을 당사자나 혹은 관련자가 일정한 양식에 따라 등록한 자료이다.

② 호적신고(출생신고, 사망신고, 혼인신고)와 주민등록신고(전출입신고, 이주신고 등) 피조사자의 법적신고 의무에 의해 파악되는 동태통계가 여기에 속한다.

[인구정태통계 - 전수조사(Census)]

① 어떤 한 시점에서 일정 지역 내에 있는 모든 사람에 대한 특정 정보를 개인 단위로 수집하는 정기적인 조사를 의미한다.

② 보통 5년 또는 10년 간격을 두고 실시하며 우리나라는 1925년 10월 1일 처음 실시하였다.

③ 현재 통계청에서 매 5년마다 인구주택총조사를 실시하고 있다.

④ 인구의 크기·구성 및 성격을 서술하는 통계로서 자연적(성별, 연령별), 사회적(국적별, 학력별 등), 경제적(직업별, 산업별 등)인 상태에 관한 인구구조에 관한 정태통계가 여기에 속한다.

16 모자보건지표의 산출방법으로 옳지 않은 것은?

① 사산율 = $\dfrac{\text{같은 해의 28주 이상 태아 사망수}}{\text{특정연도의 출산수}} \times 100$

② 신생아사망률 = $\dfrac{\text{같은 해의 신생아 사망수}}{\text{특정연도 총 출생수}} \times 1{,}000$

③ 유아사망률 = $\dfrac{\text{같은 해의 1~4세 사망수}}{\text{특정연도 1~4세 중앙 인구수}} \times 1{,}000$

④ 영아사망률 = $\dfrac{\text{같은 해의 영아 사망수}}{\text{특정연도의 총 출생수}} \times 1{,}000$

⑤ 주산기사망률 = $\dfrac{\text{같은 해의 28주 이후 사산수+2주일 이내 사망수}}{\text{특정연도의 출산수}} \times 1{,}000$

+해설 ⑤ 주산기사망률에는 2주일 이내 사망 수가 아닌 "1주일 이내"의 사망수가 포함된다.

 공부하기

> **[주산기 사망률(PMR ; Perinatal Mortality Rate)]**
> 1) 임신 만 28주 이후의 사산과 출생 직후, 즉 생후 1주 미만의 신생아 사망을 합한 것을 주산기 사망이라고 하여 모자보건의 주요한 지표로 삼고 있다.
> 2) 출생 1,000명당 임신 만 28주 이후의 사산비와 조기신생아 사망률(출생 1주 이내)의 합으로 나타낸다.
> 3) 출산 직후의 신생아는 모체의 임신과 분만 시의 영향을 강하게 받기 때문에 조기신생아 사망과 임신 후기의 사산과는 공통의 원인이라 볼 수 있다.

17 임부에 대한 등록과 함께 산전관리 위험요인을 평가관리하는 것은 매우 중요하다. 고위험 모성보건 대상에 해당하지 않는 것은?

① 18세 임산부
② 저체중 임산부
③ 운동부족인 임산부
④ 당뇨가 있는 임산부
⑤ 갑상선 질환이 있는 임산부

+해설 고위험 모성보건 대상은 다음과 같다.
　　1) 20세 미만과 35세 이상의 임산부
　　2) 조산·사산·거대아를 출산한 경력이 있는 임산부
　　3) 유전질환 등 가족력이 있는 임산부
　　4) 고혈압, 당뇨, 갑상선 질환, 심장병, 자가면역질환 등 질환자

18 다음 중 α - index(알파 인덱스)에 대한 설명으로 맞는 것은? 2011

① 분모는 영아사망률이다

② 분자는 신생아사망률이다

③ 값이 1에 가까울수록 보건수준이 높다

④ 값이 높을수록 보건수준이 높다

⑤ 값이 낮을수록 보건수준이 높다

➕해설 [α - Index]

$$\alpha\text{- Index} = \frac{\text{같은 연도의 영아사망수}}{\text{어떤 연도의 신생아사망수}}$$

α - Index의 값이 1이라면 이는 영아기간 중의 사망이 신생아 고유질환에 의한 사망뿐이라는 뜻으로 해석한다. 영아사망이 주로 신생아 사망으로 이루어지고 있음을 뜻하며, 예방가능한 후기신생아 사망이 거의 없으므로 모자보건의 수준이 높음을 의미하며 1에 접근할수록 거의 모든 영아 사망이 신생아 사망이기 때문에 그 지역 건강수준이 높고, 값이 클수록 신생아 이후의 영아사망률이 높아서 영아 사망에 대한 예방대책이 필요하다.

19 다음에 해당하는 출산 지표는? 2011

> (연간 총출생아수 / 같은해 가임여성(15세~49세) 인구수) × 1000

① 조출생률

② 재생산율

③ 일반출산율

④ 합계출산율

⑤ 연령별출생률

➕해설 [일반출산율(GFR ; general Fertility Rate)]

1) 특정 1년간의 총출생아수를 당해연도의 가임여성인구(15~49세 또는 15~44세)로 나눈 수치를 여자인구 1,000명 당 수치로 나타낸 것이며 보통출산율이라고도 한다.

2) 우리나라는 가임연령의 범위를 15~49세로 하고 있으나 가임연령 범위를 15~44세로 보는 국가도 있다.

$$\text{일반출산율} = \frac{\text{어떤 연도의 총출생아수}}{15\sim49\text{세의 가임연령 인구}} \times 1,000$$

간호직공무원 시험대비 | **지역사회간호** 단원별 기출문제집

20 인구정책중 인구 대응정책에 해당되는 것은?
2011

① 출산장려
② 인구분산
③ 고용기회 확대
④ 성비불균형 개선
⑤ 인공임신중절 예방

➕해설 **[인구대응정책]**

인구변동에 따른 식량, 주택, 고용복지, 도시문제, 교육 및 사회보장 등에 대한 사회경제시책이다.

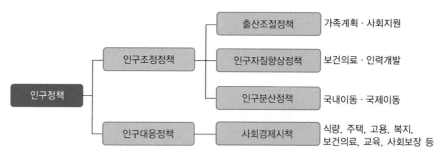

[그림] 인구정책의 기본 구도

– 최연희 외, 지역사회보건간호학(I), 수문사, 2018.

21 한 나라의 '영아사망률이 감소한다'는 의미의 해석으로 옳은 것은?
2010

① 국가의 가치와 문화의 향상을 의미한다.
② 국가의 모자보건, 영양섭취, 보건환경의 향상을 의미한다.
③ 생후 28일 이내의 사망자수의 감소를 의미한다.
④ 조사망률의 감소를 의미한다.

➕해설 ② 영아사망률은 국가나 지역사회의 보건수준을 나타내는 대표적인 지표이며, 상대적으로 경제·사회·환경적 특성에 민감하게 반응하기 때문에 영아사망률이 감소했다는 것은 국가의 보건수준이 향상했음을 의미한다.

 공부하기

[영아사망률(IMR;Infant Mortality Rate)]

1) 생후 12개월 미만의 한정된 집단을 대상으로 하기 때문에 국가 간 변동범위가 크고 정확성과 편의성이 높다.

2) 영아사망률은 어떤 연도 중 정상출생수 1,000명에 대한 1년 미만의 영아사망수이다.

$$영아사망률 = \frac{출생 후 1년 미만의 영아사망수}{1년간 출생수} \times 1,000$$

22 다음에서 설명하는 인구구조는? 2010

> 가. 선진국형
> 나. 출생률도 낮고, 사망률도 낮다
> 다. 0~14세 인구가 50세 이상의 인구의 2배이다.

① 별형
② 종형
③ 항아리형
④ 피라미드형
⑤ 호로형

➕해설 **[인구 피라미드 유형]**

(1) 인구 피라미드의 개념

　① 성별·연령별로 인구도수분포표를 그린 것을 인구 피라미드라고 한다.
　② 인구 피라미드는 한 인구집단의 성별·연령별 특성을 일목요연하게 정리해준다.
　③ 둘 이상 되는 인구집단의 특성 차이도 쉽게 구분할 수 있게 해준다.

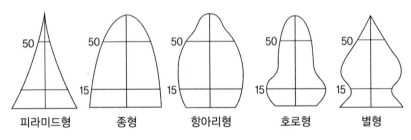

[그림] 인구구조의 유형

- 조유정 외, 지역사회간호학 분야별, 현문사, 2014, p.362.

(2) 피라미드형(pyramid type)

　① 저개발국가의 인구구조 유형이며 다산다사형으로 출생률과 사망률이 모두 높다.
　② 유년부양비의 증가 및 아동복지와 교육에 대한 정책이 필요하다.
　③ 피라미드형은 0~14세 인구가 65세(50세) 이상의 2배를 넘는다.

(3) 종형(bell type)

　① 선진국의 인구구조 유형이며 출생률·사망률이 모두 낮다.
　② 정체인구가 되는 단계로 인구정지형으로 본다.
　③ 종형은 0~14세 인구가 65세(50세) 이상 인구의 2배가 된다.

(4) 항아리형(pot type)

　① 인구가 감소하는 인구구조 유형으로 출생률이 사망률보다 매우 낮다. .
　② 일부 선진국가들이 여기에 속하며 감소형 인구구조이다.
　③ 항아리형은 0~14세 인구가 65세(50세) 이상 인구의 2배에 미치지 못한다.

(5) 별형(star type)

　① 생산연령의 인구 비율이 높은 도시형 인구구조로 유입형이라고도 한다.

② 출산연령에 해당하는 청장년층의 비율이 높기 때문에 유년층의 비율이 높다.

③ 별형은 15~49세 인구가 전체 인구의 50%를 넘는다.

(6) 호로형(guitar type)

① 생산연령 인구의 유출이 큰 농촌형 인구구조로 유출형이라고도 한다.

② 청장년층의 유출에 의한 출산력 저하로 유년층의 비율이 낮다.

③ 호로형은 15~49세 인구가 전체 인구의 50% 미만이다.

UNIT 02 _ 기출응용문제

01 모자보건법에서 정의하는 임산부는?

① 분만 후 28일 임산부까지

② 분만 후 3개월 임산부까지

③ 분만 후 6개월 임산부까지

④ 분만 후 12개월 임산부까지

+해설 [모자보건법상 용어정의]

① 임산부 - 임신 중이거나 분만 후 6개월 미만인 여성

② 영유아 - 출생 후 6년 미만인 사람

③ 신생아 - 출생 후 28일 이내의 영유아

02 다음 중 국가암 조기검진대상이 되는 암은?

① 갑상선암

② 후두암

③ 대장암

④ 식도암

+해설 국가암 조기검진대상이 되는 암은 간암, 대장암, 위암, 유방암, 자궁경부암, 폐암이다.

❖ 국가암 조기검진대상에 폐암이 추가되고, 간암의 검진주기는 6개월로 단축 및 자궁경부암 대상 검진 연령이 20세로 변동되었음을 기억해야 한다.

공부하기

[암 관련 건강검진연령 및 검진주기(「암관리법 시행령」 별표 1 준용)]

암의 종류	검진주기	검진연령	검진비용	검진항목
위암	2년	만 40세 이상의 남·여	10% 본인부담	위내시경, 위장조영검사, 조직검사
간암	6개월	만 40세 이상의 남·여 중 간암 발생 고위험군	10% 본인부담	간초음파검사+혈청 알파태아단백 검사(혈액검사)
대장암	1년	만 50세 이상의 남·여	본인부담 없음(정해진 검사 외에 수면마취 등은 본인 부담)	분변잠혈검사 후 양성반응이 나올 경우 대장 이중조영 촬영검사 또는 대장내시경검사 진행
유방암	2년	만 40세 이상의 여성	10% 본인부담	유방촬영검사(좌, 우)
자궁경부암	2년	만 20세 이상의 여성	본인부담 없음	자궁경부 세포검사
폐암	2년	만 54~74세 남녀 중 30갑년 이상 흡연력을 가진 폐암발생 고위험군	10% 본인부담	저선량 흉부CT 검사

[표] 암 관련 건강검진연령 및 검진주기

"간암 발생 고위험군"이란 간경변증, B형간염 항원 양성, C형간염 항체 양성, B형 또는 C형간염 바이러스에 의한 만성 간질환 환자를 말한다.

"폐암 발생 고위험군"이란

1) 국가건강검진 대상자 : 현재 흡연중인 자로 해당연도 전 2년 내 국가건강검진 시 작성하는 문진표로 흡연력이 하루 한갑 기준 30년 이상으로 확인되는 자
2) 건강보험 금연치료 참여자 : 해당연도 전 2년 내 금연치료 사업참여를 위해 작성하는 문진표로 흡연력이 하루 한갑 기준 30년 이상으로 확인되는 자

03 다음 부양비에 대한 설명 중 옳지 않은 것은?

① 연령구조와 경제적인 영향을 평가하기 위한 지수이다.
② 선진국의 경우 개발도상국보다 노년부양비가 높다.
③ 부양비는 경제활동 연령에 대한 비경제활동 연령인구의 비를 말한다.
④ 비경제활동 연령이란 15세 이상 64세 이하의 인구를 말한다.

해설 ④ 비경제활동 연령이란 15세 미만 인구(0~14세 인구)와 65세 이상 인구를 의미한다.

① 부양비는 인구의 사회경제적 구성을 나타내는 지표이다.총부양비가 높을수록 경제적 투자능력이 상대적으로 떨어져서 경제발전에 어려움이 따르는 것으로 본다.
② 총부양비와 유년부양비는 개발도상국이 높고, 노년부양비는 선진국이 높다.
③ 부양비는 생산능력을 가진 경제활동 연령에 대해 생산능력이 없는 비경제활동 연령인구인 어린이와 노인인구의 비를 의미한다.

공부하기

부양비에는 총부양비, 유년부양비, 노년부양비가 있다.

① 총부양비(Total D. R.) = $\dfrac{\text{15세 미만 인구(0~14세 인구) + 65세 이상 인구}}{\text{15~64세 인구}} \times 100$

② 유년부양비(Youth D. R.) = $\dfrac{\text{15세 미만 인구(0~14세 인구)}}{\text{15~64세 인구}} \times 100$

③ 노년부양비(Old D. R.) = $\dfrac{\text{65세 이상 인구}}{\text{15~64세 인구}} \times 100$

04 인구이동이 없는 상태에서 연령별 출생률과 사망률이 같아 자연증가율이 0(Zero)인 이론적 인구는?

① 봉쇄인구
② 안정인구
③ 정지인구
④ 준안정인구

➕해설 [인구의 종류]

	이론적 인구	실제적 인구
정의	이론적 인구는 인구와 관련된 이론적 분석을 위해 유도 또는 설정된 인구	실재적 인구는 인구집단을 시간이나 지역 등의 속성에 결부시켜 분류한 인구로 '귀속인구"라고도 한다.
특징	현실세계에서는 존재하지 않는 인구개념으로 계량적	교통문제. 도시계획 등 정책의 기초자료로 활용
종류	적정인구, 폐쇄인구, 안정인구, 준안정인구, 정지인구	현재인구, 상주인구, 법적인구, 종업지인구(종업원인구)

05 영유아 표준예방접종표에 따를 때, 10개월 된 아이가 아직 예방접종을 시작하지 않은 감염병은?

① BCG
② 디프테리아
③ 폴리오
④ 수두

➕해설 ① BCG는 4주 이내
② 디프테리아(DTaP, 2개월 시작)
③ 폴리오(2개월에 시작)
④ 수두(12~15개월 시작)

공부하기

[표준예방접종 일정표]

구분	대상 감염병	백신종류 및 방법	횟수	출생~1M	1M	2M	4M	6M	12M	15M	18M	19~23M	24~35M	4세	6세	11세	12세
국가예방접종	결핵	BCG(피내용)	1	1회													
	B형간염	HepB	3	1차	2차			3차									
	디프테리아 파상풍 백일해	DTaP	5			1차	2차	3차		4차				5차			
	폴리오	IPV	4			1차	2차	3차								
	B형헤모필루스 인플루엔자	Hib	4			1차	2차	3차	4차							
	폐렴구균	PCV	4			1차	2차	3차	4차							
	홍역 유행성이하선염 풍진	MMR	2							1차			2차				
	수두	HepA	1							1회							
	A형간염	IJEV(불활성화 백신)	2									1~2차					
	일본뇌염	LJEV(약독화 생백신)	5									1~2치	3차		4차		5차
	사람유두종 바이러스감염증	HPV	2													1~2차	
	인플루엔자	IIV	-							매년접종						

06 모자보건지표 중 영아사망률 공식은?

① 14일 이내의 영아사망수/연간 총출생수 × 1000

② 28주 이내의 영아사망수/연간 총출생수 × 1000

③ 1년 미만 사망한 영아수/연간 총출생수 × 1000

④ 1~4세 사망수/연간 총출생수 × 1000

➕ 해설 출생 후 1년 미만의 사람을 영아라고 한다.

영아사망률 = 28주 이내의 영아사망수/연간 총출생수 × 1000

$$영아사망률 = \frac{출생 후 1년 미만의 영아사망수}{1년간 출생수} \times 1,000$$

07 생산연령 인구의 전출이 많으며 15~49세의 인구가 전체의 50% 미만인 인구형태는?

① 항아리형

② 별형

③ 호로형

④ 피라미드형

＋해설 ③ 호로형은 전출형 또는 농촌형으로 15~49세 인구가 전체인구의 50% 미만이다.

08 우리나라 인구 중 위암발생률의 의미는?

① 우리나라 인구의 위암 병기
② 위암의 평균 이환기간
③ 우리나라 위암 이환된 인구 증가 속도
④ 우리나라 사람이 위암에 걸릴 확률

＋해설 발생률이란 일정한 기간 동안에 대상 인구집단에서 질병에 걸릴 가능성 또는 위험을 나타내는 것이다. 곧, 어떤 질병에 걸릴 확률을 의미한다.

 공부하기

> **[발생률(incidence rate)]**
> 1) 건강한 전체 인구수 중에서 관찰 기간에 특정 질병이 새롭게 발생한 환자의 수를 단위인구로 표시한 것이다.
> 2) 발생률의 분자는 새로운 환자만을 대상으로 하며 분모의 관찰 대상 인구집단에는 대상 질병에 이미 이환된 사람과 예방접종 등으로 면역을 가진 사람은 제외한다.
>
> $$평균발생률 = \frac{일정기간\ 동안\ 위험에\ 노출된\ 인구\ 중\ 새로\ 발생한\ 환자수}{일정기간\ 동안\ 발병\ 위험에\ 노출된\ 인구수} \times 1{,}000$$

09 2개월에 DTaP를 1회 접종한 뒤 못하고 있다가 아기가 15개월이 되었을 때 2차 접종을 하려고 예방접종실을 찾아온 영아 엄마에게 취해야 할 조치로 옳은 것은?

① 1차 접종을 그대로 인정하여 2차 접종을 하도록 한다.
② 지금까지 건강하게 자랐다면 예방접종을 하지 않아도 된다.
③ 접종 부위를 바꾸어서 1, 2, 3차 접종을 한꺼번에 하도록 한다.
④ 1차 접종의 효과가 없음으로 1차 예방접종부터 다시 시작해야 한다.
⑤ 1차 접종의 효과가 없으므로 지금부터 다시 1차 접종을 하고 2개월 후 2차 접종을 하도록 설명한다.

＋해설 2차 접종은 2개월 후에 하는 것이 원칙이지만 생후 48개월 이전에는 접종 간격이 불규칙해도 면역효과가 충분하다. 따라서 15개월 된 아이는 1차 접종을 인정하고 2차 접종을 하면 된다.

10 A지역의 남아 출생수는 9,500명이고, 여아 출생수는 10,000명일 때, 이 지역의 2차 성비는?

① 90　　　　　② 95　　　　　③ 100　　　　　④ 105

➕ 해설 [성비의 정의(sex ratio)]
① 성비는 남녀인구의 균형상태를 나타내는 지수
② 보통 여자 100명에 대한 남자의 수로서 표시
③ 100보다 크면 남자의 수가 많은 것을 의미
성비 = (남자수/여자수) × 100 = (9,500/10,000) × 100 = 95

11 다음 중 모자보건사업의 중요성으로 옳지 않은 것은?

① 대상인구가 많지 않아 집중관리가 필요하다.
② 다음 세대의 인구 자질에 영향을 미친다.
③ 임산부와 영유아는 건강상 보호가 필요한 취약계층이다.
④ 다른 사업들에 비해 비용효과적이다.

➕ 해설 모자보건사업은 대상인구가 많다는 특징을 가지고 있고 임산부와 영유아 등의 취약계층을 대상으로 다음 세대의 인구 자질에 영향을 미치며 예방사업으로 영구적이고 확실한 효과를 얻을 수 있어서 비용효과적이다.

12 우리나라 저출산, 고령화 현상은 사회적 문제 중의 하나로서 부양비에도 변화를 가져온다. 부양비에 대한 설명으로 옳은 것은?

① 유년부양비란 생산인구에 대한 만 6세 이하의 유년인구 비율이다.
② 선진국으로 갈수록 노년부양비에 비해 유년부양비가 커진다.
③ 유년부양비가 증가하면 노년부양비도 자연 증가한다.
④ 총 부양비란 유년부양비와 노년부양비를 합한 것이다.

➕ 해설 ④ 총부양비란 소년부양비와 노년부양비를 합한 것이고 부양비란 생산능력이 있는 인구와 생산능력이 없는 어린이와 노인인구의 비를 나타내는 연령지수이다.

① 유년부양비란 생산인구에 대한 만 15세 이하의 소년인구 비율이다.
② 선진국으로 갈수록 개발도상국에 비해 노년부양비가 커진다. 노년부양비란 생산인구에 대한 65세 이상 노인인구의 비율이다.
③ 유년부양비가 증가한다고 노년부양비에 영향을 주지는 않는다.

13 다음의 보건문제를 해결하기 위해 필요한 사업은 무엇인가?

> • 영아사망률은 OECD 평균보다 낮다.
> • 고령임부, 체외수정시술 등으로 집중치료를 요하는 저체중출생아 발생률이 증가하고 있다.
> • 적자를 이유로 의료기관은 집중치료를 요하는 저체중출생아 치료를 기피하고 있다.

① 미숙아 의료비 지원
② 신생아 집중치료실 지원
③ 직장 내 모유수유실 설치
④ 보육시설 영유아 건강역량 강화

➕해설 건강증진 사업을 설정할 때에는 사업의 목표와 사업 내용 간에 인과관계(연관성, 관련성)가 반드시 있어야 한다.
집중치료를 요하는 저체중출생아의 발생률이 증가하고 있음에도 불구하고 적자를 이유로 의료기관의 저체중출생아 치료 기피 현상이 이루어지고 있으므로 정부가 나서서 신생아 집중치료시설 투자를 강화할 필요가 있다.

14 다음과 같은 인구구조를 가진 지역사회의 노년부양비는?

> • 0~14세 : 2,000명   • 15~44세 : 5,000명
> • 45~64세 : 6,000명   • 65~74세 : 700명
> • 75세 이상 : 400명

① 3.6%
② 6.4%
③ 8.5%
④ 10.0%

➕해설 노년부양비(Old D. R.) = $\dfrac{65세\ 이상\ 인구}{15\sim64세\ 인구} \times 100 = \dfrac{700+400}{5,000+6,000} \times 100 = 10\%$

15 어느 지역에서 출생 후 1주 이내에 사망한 비율이 영아사망률의 80%를 차지하였다. 이 지역에 필요한 대책으로 가장 적절한 것은?

① 모아 환경위생증진
② 산전관리 확대
③ 영아 사고방지
④ 영아 영양관리

+ 해설 [산전관리를 통해 감소시킬 수 있는 것]
• 아이 : 사산율, 주산기사망률, 저체중아 또는 미숙아 출산율, 선청성 기형아 출산율
• 산모 : 빈혈, 고혈압, 자간전증 및 감염에 의한 모성사망률과 유병률 감소

※ 출생 1주 이내의 조기신생아사망은 선천적 요인에 의한 사망이 많고 사망률이 높기 때문에 산전관리가 중요하다.

16 다음 중 전체 인구의 14% 이상을 65세 이상의 인구가 차지하는 사회는?

① 고령화사회
② 초고령화사회
③ 초고령사회
④ 고령사회

+ 해설 고령사회는 65세 이상의 인구가 전체 인구의 14% 이상을 차지하는 것이다.
1. 원인:출생률과 사망률의 변화, 의료수준의 향상
2. 문제점
① 노동인구가 부양해야 할 비노동인구 증가
② 노인복지를 위한 재정부담 가중
③ 노인문제 발생:노인의 빈곤, 질병, 소외감
3. 해결책
① 국가의 노인복지 정책 강화
② 가족의 사회보장 기능과 전통적인 경로사상회복
③ 노인 연령층의 취업기회 확대

17 비례사망지수(PMI)에 대한 설명으로 틀린 것은?

① 각 국가 간의 건강수준을 비교할 수 있는 종합지표이다.
② 값이 클수록 건강수준이 높다.
③ 평균수명이나 보통사망률의 보정지표로 유용하게 사용되기도 한다.
④ 우리나라의 비례사망지수는 상승하지 못하고 일정한 수준을 유지하고 있다.

＋해설 ④ 우리나라의 PMI는 지속적으로 상승 중이다.

> **[비례사망지수(PMI ; Proportional Mortality Indicator)]**
> ① 총사망수에 대한 50세 이상의 사망수를 백분율로 표시한 지수이다.
> ② 비례사망지수가 낮은 경우는 낮은 평균수명 때문이며, 비례사망지수 값이 크다는 것은 건강수준이 높고 장수 인구가 많음을 의미한다.
> ③ 평균수명이나 보통사망률의 보정지표로 유용하게 사용되기도 한다.

18 신맬서스주의에서 인구규제방법은?

① 만혼주의   ② 성순결주의
③ 피임   ④ 도덕적 억제

＋해설 기존의 맬서스주의는 만혼과 성순결주의만을 강조하면서 인구억제를 시도하여 현실적인 실행이 어려웠고 부작용으로 성범죄와 매음 등의 각종 사회범죄와 사회악이 발생하였다. 이에 맬서스의 인구론을 지지하면서 인구억제책으로 피임법을 중시하는 신맬서스주의가 등장하였다.
신맬서스주의(neo-Malthusianism)는 맬서스의 인구론에 입각하여 인구 증가 억제를 위해 산아 제한이나 수태 조절의 필요성을 주장한 것이 신맬서스주의이다. 대표적인 인물로는 플렌시스(Francis)를 들 수 있고, 후에 미국의 간호사 생거(Margaret Sanger) 등이 산아제한의 필요성을 강조하여 미국에도 보급되었다.

19 우리나라의 노인인구 변화양상에 관한 설명으로 옳은 것은?

① 남성노인이 여성노인보다 많다.
② 노인인구의 구성비는 농촌이 도시보다 낮다.
③ 서구에 비해 우리나라가 노령화 속도가 낮다.
④ 우리나라는 연령이 증가할수록 성비는 감소한다.

＋해설 **[노인인구의 구성 및 변화추세]**
(1) 우리나라는 노인인구가 2000년에 이미 7%를 넘어 고령화사회에 진입하였고다.
(2) 2020년 65세 이상 고령인구는 우리나라 인구의 15.7%로, 향후에도 계속 증가하여 2025년에는 20.3%에 이르러 우리나라가 초고령사회로 진입할 것으로 전망된다.
(3) 15세 미만 유년인구에 비해 65세 이상 노년인구가 차지하는 상대적인 비율이 증가하여 노령화지수는 급격히 증가하는 추세이다.
(4) 전체 인구의 성비는 꾸준히 낮아지고 있으며, 특히 65세 이상 노인인구는 연령이 증가할수록 성비가 낮아지는 추세로 여성노인의 문제가 지니는 중요성이 크다는 것을 알 수 있다.

20 성비에 대한 올바른 설명은?

① 1차 성비는 출생 시 성비이다.
② 2차 성비는 청소년 성비이다.
③ 3차 성비는 현재 성비이다.
④ 1,2차 성비에서는 항상 여자가 남자보다 많다.

➕해설 1) 성비의 구분
　　① 1차 성비(primary sex ratio):태아의 성비
　　② 2차 성비(secondary sex ratio):출생 시의 성비
　　③ 3차 성비(tertiary sex ratio):현재인구의 성비
2) 1, 2차 성비에서는 항상 남자가 여자보다 많다.
3) 현재 우리나라의 3차 성비는 0~4세 연령층에서 남자가 많고, 연령이 올라감에 따라 차이가 줄어 결혼 연령까지 점차 남자와 여자인구수가 비슷해지며, 50~54세에서 균형을 이루어 고령이 될 때는 여자인구의 평균수명이 높아져서 여자인구가 남자인구를 초과하게 된다.

21 우리나라 국세조사(인구·주택 센서스)와 관계가 먼 것은?

① 인구정태조사방법 중의 하나이다.
② 최초에 간이 국세조사는 1925년에 실시되었다.
③ 조사목적에 따라 인구 이외에 주택에 대한 내용도 포함시킨다.
④ 자료는 장기 개발자료로 이용하며 1년마다 조사

➕해설 ④ 현재 우리나라의 국세조사는 4년마다 이루어진다.

 공부하기

[전수조사 - 정태통계(Census, 어떤 특정한 순간의 인구상태)]
① 어떤 한 시점에서 일정 지역 내에 있는 모든 사람에 대한 특정 정보를 개인 단위로 수집하는 정기적인 조사를 의미한다.
② 보통 5년 또는 10년 간격을 두고 실시하며 우리나라는 1925년 10월 1일 처음 실시하였다.
③ 현재 통계청에서 매 5년마다 인구주택총조사를 실시하고 있다.
④ 인구의 크기·구성 및 성격을 서술하는 통계로서 자연적(성별, 연령별), 사회적(국적별, 학력별 등), 경제적(직업별, 산업별 등)인 상태에 관한 인구구조에 관한 정태통계가 여기에 속한다.

---

22 평균여명에서 질병이나 부상으로 활동하지 못한 기간을 뺀 기간으로, " 단순히 얼마나 오래 사는가"에 중점을 두기보다는 "얼마나 건강하게 오래 사는가"에 중점을 두는 건강증진사업의 평가지표는?

① 평균수명
② 건강수명
③ 기대수명
④ 주관적 건강 기대여명

➕해설 ② 건강수명은 정상적인 활동을 하기에 몸이나 정신에 아무런 문제 없이 튼튼한 상태로 활동을 하며 산 기간을 의미한다.
① 평균수명은 어떤 사람이 평균적으로 몇 년을 살 수 있는가를 나타내는 기대치이다.
③ 기대수명은 특정 연령의 생존자가 앞으로 더 살 수 있을 것으로 기대되는 평균생존연수, 특정 연도의 각종 사망통계에 나타난 수치만큼 사망 주기가 계속 지속된다는 가정하에 앞으로 몇 년이나 더 살 수 있느냐를 추정해본 것이다.
④ 주관적 건강 기대여명은 건강하다고 주관적으로 인지하는 기간을 의미한다.

23 평균수명(expectation of life)이란?

① 0세의 평균여명
② 60세의 수명
③ 65세의 수명
④ 80세의 수명

➕해설 (1) 평균수명:0세의 평균여명, 즉 출생 직후의 평균여명 의미
(2) 평균여명:**x**세에 도달한 사람이 앞으로 몇 년을 더 살 수 있는지의 기대치

24 제4차 저출산·고령사회 기본계획의 추진전략에 해당하지 않는 것은?

① 결혼출산친화 사회시스템 확립
② 함께 일하고 함께 돌보는 사회 조성
③ 건강하고 능동적인 고령사회 구축
④ 모두의 역량이 고루 발휘되는 사회

➕해설 ①은 제3차 저출산·고령사회 기본계획(2016~2020)에 해당하는 내용이다.

공부하기

[제4차 저출산·고령사회 기본계획(2021~2025)의 수립배경]

㉠ 15년 동안 세 차례의 저출산고령사회 기본계획 시행에도 불구하고, 우리 사회의 초저출산 현상 및 급격한 고령화는 지속적으로 심화

㉡ 총 인구규모 및 인구의 지역적 분포에서도 변곡점이 될 전망으로, 그 추세는 당초 예상보다 빠르고 고착화될 가능성이 높음

㉢ 저출생 현상의 심화, 인구규모의 감소 및 인구구조의 변화 등 당면한 사회적 변화에 대응하여 새로운 비전 제시 필요

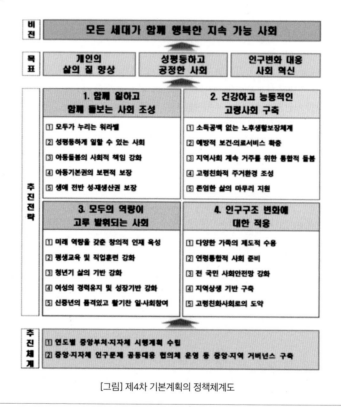

[그림] 제4차 기본계획의 정책체계도

25 한국인에게 발생빈도가 높은 6종의 선천성 대사이상 질환에 대하여는 선천성 대사이상검사를 무료로 실시하고 있다. 다음 중 이러한 질환에 해당하지 않는 것은?

① 요소회로 대사이상증
② 페닐케톤뇨증
③ 갈락토오스혈증
④ 단풍당뇨증

+해설 한국인에게 발생빈도가 높아 무료로 검사를 실시하고 있는 6종은 다음과 같다.
① 페닐케톤뇨증(페닐알라닌혈증)　　② 갑상선기능저하증
③ 호모시스틴뇨증　　　　　　　　④ 단풍당뇨증
⑤ 갈락토오스혈증　　　　　　　　⑥ 선천성 부신과형성증

26 다음 중 분모가 같은 것끼리 짝지어진 것은?

① 조사망률 - 신생아사망률
② 모성사망률 - 조출생률
③ 보정영아사망률 - 출생사망비
④ 영아사망률 - 주산기사망률

+해설 1) 조사망률 = 연간 총사망수/연 중앙인구
신생아사망률 = 생후 28일 미만의 사망수/1년간의 출생자수
2) 모성사망률 = 임산분만산욕 합병증으로 인한 모성사망수/1년간의 출생자수
조출생비 = 연간 총출생아수/ 연 중앙인구
3) 보정영아사망률 = 그 기간 낸 출생아 중 영아기사망수/어떤 기간 내 출생수
출생사망비(인구동태지수) = 그 기간의 출생수/ 어떤 기간의 사망수
4) 영아사망률 = 영아기사망수/1년간의 출생자수
주산기사망률 = 임신 28주 이후의 사산아수 + 생후 7일 이내의 신생아사망수/ 1년간의 출생자수

27 다음 중 필수예방접종에 해당하는 것은?

① A형간염, 폐렴구균
② 폴리오, 홍역, 수두
③ 발진티푸스, 홍역, 수두
④ 인플루엔자, 폴리오, A형간염

+해설 [감염병의 예방 및 관리에 관한 법률]
(1) 제24조(필수예방접종)
특별자치도지사 또는 시장·군수·구청장은 다음 각 호의 질병에 대하여 관할 보건소를 통하여 필수예방접종을 실시하여야 한다.
1. 디프테리아　　　　2. 백일해　　　　　　　3. 파상풍
4. 홍역　　　　　　　5. 유행성이하선염　　　6. 풍진
7. 폴리오　　　　　　8. B형간염　　　　　　 9. 일본뇌염
10. 수두　　　　　　 11. b형헤모필루스인플루엔자　12. 폐렴구균
13. 결핵　　　　　　 14. 인플루엔자　　　　　15. A형간염

16. 사람유두종바이러스 감염증
17. 그 밖에 질병관리청장이 감염병의 예방을 위하여 필요하다고 인정하여 지정하는 감염병

28 다음의 인구구조 유형 중 한국에 해당하는 인구구조는?

① 호로형
② 종형
③ 별형
④ 항아리형

+해설 한국은 인구감소를 보이는 항아리형이다. 우리나라 인구구조의 변화를 보면 1960년대 이전에는 유·소년층 비율이 높아 전형적인 후진국형인 피라미드형이었다. 그러나 정부에서 적극적으로 인구구조의 변화를 보여 종형으로 변화되었으며, 2060년에는 윗부분이 넓은 항아리구조로 변화가 예상된다.

29 생애주기별 건강상 특성과 주요 건강위험요인을 고려한 평생국민건강관리를 위한 사업을 시행하여야 하는 자는?

① 보건소장
② 시·도지사
③ 국가 및 지방자치단체
④ 보건복지부장관

+해설 「보건의료기본법」 제31조 제1항에 의거하여 주요 건강위험요인을 고려한 평생국민건강관리를 위한 사업은 국가 및 지방자치단체에서 시행하게 되어 있다.

30 α-index에 관한 설명으로 옳지 않은 것은?

① α-index = 신생아사망률/영아사망률
② α-index 값이 1이라면 영아사망의 전부가 신생아사망이라는 것이다.
③ α-index 값이 1에 가깝다는 말은 영아사망이 주로 신생아사망으로 이루어지고 있음을 뜻한다.
④ 보건수준이 가장 높을 때의 α-index값은 1.0보다는 크면서 1.0에 가장 가까울 때이다.

+해설 ① α-index = 영아사망률/신생아사망률

[α-Index]
① 영아사망과 신생아사망의 관련지표로서 α-Index가 1에 근접할수록 영아기간 중의 사망이 신생아 고유질환에 의한 사망뿐이라는 의미를 갖기 때문에 그 지역의 건강수준이 높은 것을 의미한다.

② α-Index 값이 클수록 신생아기 이후의 영아 사망률이 높기 때문에 영아 사망에 대한 예방대책이 필요하다.

③ α-Index 값은 영아의 건강수준과 국민건강과 생활수준 및 문화수준을 파악할 수 있는 척도이다.

31 비례사망지수가 높은 지역에서 간호사가 더 우선적으로 관심을 가져야 하는 집단은?

① 영아   ② 모성

③ 노인   ④ 여성

+해설 비례사망지수란 50세 이상 사망자의 수를 의미함으로 노인 인구에 더 많은 관심을 가져야 한다.

32 인구의 노령화로 인해 일어나는 현상으로 옳은 것은?

① 노인인구비율의 감소   ② 평균수명의 감소

③ 노령화 지수의 감소   ④ 노인인구의 성비 감소

+해설 인구노령화로 인해 일어나는 현상은 다음과 같다.
1) 노인부양비의 증가
2) 노인인구비율의 증가
3) 평균수명의 증가
4) 노령화지수의 증가

33 우리나라의 모성사망률과 영아사망률을 감소시키는 가장 효율적인 방안은?

① 선천성대사이상 검사

② 임산부의 일회성 검진

③ 임산부대상의 산전관리

④ 방문간호사의 방문횟수 증가

+해설 ③ 현재 우리나라의 모성사망률은 노산 등의 원인으로 인해 높은 편이므로 임산부의 산전관리를 통해 사
망률을 감소시켜야 한다.
산전관리의 목적은 다음과 같다.
1) 임산부의 안전하고 건강한 분만을 유도하고 태아와 모성의 건강증진을 도모한다.
2) 임산부로 하여금 최상의 건강상태에서 건강한 아이를 출산하도록 돕는다.
3) 임신 합병증을 예방하고 조기발견하여 관리함으로써 안전분만 및 산욕기 회복을 촉진한다.

간
호
공
무
원
시
험
의

결
을

파
악
하
라

PART 03

실전
모의
고사

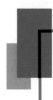

CHAPTER 01

실전 모의고사 1회차

01 다음에서 설명하는 호만스(Homans)의 기본명제는 무엇인가?

> 어떤 행위에 대하여 기대한 보상을 받든지, 기대한 것보다 더 큰 보상을 받든지 혹은 그가
> 예상한 벌을 받지 않았을 때 인간은 기뻐할 것이다. 이에 인정받은 행동을 취할 가능성이
> 더 커지고 이러한 행동의 결과는 더욱 가치 있게 된다.

① 성공명제　　　　　　　　　　② 자극명제
③ 박탈-포만명제　　　　　　　　④ 욕구불만-공격명제

**02 강력한 태풍의 영향으로 지역사회의 대부분이 물에 잠기면서 많은 지역주민들이 사망하고
수인성 감염병, 배고픔, 목마름, 혹독한 더위 등을 견디지 못해 많은 사람들이 쓰러지고 약탈
과 폭동 등의 피해가 발생하는 최악의 상황이 벌어졌다면 그 지역사회는 뉴만의 건강관리체
계이론으로 보았을 때 어느 수준까지 파괴되었는가?**

① 저항선　　　　　　　　　　　② 기본구조
③ 유연방어선　　　　　　　　　④ 정상방어선

03 보건의료체계에 적용되는 자율성과 형평성에 대한 설명으로 옳지 않은 것은?

① 자율성에서는 개인의 성취 업적과 정치적 강제로부터의 자유를 중요시한다.
② 형평성에서는 기회균등을 중시하고 자유를 선택의 자유로 해석한다.
③ 형평성은 동일성을 전제로 하며 공평성과 유사한 의미를 갖고 있다.
④ 비슷한 상황의 사람에게 같은 수준의 사회 보험료를 부담시키는 것은 자율성에 해당한다.

04 M. Roemer(1991)의 Matrix형 분류에 대한 설명으로 옳지 않은 것은?

① 자유기업형 보건의료체계는 정부의 보건의료 프로그램이 취약하여 보장되지 못한다.
② Matrix형 분류의 두 개 차원은 경제적 요소와 정치적 요소가 교차되어 만들어진다.
③ 복지지향형 보건의료체계는 정부나 제3지불자가 다양한 방법으로 민간 보건의료시장에 개입한다.
④ 포괄적 보장형 보건의료체계에는 독일, 일본, 한국 등이 해당된다.

05 보건소 박간호사가 김씨 할머니 댁을 처음 방문하였다. 할머니는 고혈압과 당뇨를 앓고 있다. 할머니를 대상으로 3대 가족에 대해 생존한 사람과 사망한 사람을 포함하여 성별, 연령과 질병력에 관하여 자료를 수집하려고 한다. 가장 적절한 가족 사정 도구는 무엇인가?

① 가족밀착도
② 외부체계도
③ 사회지지도
④ 가족구조도

06 집단면역에 대한 설명으로 옳지 않은 것은?

① 집단구성원의 면역학적 반응을 측정함으로써 객관적으로 알 수 있다.
② 집단면역을 알게 됨으로써 어느 정도 감염증 유행의 예측을 할 수 있다.
③ 어떤 인구집단의 면역상태로 총 인구 중 저항성 있는 인구수의 비를 말한다.
④ 인구밀도가 높아 인구 간 접촉이 높으면, 한계밀도가 높아야 유행이 일어나지 않지만, 인구밀도가 낮은 지역은 한계밀도가 낮아도 유행이 잘 일어난다.

07 A 지역은 고혈압, 당뇨의 유병률이 상대적으로 높은 편이고, 심·뇌혈관 사망률도 다른 지역에 비해 높을 뿐만 아니라 점점 증가하는 추세이다. A 지역 보건소 간호사로서 이들 질병의 관리를 위해 중점을 두어 추진해야 할 일차예방사업은?

① 생활습관개선을 위한 교육
② 고혈압, 당뇨 질환자의 등록
③ 질병의 지속적 치료 지원활동
④ 자조모임의 결성과 질병관리교육

08 BPRS의 계산 후 사업의 실현가능성 여부를 판단하는 기준으로 PEARL을 주로 사용하는데 다음 중 PEARL에 포함되지 않는 것은?

① Propriety (적절성)
② Economic Feasibility (경제적 타당성)
③ Acceptability (수용성)
④ Relationship (관계성)

09 체계모형에 의해 투입된 노력의 양을 평가할 때 필요한 것은?

① 방문간호 횟수
② 보건교육 출석률
③ 대상자의 요구충족도
④ 단위목표량에 대한 투입비용

10 지역사회간호사업의 질 관리를 위해 TQA/CQI와 관련되어 있는 CHIP(Community Health Improvement Process)의 2단계 요소인 분석과 수행과정에 해당하지 않는 것은 무엇인가?

① 건강문제의 분석
② 활용가능한 자원 목록 작성
③ 건강문제의 우선순위 결정
④ 건강문제 개선 전략 개발

11 현재 우리나라 보건의료인력 수급의 문제점으로 보기 어려운 것은?

① 수요 대비 간호사 인력공급의 부족
② 필요시 즉각적인 인력공급의 어려움
③ 보건의료인력의 지역 간 배치 불균형
④ 면허취득 후 보수교육을 통한 주기적인 사후관리

12 K시에 거주하는 75세 여성은 초졸이며 20년 전부터 혼자 살고 있다. 일상생활의 거동은 가능하지만 식사를 제대로 하지 못하고 있으며, 무기력해 보이고 외로움을 호소하고 있다. 이 노인을 위한 지역사회 간호사의 간호중재로 가장 적절한 것은?

① 안전유지를 위하여 요양병원 입원을 권유한다.
② 사회적 교류를 증진하기 위하여 가까운 경로당에 연계한다.
③ 인근 지역병원으로 연계하여 정확한 건강상태를 검진받게 한다.
④ 식사와 가정관리서비스를 받도록 지역사회자원을 발굴하고 연계한다.

13 보건소 모유수유 실천향상을 위한 사업목표의 결과목표에 해당하는 것은?

① 전체 임산부에게 모유수유 홍보자료를 1종 이상 제공한다.
② 모유수유율을 보건소 등록임산부의 30% 이상으로 높인다.
③ 모유수유 사랑 어머니회 자조모임 사랑방을 매월 운영한다.
④ 주민이 모여 모유수유 자료를 수시로 열람할 수 있는 공간을 마련한다.

14 미국의 질병관리센터에서 개발한 지역사회 보건프로그램의 기획 지침으로 지역사회 구성원이 기획과정에 참여하며 구성된 조직은 우선순위를 결정하여 중재를 실행하고 평가하는 단계를 거치는 기획모형으로 옳은 것은?

① MAPP　　　　　　② PATCH
③ MATCH　　　　　④ NIBP

15 다음 상황에서 사례관리자는 어떤 역할을 담당하는가?

> 베트남 이주여성 A씨는 결혼으로 한국에 온지 10개월 되었고, 현재 임신 8개월이다. 남편은 3교대 근무를 하고 있어 출산에 임박했을 때 근무 중일 가능성이 크고, 주변에 도움을 요청할 친한 이웃도 없는 상태이다. 출산을 앞두고 걱정이 많은 A씨에게 욕구에 보합하는 자원을 파악하고 결정하여 보건소 및 지역사회에서 제공하는 서비스를 안내하였다.

① 조정자
② 교육자
③ 옹호자
④ 상담자

16 가족의 유형을 분류하기 위한 기준으로 대내외적 권위, 부부의 결합 형태 등의 여러 지표를 사용하는 데 가족 구성원의 범위에 따른 구분은?

① 핵가족과 확대가족 　　　　　　② 단혼가족과 복혼가족
③ 직계가족과 방계가족 　　　　　　④ 부권제 가족과 모권제 가족

17 학교건강검사의 항목으로 옳은 것은?

① 건강조사, 성격검사 　　　　　　② 건강검진, 학습능력검사
③ 신체의 능력, 진로발달검사 　　　④ 신체의 발달상황, 신체의 능력

18 산업장의 유해인자 노출기준에 관한 설명으로 옳지 않은 것은?

① 혼재하는 물질이 인체의 서로 다른 두 부위 이상 유해작용을 하는 경우 노출기준을 초과하는 것으로 본다.
② 노출기준은 1일 8시간 작업을 기준으로 하여 제정된 것이므로 근로시간, 작업 강도, 온열 조건, 이상 기압 등 노출기준 적용이 영향을 미친다.
③ 유해요인은 개인에 따른 감수성의 차이가 있으므로 노출기준 이하의 작업환경이라는 이유만으로 직업성 질병의 이환을 부정하는 자료로 사용할 수 없다.
④ 노출기준은 대기오염의 평가 또는 관리상의 지표로 사용할 수 없다.

19 감염병관리를 위한 보건소의 임무가 아닌 것은?

① 급성감염병관리사업 　　　　　　② 만성감염병관리사업
③ 후천성면역결핍증의 예방과 관리 　④ 병든 여행자를 적절한 의료시설 이송

20 기업이나 개인의 환경보호 행위를 유도하기 위한 정책 중 다음에서 설명하는 제도는?

> *교토의정서에 의거한 온실가스 감축 제제이다.
> *할당된 온실가스 배출량을 기준으로 잉여 및 초과 배출량을 매매한다.

① 배출부과금제도 　　　　　　　　② 배출권거래제도
③ 배출허용기준 제도 　　　　　　　④ 온실가스 부담금제도

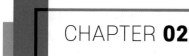

CHAPTER 02
실전 모의고사 2회차

01 우리나라 지역사회간호의 변화 중 가장 먼저 이루어진 것은 무엇인가?

① 보건지소에 공중보건의 배치를 완료하여 공공보건조직에 의사인력을 지원
② 「학교보건법」이 제정되어 양호교사의 직무 구체화
③ 태화여자관에 보건사업부를 설치한 것이 우리나라 지역사회간호사업의 시초
④ 서울 및 각 도의 대도시에 모범(시범)보건소가 설립된 것이 보건소 시초를 이룸

02 John Bryant의 우선순위 결정기준이 아닌 것은?

① 보건문제의 심각도
② 보건사업의 효과성
③ 주민의 관심도
④ 보건문제의 크기(유병률)

03 다음 진료비 지불제도에 대한 설명으로 옳지 않은 것은?

① 행위별수가제 : 제공된 서비스의 단위당 가격과 서비스의 양에 따라 보상한다.
② 총액계약제 : 질병별로 보수단가를 설정하여 보상한다.
③ 봉급제 : 서비스의 양이나 환자 수에 관계없이 일정한 기간에 따라 보상한다.
④ 인두제 : 등록된 환자 또는 사람 수에 따라 일정액을 보상한다.

04 복잡하고 다양한 문제나 욕구를 가진 대상자가 개별적인 기관이나 전문가 등 지역사회 내 서비스 제공자를 일일이 찾아 다니지 않고 사례관리자로부터 필요한 서비스를 보다 용이하고 효과적으로 받을 수 있도록 필요한 자원을 활용하여 대상자로 하여금 사회 내에서 독립적인 생활을 할 수 있게 도와주는 통합적인 서비스 전달방법인 사례관리에서 가족의 보호를 받지 못하는 대상자에게 사회적 지지와 필요한 서비스를 제공할 수 있는 자원을 제공하는 것은 다음 중 어느 모형에 해당하는가?

① 가족보호모형
② 지역사회모형
③ 포괄모형
④ 자원개발모형

05 다음 중 학교보건법상 보건교사의 직무에 해당하는 내용은?

① 학교환경위생의 유지, 관리 및 개선에 관한 자문
② 학교보건계획의 수립에 관한 직무
③ 신체가 허약한 학생에 대한 보건지도
④ 학생과 교직원의 건강진단과 건강평가

06 외국 공중보건과 지역사회간호의 역사적 변천으로 옳지 않은 것은?

① 릴리안 왈드는 1912년 공중보건간호사회를 발족하고 초대회장을 역임하였다.
② 1875년 영국에서 전국규모의 간호협회가 설립되어 가난한 병자를 돌볼 간호사를 훈련하였다.
③ 1886년 보스턴과 필라델피아에서는 방문간호협회를 설립하였고 최초로 간호사의 복장을 만들었다.
④ 나이팅게일은 1859년 뉴욕에 구역공중보건간호협회를 조직하는 데 도움을 주었다.

07 지역사회 간호수단으로서 의뢰 활동 시 유의할 점으로 옳지 않은 것은?

① 의뢰 여부에 대한 결정은 대상자보다는 간호사가 결정한다.
② 의뢰하기 전에 의뢰 대상 기관과 담당자를 사전에 접촉한다.
③ 개인이나 가족에게 의뢰 대상 기관에 대한 필요한 정보를 제공한다.
④ 의뢰하기 직전에 대상자의 상태를 다시 확인한다.

08 건강보험이 적용되는 의료서비스의 범위가 확대될수록 의료비는 점차 상승하는 추세를 보이고 있다. 다음 중 의료비 상승 원인 중에서 공급자측 증가요인에 해당하는 것은?

① 의료기관 영리화의 가속화   ② 인구의 노령화로 인한 노인진료비 급증
③ 건강보험의 보장성 강화   ④ 핵가족화로 인한 사회지지체계로의 전환

09 내과병동 간호사가 B형간염 환자에게 정맥주사 중 바늘에 찔려 수간호사에 보고하고 응급으로 감마글로불린을 맞았다. 이 때 얻게 되는 면역은?

① 자연능동면역   ② 자연피동면역
③ 인공능동면역   ④ 인공피동면역

10 자유방임형에 관한 설명으로 옳은 것은?

① 치료보다는 예방적 측면의 의료서비스가 강조된다.
② 형평성에 근거를 둔 의료자원의 효율적 배분이 가능해진다.
③ 의료의 질이 높고 의료인에게 자유재량권을 부여한다.
④ 개인의 자유를 존중하되 정부의 주도로 보건서비스가 이루어진다.

11 건강증진을 위한 제9차 상하이 국제회의(2016년)의 슬로건은 다음 중 무엇인가?

① Health for All and All for Health
② Health in All Policies(HiAP)
③ 건강은 가치 있는 투자
④ 수행역량 격차 해소를 통한 건강증진과 개발

12 보건소 기능 중 병의원 약국 등 관련 업소와 단체의 지도 및 감독과 지원 기능은 어디에 해당하는가?

① 보건기획과 평가기능
② 행정규제와 지원기능
③ 지역보건사업의 전개
④ 보건의료 전달기능

13 보건소를 방문한 박씨는 30년째 하루 두 갑 이상의 담배를 피우고 있으며 본인이 폐암에 걸리
가능성을 실제보다 과소평가하고 있다. 박씨에게 높은 폐암 발생률에 대한 정보를 제공하여
조기 검진 및 예방행동을 증진하는 데 바탕이 되는 이론으로 가장 알맞은 것은 무엇인가?

① 범이론적 모형
② PRECEDE-PROCEED 모형
③ 건강증진모형(HPM)
④ 건강신념모형(HBM)

14 보건교육과정의 개발 절차 중 "학교는 어떠한 교육목표를 달성하기 위하여 노력해야 하는
가?" 다음 단계에 들어갈 내용으로 맞는 것은?

① 교육목표설정 및 진술
② 학습경험의 선정
③ 학습경험(교육내용)의 조직
④ 평가

15 VDT 증후군에 대한 설명으로 틀린 것은?

① 컴퓨터의 스크린에서 방사되는 해로운 전자기파에 의해 유발하는 증상으로는 시력저하, 안
통, 두통 등이 있다.
② 반복동작, 무리한 힘, 불편한 자세 등이 발생함으로 키보드 작업 시 1시간마다 휴식을 취하
도록 한다.
③ 키보드 조도 300~500Lux를 유지하고 조명 빛이 화면에 직접 비치지 않도록 한다.
④ 견경완증후군과 요통이 주요 증상이고, 소화기계와 순환기계 증상은 나타나지 않는다.

16 우리나라 모자보건정책 추진 방향에 해당하지 않는 것은?

① 난임부부의 시술비 지원 제도개편
② 임신·출산에 대한 사회적 지원 강화
③ 산후조리원 안전 및 품질관리 강화
④ 가족계획을 위한 피임시술 지원

17 다음중 만성질환에 속하는 것은?

① 결핵
② 치매
③ 뇌출혈
④ 세균성 이질

18 A지역에서는 직업성 암 발생과 작업환경과의 관련성을 파악하기 위하여 연구를 하려고 한
다. 동일한 작업과 작업환경에서 근무하는 근로자 중 직업성 암이 발생한 근로자와 발생하지
않은 근로자를 대상으로 질병의 원인을 밝히기 위하여 위험요인을 조사하였다. 이 연구 설계
방법은?

① 실험역학 연구
② 단면조사 연구
③ 환자-대조군 연구
④ 전향적 코호트 연구

19 Petak의 재난관리 모형 제3단계에 해당하는 것은 무엇인가?

① 재해의 완화와 예방
② 재해의 대비와 계획
③ 재해의 대응
④ 재해복구

20 우리나라의 환경오염공정시험법에서 COD(화학적 산소요구량)를 측정할 때 사용되는 산화
제는?

① 염소
② 황산철
③ 황산알루미늄
④ 과망간산칼륨

CHAPTER 03
실전 모의고사 3회차

01 지역사회간호사의 역할 중 다음은 어떠한 역할인가?

> • 대상자의 요구에 부합하는 서비스 조직 및 통합
> • 대상자의 상태와 요구에 대해 다른 요원과 의사소통

① 조정자   ② 협력자
③ 상담자   ④ 교섭자

02 지역사회간호의 역사적 발전에 대한 내용 중 보건간호시대 내용으로 옳지 않은 것은 무엇인가?

① 1923년 미국의 간호와 간호교육 이라는 Goldmark Report 발표
② 1934년 미국 보건국에서 첫 보건간호사의 임명이 이루어짐
③ 1943년 영국 간호교육을 위한 특별기금을 마련하는 Bolton법규 통과
④ 1907년 영국교육법에 의해 공립초등학교에 간호사 임용

03 다음 잠함병에 대한 설명 중 맞지 않는 것은?

① 작업장 환경의 급격한 감압으로 인해 발생
② 질소가 기포를 형성하여 순환장애와 조직손상을 일으킴
③ 잠수부, 해녀, 항공기 급상승 시 발생
④ 산소부족이 가장 큰 문제로 통증성 관절장애 발생

04 지역사회간호사가 비만관리 사업을 위해 자료를 분석하여 다음과 같은 결과를 얻었다. 이러한 상황에서는 어떠한 전략이 적합한가?

> • 비만관리에 대한 사회적 높은 관심으로 지역보건의료계획 중점과제에 선정되었다.
> • 비만프로그램에 대한 체계가 확립되어 있지 않다.

① SO 전략
② ST 전략
③ WO 전략
④ WT 전략

05 다음 중 Stanhope & Lancaster의 우선순위 기준에 해당하지 않는 것은?

① 문제에 대한 지역사회의 인식정도
② 문제해결을 위한 지역사회의 동기수준
③ 문제에 영향을 미치는 간호사의 능력
④ 문제해결의 실현가능성 여부

06 건강증진을 위한 보건교육을 실시하기 전에 우선 학습자의 준비도를 사정해야 한다. 신체적 준비정도를 사정하기에 적절한 질문은 다음 중 무엇인가?

① 학습자는 배우고자 하는 동기가 있는가?
② 학습자의 발달단계는 어디에 해당되는가?
③ 학습자의 인지능력 정도는 어느 정도인가?
④ 학습자의 건강수준이 복잡한 건강행위 시범을 따라할 수 있는가?

07 영유아 장애예방을 위해 가장 우선적으로 이루어져야 할 보건사업은 다음 중 무엇인가?

① 영유아 건강진단
② 선천성대사이상 검사
③ 임산부 대상의 산전교육
④ 미숙아와 선천성 이상아 등록관리

08 해당 공무원으로 하여금 다음에 해당하는 질병에 감염된 환자등이 있다고 인정되는 주거시설, 선박·항공기·열차 등 운송수단 또는 그 밖의 장소에 들어가 필요한 조사나 진찰을 하게 할 수 있으며, 그 진찰 결과 감염병환자등으로 인정될 때에는 동행하여 치료받게 하거나 입원시킬 수 있는 사람에 해당하지 않는 것은?

> 1. 제1급감염병
> 2. 제2급감염병 중 결핵, 홍역, 콜레라, 장티푸스, 파라티푸스, 세균성이질, 장출혈성대장균 감염증, A형간염, 수막구균 감염증, 폴리오, 성홍열 또는 질병관리청장이 정하는 감염병
> 3. 제3급감염병 중 질병관리청장이 정하는 감염병
> 4. 세계보건기구 감시대상 감염병

① 보건복지부장관   ② 시·도지사
③ 질병관리청장   ④ 시장, 군수, 구청장

09 다음은 무엇에 관한 설명인가?

> 가입자 또는 피부양자가 긴급 기타 부득이한 사유로 인하여 요양기관과 유사한 기능을 수행하는 기관으로서 보건복지부령이 정하는 기관에서 질병, 부상, 출산 등에 대하여 요양을 받거나 요양기관 외의 장소에서 출산을 하는 경우에 해당되는 보험급여이다.

① 요양급여   ② 요양비   ③ 부가급여   ④ 상병수당

10 보건의료시설이나 전문과목별 자원이 대도시에 집중되어 있고, 농어촌 지역에는 부족한 경우를 평가하는데 적합한 보건의료자원의 평가요소는?

① 분포성   ② 효율성   ③ 계획성   ④ 적합성

11 가족구성원 간의 의사소통, 의사결정과 같은 가족의 내적인 상호작용뿐만 아니라 외부환경과의 상호작용을 통해 변화와 안정 사이에 균형을 유지한다고 봄으로써 정상가족과 가족의 문제를 포괄적으로 이해하는데 가장 큰 영향을 준 가족간호이론은?

① 성장발달이론   ② 체계이론
③ 구조기능주의론   ④ 상징적 상호작용론

12 다음 Risk map의 표시 가능 위험요인 중에서 환경여건에 해당하지 않는 것은?

① 차량진입이 어려운 격리되어 있는 곳
② 재난방송을 접할 수 없는 장애인
③ 전기나 전화가 없어 신고가 어려운 곳
④ 붕괴 가능한 건축물

13 환경을 위한 국제협약 중 파리협정에 대한 설명으로 맞지 않는 것은?

① 개도국을 포함하여 195개 나라가 전 세계의 기후 재앙을 막는데 동참하기로 결의했다.
② 주된 협약의 내용은 지구 온도 상승폭을 제한하는 노력을 함께 하는 것이다.
③ 온실가스 총배출량 감소를 돕기 위해 선진국들은 2020년부터 개도국에 예산을 지원하기로 했다.
④ 오존층 파괴 방지, 냉매규제, 무역연계와 수출입규제에 대한 세부 내용을 협의했다.

14 한 지역사회의 인구 1,000명 중 어떤 질환에 감염된 사람이 700명이고 불현성 감염은 50명, 현성감염은 650명이다. 이 질환의 병원력은?

① 65   ② 50
③ 25   ④ 93

15 지역사회 정신보건간호사가 담당하는 2차 예방사업에 해당하는 것은?

① 성숙위기(maturational crisis)에 대처할 수 있도록 상담을 통해 돕는다.
② 정신질환자의 재발을 막고 정상적인 사회생활로 복귀하도록 돕는다.
③ 급성질환 증상으로 오는 무능력한 기간을 단축하며 치료한다.
④ 대상자의 재활 및 사회통합을 도모한다.

16 건강검진 항목 중에서 중학교 1학년 비만학생에게 적용되지 않는 것은?

① 혈액검사
② 간염검사
③ 색각검사
④ 혈액형 검사

17 다음의 설명에 해당하는 감염병은?

> 생물테러감염병 또는 치명률이 높거나 집단 발생의 우려가 커서 발생 또는 유행 즉시 신고
> 하여야 하고, 음압격리와 같은 높은 수준의 격리가 필요한 감염병

① 크리미안콩고출혈열
② 파라티푸스
③ 유행성이하선염
④ 말라리아

18 법정 감염병 신고 및 보고체계로 옳지 않은 것은?

① 감염병 표본감시기관은 질병관리청 또는 보건소에 직접 신고한다.
② 1, 2, 3, 4군은 지체없이 관할 보건소장에게 신고한다.
③ 의료기관에 소속되지 아니한 의사 또는 한의사는 질병관리청에 직접 신고하게 되어있다.
④ 육군, 해군, 공군 또는 국방부 직할 부대에 소속된 군의관은 소속 부대장에게 보고한다.

19 지역주민의 고혈압 관리를 위해 가정방문과 집단교육 방법을 적용하였다. 비용효과분석으로 실시한 사업효율성 평가 결과는?

구분	소요비용(원)	대상자수(명)	사업효과(%)
가정방문	200,000	50	80
집단교육	120,000	100	20

① 가정방문과 집단교육의 효율성 차이는 설명할 수 없다.
② 가정방문은 소요비용이 대상자 수에 비해 많아서 효율성이 더 높다.
③ 집단교육은 소요비용이 대상자 수에 비해 적어서 효율성이 더 높다.
④ 소요비용, 대상자 수 및 사업효과를 분석하면 가정방문의 효율성이 더 높다.

20 다음 중 재난의 특성으로 맞지 않는 것은?

① 단발성
② 불확실성
③ 상호작용성
④ 복잡성

간호직공무원 시험대비 **지역사회간호** 단원별 기출문제집

정답 및 해설

01 정답 ④

해설 [호만스(Homans)의 교환이론의 5가지 기본명제]

① 성공명제(success proposition) : 특정한 행동이 이익 또는 성공(success)으로 보상을 받게 되면 그러한 행동은 계속 반복될 가능성이 높다.

② 자극명제(stimulus proposition) : 특정한 자극(stimulus)을 포함한 과거의 행동이 보상을 받으면 이전과 동일하거나 유사한 활동을 많이 하게 된다.

③ 가치명제(value proposition) : 특정 행동의 결과가 가치(value)가 크면 클수록 그러한 행동을 취할 가능성이 높아진다.

④ 박탈 - 포만명제(deprivation - satiation proposition) : 특정한 보상을 많이 받을수록 그 이상의 보상은 점차 가치가 없는 것으로 되어간다.

⑤ 욕구불만 - 공격명제(frustration - aggression proposition) : 어떤 행위에 대해 기대한 보상을 받지 못하거나 예상하지 않은 벌을 받는다면 분노와 공격적 행동을 취할 가능성이 커지고 이런 행동의 결과로 보상을 받게 될 가능성이 높아진다.

02 정답 ②

해설 [뉴만의 건강관리체계이론]

대상자인 지역사회는 하나의 체계로서 스트레스원이 유연방어선과 정상방어선을 뚫고 저항선에 침입하게 되면 대상체계는 반응을 나타내는데 반응들이 잘 처리되고 저항선들이 스트레스원을 잘 막아내면 여기에서 중단되지만 스트레스원이 저항선을 뚫게 되면 기본구조를 침입하게 되어 기본구조가 파괴되고, 파괴된 기본구조를 방치할 경우 결국 사망에 이르게 된다. 이 경우 기본구조에 손상이 왔을 때 이를 재구성하는 3차 예방활동이 이루어지지 않고 주민의 사망과 폭동으로 이루어졌으므로 기본구조가 파괴된 상태라고 볼 수 있다.

03 정답 ④

해설 관점에 의한 국가보건의료체계의 분류에서 자율성과 형평성에 따른 구분은 다음과 같다.

[국가보건의료체계의 자율성과 형평성에 따른 구분]

구분	자율성	형평성
개인적 책임	• 개인의 성취원리 강조(사회적 다원주의, 약육강식) • 개인의 노력과 도덕성 비례 • 의료도 개인의 노력에 대한 보상으로 체계 유지	• 동등한 기회(집단주의) • 경제적 빈곤과 부도덕성을 동일하게 취급하지 않음
사회적 관심과 책임	• 사회의 부분적인 문제점을 인정 • 제한된 사회적 관심을 강조 • 임의적 자선의 형태로 사회적 관심을 표명	• 의료는 개인의 책임에 맡길 수 없음 • 자선은 사회적 배려의 부적절한 수단 • 사회적 기전을 통해 자선은 최소화
자유	• 최대한의 자유 보장 • 정부 기능의 최소화(개인의 자율성 보장) • 시장 기능에 의한 자연 적응을 강조	• 자유와 권리의 박탈은 정치뿐만 아니라 경제적 빈곤에 의해서도 발생 • 정부는 국민의 의사를 대변하는 존재 • 사회 전체 편익 증가를 위한 정부 개입 선호
평등	• 법 앞의 평등(협의) • 소수의 비공정한 대우에 대해서는 소홀 • 자유와 평등이 상충됨 • 양자 중 자유를 선호	• 성취에 대한 기회균등(광의) • 의료는 성취의 전제조건으로 기본 권리 • 평등을 자유의 파급으로 인식

04 정답 ④

해설 [밀턴 뢰머(Milton I. Roemer)의 분류]

① 자유기업형 : 대부분이 민간의료로 의료비의 개인적 조달 및 공공의료가 취약하다.

② 복지지향형 : 국가에 의해 의료자원 및 의료비 관리와 통제가 이루어지며 사회보험 또는 조세에 의해 재원을 조달한다.

③ 포괄형(저개발국가형 및 개발도상국가)

　㉠ 전통의료와 민간의료에 의존하는 경향이 있다.

　㉡ 보건의료서비스 혜택이 극소수의 지배계급에만 국한된다.

　㉢ 국민 대다수가 빈곤층인 경제개발의 정도가 미진한 나라들에서 공공부조 차원의 보건의료가 이루어진다.

　㉣ 소득수준 향상으로 점차 의료서비스에 대한 관심이 증가되고 있다.

　㉤ 국가 경제·정치체제에 따라 자본주의 국가형태의 변이형 보건의료제도(자유기업형, 복지국가형의 혼합형) 또는 사회주의 국가형태의 보건의료제도를 가지게 된다(아시아, 남미지역의 개발도상국가).

④ 사회주의형 : 보건의료서비스 제공의 형평성에 중점을 두며 보건의료서비스를 국가가 전적으로 책임진다.

[뢰머(Roemer)의 보건의료체계 유형]

구분	자유기업형	복지지향형	포괄형	사회주의형
선진국	미국	독일, 일본, 캐나다, 프랑스, 호주	영국, 뉴질랜드, 노르웨이, 스웨덴	
개발도상국	한국, 태국, 필리핀, 남아공연방	브라질, 멕시코, 이집트, 칠레, 말레이시아, 터키	이스라엘, 니카라과, 코스타리카	쿠바, 알바니아, 북한
저개발국	가나, 네팔, 케냐, 방글라데시	인디아, 미얀마, 라이베리아	스리랑카, 탄자니아	중국, 베트남, 모잠비크
자원풍요국		리비아, 가봉	사우디아라비아, 쿠웨이트	

05 정답 ④

해설 가족구족도는 3세대 이상에 걸친 가족구성원에 관한 정보와 그들 간의 관계를 도표로 기록하는 방법이다. 가족 전체의 구성과 구조를 한눈에 볼 수 있도록 가족 구성원에 관한 혈족관계와 중요한 가족사진, 직업, 가족의 질병력, 가족이동, 역할분담, 의사소통에 관한 정보 등이 포함된다.

06 정답 ④

해설 인구밀도가 낮은 지역은 한계밀도가 낮아도 유행이 잘 일어나지 않는다.
유행이 일어나면 집단면역이 높아져 그 후 몇 년간은 유행하지 않고 감소하다 일정 기간 후 다시 집단면역이 일정한 한도(한계밀도) 이하로 떨어지면, 대유행이 일어난다.

07 정답 ①

해설 공공보건기관에서 만성퇴행성질환 관리사업을 전재하기 위한 접근전략은 다음과 같다.
1) 심혈관계 질환의 위험인자를 관리하기 위한 일차예방사업에 중점을 둔다.
2) 민간의료기관과 중복 서비스 개발을 지양하고, 민간의료기관이 하지 못하는 서비스를 중점적으로 개발한다.
3) 보건의료조직의 수준별 관리체계를 구성한다. 또한 일차예방사업은 위험인자에 대한 교육과 홍보가 주된 내용이며, 건강증진을 위해 교정가능한 생활습관개선을 위한 교육이 필요하다.

08 정답 ④

해설 Relationship (관계성)은 PEARL에 해당하지 않는다.
사업의 실행가능성 등을 확인하기 위해 BPRS의 보조지표로 사용되기도 한다.
(1) 해당기관의 업무범위의 적절성(Propriety)
(2) 문제해결의 경제적 타당성(Economic Feasibility)
(3) 지역사회나 대상자들의 사업에 대한 수용성(Acceptability)
(4) 자원의 이용가능성(Resources)
(5) 적법성(legality)

09 정답 ①

해설 ② 보건교육 출석률 - 효과성에 대한 평가
③ 대상자의 요구충족도 - 적합성에 대한 평가
④ 단위목표량에 대한 투입비용 - 효율성에 대한 평가

10 정답 ②

해설 지역사회간호사업 질 관리를 위한 CHIP은 TQA와도 관련이 있으며 1단계 건강문제 확인과 우선순위설정 과정과 2단계 분석과 수행과정으로 이루어진다.
CHIP 1단계 :
 1) 건강문제의 발견 - 팀을 구성하여 다양한 자료원을 통하여 건강문제를 발견
 2) 건강문제의 우선순위 결정
CHIP 2단계 :
 1) 건강문제의 분석
 2) 건강문제 개선 전략 개발
 3) 성과책임 확인
 4) 지표 개발
 5) 개선 전략을 수행
 6) 지속적인 모니터링 재평가

11 정답 ④

해설 보수교육은 보건의료인력의 질적 수준을 관리하는 것으로 인력수급과는 거리가 있다.
이 외에도 우리나라의 보건의료인력 수급 관련 문제로는 보건의료인력 공급부서와 이를 활용하는 정부부처 간의 협력체계 미흡함이 있다.

12 정답 ④

해설 **[독거노인을 위한 간호중재]**
1) 노인돌봄 기본서비스 대상, 기초생활수급권 대상 여부 파악을 위하여 거주지의 동주민센터 담당자와 연계한다.
2) 지역공동체 강화를 통해 독거 노인의 안전을 확보한다.
3) 사회적 활동증진을 위한 지역사회 모임 참여를 권장한다.
4) 독거노인을 위한 지역사회 자원을 발굴하고 연계한다.

13 정답 ③

해설 투입은 사업기반 조성에 관한 지표로, 사업관계자가 사업에 투입하는 인력, 시간, 돈, 장비, 시설 등의 자원을 의미한다. 산출은 사업의 결과 나타나는 활동, 이벤트, 서비스 생산물 등의 의도하는 사업량을 의미하며 결과는 사업의 결과 나타나는 건강 수준이나 건강 결정요인의 변화를 의미한다. 사업목표는 결과 혹은 영향 목표라고 할 수 있으며, 사업 수행 및 활동에 대한 목표는 산출 및 투입목표에 해당한다.

14 정답 ①

해설 ① MAPP 모형은 지역사회를 중심으로 보건문제에 대응하는 역량개발에 초점을 두고 있는 것이며, MAPP 모형은 보건프로그램의 시행을 강조하는 것으로 질병이나 사고에 대해 우선 순위에 따른 실행을 위한

프로그램이다.
② PATCH는 미국의 질병관리본부가 지역보건요원의 보건사업 기획 지침서로 개발한 기준으로, "중요성"과 "변화가능성"을 건강문제의 우선순위를 결정하는 두 가지 기준으로 사용한다.
③ MATCH는 사이먼스와 모턴(Simons - Morton)이 개발한 보건교육 및 평가모형으로 '목표설정 → 중재계획 → 보건교육 프로그램 개발 → 실행준비 → 평가'의 5단계로 되어 있다.
④ NIBP는 건강문제의 크기(needs)와 해결을 위한 방법의 효과(impact)를 기준으로 우선순위를 평가하는 것이다.

15 정답 ②

해설 조정자는 대상자의 욕구에 부합하는 지원이 무엇인지 결정하고, 서비스 상황에 따라 서비스를 안내하고 정리하며, 서비스를 통제하는 경우도 있다.

옹호자	정당한 권리를 찾을 수 있도록 옹호하는 역할
상담/알선자	건강문제의 상담자 문제에 따른 정보제공과 알선
연구자	보건사업 수행, 간호서비스 제공 및 보건교육 등의 목표달성 평가 현장의 관련 자료의 수집과 분석을 통한 과학적 접근 논리적 간호수행과 개발

16 정답 ①

해설 ② 부부의 결합 형태에 따른 구분
③ 결혼한 자녀가 부모와 동거하는 형태에 따른 구분
④ 대내외적 권위에 따른 구분

17 정답 ④

해설 신체의 발달상황, 신체의 능력, 건강조사 및 건강검진으로 구분한다.

[건강검사 실시대상 및 종류]

검사종류	대상학년	실시기관	실시방법
신체의 발달상황	초1,4/중1/고1	검진기관	키, 몸무게 측정 후 비만도 산출
	초2,3,5,6/중2,3/고2,3	당해학교(교직원)	
건강조사	초1,4/중1/고1	검진기관	건강조사 문진·설문 조사표로 실시
	초2,3,5,6/중2,3/고2,3	당해학교(교직원)	
건강검진	초1,4/중1/고1(종합건강검진)	검진기관	병원방문검진
	초2,3,5,6(구강검진)	치과병·의원, 보건소 등	병원방문 및 출장검진 가능
신체의 능력	초5,6/중1,2,3/고1,2,3	당해학교(교직원)	달리기, 윗몸 앞으로 굽히기 등 검사항목 실시

※ 별도 검사는 지정 검사기관(소변검사, 결핵검사) 및 치과의사(구강검사), 교직원(시력검사)이 각각 담당하고, 학교 내에서 실시한다. 소변, 결핵검사는 학생의 질병예방 및 조기발견을 위한 최소한의 검사이므로 대상자가 누락없이 전원 실시하여야 한다.

[학년별 건강검진 내용]

		초1	초4	중1	고1
추가항목	혈액형	색각검사	색각검사, 간염검사, 결핵검사		결핵검사, 혈색소(여학생)
		비만학생(혈당, 총콜레스테롤, AST, ALT)			
기본공통항목		근·골격 및 척추, 눈(시력), 귀, 코, 목, 피부, 구강, 기관능력, 소변검사, 혈압			

18 정답 ①

해설 • 혼재하는 물질 간 유해성이 인체의 서로 다른 부위에 유해작용을 하는 경우, 혼재하는 물질 중 어느 한 가지라도 노출 기준을 넘는 경우 노출기준을 초과하는 것으로 본다.

• 각 유해요인의 노출기준은 유해요인이 단독으로 존재하는 경우의 노출 기준을 말하며 2종 또는 그 이상의 유해요인이 혼재하는 경우에는 다음 식에 의하여 산출하는 수치가 1을 초과하지 않도록 한다.

혼합물 $= C_1/T_1 + C_2/T_2 + C_3/T_3 + ------------ C_n/T_n$
- C : 화학물질 각각의 측정치
- T : 화학물질 각각의 노출기준

19 정답 ④

해설 ④는 중앙조직인 질병관리청 국립검역소의 임무이다.

[질병관리청 국립검역소 주요업무]
- 검역
  • 해외발생감염병의 국내유입을 차단하기 위해서 검역 감염병 검역관리지역 여행객에 대한 건강상태질문서 징구 및 검역조사 실시
  • 외국에서 들어오는 선박·항공기·열차·자동차 등 운송수단의 위생상태 및 적재 화물 등을 점검하고 살충·살균을 위한 소독 실시
  • 검역구역 내 감염병에 관한 역학조사
  • 어패류와 식품 취급자에 대한 위생지도 및 교육
  • 감염병 병원체·매개체 감시사업 등 실시

- 감염병 예방 홍보 및 협력체계 구축
  • 세계 각국의 감염병 발생정보를 신속히 수집하여 해외여행객 방문 국가에 대한 감염병 발생정보 제공
  • 감염병 예방 및 홍보활동 적극 실시
  • 해외여행질병정보센터 운영하여 해외여행 시 필요한 예방접종 및 감염병 정보 제공
  • 유관기관과 협력체계를 구축하여 해외발생감염병 유입 상황 시 긴급대응 대비

- 해외여행자 예방접종증명서 등 발급
  • 황열 및 콜레라 예방접종 실시 및 국제공인예방접종증명서 발급
  • 선박 위생관리면제증명서, 감염병 매개체 구제증명서, 소독증명서 등 발급

20 **정답** ②

해설 교토의정서에서는 온실가스 감축의무 국가들의 비용효과적인 의무부담 이행을 위해 공동이행제도, 청정 개발체계, 배출권거래제도(온실가스 감축의무가 있는 국가들에 배출쿼터를 부여한 후 동 국가 간 배출 쿼터의 거래를 허용하는 제도)를 제안했다.

정답 및 해설

01 정답 ③

해설 ① 1984년 ② 1967년 ③ 1923년 ④ 1946년에 각각 이루어진 것으로 태화여자관에 보건사업부를 설치한 것인 가장 먼저 이루어진 변화이다.

> **[우리나라의 지역사회간호의 발달사]**
>
> 1. 방문간호시대(1910~1945년)
>   (1) 로선복(1923년) : 태화여자관에 보건사업부를 설치한 것이 우리나라 지역사회간호사업의 시초
>   (2) 사업내용은 아동의 건강관리, 전염병 예방, 외래 산부인과 및 치과 치료, 가정방문 등
>
> 2. 보건간호시대(1945~1980년)
>   (1) 1945~1948년 : 미군정에 의해 후생부가 설치되고 광역적인 보건사업이 시작
>   (2) 1946년 10월 서울 및 각 도의 대도시에 모범(시범)보건소가 설립된 것이 보건소 시초를 이룸
>   (3) 대한민국정부수립 이후 사회국의 1개국으로 축소되면서 간호의 암흑기 시대를 맞음
>   (4) 1956년 : 「보건소법」 제정
>   (5) 1962년 : 「보건소법」 전면개정, 보건간호사업은 보건소 중심으로 전국적인 차원으로 실시(결핵관리, 모자보건, 가족계획 사업)
>   (6) 1967년 : 「학교보건법」이 제정되어 양호교사의 직무 구체화
>   (7) 1973년 : 분야별 간호사의 하나로 보건간호사 제도 마련
>   (8) 1977년 : 의료보험법 시행
>
> 3. 지역사회간호시대(1980~현재)
>   (1) 1980년 : 「농어촌 등 보건의료를 위한 특별조치법」 제정되어 읍·면 단위의 무의촌에 보건진료소 설치
>   (2) 1981년 : 보건진료소 설치 및 보건진료원 배치
>   ① 지역사회의 일차보건의료 요구에 부응하는 포괄적 지역사회간호사업 수행
>   ② 「산업안전보건법」 제정 : 보건담당자로서 간호사를 두도록 명시
>   (3) 1984년 : 보건지소에 공중보건의 배치 완료하여 공공보건조직에 의사인력을 지원
>   (4) 1985년 : 통합보건사업 실시, 군 단위 보건소에 간호 인력을 배치하여 가족단위의 보건간호 제공

(5) 1989년 : 전국민 의료보험 실시

(6) 1990년 : 「산업안전보건법」 개정으로 산업장의 간호사가 보건관리자로 개칭

(7) 1991년 : 「학교보건법」 개정으로 양호교사의 직무로 학교에서의 일차보건의료제공자로서의 역할과 독자적인 역할 강조(보건교육, 보건지도, 환경위생관리 강화)

(8) 1991년 : 가정간호사제도(1994년 병원 중심 가정간호시범사업 시작)

(9) 1995년 : 「국민건강증진법」 제정, 「보건소법」을 「지역보건법」으로 개정

(10) 2002년 : 양호교사가 보건교사로 개칭

(11) 2003년 : 전문간호사제도가 법으로 규정됨
   ① 보건·마취·정신·가정·감염관리·산업·응급·노인·중환자·호스피스·종양·임상·아동분야로 전문간호사의 자격을 구분
   ② 보건복지부령으로 종양·임상·아동분야 추가(2006년)

(12) 2003년 : 저출산 고령사회 대응을 위한 국가 실천 전략 수립

(13) 2008년 : 장기요양보험제도 실시

• 대한민국정부수립 직후 지역사회 간호 사업이 축소되었다가 1980년 농어촌 보건의료 특별조치법 이후 더욱 활발해짐

• 1980년 12월에 「농어촌 보건의료를 위한 특별조치법」이 공포되면서 무의촌지역에 보건진료원이 배치되면서 지역사회간호사의 역할이 확대되고 실무범위가 확장되었다.

• 1981년에는 「산업안전보건법」이 제정되어 일정 규모 이상의 제조사업장에는 보건담당자로 간호사를 배치하도록 하였다가 1990년에 「산업안전보건법」의 개정으로 보건관리자로 개칭되었다.

• 「학교보건법」이 개정되면서(1991년) 일차보건의료제공자로서 간호사의 역할을 확고히 하는 전환점을 맞이하게 되었다.

• 새로운 지역사회 간호실무의 확립으로는 가정간호사제도, 장기요양제도를 들 수 있으며, 「건강증진법」(1995.9)의 제정, 「보건소법」의 개정으로 건강증진, 건강형평성 개선, 지역보건의료 기획에 중요한 역할이 요구되어 앞으로 지역사회간호사업을 더욱 발전해 나갈 것이다.

---

02 정답 ②

해설

BPRS 기준	브라이언트(John Bryant)의 기준
A. 건강문제의 크기 B. 건강문제의 심각도 C. 보건사업의 효과성(개입의 효과성)	1. 보건문제의 크기(유병률) 2. 보건문제의 심각도 3. 주민의 관심도 4. 보건문제의 관리가능성(기술적 해결가능성)

03 정답 ②

해설 질병별로 보수단가를 설정하여 보상하는 것은 포괄수가제이다.

[총액계약제]
① 총액계약제(negotiation system) 또는 총액예산제는 보험자 측(지불자)과 의사단체(진료자) 간에 미리 진료보수총액을 정하는 계약을 체결하고, 진료 측에서는 그 총액범위 내에서 진료를 담당하

고 지불자는 진료비에 구애받지 않고 의료서비스를 이용하는 제도를 말한다.

② 독일의 경우 보험자와 의사회가 계약을 체결하고 계약에 따라 보험자가 의사회에 지불하면 의사회는 각 의사들에게 진료량에 비례하여 배분한다.

③ 총액계약제의 장점은 진료보수의 배분을 진료 측에 위임함으로써 진료보수총액을 효율적으로 이용하려는 동기가 생기고, 의사 개개인의 과잉진료를 억제할 수 있으므로 의료비 절감효과를 기대할 수 있다는 점이다.

④ 총액계약제의 단점은 매년 진료비 계약을 둘러싼 교섭의 어려움으로 의료공급의 혼란을 초래할 가능성이 있다는 점, 비용절감을 위해 비용이 적게 드는 효과적이지 못한 치료로 대치하는 부작용을 낳거나 첨단 의료서비스 도입 동기가 상실될 가능성이 있어 의료의 질적 저하의 우려가 있다.

04 정답 ②

해설 기존에 접하지 못했던 난이도가 높은 문제이다. 문제의 지문이 길어서 복잡해 보이는 문제이지만 핵심적인 질문은 가족의 보호를 받지 못하는 대상자에게 사회적 지지를 제공하는 모형을 묻는 것이다. 가족의 보호를 받지 못하는 대상자는 사회적 취약계층으로 분류할 수 있으며 이러한 대상자에게 공식, 비공식적으로 사회적 지지를 제공하는 것은 지역사회모형이다.

[지역사회간호 사례관리의 일반적 모형]

① 가족보호모형 : 부모, 성인자녀 또는 배우자에게 발달장애아동, 기능적 장애를 가진 노인, 신체장애인, 만성정신장애인 등을 적절히 보호할 수 있는 사례관리 과정에 대한 교육과 훈련을 시켜 적절한 보호를 연속적으로 제공할 수 있도록 하며 가족구성원이 제공하지 못하는 서비스를 보충적으로 사례관리자가 직접적 또는 간접적 방법으로 제공하는 것이다.

② 지역사회모형 : 사회적 취약계층에게 사회적 지지와 서비스를 제공하는 역할을 수행한다. 사회적 지지는 가족, 친구, 친척, 직장동료, 이웃을 포함하는 비공식적 체계와 사회복지사, 의사, 변호사, 목사 및 다른 분야의 전문가들을 포함하는 공식적 체계가 사람들에게 감정적지지, 물질적 원조, 지도, 충고, 보호 등을 제공하는 것을 의미한다.

③ 포괄모형 : 복합적인 욕구를 가진 대상자에게는 서비스의 단편적인 접근보다 포괄적인 접근이 그들의 욕구를 더 잘 충족시킬 수 있다는 전제에 기초하고 있다. 포괄모형은 가족과 지역사회의 지지적 보호자에 의해서 해결될 수 없는 다차원적이고 복합적인 욕구를 가진 만성정신장애인, 발달장애인, 지체장애인, 만성질환 노인 등에게 사례관리 기관이 포괄적인 서비스를 제공하는 것이다.

④ 자원개발모형 : 사례관리 서비스 전달 방법에 의한 모형에 해당한다. 장기보호서비스가 마련되어 있지 않아 개발되어야만 하는 경우에 적용되는 것

05 정답 ③

해설 보건교사의 직무는 학교보건 분야에서 지금까지 여러차례 시험에 나온 내용으로 간호사면허를 가진 사람의 의료행위 부분까지 직무에 대해 꼼꼼히 숙지하기 바랍니다.

[보건교사의 직무]

1) 학교보건계획 수립

2) 학교 환경위생의 유지, 관리 및 개선에 관한 사항

3) 학생과 교직원에 대한 건강진단의 준비와 실시에 관한 협조
4) 각종 질병의 예방처치 및 보건지도
5) 학생과 교직원의 건강관찰과 학교의사의 건강상담, 건강평가 등의 실시에 관한 협조
6) 신체가 허약한 학생에 대한 보건지도
7) 보건지도를 위한 학생가정 방문
8) 교사의 보건교육 협조와 필요시의 보건교육
9) 보건실의 시설, 설비 및 약품 등의 관리
10) 보건교육자료의 수집·관리
11) 학생건강기록부의 관리
12) 다음의 의료행위(간호사면허를 가진 사람만 해당한다)
    ① 외상 등 흔히 볼 수 있는 환자의 치료
    ② 응급을 요하는 자에 대한 응급처치
    ③ 부상과 질병의 악화를 방지하기 위한 처치
    ④ 건강진단결과 발견된 질병자의 요양지도 및 관리
    ⑤ ①과 ④의 의료행위에 따르는 의약품의 투여
13) 그 밖에 학교의 보건관리

06 정답 ④

해설 ④ 윌리엄 라스본은 나일팅게일의 도움과 박애주의자들의 재정적 후원을 받아 1859년 영국에서 처음으로 구역공중보건간호협회를 조직하였다.

릴리안 왈드(Lillian Wald)는 뉴욕 헨리가 빈민구호소에서 방문간호사업 시작하였고 가난한 사람 간호, 생활환경, 위생문제, 직장문제, 경제적인 문제 등을 지원하여 감염질환으로 인한 사망률을 감소시켰다.

1912년 공중보건간호사회 발족하여 지역사회 중심의 보건간호사 조직을 구성하고 구제사업소를 통한 지역주민 가정 방문을 통해 간호의 접근성을 높였다.

또한 체계적, 비종교적, 전문적인 방문간호사에 의해 서비스를 제공하면서 최초로 서비스료를 받고 간호를 실시하였다.

07 정답 ①

해설 의뢰하기 전에 개인, 가족, 지역사회와 먼저 의논하여 그들이 의뢰한다는 사실을 납득하도록 하며 의뢰 여부 결정을 반드시 대상자 본인이 하게 한다.

[지역사회 간호수단으로 의뢰를 할 때 주의사항]
① 의뢰하기 전에 개인, 가족, 지역사회와 먼저 의논하여 그들이 의뢰한다는 사실을 납득하도록 하며, 의뢰 여부 결정은 반드시 대상자 본인이 하게 한다.
② 의뢰하는 기관과 그 담당자를 사전에 접촉한다. 의뢰하기 전에 관련된 모든 사실을 알아둔다.
③ 가능하면 먼저 연락하거나 개인적으로 방문한 후 적절한 의뢰서를 사용하여 필요한 정보를 기재한 후 개인, 가족에게 주어서 직접 그 기관으로 가게 한다.
④ 개인이나 가족에게 의뢰하는 기관에 관해 설명하고 필요한 정보를 제공한다.
⑤ 위치를 정확하게 알려주고 담당자를 만날 시간과 장소를 정확히 알려준다.

⑥ 의뢰는 가능한 한 개개인을 대상으로 한다.

⑦ 의뢰 직전에 대상자의 상태를 한 번 더 확인한다.

08 **정답** ①

해설 [국민의료비 부문별 재정증가 요인]

① 소비(수요자)영역

ㄱ 노령화로 인한 노인인구 증가, 만성 질환 비율 증가로 인한 노인진료비 급증

ㄴ 핵가족화로 인한 가족지지체계에서 사회적 지지체계로의 전환에 따른 사회부담 증가

ㄷ 건강보험의 전국민 확대실시로 인한 접근성 및 보장성 강화

② 공급(의료인)영역

ㄱ 소비자의 요구 증가로 인한 보건의료서비스 요구수준과 범위 확대

ㄴ 과학기술 발달로 인한 첨단 고가 의료장비 도입 확대

ㄷ 공급자 수 증가로 인한 보건의료서비스 제공자 수의 급격한 증가

ㄹ 의료시장 및 개방압력 증가로 인한 의료기관 영리화 가속화, 고가약품, 장비, 서비스의 유인, 민간보험 영향력 강화

③ 조정영역 : 조정영역의 중요성이 증대되고 있음에도 불구하고 효과적인 조정기전 미흡, 관리체계와 공공보건의료체계 미흡, 관리비용 증가

구분	환경변화
소비영역	노령화, 핵가족화, 건강보험의 보장성 강화
공급영역	소비자주의 강화, 과학기술 발달, 전문주의 강화, 공급자 수 증가, 의료시장 및 개방압력 증가
조정영역	조정영역의 중요성 증대

09 **정답** ④

해설 인공피동면역은 회복기 환자혈청, 면역혈청으로 얻어지는 것인데, 사람의 혈청단백 중 감마글로불린에는 항체가 있어 감염증에 대하여 수동면역이 되는 것이며, 면역기간은 일시적이다.

[능동면역과 수동면역]

1) 능동면역 : 병원체 또는 독소에 의해서 생체의 세포가 스스로 활동하여 생기는 면역으로서 효과가 늦게 나타나지만 장기간 지속된다.

① 자연능동면역 : 감염 후 자연적으로 생기는 면역

② 인공능동면역

·예방접종으로 얻어지는 면역

·생균(sabin)백신, 사균(salk)백신, 순화독소(toxoid)

2) 수동면역 : 감염자 자신이 아닌 다른 숙주나 생물이 만든 항체나 항독소를 이용한 면역으로 효과가 빠르게 나타나지만 지속 기간이 짧아서 치료 및 응급처치용으로 사용한다.

① 자연수동(피동)면역 : 태어날 때 모체로부터 받은 면역

② 인공수동(피동)면역 :

·인공제재를 인체에 투여하여 잠정적으로 질병에 방어할 수 있도록 회복기혈청, 면역혈청, 감마글로불린 항독소 등을 주사하여 항체를 주는 방법

> ·홍역 유행 시 예방접종을 받지 못한 사람들에게 투여하는 홍역 면역 글로불린처럼 긴급하게 주입하는 면역

10 정답 ③

해설 ①②는 사회보장형과 사회주의형의 장점에 해당한다.
④ 사회보장형의 개념에 해당한다.
자유방임형 - 미국을 중심으로 일본, 한국에서 시행하고 있다.
사회보장형 - 영국을 중심으로 호주, 뉴질랜드에서 시행하고 있다.
사회주의형 - 중국을 중심으로 사회주의국가에서 시행하고 있다.

> **[자유방임형의 보건의료전달체계의 문제점]**
> 1) 의료시설의 불균형적 분포
> 2) 예방서비스보다는 치료에 집중하여 포괄성 저하
> 3) 의료비 상승
> 4) 의료의 경제적 차등성
> 5) 건강문제는 본인의 책임
> 6) 국가적 통제의 어려움

11 정답 ①

해설 ②는 제8차 헬싱키 대회의 슬로건이다.
③은 제4차 자카르타 대회의 슬로건이다.
④는 제7차 나이로비 대회의 슬로건이다.

[건강증진을 위한 국제회의 정리]

구분	개최년도	개최도시	주요 내용
제1차	1986년	캐나다 오타와	오타와헌장, 건강증진 3대 전략, 5대 활동요소
제2차	1988년	호주 애들레이드	여성건강증진, 건강한 공공정책 수립 집중토의
제3차	1991년	스웨덴 선즈볼	지지적 환경 조성 집중토의
제4차	1997년	인도네시아 자카르타	자카르타 선언, "건강증진은 가치 있는 투자"
제5차	2000년	멕시코 멕시코시티	건강불균형 해소 집중토의
제6차	2005년	태국 방콕	방콕헌장
제7차	2009년	케냐 나이로비	나이로비선언, 아프리카의 날 / 주제: 수행역량 격차 해소를 통한 건강증진과 개발
제8차	2013년	핀란드 헬싱키	'건강을 모든 정책들에서" / Health in All Policies(HiAP)
제9차	2016년	중국 상하이	Health for All and All for Health

12 정답 ②

해설 **[보건소의 3가지 기능]**
1. 보건기획과 평가기능 : 해당지역 보건의료실태를 파악하고 문제를 진단/해결하기 위해 지역보건의료계획을 수립, 시행, 평가한다.
2. 행정규제와 지원기능 : 병의원 약국 등 관련 업소와 단체의 지도 및 감독과 지원 기능
3. 지역보건사업의 전개 : 건강증진, 질병예방, 치료, 재활서비스 등 포괄적인 보건의료서비스를 제공

13 정답 ④

해설 건강신념모형은 예방적 행위를 하지 않은 사람들이 질병예방 행위를 실천할 수 있도록 중재를 제공하는데 유용하다. 박씨가 자각하지 못하고 있던 폐암에 대해 지각된 민감성을 증진시키는 것이므로 건강신념모형이 가장 알맞다.

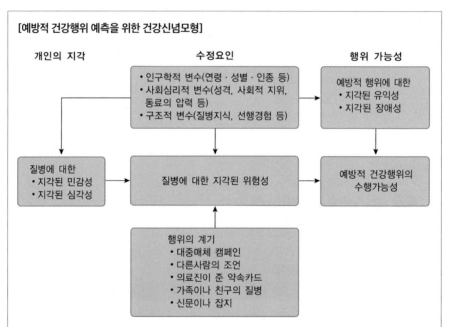

① 지각된 민감성(Perceived susceptibility) : 자신이 어떤 질병에 걸릴 위험이 있다는 가능성에 대한 인지 정도이며, 질병에 대한 민감성은 인구학적 특성, 사회심리학적 특성, 환경 등에 의해 개인마다 차이가 있다.
② 지각된 심각성(Perceived severity) : 질병의 심각성을 인지하는 정도로, 죽음, 통증, 불구 등과 같은 의학적 결과나 직장, 가족생활과 같은 사회적 결과를 포함한다.
③ 지각된 유익성(Perceived benefits) : 특정행위를 함으로써 오는 혜택과 유익에 대한 인지 정도로, 건강을 위한 행위를 하면 자신에서 유익할 것이라고 생각할수록 관련 행위를 할 가능성이 높아진다.
④ 지각된 장애(Perceived barriers) : 특정 건강행위에 대한 부정적인 인지 정도로, 이것은 건강행위의 방해요소로 작용한다. 행위의 효율성에 비하여 그 행위를 하였을 때 비용부담, 위험성, 부작용, 통증, 불편함, 시간소비, 습관의 변화 등에 대해 무의식적으로 이루어지는 비용 – 효과분석에 의해 발생된다.
⑤ 행위의 계기(Cue to action) : 질병에 대한 지각된 위험성에 영향을 주는 요소로 사람들에게 특정

행위에 참여하도록 자극을 주는 중재를 말하며 질병에 대한 인지의 감수성이 낮은 사람일수록 강하고 효과적인 중재를 주어야 특정행위에 참여할 가능성이 커진다.

⑥ 질병에 대한 지각된 위험성 : 특정행위에 대한 지식의 제공으로 자신에게 나타나는 증상이나 이웃의 발병 등에 대해 질병을 인식하는 정도이다.

14 [정답] ③

[해설] **[보건교육과정의 개발 절차]**
① 교육목표설정 및 진술 : 학교는 어떠한 교육목표를 달성하기 위하여 노력해야 하는가?
② 학습경험의 선정 : 이러한 교육목표를 달성하기 위해서 어떤 교육내용이 제공될 수 있는가?
③ 학습경험(교육내용)의 조직 : 이러한 교육내용은 어떻게 효과적으로 적용될 수 있는가?
④ 평가 : 설정된 교육목표가 달성되었는지 여부를 어떻게 결정될 수 있는가?

15 [정답] ④

[해설] ④ 정신신경장애와 함께 소화기계와 순환기계 증상 나타날 수 있다.
현대인들의 대부분이 컴퓨터 모니터로 작업을 하게 되면서 VDT 증후군이 점차 증가하는 추세이다.
컴퓨터를 이용한 반복적인 자료입력을 하는 경우 주로 목, 어깨, 손가락 및 손등의 만성적인 동통과 감각이상을 초래하는 누적 외상성 질환(CTDs)으로 그 중 가장 대표적인 건강장해가 VDT 증후군이다.
VDT = Visual Display Terminal
  (1) VDT 증상
      ㉠ 근골격계 질환 : 뒷머리, 목, 어깨, 팔, 손 및 손가락의 특정 부분 혹은 전체에 걸쳐 결림, 저림, 아픔 등의 불편함이 나타낸다.
      ㉡ 눈의 피로 : 작업을 계속하는 과정에서 시력감퇴, 복시, 안통, 두통 등이 발생한다.
      ㉢ 정신신경장애 : 불안, 초조, 신경질, 낮의 피로감, 기상 시 피로감, 두통, 소화불량, 심박수 증가, 맥박수 증가, 혈압상승, 아드레날린 분비촉진 등이 발생한다.
      ㉣ 기타 : 피부발진, 소양감, 임신·출산의 이상 등
  (2) VDT 예방
      ㉠ 작업 1시간당 10~15분의 휴식이 필요하며 짧더라도 주기적으로 휴식시간을 갖는다.
      ㉡ 조명등은 작업자의 양 측면에서 작업자와 화면 측에 평행하게 설치하는 것을 추천한다.
      ㉢ 작업 전 작업대와 의자를 조절하는 습관을 가지도록 교육한다.
      ㉣ 건강진단을 매년 1회 이상 실시하도록 한다.
      ㉤ VDT의 특성과 장애 및 적절한 작업자세를 교육하고, 작업장과 작업 종류에 적절한 보건교육을 실시한다.

16 [정답] ④

[해설] **[2020년 모자보건정책 추진 방향]**
가. 난임부부의 시술비 지원 제도개편
    - 시술별 난임부부가 부담해야 하는 비용이 다른 현실을 감안, 각 시술별 지원금을 차등하는 등 제도개선

      - 난임시술 지정 의료기관에 대한 평가 결과를 최초 공개, 난임부부의 알 권리 강화 및 품질관리 수행
      - 권역 난임·우울증 상담센터를 2개소 추가 설치를 통한 심리지원 인프라 강화
나. 임신·출산에 대한 사회적 지원 강화
      - 저소득층 기저귀·조제분유 지원
      - 생애 초기 방문건강관리 시범사업 도입
다. 산후조리원 안전 및 품질관리 강화
      - 산후조리원 감염관리 및 소비자 권익보호 강화를 위한 모자보건법령 개정('19.1월 공표, '20.1월) 시행 등 제도개선
      - 산후조리원 질 제고를 위한 컨설팅 사업 실시
      - 감염 예방 등에 관한 교육자료 개발·배포

17   정답 ②

해설 만성질환이란 다음 특징 중 한 가지 이상에 해당하는 것이다.
  - 불가역적인 병리변화 동반
  - 질병의 성격이 영구적
  - 휴유증으로서 불능 초래
  - 재활에 특수훈련이나 치료가 필요
  - 장기간 치료 및 관리 필요

*미국 만성질병위원회에서는 만성질환을 3종류로 구분한다.
  - 조절가능한 만성질환 : 당뇨병, 성병 등
  - 부분적으로 조절가능한 만성질환 : 류마티스열, 기관지천식, 간질 등
  - 조절이 거의 불가능한 만성질환 : 선천성기형, 신경질환, 종양 등

18   정답 ③

해설 질병발생 여부에 따른 2개 집단의 대상자를 선정한 후 질병 발생원인 여부의 경험여부를 조사한다. 환자군과 대조군은 질병 발생 유무만 다르며, 원인 유발 의심 요인 이외 연구 결과에 영향을 미칠 수 있는 요인은 동일한 집단이다.

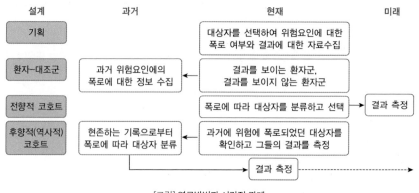

[그림] 연구방법과 시간적 관계

19 정답 ③

해설 [Petak의 재난관리 모형]

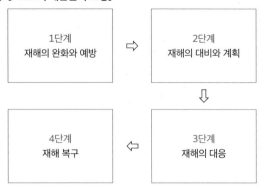

단계	구분	재난관리활동
예방완화	재난 발생 전	위험성 분석 및 위험 지도 작성 건축법 정비 제정, 재해보험, 토지이용관리 안전관련법 제정, 조세 유도
준비계획	재난 발생 전	재난대응 계획, 비상경보체계 구축 통합대응체계 구축, 비상통신망 구축 대응자원 준비, 교육훈련 및 연습
대응	재난 발생 후	재난대응적용, 재해진압, 구조 구난 응급의료체계 운영, 대책본부 가동 환자 수용, 간호, 보호 및 후송
복구		잔해물 제거 감염 예방, 이재민 지원 임시 거주지 마련, 시설 복구

20 정답 ④

해설 [화학적 산소요구량(COD ; Chemical Oxygen Demand)]
① 물속의 유기물질과 황화물 등 산화성 무기물질을 산화제(과망간산칼륨)에 의하여 화학적으로 산화시킬 때 소비되는 산소요구량으로 ppm으로 표시한다.
② 화학적 산소요구량은 생물적·화학적으로 분해가 되지 않는 공장폐수나, 염도가 높은 해수, 그리고 이끼가 많이 있는 경우에 물의 오염도를 측정하기 유용한 지표이다.
③ COD 값이 클수록 오염물질이 많이 들어 있어 수질이 나쁨을 의미한다.
④ COD 값이 작을수록 오염물질이 적게 들어 있어 수질이 좋음을 의미한다.

정답 및 해설

01 **정답** ①

해설 서비스를 조직하고 통합하며 타 부서의 요원들과 의사소통을 하는 역할은 조정자이다.

> **[조정자(coordinator)]**
> ① 조정이란 가능한 최대의 유효한 방법으로 대상자의 요구를 충족시키는 최선의 서비스를 조직하고 통합하는 과정을 말한다.
> ② 사례관리자와는 다르게 조정자는 다른 건강관리전문가가 수행한 간호를 계획하지 않는다.
> ③ 지역사회간호사는 대상자 건강관리의 조정자로서 다양한 기능을 수행한다.
>   ⊙ 대상자에게 건강관리를 제공할 사람, 중복되는 서비스, 불충분한 서비스가 이루어지고 있는 곳을 결정한다.
>   ⓛ 대상자의 상태와 요구에 대해 타 부서의 요원들과 의사소통을 한다.
>   ⓒ 간호사, 대상자, 서비스를 제공하는 타 영역의 제공자들과 필요 시 사례연구 모임을 준비한다.
>   1) 대상자중심 역할 : 직접간호제공자, 교육자, 상담자, 자원의뢰자, 역할모델, 사례관리자
>   2) 전달중심 역할 : 조정자, 협력자, 중개자
>   3) 인구중심 역할 : 사례발견자, 지도자, 변화촉진자, 정책옹호자, 연구자

02 **정답** ③

해설 ③ 영국이 아닌 미국에서 간호교육을 위한 특별기금을 마련하는 Bolton법규 통과

> **[외국의 보건간호시대 역사]**
> 1) 미국
>   1923년 미국의 간호와 간호교육 이라는 Goldmark Report 발표
>   1934년 미국 보건국에서 첫 보건간호사의 임명이 이루어짐
>   1943년 간호교육을 위한 특별기금을 마련하는 Bolton법규 통과
>   1948년 [미래의 간호]라는 Brown 보고서
> 2) 영국

1904년 학교간호사회 조직

1907년 영국교육법에 의해 공립초등학교에 간호사 임용

1910년 지방행정부서에 간호사 임용

3) 1948년 WHO 창설로 건강에 대한 정의가 내려짐

03 정답 ④

해설 [이상기압의 원인, 증상, 예방 및 관리]

원인		증상	예방 및 관리

고압 환경	질소마취	4기압 이상에서 마취작용, 작업능력 저하	- 작업시간 및 휴식시간 실천
			- 단계적 감압 및 고압 폭로시간의 단축
			- 감압 후 운동으로 혈액순환 촉진, 산소공급
			  작업 중 고지방식이나 알코올 음용금지
			  부적격자(비만자, 순환기 장애자, 고령자)
			  의 작업 제한

	산소중독	2기압 이상에서 손발가락 작열통, 시력장 애, 환청, 근육경련	

감압 과정	감압병
	(잠함병)
		- 급격한 감압으로 혈액과 조직에 용해되
		  어 있던 질소가 기포를 형성하여 순환장
		  애와 조직손상을 일으킴
		- 잠수부, 해녀, 항공기 급상승 시 발생
		- 4대 증상 : 피부소양감과 관절통/척추증
		  상에 의한 마비 내이 미로의 장애/혈액
		  순환 장애와 호흡기 장애	

저압 환경	저산소증	- 유발직종 : 고공 비행업무 종사자
		- 인체의 영향 : 산소부족이 가장 큰 문제,
		  통증성 관절장애, 항공 이염 및 부비강
		  염, 급성 고산병, 폐수종 등
			- 산소농도 측정(18%가 하한선) 및 환기 보
			  호구 착용
			- 위험 작업장 구급요원 배치, 구출용 기구 정
			  비, 인공호흡장치 비치, 평상시 구급훈련

04 정답 ③

해설 [지역사회간호사정 SWOT 분석의 예]

기회(Opportunities)

- 보건의료에 대한 관심과 요구가 높음.
- 소득이 증가하여 스스로 건강관리 능력 향상
- 금연, 운동 등 건강증진사업에 대한 관심 높음
- 지방자치단체의 보건의료에 대한 관심 높음

위협(Threats)

- 지역간 보건의료 불균형 심화
- 보건기관에 대한 주민신뢰도 다소 미흡
- 민간의료기관과의 협력체계 미흡
- 공무원 조직의 보건업무에 대한 관심 저조
- 보건관련 유휴인력 활용도 낮음

강점(Strengths)

- 보건의료인력의 전문성 확보와 강한 의욕
- 전문교육 이수자가 많음
- 전산망 활용이 용이함
- 건강증진사업에 대한 국가의 지원 확대 예상

약점(Weaknesses)

- 지방자치단체의 예산 부족
- 다양한 보건프로그램 미비
- 보건의료인력의 부족
- 보건기관의 시설, 장비 열악
- 자원봉사자 활용 미흡

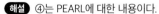

05 정답 ④

해설 ④는 PEARL에 대한 내용이다.

PEARL은 건강문제를 적절하게 해결하기 위해 BPRS의 계산 후 사업의 실현가능성 여부를 판단하는 기준으로 주로 사용한다. 업무범위의 적절성, 경제적 타당성, 사업에 대한 수용성, 자원의 이용가능성, 적법성 중 하나라도 0점(불가판정)을 받으면 사업을 시작할 수 없다.

> **[Stanhope & Lancaster의 우선순위 결정기준]**
> ① 문제에 대한 지역사회의 인식정도
> ② 문제해결을 위한 지역사회의 동기수준
> ③ 문제에 영향을 미치는 간호사의 능력
> ④ 문제해결에 필요한 전문가의 이용가능성
> ⑤ 문제해결이 되지 않았을 때 나타나는 결과의 심각성
> ⑥ 문제해결에 소요되는 시간

06 정답 ④

해설 **[학습자의 학습능력과 준비성 확인을 위한 4가지 검토사항 - PEEK]**
(1) 신체적 준비 정도(Physical readiness)
   학습자의 성, 기능정도, 건강상태, 신체상태, 신체에 직접 영향을 주는 환경 등이 해당된다.
   ① 학습자의 신체기능 정도가 건강행위를 수행할 수 있는가?
   ② 학습자의 건강수준이 복잡한 건강행위 시범을 따라할 수 있는가?
(2) 정서적 준비 정도(Emotional readiness)
   건강행위에 필요한 노력을 최대한 투입하려는학습자의 동기, 지지체계, 불안수준, 심리상태, 발달단계 등이 해당된다.
(3) 경험적 준비 정도(Experience readiness)
   새로운 학습과 관련된 교육 이전의 경험이나 훈련으로 학습자의 배경, 성공 경험, 과거의 대처기전, 지향점 등이 해당된다.
(4) 지식적 준비 정도(Knowledge readiness)
   학습자의 현재 지식 기반 정도, 선호하는 학습유형을 의미하는 것으로 인지적 능력, 학습장애, 학습유형 등이 포함된다.

07 정답 ③

해설 영유아의 장애예방을 위해 가장 먼저 시행되어야 하는 보건사업은 장애아 출산빈도를 최대한 줄이는 것으로 일차예방에 해당하며 임산부 대상 산전교육이 여기에 해당한다.

> **[장애아 예방 및 관리]**
> 1) 장애아 출산빈도를 최대한 줄일 수 있는 예방사업에 적극 참여
> 2) 장애정도가 진행 또는 악화되지 않도록 하여 원만하게 성장하도록 도움
> 3) 장애아의 잠재능력을 최대한 개발하여 건강한 생활인이 되도록 함

4) 장애아가 있는 가족은 가족 간에 많은 접촉기회를 만들어 주고 지지
5) 장애아의 주변 환경 개선으로 생활개선
6) 지역사회 내 장애아에 대한 실태를 파악하고, 의료 및 사회시설에 대한 사용지도

08 정답 ①

해설 감염병에 관한 강제처분(「감염병의 예방 및 관리에 관한 법률」 제42조)의 내용이 신설 또는 부분 개정되었음으로 관련 내용을 잘 숙지하기 바랍니다.

① 질병관리청장, 시·도지사 또는 시장·군수·구청장은 해당 공무원으로 하여금 다음의 어느 하나에 해당하는 감염병환자등이 있다고 인정되는 주거시설, 선박·항공기·열차 등 운송수단 또는 그 밖의 장소에 들어가 필요한 조사나 진찰을 하게 할 수 있으며, 그 진찰 결과 감염병환자등으로 인정될 때에는 동행하여 치료받게 하거나 입원시킬 수 있다.
   1. 제1급감염병
   2. 제2급감염병 중 결핵, 홍역, 콜레라, 장티푸스, 파라티푸스, 세균성이질, 장출혈성대장균감염증, A형간염, 수막구균 감염증, 폴리오, 성홍열 또는 질병관리청장이 정하는 감염병
   3. 삭제 [2018.3.27] [[시행일 2020.1.1]]
   4. 제3급감염병 중 질병관리청장이 정하는 감염병
   5. 세계보건기구 감시대상 감염병
   6. 삭제 [2018.3.27] [[시행일 2020.1.1]]
② 질병관리청장, 시·도지사 또는 시장·군수·구청장은 제1급감염병이 발생한 경우 해당 공무원으로 하여금 감염병의심자에게 다음의 조치를 하게 할 수 있다. 이 경우 해당 공무원은 감염병 증상 유무를 확인하기 위하여 필요한 조사나 진찰을 할 수 있다.
   1. 자가(自家) 또는 시설에 격리
      1의2. 제1호에 따른 격리에 필요한 이동수단의 제한
   2. 유선·무선 통신, 정보통신기술을 활용한 기기 등을 이용한 감염병의 증상 유무 확인이나 위치정보의 수집. 이 경우 위치정보의 수집은 제1호에 따라 격리된 사람으로 한정한다.
   3. 감염 여부 검사
③ 질병관리청장, 시·도지사 또는 시장·군수·구청장은 제2항에 따른 조사나 진찰 결과 감염병환자등으로 인정된 사람에 대해서는 해당 공무원과 동행하여 치료받게 하거나 입원시킬 수 있다.
④ 질병관리청장, 시·도지사 또는 시장·군수·구청장은 제1항·제2항에 따른 조사·진찰이나 제13조제2항에 따른 검사를 거부하는 사람에 대해서는 해당 공무원으로 하여금 감염병관리기관에 동행하여 필요한 조사나 진찰을 받게 하여야 한다.
⑤ 제1항부터 제4항까지에 따라 조사·진찰·격리·치료 또는 입원 조치를 하거나 동행하는 공무원은 그 권한을 증명하는 증표를 지니고 이를 관계인에게 보여주어야 한다.
⑥ 질병관리청장, 시·도지사 또는 시장·군수·구청장은 제2항부터 제4항까지 및 제7항에 따른 조사·진찰·격리·치료 또는 입원 조치를 위하여 필요한 경우에는 관할 경찰서장에게 협조를 요청할 수 있다. 이 경우 요청을 받은 관할 경찰서장은 정당한 사유가 없으면 이에 따라야 한다.
⑦ 질병관리청장, 시·도지사 또는 시장·군수·구청장은 조사거부자를 자가 또는 감염병관리시설에 격리할 수 있으며, 제4항에 따른 조사·진찰 결과 감염병환자등으로 인정될 때에는 감염병관리시설에서 치료받게 하거나 입원시켜야 한다.
⑧ 질병관리청장, 시·도지사 또는 시장·군수·구청장은 감염병의심자 또는 조사거부자가 감염병환자등이 아닌 것으로 인정되면 제2항 또는 제7항에 따른 격리 조치를 즉시 해제하여야 한다.

⑨ 질병관리청장, 시·도지사 또는 시장·군수·구청장은 제7항에 따라 조사거부자를 치료·입원시킨 경우 그 사실을 조사거부자의 보호자에게 통지하여야 한다. 이 경우 통지의 방법·절차 등에 관하여 필요한 사항은 제43조를 준용한다.

⑩ 제8항에도 불구하고 정당한 사유 없이 격리 조치가 해제되지 아니하는 경우 감염병의심자 및 조사거부자는 구제청구를 할 수 있으며, 그 절차 및 방법 등에 대해서는 「인신보호법」을 준용한다. 이 경우 "감염병의심자 및 조사거부자"는 "피수용자"로, 격리 조치를 명한 "질병관리청장, 시·도지사 또는 시장·군수·구청장"은 "수용자"로 본다.

⑪ 제1항부터 제4항까지 및 제7항에 따라 조사·진찰·격리·치료를 하는 기관의 지정 기준, 제2항에 따른 감염병의심자에 대한 격리나 증상여부 확인 방법 등 필요한 사항은 대통령령으로 정한다.

⑫ 제2항제2호에 따라 수집된 위치정보의 저장·보호·이용 및 파기 등에 관한 사항은 「위치정보의 보호 및 이용 등에 관한 법률」을 따른다.

09 정답 ②

해설 [보험급여의 종류]

요양급여	가입자 및 피부양자의 질병. 부상. 출산 등에 대하여 진찰 검사, 약제. 치료재료의 지급, 처치, 수술 기타의 치료, 예방. 재활, 입원, 간호, 이송
요양비	가입자 또는 피부양자가 긴급 기타 부득이한 사유로 인하여 요양기관과 유사한 기능을 수행하는 기관으로서 보건복지부령이 정하는 기관에서 질병. 부상. 출산 등에 대하여 요양을 받거나 요양기관 외이 장소에서 출산을 한 때에는 그 요양급여에 상당하는 금액을 요양비로 지급
부가급여	장제비. 상병수당 기타의 급여(현재는 임신 출산 진료비)
장애인에 대한 특례	장애인 가입자 및 피부양자에게 보장구에 대한 보험급여 지급
건강검진	가입자와 피부양자에 대하여 질병의 조기 발견과 그에 따른 요양급여를 하기 위하여 건강검진 실시

> **<국민건강보험의 목적>**
> 국민의 질병, 부상에 대한 예방, 진단, 치료, 재활과 출산, 사망 및 건강증진에 대하여 보험급여를 실시함으로써 국민보건을 향상시키고 사회보장 증진

10 정답 ①

해설 [보건의료자원 평가요소]

양적공급	필요한 보건의료서비스를 제공하기 위한 보건의료자원의 양적 공급으로 흔히 인구당 자원의 양으로 표시
질적수준	보건의료인력의 주요기능 수행능력과 기술수준, 시설의 규모와 적정시설의 구비 정도
분포성	시설, 직종, 전문과목별 자원의 지리적 분포가 주민의 필요성에 상응하게 분포되어 있는지의 정도
효율성	개발된 보건의료자원으로 얼마의 보건의료서비스를 산출할 수 있는가
적합성	공급된 보건의료서비스의 역량이 주민의 보건의료 필요에 얼마나 적합한가
계획성	장래에 필요한 보건의료자원의 종류와 양을 얼마나 체계적이고 정확하게 계획하였가
통합성	보건의료서비스 개발이 얼마나 통합적으로 이루어지는가

11 정답 ②

해설 [이론에 따른 가족간호접근법]

이론	접근법
체계이론	- 가족 전체를 하나의 체계로 가족 내 하부체계 간의 관계뿐 아니라 외부환경 체계와의 교류에 의한 균형에 초점 - 많은 개념들이 추상적이고 측정변수들이 구체적이지 못함
구조-기능 이론	- 가족을 사회에서 필요한 기능을 가진 사회구조의 하나로 보면서 종교, 교육 등과 같은 다른 주요 사회구조 자체와 상호작용의 결과에 중점을 둠 - 분석의 단위는 가족구성원보다 구조나 집단이며 사회화 강조
성장-발달 이론	- 가족의 성장, 발달기에 따라 과업을 어느 정도 성취하는가에 중심 - 특정한 단계에 나타나야 할 어떤 과업이 나타나지 않을 수도 있고 외부 환경적 요소가 영향을 미칠 수 있는 제한점을 가짐
상호작용 이론	- 가족을 상호작용 존재의 단위로서 역할, 의사소통, 사회화와 같은 가족구성원들의 행동의 산물, 즉 내적인 과정을 강조 - 가족 외부의 힘에 의한 영향 배제

12 정답 ②

해설 [Risk map]
해당 지역사회 내의 위험요소를 파악하여 이를 지도에 표시하는 것으로 위험요인에 노출되어 있는 지역주민에게 알려 평소 주의를 기울이도록 돕고 이상 현상이 있을 때는 바로 신고할 수 있도록 교육해야 한다.
1) 환경여건
  • 화재위험이 있는 곳
  • 붕괴 가능한 건축물
  • 차량진입이 어려운 격리되어 있는 곳
  • 전기나 전화가 없어 신고가 어려운 곳
  • 산사태나 범람의 우려가 있는 곳
  • 침수 가능한 지역 등
  • 폭발의 위험이 있는 곳
2) 개인여건
  • 재난방송을 접할 수 없는 장애인
  • 거동이 불편한 독거노인
  • 외국인 체류자 등
  • 소년소녀가장

13 정답 ④

해설 ④는 오존층 파괴에 대한 주제로 열렸던 몬트리올 의정서에 대한 내용이다.

> **[파리협정(Paris Agreement, COP21, 2015년 12월 12일)]**
> 1) 2015년 12월 12일 프랑스 파리에서 선진국과 개도국 등 195개 나라가 모두 모여서 책임을 분담하며 전 세계의 기후 재앙을 막는데 동참하기로 결의하였다.

2) 선진국과 개도국 모두가 의무를 지는 2020년 이후 신(新)기후체제를 출범시키기로 결의하였다.

3) 파리협정의 주된 목표는 21세기말까지 지구 온도 상승폭을 산업화(산업혁명) 이전 수준과 비교하여 2℃보다 훨씬 낮게 유지하고, 더 나아가 1.5℃까지 제한하는데 노력하기로 하는 것이다.

4) 각국은 자발적 온실가스 감축 목표를 제출하고, 이행한 결과를 5년 단위로 검증받을 것을 의무로 했으나, 감축 목표의 실제 이행 여부는 각국이 자발적으로 노력할 사항으로 규정하고 국제법적 구속력을 두지 않았다.

5) 지구의 온실가스 총배출량이 감축 추세로 돌아서는 시점을 최대한 앞당기고 감축세에 접어들면 감축속도를 높이되 개도국은 선진국보다 이 과정이 더 오래 걸릴 것이라는 차이를 인정하였다. 이를 위해 선진국들은 2020년부터 개도국의 기후변화 대처산업에 매년 최소 1천억 달러를 지원하기로 하였다.

6) 한국과 중국은 파리협정에서 개발도상국으로 분류되었다.

[국제 환경협약의 현황]

주제	협약명	년도	내용
인간환경보호 지속가능발전	유엔인간환경회의 (스톡홀름회의)	1972년	스톡홀름에서 113개국 정상들이 '인간환경선언'선포, 단 하나뿐인 지구를 보전하자는 공동인식
	유엔환경개발회의	1992년	리우데자네이루에서 개최, '리우선언', '의제21' 채택
	지속가능발전 세계정상회의	2002년	요하네스버그에서 개최, '리우 + 10회의'라고도 불림
해양오염	런던협약	1972년	방사성폐기물 등의 해양투기로 인한 해양오염 방지
오존층 파괴	비엔나협약	1985년	오존층 보호(파괴 방지), 냉매규제
	몬트리올 의정서	1987년	오존층 파괴 방지, 냉매규제, 무역연계(수출입규제)
지구온난화 기후변화	리우회의	1992년	지구온난화의 국제적 공동대응을 위한 기후변화협약 채택
	교토의정서(COP3)	1997년	지구온난화 방지, 온실가스 배출량 감축목표 설정
	코펜하겐협정 (COP15)	2009년	제15차 유엔기후변화협약 당사국 총회에서 지구평균기온 상승폭을 산업화 이전 대비 2℃ 이내로 제한
	파리협정(COP21)	2015년	지구평균기온 상승폭을 산업화 이전 대비 2℃ 보다 훨씬 작게 제한하며 1.5℃까지 제한하는데 노력하기로 함
유해폐기물	바젤협약	1989년	유해폐기물의 국가간 수출입과 그 처리 규제
생물 멸종위기	CITES (워싱턴협약)	1973년	워싱턴에서 개최, 멸종위기 야생동식물 거래규제
	생물다양성협약 (바이오안정성의정서)	1992년	유엔환경개발회의(리우회의)에서 채택, 생물다양성의 보전, 생물자원의 지속가능한 이용 등 합의
	나고야 의정서	2010년	생물학적 유전자원의 접근 및 이익공유에 대한 국제적인 강제이행사항을 규정하고 있는 의정서
습지보호	람사르협약	1971년	물새 서식지인 습지의 보호와 지속가능한 이용에 관한 국제조약
사막화방지	사막화방지협약	1994년	파리에서 채택, 사막화 방지를 통한 지구환경 보호

14 정답 ④

해설 **[병원력(병원성=발병력)]**

㉠ 병원력은 병원체가 임상적으로 질병을 일으키는 능력으로 병원성 또는 발병력이라고도 하며, 감염된 숙주 중 현성 감염을 나타내는 수준을 의미한다.

㉡ 질병을 유발하는 원인균의 능력은 매우 다양하며 홍역, 광견병 바이러스는 거의 100%이고 백일해는 60~80%이고 성홍열은 40%이며 소아마비는 0.1~3%로 아주 낮다.

㉢ 후천성면역결핍증 바이러스(HIV)는 감염력은 크지 않으나 병원력이 높은 바이러스이다.

㉣ 질병 보균자(carrier) : 잠재적인 감염의 근원으로서 역할을 하고 있지만 뚜렷한 임상적 증상과 징후가 없어 다른 숙주에게 큰 위험을 주는 사람을 의미한다.

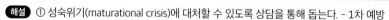

$$병원력 = \frac{발병자수(현성\ 감염자수)}{감염자수} = \frac{650}{700} \times 100 = 92.9$$

15 정답 ③

해설 ① 성숙위기(maturational crisis)에 대처할 수 있도록 상담을 통해 돕는다. – 1차 예방
② 정신질환자의 재발을 막고 정상적인 사회생활로 복귀하도록 돕는다. – 3차 예방
④ 대상자의 재활 및 사회통합을 도모한다. – 3차 예방

[지역정신보건사업의 내용]

사업내용은 사업에 투입되는 예산과 인력, 사업추진체계에 따라 다양한 사업내용을 선택할 수 있으며, 기본필수사업(보건소 또는 정신보건센터가 필수적으로 수행하기를 권장하는 사업)과 선택사업(지역의 특성과 사업의 역량에 따라 추가할 수 있는 사업)으로 나누어진다.

(1) 기본필수사업(보건소 및 정신보건센터)
  ① 정신보건 관련 지역사회진단
  ② 대상자 발견·등록 및 의뢰체계 구축
  ③ 정신질환자에 대한 사례관리 : 가정방문, 내소상담, 전화상담을 통한 사례관리
  ④ 정신질환자 및 가족교육
  ⑤ 정신질환 예방 및 정신건강증진 프로그램·정신질환 편견 해소 홍보
  ⑥ 지역 내 보건복지인력에 대한 정신보건자문
  ⑦ 자원봉사자 관리 및 연결

[보건소의 정신보건사업]
• 지역의 일선행정기관으로서 정신보건활동의 중심
• 정신보건센터의 설치, 운영-설치자 : 국가 또는 지방자치단체, 각 시·군·구 별로 1개소씩 설치

---

16 정답 ④

해설 ④ 혈액형 검사는 초등학교 1학년에게 시행한다.

	초등 1학년	초등 4학년	중학교 1학년	고등학교 1학년
기본공통항목		근골격 및 척추, 눈, 귀, 코, 목, 피부, 구강, 기관능력, 소변검사, 혈압		
추가항목	혈액형	색각검사	색각검사, 간염검사, 혈액검사	결핵검사, 혈색소(여학생)
		비만학생(혈당, 총콜레스테롤, AST, ALT)		

17 정답 ①

해설 ① 크리미안콩고출혈열은 제1급감염병에 해당된다. 제1급감염병의 경우 유행즉시 신고해야 하고 음압격리와 같은 높은 수준의 격리가 필요한 감염병이다.

종류
가. 에볼라바이러스병   나. 마버그열 다. 라싸열   라. 크리미안콩고출혈열 마. 남아메리카출혈열   바. 리프트밸리열 사. 두창   아. 페스트 자. 탄저   차. 보툴리눔독소증 카. 야토병   타. 신종감염병증후군 파. 중증급성호흡기증후군(SARS) 하. 중동호흡기증후군(MERS) 거. 동물인플루엔자 인체감염증 너. 신종인플루엔자 더. 디프테리아

②③은 제2급감염병이고, ④는 제3급감염병에 해당된다.

18 정답 ③

해설 **[감염병 신고 절차(「감염병의 예방 및 관리에 관한 법률」 제11조)[[시행일 2020.9.12]]**

(1) 의사, 치과의사 또는 한의사는 다음의 어느 하나에 해당하는 사실(제16조제6항에 따라 표본감시 대상이 되는 제4급감염병으로 인한 경우는 제외)이 있으면 소속 의료기관의 장에게 보고하여야 하고, 해당환자와 그 동거인에게 질병관리청장이 정하는 감염 방지 방법 등을 지도하여야 한다. 다만, 의료기관에 소속되지 아니한 의사, 치과의사 또는 한의사는 그 사실을 관할 보건소장에게 신고하여야 한다.

1. 감염병환자등을 진단하거나 그 사체를 검안(檢案)한 경우
2. 예방접종 후 이상반응자를 진단하거나 그 사체를 검안한 경우
3. 감염병환자등이 제1급감염병부터 제3급감염병까지에 해당하는 감염병으로 사망한 경우
4. 감염병환자로 의심되는 사람이 감염병병원체 검사를 거부하는 경우

(2) 감염병병원체 확인기관의 소속 직원은 실험실 검사 등을 통하여 보건복지부령으로 정하는 감염병환자등을 발견한 경우 그 사실을 그 기관의 장에게 보고하여야 한다.
(3) 보고를 받은 의료기관의 장 및 제16조의2에 따른 감염병병원체 확인기관의 장은 제1급감염병의 경우에는 즉시, 제2급감염병 및 제3급감염병의 경우에는 24시간 이내에, 제4급감염병의 경우에는 7일 이

내에 질병관리청장 또는 관할 보건소장에게 신고하여야 한다.

(5) 육군, 해군, 공군 또는 국방부 직할 부대에 소속된 군의관은 소속 부대장에게 보고하여야 하고, 보고를 받은 소속 부대장은 제1급감염병의 경우에는 즉시, 제2급감염병 및 제3급감염병의 경우에는 24시간 이내에 관할 보건소장에게 신고하여야 한다.

19 정답 ④

해설 보건사업의 효율성을 평가하는 경우 비용효과 분석방법을 적용한다.

$$사업의 \ 효율성 \ = \ \frac{(총소요비용/참여명수)}{사업으로 \ 변화된 \ 효과}$$

즉, 가정방문은 집단교육보다 소요비용은 많았지만 사업의 효과가 훨씬 크므로 한 사람의 고혈압 환자를 관리하는데 비용대비 효율성이 높다고 설명할 수 있다.

20 정답 ①

해설 ① 누적성 : 재난은 오랜 시간 동안 누적되어 온 위험요인들이 특정한 시점에서 밖으로 표출된 결이다.

② 불확실성 : 재난은 부정형으로 진화하면 불확실하다. 재난의 특성을 변할 수 있고 그에 따라 위기 관리 조직도 정상적인 대응보다는 선례가 없는 조치들을 취할 수 밖에 없다.

③ 상호작용성 : 재난은 상호작용한다. 재난은 대부분 단일한 원인으로 발생하지 않고 재난발생 이후에도 피해 주민의 반응, 피해지역의 기반시설 등의 요인들과 계속되는 상호작용을 동반하면서 진행해 나간다. 결국 이러한 상호작용에 의해 총체적으로 피해의 강도와 범위가 정해진다.

④ 복잡성 : 재난은 복잡한 원인들에 기인한다. 최근 남아시아 일대에서 발생한 쓰나미의 경우 지진의 강도와 규모뿐만 아니라(여진도 포함) 지진으로 인해 감염병이 유행하는 것을 예로 들 수 있다. 재난의 복잡성의 원인 중의 하나는 재난의 상호작용성 때문이다.

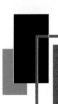

CHAPTER 01 지역사회간호학

UNIT 01 _ 기출문제

01	①	07	③	13	②	19	②	25	①
02	②	08	④	14	⑤	20	③	26	③
03	④	09	②	15	⑤	21	④	27	②
04	①	10	④	16	④	22	⑤		
05	②	11	④	17	④	23	①		
06	②	12	①	18	①	24	②		

UNIT 02 _ 기출응용문제

01	③	08	④	15	③	22	②	29	②
02	④	09	④	16	①	23	③	30	③
03	③	10	④	17	①	24	④	31	②
04	④	11	①	18	④	25	①	32	②
05	③	12	①	19	①	26	①	33	①
06	②	13	④	20	②	27	②	34	④
07	④	14	①	21	④	28	③	35	④

CHAPTER 02 지역사회보건행정

UNIT 01 _ 기출문제

01	③	10	③	19	②	28	④	37	②
02	②	11	①	20	④	29	④	38	⑤
03	④	12	①	21	③	30	②	39	②
04	④	13	④	22	④	31	④	40	①
05	②	14	③	23	④	32	①	41	②
06	④	15	③	24	③	33	④	42	⑤
07	③	16	①	25	①	34	②	43	⑤
08	④	17	③	26	④	35	③	44	②
09	③	18	①	27	④	36	⑤	45	⑤

UNIT 02 _ 기출응용문제

01	③	12	①	23	④	34	①	45	②
02	④	13	①	24	④	35	③	46	④
03	③	14	④	25	④	36	②	47	②
04	③	15	①	26	④	37	①	48	①
05	④	16	①	27	②	38	④	49	②
06	③	17	④	28	②	39	③	50	①
07	①	18	①	29	④	40	②	51	②
08	①	19	①	30	③	41	④	52	④
09	①	20	①	31	④	42	①	53	①
10	①	21	③	32	②	43	④		
11	④	22	③	33	①	44	①		

CHAPTER 03 지역사회간호과정

UNIT 01 _ 기출문제

01	①	09	②	17	①	25	②	33	③
02	①	10	④	18	③	26	⑤	34	④
03	④	11	④	19	②	27	③	35	④
04	①	12	①	20	④	28	①	36	①
05	④	13	④	21	③	29	⑤	37	①
06	③	14	④	22	①	30	④	38	①
07	③	15	④	23	①	31	②	39	④
08	③	16	④	24	④	32	⑤		

UNIT 02 _ 기출응용문제

01	③	09	④	17	②	25	②	33	②
02	③	10	③	18	④	26	③	34	①
03	④	11	④	19	③	27	③	35	③
04	②	12	①	20	②	28	③		
05	③	13	①	21	②	29	②		
06	③	14	③	22	①	30	②		
07	③	15	①	23	④	31	③		
08	③	16	③	24	③	32	④		

CHAPTER 04 가족간호

UNIT 01 _ 기출문제

01	②	07	①	13	②	19	⑤
02	③	08	②	14	①	20	③
03	③	09	①	15	③	21	①
04	④	10	①	16	①		
05	⑤	11	①	17	⑤		
06	②	12	③	18	①		

UNIT 02 _ 기출응용문제

01	④	07	③	13	①	19	①	25	③	31	④
02	①	08	②	14	①	20	④	26	①	32	④
03	①	09	②	15	②	21	②	27	③	33	④
04	④	10	①	16	③	22	②	28	②	34	①
05	④	11	④	17	④	23	③	29	③	35	④
06	④	12	③	18	④	24	③	30	④	36	③

CHAPTER 05 지역사회간호사업

UNIT 01 _ 기출문제

01	④	07	④	13	③
02	④	08	④	14	①
03	②	09	⑤	15	③
04	③	10	④	16	①
05	③	11	①	17	⑤
06	③	12	④	18	④

UNIT 02 _ 기출응용문제

01	④	07	①	13	④	19	④	25	③	31	④	37	①
02	②	08	④	14	②	20	③	26	④	32	④	38	④
03	①	09	②	15	②	21	③	27	④	33	④		
04	③	10	①	16	③	22	④	28	④	34	④		
05	②	11	④	17	②	23	④	29	②	35	②		
06	③	12	②	18	④	24	①	30	④	36	②		

CHAPTER 06 환경보건

UNIT 01 _ 기출문제

01	③	08	①	15	⑤
02	①	09	③	16	③
03	④	10	③	17	③
04	②	11	②	18	③
05	③	12	②	19	②
06	①	13	①		
07	①	14	③		

UNIT 02 _ 기출응용문제

01	④	08	②	15	④	22	④	29	③	36	③	43	④
02	②	09	③	16	③	23	③	30	①	37	①	44	③
03	③	10	③	17	①	24	②	31	③	38	④	45	②
04	①	11	③	18	④	25	①	32	④	39	①	46	④
05	①	12	①	19	①	26	④	33	②	40	②	47	④
06	③	13	①	20	④	27	④	34	③	41	④	48	④
07	①	14	②	21	③	28	①	35	④	42	①	49	③

CHAPTER 07 역학과 질병관리

UNIT 01 _ 기출문제

01	④	09	②	17	②	25	④	33	①
02	①	10	④	18	①	26	③	34	③
03	②	11	②	19	②	27	⑤	35	③
04	④	12	③	20	④	28	③	36	①
05	④	13	④	21	③	29	④	37	②
06	④	14	①	22	②	30	⑤	38	⑤
07	②	15	③	23	②	31	③		
08	②	16	①	24	②	32	②		

UNIT 02 _ 기출응용문제

01	④	09	④	17	②	25	①	33	④
02	②	10	③	18	④	26	②	34	④
03	②	11	③	19	②	27	④	35	③
04	②	12	④	20	①	28	③	36	④
05	①	13	④	21	③	29	④	37	②
06	①	14	①	22	④	30	①	38	④
07	③	15	③	23	④	31	②	39	①
08	③	16	②	24	②	32	②	40	②

CHAPTER 08 건강증진과 보건교육

UNIT 01 _ 기출문제

01	③	11	②	21	②	31	②	41	④
02	③	12	④	22	①	32	⑤	42	③
03	④	13	①	23	③	33	④	43	②
04	③	14	④	24	②	34	③	44	④
05	④	15	③	25	③	35	③	45	①
06	④	16	②	26	③	36	②	46	②
07	②	17	④	27	①	37	①	47	③
08	①	18	②	28	①	38	③		
09	④	19	④	29	②	39	⑤		
10	①	20	①	30	③	40	②		

UNIT 02 _ 기출응용문제

01	④	12	③	23	④	34	③	45	④
02	④	13	①	24	④	35	④	46	②
03	③	14	③	25	②	36	③	47	①
04	④	15	③	26	①	37	④	48	④
05	③	16	④	27	①	38	④	49	③
06	②	17	③	28	③	39	②	50	②
07	②	18	④	29	②	40	④	51	④
08	③	19	①	30	②	41	③		
09	②	20	②	31	③	42	③		
10	④	21	③	32	①	43	③		
11	④	22	④	33	②	44	①		

CHAPTER 09 학교보건

UNIT 01 _ 기출문제

01	④	03	②	05	②	07	⑤
02	④	04	②	06	③		

UNIT 02 _ 기출응용문제

01	①	05	①	09	③	13	②	17	③
02	③	06	①	10	④	14	②	18	③
03	④	07	④	11	④	15	②	19	③
04	①	08	②	12	④	16	③		

CHAPTER 10 산업보건

UNIT 01 _ 기출문제

01	②	06	④	11	④	16	②	21	①
02	③	07	②	12	④	17	①	22	①
03	④	08	③	13	⑤	18	①	23	①
04	①	09	①	14	①	19	⑤		
05	①	10	②	15	②	20	⑤		

UNIT 02 _ 기출응용문제

01	①	06	④	11	①	16	④	21	④
02	③	07	①	12	②	17	③	22	①
03	②	08	②	13	④	18	①		
04	④	09	①	14	④	19	①		
05	④	10	④	15	③	20	②		

CHAPTER 11 생애주기별 인구집단간호

UNIT 01 _ 기출문제

01	④	06	④	11	①	16	⑤	21	②
02	②	07	③	12	④	17	③	22	②
03	③	08	③	13	②	18	③		
04	②	09	①	14	④	19	③		
05	③	10	③	15	①	20	③		

UNIT 02 _ 기출응용문제

01	③	08	④	15	②	22	②	29	③
02	③	09	①	16	④	23	①	30	①
03	④	10	②	17	④	24	①	31	③
04	③	11	①	18	④	25	①	32	④
05	④	12	④	19	④	26	④	33	③
06	③	13	②	20	③	27	②		
07	③	14	④	21	④	28	④		